北京大学"新时代"器官系统整合教材

# 临床实地局部解剖学

## Clinical & Practical Regional Anatomy

主　编　张卫光

副主编　高　艳　陈春花　周非非　方　璇

编　委　陈春花（北京大学基础医学院）

程　琳（北京大学人民医院）

方　璇（北京大学基础医学院）

高　艳（首都医科大学基础医学院）

刘怀存（北京大学基础医学院）

刘　丽（首都医科大学基础医学院）

栾丽菊（北京大学基础医学院）

南　燕（北京大学基础医学院）

秦丽华（北京大学基础医学院）

陶昶煜（北京大学基础医学院）

许向亮（北京大学口腔医院）

闫军浩（北京大学基础医学院）

杨　春（首都医科大学基础医学院）

杨会营（首都医科大学基础医学院）

杨晓梅（北京大学基础医学院）

张大方（北京大学人民医院）

张　艳（北京大学基础医学院）

张卫光（北京大学基础医学院）

赵旻暐（北京大学第三医院）

周非非（北京大学第三医院）

绘　图　方　璇（北京大学基础医学院）

裘　萍（北京大学医学出版社）

秘　书　丁慧如（北京大学基础医学院）

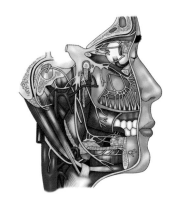

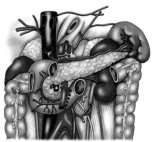

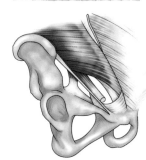

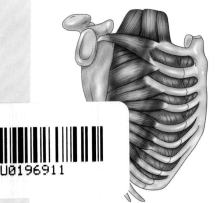

北京大学医学出版社

U0196911

LINCHUANG SHIDI JUBU JIEPOUXUE

**图书在版编目（CIP）数据**

临床实地局部解剖学 / 张卫光主编. —北京：北京大学
医学出版社，2023.2
ISBN 978-7-5659-2305-0

Ⅰ.①临…　Ⅱ.①张…　Ⅲ.①局部解剖学–医学院校
–教材　Ⅳ.①R323

中国版本图书馆CIP数据核字（2020）第220120号

---

**临床实地局部解剖学**

主　　编：张卫光
出版发行：北京大学医学出版社
地　　址：（100191）北京市海淀区学院路38号　北京大学医学部院内
电　　话：发行部 010-82802230；图书邮购 010-82802495
网　　址：http://www.pumpress.com.cn
E-mail：booksale@bjmu.edu.cn
印　　刷：北京金康利印刷有限公司
经　　销：新华书店
责任编辑：陈　奋　　责任校对：靳新强　　责任印制：李　啸
开　　本：850 mm×1168 mm　1/16　印张：24　字数：680千字
版　　次：2023年2月第1版　2023年2月第1次印刷
书　　号：ISBN 978-7-5659-2305-0
定　　价：150.00元

本书由

北京大学医学出版基金资助出版

　　局部解剖学是临床医学专业学生必修的重要基础课程，《临床实地局部解剖学》一书为适应器官系统的医学整合教学改革和医学生培养目标而编写。本书立足临床应用，侧重实地解剖，融合了系统解剖学和局部解剖学的具体内容，由浅入深、循序渐进，力求重点突出，叙述简明，提高了其可读性和参考价值。

　　本书共分9章，以先易后难，敛后疏前为编写思路，第一章是局部解剖学基础，主要介绍了局部解剖学概况、实地解剖的注意事项和运动系统的基本结构。第二至第四章分别介绍了上肢、下肢、背部和肩胛区的局部解剖，与整合课程中的运动/肌骨系统、神经系统和循环系统相配合呼应。第五至第九章分别介绍了胸部、腹部、盆部及会阴、颈部、头部的局部解剖，与整合课程中的呼吸系统、消化系统、生殖系统和泌尿系统等配合呼应。第二至第九章的各节均以"局部解剖""实地解剖"和"临床解剖"为主线，其中"局部解剖"主要讲解了人体上肢、下肢、背部和肩胛区、胸部、腹部、盆部及会阴、颈部和头部的解剖层次、器官的位置毗邻、血管淋巴的分布及神经支配等，增强了本书知识体系的系统性；"实地解剖"叙述实地解剖的步骤、操作要求和解剖要领、人体结构的暴露顺序和观察方法，使医学生能够独立完成解剖操作，加深对各器官的形态结构和相互位置关系的认识，实现动手能力和自主学习能力的培养目标，提高了本书的实用性；"临床解剖"着重介绍了解剖的临床应用，专门由5位临床一线教师撰写，简明扼要，突出了本书的临床特色；"拓展自测"是每章的最后一个内容，读者通过扫描二维码获取，可拓展与各章相关联的课程思政内容或研究进展；同时包含15道单选题，使读者实现各节的自我评测，圆满完成本章节的学习。

　　本书是在马维义教授的《人体解剖学——实地解剖部分》（内部教材，1985年）、《局部解剖学与解剖方法》（1998年）和于恩华教授的《解剖学与解剖方法》（2004年）等教材和讲义的基础上重新编写的，并参考了其他的国内外优秀解剖教材，不仅增加了指导学生自己动手实地解剖尸体的比重，还依托临床医学的进展，补充了关节镜、腔镜等微创临床应用解剖学的内容，力求实现医学生独立思考问题和解决问题能力的培养目标。

　　全书配有插图300余幅，均由裴萍老师和方璇老师重新绘制，全彩印刷，色彩鲜明、立体感强，大大突出了内容的重点和难点，增强了本书的可观性。

　　本书的顺利完成离不开十余位解剖老师和临床同仁的辛苦劳动，以及北京大学医学出版社众多编辑老师的全力配合，在此对所有为本书做出贡献的工作者致以最衷心的感谢。由于时间紧、任务重、编者的水平有限，书中定有遗漏、鲁鱼亥豕之讹，恳请广大师生和读者予以批评指正。

张卫光

庚子仲夏墨随荸寓

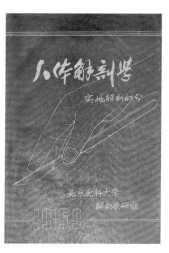

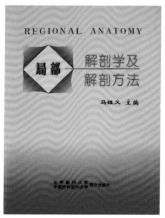

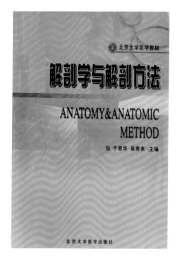

# 目录

# 临床实地局部解剖学基础 第一章

## 第一节 总 论

### 一、人体解剖学与局部解剖学

**人体解剖学** human anatomy 是研究正常人体形态结构的科学。学习人体解剖学的任务在于理解和掌握人体各系统器官的形态结构、位置毗邻及相关联系（包括功能作用和临床意义），为学习其他基础医学和临床医学课程奠定坚实的基础。人体解剖学又分为系统解剖学、局部解剖学等。

构成人体的基本结构是**细胞** cell。细胞和细胞间质共同组成的结构称为**组织** tissue。人体的基本组织包括上皮组织、结缔组织、肌肉组织和神经组织。几种组织相互结合构成**器官** organ，如胃、肺等。若干器官相互组合构成人体的**系统** system，并完成某种生理功能，如运动系统、呼吸系统等。按人体器官功能系统阐述人体器官的形态结构的科学是**系统解剖学** systematic anatomy。

解剖含有持刀剖割之意。远在两千多年前，我国古代医典《灵枢经》中即已有"解剖"一词的记载，直到现在仍是研究人体形态结构的最基本方法。**局部解剖学** regional anatomy 或 topographic anatomy 就是持手术刀按照人体的局部分区，实地解剖研究各区域内器官和结构的形态位置、体表标志与投影、层次和毗邻关系等的科学，它是人体解剖学的重要组成部分，是临床医学各学科尤其是外科学和影像诊断学等的重要基础，具有很强的实际应用意义，也是本教材得名《临床实地局部解剖学》的缘由。

只有充分认识了正常人体的形态结构，才能正确把握人体的生理功能和病理变化，才能正确判断人体的正常与异常，正确区别生理与病理状况，否则就不可能对疾病做出正确的诊断和治疗。因此，人体解剖学是一门重要的医学基础课，是学习其他基础医学和临床医学课程的基石。

### 二、人体解剖学的发展简史

人体解剖学是一门古老的科学，是伴随着医学的发展而逐渐发展起来的。通常认为有文字记载的解剖学资料，始于古希腊和中国。

《Hippocrates 文集》中记载了心有两个心室和两个心房，还对颅骨做了正确的描述。公元二世纪以后的西方解剖学发展造就出了许多的科学巨匠，包括意大利人 Leonardo da Vinci、比利时人 A.Vesalius、英国人 W. Harvey 等。

Galen（盖伦，131—200 年）是继 Hippocrates（希波克拉底，公元前 460—377 年）之后古代最杰出的医生，也是古代最伟大的解剖学家。他对动物进行的解剖学研究和对人体器官结构与功能密切相关的理念，主宰欧亚大陆医学的理论和实践达 1400 年，并以此对人体结构进行判断。

Leonardo da Vinci（达·芬奇，1457—1519 年）是文艺复兴时代的博学家，现代解剖学的开创者之一（图 1-1）。不朽的达·芬奇亲自解剖 30 多具不同年龄的男女尸体，并进行了准确的描绘，他绘制的千余张精美的解剖学图谱，均是跨时代的巨作。

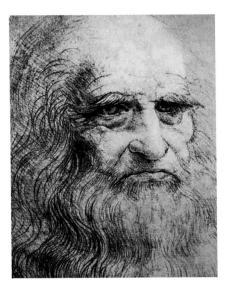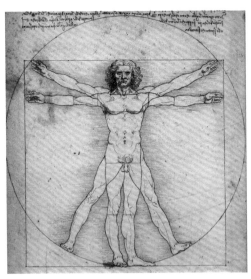

图 1-1　达·芬奇和《平衡人体》

A. Vesalius（维萨里，1514—1564 年）是解剖学的革新者，现代解剖学的奠基人（图 1-2）。通过解剖研究，他掌握了丰富的人体解剖知识。1543 年，在巴塞罗那出版了著名的力作《人体的构造》。该书共七卷，图文并茂，详细描述了人体各部分的结构。这是人类历史上第一部科学而系统的人体解剖学著作，是对医学做出最伟大贡献的著作之一，并成为人体解剖学的经典。

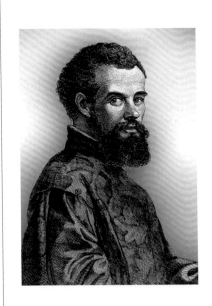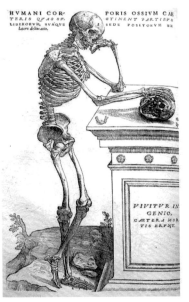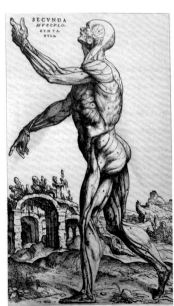

图 1-2　Vesalius 和《人体的构造》中的版画

中国的解剖学尽管发展缓慢，但在不同的历史年代，也曾有一定量的解剖记载。两千年前的中医奠基之作《黄帝内经》有关人体形态的记载是“若夫八尺之士，皮肉在此，外可度量切循而得之，其尸可解剖而视之”，“其脏之坚脆，腑之大小，谷之多少，脉之长短，……皆有大数”。三国时期的华佗（145—208年）精通腹部的局部解剖，南宋的宋慈所著的《洗冤集录》（约1247年）对全身的骨骼进行了详细的描述，并附有插图；清代的王清任所著的《医林改错》对古医书的错误进行了校正等。

我国的现代解剖学开始于十九世纪，是在西方现代医学传入之后才得以发展起来的。1893年（清光绪19年）在天津开办的北洋医学堂，率先开设了人体解剖学课程。1913年11月，汤尔和教授起草并获批了中国的第一部解剖法令《解剖条例》，为人体解剖和病理解剖取得了合法地位。此后，我国的解剖学逐步发展成为一门独立的学科，并初步建立了一支中国人自己的解剖学工作者队伍。而人体解剖学真正得到发展是在1949年以后，我国广大的解剖学工作者为推动解剖事业的发展做出了巨大贡献。

汤尔和（1879—1940年）是我国著名的组织学和解剖学家、医学教育家。他筹建了中国第一所国立医学院校——北京医学专门学校（现北京大学医学部），创立了中华民国医药学会，起草并推行了中国第一部解剖法令《解剖条例》（图1–3），联合中华民国医药学会、博医会、江苏教育会共同审定医学名词，为统一中国医学名词做出了重要贡献。他撰写和翻译了30余部医学著作，培养了一大批医学人才，为近现代中国的医学教育事业奠定了发展的基础。

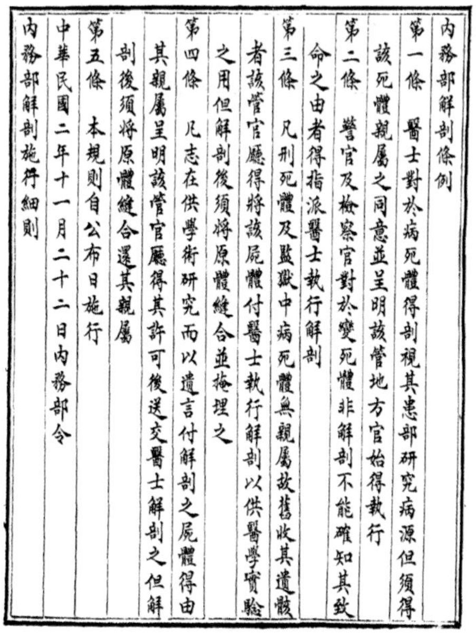
内務部解剖條例
第一條　醫士對於病死體得剖視其患部研究病源但須得該死體親屬之同意並呈明該管地方官始得執行
第二條　警官及檢察官對於變死體非解剖不能確知其致命之由者得指派醫士執行解剖
第三條　凡刑死體及監獄中病死體無親屬故舊收其遺骸者該管官廳得將該屍體付醫士執行解剖以供醫學實驗之用但解剖後須將原體縫合並掩埋之
第四條　凡志在供學術研究而以遺言付解剖之屍體得由其親屬呈明該管官廳得其許可後送交醫士解剖之但解剖後須將原體縫合還其親屬
第五條　本規則自公布日施行
中華民國二年十一月二十二日內務部令
內務部解剖施行細則

图1–3 《解剖条例》

随着临床医学的发展，人体解剖学向更深、更细的方向延伸，显微外科解剖学、X线解剖学、影像断面解剖学、临床器官功能解剖学、器官移植外科解剖学的研究与应用发展很快，大大扩展了人体解剖学的内容。随着人工智能、信息数字化时代的到来，也相继出现了腔镜解剖学、数字解剖学和虚拟解剖学、人体虚拟现实等，展现出了人体解剖学发展的无限生机。

## 三、人体的分部、层次和基本结构

人体可分为头部、颈部、躯干部（包括胸部、腹部、盆部与会阴）和四肢部（包括上肢和下肢）4个部分（图1–4），每一部分又可进一步分成若干个亚区。

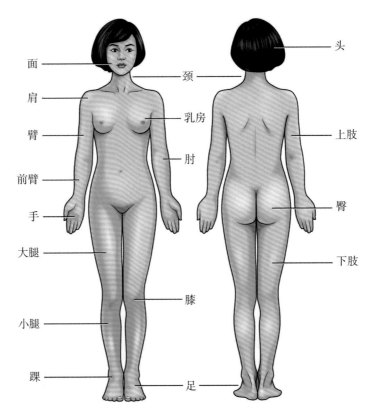

面　颈
肩　乳房
臂　肘　头
前臂　上肢
手
大腿　臀
小腿　下肢
踝　膝
足

图 1-4　人体的分部

　　头部包括后上方的颅部和前下方的面部；颈部包括前方的颈部和后方的项部；躯干部包括胸部、腹部、盆部和会阴、背部和腰部；四肢包括上肢部和下肢部，其中上肢部又分为上肢带部（如肩部和腋窝）和自由上肢部，自由上肢部再分为臂、前臂和手；下肢部分为下肢带部（如臀部）和自由下肢部，自由下肢部再分为大腿、小腿和足。

　　本教材自第二章起以上肢、下肢、背部、胸部、腹部、盆部与会阴、颈部和头部 8 个局部区域为章，又以各亚区为节进行了一一描述。

　　头部与躯干部的基本特点大致相同，均由皮肤、浅筋膜、深筋膜、肌和骨骼等按层次共同构成腔壁，围成腔室，容纳并保护中枢神经、感觉器官和内脏器官等。四肢的结构，以骨骼为支架，肌跨越关节附着于骨骼，深筋膜包盖着肌，浅筋膜封裹于皮下。全身各局部、各器官均有血管、淋巴管和神经分布。

（一）皮肤

　　**皮肤** skin 覆于体表，可分为两层，浅层为表皮，深层为真皮。真皮突起无数乳头，嵌入表皮深面，真皮深面借结缔组织纤维束（皮肤支持带）与浅筋膜相连。身体各部皮肤厚薄不一（0.5~4.0 mm），通常肢体屈侧皮肤较薄，伸侧较厚，但手、足的皮肤相反。手掌、足底及项、背、肩部皮肤最厚，眼睑、乳房、阴茎、小阴唇的皮肤最薄。

　　皮肤表面有明显易见的沟、嵴和粗纹以及肉眼不易见的细纹，统称为皮肤线。在手掌、足底、指掌面和趾跖面的皮肤有许多细嵴和浅沟，形成特殊图样的掌（跖）纹和指（趾）纹。身体其他各部皮肤表面也有形状、大小不同的线状皱纹网，构成了身体各部的皮肤纹理，称**Langer 线**（又称**皮肤张力线**，图 1-5）。躯干和颈部的 Langer 线一般横行排列，四肢者一般纵行排列。手术切口如平行于 Langer 线，愈合后瘢痕组织小。若横断 Langer 线，则瘢痕较宽。此外，在相当于关节处的皮肤，特别是手掌、跖底和指（趾）处皮肤，有较明显的褶痕称**屈**

纹。故实地解剖和临床手术在行皮肤切口时，均应注意 Langer 线的走行。

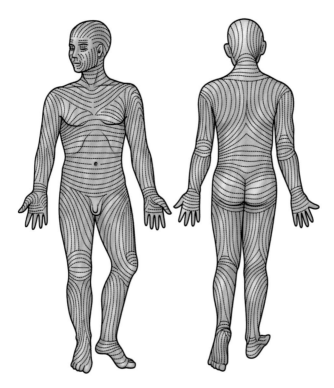

图 1-5　人体皮肤 Langer 线

（二）浅筋膜

**浅筋膜** superficial fascia 又称皮下筋膜或**皮下组织**，属疏松结缔组织，内有纤维交织且富有脂肪，遍布于全身皮下。浅筋膜的发育情况因人而异，儿童、女性及丰腴者浅筋膜较厚；老年、男性及瘦弱者则相反。同一个体的不同部位也不一致，腹壁、臀部的浅筋膜较厚，眼睑、乳头、乳晕、阴茎等处浅筋膜甚薄。浅筋膜内纤维束的强弱、松紧，关系到皮肤的移动性以及解剖时剥离皮肤的难易。头皮、项、背、手掌和足底等部的浅筋膜致密，使皮肤紧密连接于深部结构，其他部位的浅筋膜则较疏松并富有弹性。

浅筋膜内有浅动脉、浅静脉、浅淋巴管及皮神经分布（图 1-6）。浅动脉一般细小不明显，浅静脉则较显著，有的相当粗大，浅静脉一般不与动脉伴行，行程中多相互吻合，并常与深静脉相交通，浅静脉最后穿深筋膜注入深静脉。浅淋巴管丰富，但很细小，管壁薄而透明，难以辨认。浅淋巴管行程中的某些部位（如头、颈、腋窝、腹股沟等处）可见到淋巴结。皮神经先在深筋膜深侧，然后穿出深筋膜，在浅筋膜内行进，并以细支分布于皮肤。

（三）深筋膜

**深筋膜** deep fascia 又称固有筋膜，是位于浅筋膜深面并包裹着肌的纤维组织膜。四肢的深筋膜还深入肌群之间并连于骨，称之为肌间隔。身体各部的深筋膜，其厚薄强弱有所不同，躯干部较弱，四肢较强，上肢较弱，下肢较强。腕、踝部深筋膜浅层特别增厚，形成支持带。某些部位的深筋膜作为肌的起止点，增强成腱样结构，如胸腰筋膜、髂胫束等。

在某些部位的两层筋膜之间，或在筋膜与肌、骨等器官之间，由疏松结缔组织充填，称筋膜间隙，感染时脓液可在间隙中积聚蔓延。深筋膜（或有骨参加）还可形成包绕血管神经束或包被某些器官的囊鞘，称（骨）筋膜鞘（囊）。在解剖操作过程中，应注意各处深筋膜的厚薄、纤维走向及与肌的关系，还要注意其形成的结构，如肌间隔、血管神经鞘等（图 1-6）。

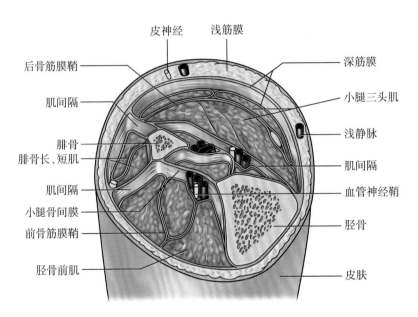

图 1-6　小腿横断面显示结构配布规律

（四）肌

**肌 muscle**（指骨骼肌）绝大多数起、止于骨骼，部分肌可附着于筋膜、关节囊、韧带等处，少数肌附着于皮肤、黏膜或构成脏器壁（脏器横纹肌）。每块肌有特定的血管、神经分布，其动脉与支配该肌的神经伴行成束，循肌间到肌，在肌的特定部位进入肌内，此处为该肌的血管神经门，也称肌门。某些肌或腱在与骨、关节囊、筋膜的接触处，往往有滑膜囊形成。囊壁菲薄，囊内有滑液，有减少摩擦的作用。关节附近的滑膜囊有的与关节腔相通。在手和足一些贴邻骨面的长腱上，深筋膜与滑膜囊共同形成双层筒状的腱鞘，鞘的外层称腱纤维鞘，内层称腱滑膜鞘。

（五）血管

包括动脉和静脉，二者常与神经伴行。

1. **动脉 artery**　管径较伴行静脉小，壁厚，腔圆，有弹性。没有灌注固定液的尸体，动脉颜色发白，管腔内空虚，不含血液。

2. **静脉 vein**　管径较同级动脉为粗，管壁较薄，弹性较差。尸体的静脉管腔内常含有凝固的血块，呈紫蓝色。静脉内有瓣膜，瓣膜处明显膨大，且含瘀血。静脉的属支多，吻合多，浅静脉常在皮下吻合成网；深静脉常与动脉伴行，与中、小型动脉伴行的静脉常为两条，位于动脉的两侧。

（六）淋巴管与淋巴结

1. **淋巴管 lymphatic vessel**　除胸导管和右淋巴导管较粗外，一般都很细小，壁薄透明，不经显色一般不易辨别。

2. **淋巴结 lymph node**　为实质性结构，常呈扁椭圆形，灰红色，中等硬度。尸体所见的淋巴结如黄豆大小者，多为正常；如有蚕豆大小或更大，则常为病态。淋巴结常沿血管配布，多位于人体的凹窝或较隐蔽处。

（七）神经

**神经 nerve**　呈白色条索状，往往与血管伴行，形成血管神经束。有的还被结缔组织鞘包裹，只有剖开鞘后才能观察其内的血管和神经。内脏神经常缠绕在脏器和血管壁上形成神经丛，解剖时较难分离。

（八）骨与骨连结

**骨** bone 构成人体的支架，起支持和保护作用，如颅保护脑、椎管保护脊髓、胸廓保护心、肺、肝、脾等，骨表面供骨骼肌附着。**骨连结**位于骨与骨之间，可分为直接连结和间接连结，后者又称**关节** joints，常有一些重要的辅助结构，如韧带、关节唇、关节盘、滑膜襞和滑膜囊等。

（九）脑与脊髓

**脑** brain 位于颅腔内，可分为端脑、间脑、脑干和小脑 4 部分，由内向外有软脑膜、脑蛛网膜和硬脑膜包绕，十二对脑神经连于脑。**脊髓** spinal cord 位于椎管之中，由内向外被软脊膜、脊髓蛛网膜和硬脊膜封裹，有 31 对脊神经与之相连。

（十）内脏

**内脏** viscera 是指消化、呼吸、泌尿和生殖 4 个系统的器官，分布于头、颈、胸、腹和盆各部。按结构可分其为两类，一类是有腔型（中空型）器官，内含管腔，管壁为分层结构，如消化道、呼吸道和泌尿生殖道的器官；另一类是实质性器官，多为分叶性结构，如肝、胰、肾和睾丸等，也有的实质性器官不是分叶性结构，如卵巢。实质性器官的血管、神经一般集中进出脏器，进出处称为该脏器的"门"。

## 四、局部解剖方法

为了观察人体各部结构，通常采用局部、分层剖查方法，由浅入深逐层解剖。

（一）切剥皮肤

先按所需切口（图 1-7），在皮肤上用刀尖背面划一浅痕。沿划痕切开皮肤，切皮勿太深，恰好割透皮肤达浅筋膜，用有齿镊夹持两条切线相交处的皮角，向上反扯，拉紧皮片，刀刃与皮片约成 45°角，刀口向着皮片切划，在皮肤与浅筋膜之间剥离皮肤，避免切穿皮肤和伤及皮下的血管和神经。解剖后的皮片尽量保留，以包裹解剖部位，以免标本干燥。

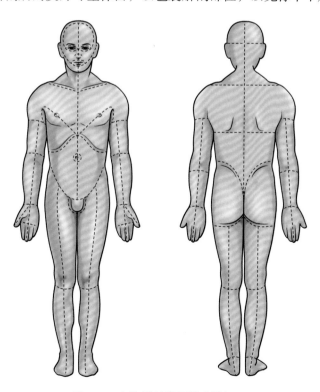

图 1-7　人体解剖常用的皮肤切口

（二）解剖皮下血管、皮神经相关的皮下脂肪

在血管、神经浅出处，沿其走行切开皮下脂肪，寻认浅血管和皮下神经。神经呈索状，有光泽；动脉壁有弹性，静脉壁塌陷，常充有血液。用无齿镊提起血管、神经，用刀或剪紧贴分支小心清除其周围的结缔组织。按照皮肤切口切开皮下脂肪层达深筋膜，注意边切边用镊子分开脂肪层，以确定是否已达深筋膜。将脂肪层从深筋膜上整层翻起剥除（若小块切除，深筋膜不够平整光洁），注意保留血管、神经和淋巴结等。

（三）解剖淋巴结

淋巴结群集，沿血管排列。在淋巴结所在部位，用刀尖分开脂肪组织，找到淋巴结。将其稍提起，用刀尖背面从淋巴结向周围轻轻推开，可见有若干细丝与淋巴结相连，此即淋巴结的输入和输出管。

（四）解剖深筋膜

用平镊提起深筋膜，使刀刃平贴肌表，与肌纤维方向一致行刀，将筋膜从肌表面切除。躯干部深筋膜与肌结合较牢，只能小片切除；四肢与腰背部深筋膜强厚，包被着肌，可成层地剥除或切开翻起，以显露深层结构。若干部位的深筋膜作为肌的起点或形成腱纤维鞘，则无需除去。

（五）解剖肌肉

清除肌表面的结缔组织和脂肪，注意有的肌边缘处有肌的神经、血管出入，勿损伤。观察肌肉的位置、层次、形态、肌纤维方向和起止点，并领会其作用。肌的血管和神经多从肌的深面或侧缘入肌，掀起肌时应注意，重要肌的血管神经应解剖出并尽量保留。切断肌肉时，先将该肌与深方结构游离，以垂直于肌的方向，整齐地切开。

（六）解剖深部血管、神经

解剖时应从粗的一端开始，沿血管神经走行用刀尖划开包绕它们的结缔组织，然后用平镊提起血管神经，沿其两侧用刀尖背面、刀柄、镊子或剪刀的双尖开闭，仔细作钝性分离，在至其进入器官处，分离中可见与该血管、神经相连的分支。清除结缔组织时，用镊尖夹起清除的组织，确认其中没有动脉神经后，方可在直视下清除。需去除静脉和淋巴结时，务必分离清楚后进行。较大的静脉切除时，需先在切除的两端作双重结扎，在两端的双扎线间切断去除该段静脉，以免血液流出渍染周围结构。

（七）浆膜腔探查法

在人体内，有胸膜腔、心包腔和腹膜腔等多个浆膜腔。其形态各异、大小不同，易发生感染、积液或癌症转移扩散。探查浆膜腔的目的，是为了体会和了解其位置、形态、境界、毗邻和大小等。

探查浆膜腔的主要方法，是切开浆膜的壁层以后，用手伸入浆膜腔，按一定的程序仔细探查浆膜腔的各个部分，特别是壁层和脏层的各个部分及其相互移行和反折处。如果遇到尸体的浆膜腔内有明显的粘连，可以用手指小心进行钝性分离以后再探查；如果遇到浆膜腔内液体较多，影响探查，可用电吸引器吸除后再进行探查。

（八）解剖脏器

首先原位暴露，观察脏器的位置、形态、毗邻和浆膜配布，并理解其体表投影。然后剖查其血管、神经。必要时可切断血管、神经及其他固定装置，完整地取下脏器进行观察；或根据操作要求切开脏器，观察其内腔和腔壁结构或切面上的结构。观察脏器周围的筋膜间隙，一般不要将筋膜割去。

（九）骨性结构处理法

骨组织比较坚硬，不同部位的骨可用不同的器械处理，如用肋骨剪剪断肋骨，用椎管锯打

开椎管，用钢丝锯或弓型锯锯开颅骨，用咬骨钳咬断骨和修整骨的断端。骨的断端常较锐利，应避免被扎伤。

### 五、解剖操作的注意事项

1. 要敬重遗体捐献者，尊重尸体标本。尸体标本是医学生无言的老师，来源于那些具有无私奉献精神的遗体捐献者。因此，要遵循人道主义精神和医学伦理的规则，自觉自愿地敬畏尸体，爱护标本。解剖时要举止端庄，严肃认真，要像在患者身上实施手术一样，如履薄冰，不随意破坏任何一个结构，绝不允许在实地解剖操作时打闹，要养成严谨的工作作风和良好的职业风范。

2. 局部解剖学是专为临床医学专业开设，旨为培养和锻炼医学生的实地观察和持刀剖割的动手能力。解剖任何局部之前，需仔细阅读教材的解剖步骤，充分利用图谱，审慎地寻找、显示特定部位的结构。重视断层解剖和血管铸型的观察，有助于深刻理解局部解剖学。

3. 注意尸体标本可能出现的变异类型。在解剖过程中，一旦发现变异或畸形，不要轻易放过，要及时报告老师，让更多的同学一起观察，并开展讨论和研究，抓住不可多得的机会丰富自己的解剖学知识。

4. 全身各骨性标志是寻找有关结构的关键。头面部解剖，应备有一颅骨在手。表面解剖在疾病诊断和外科手术中具有重要应用价值，因此在尸体解剖前要注意重要结构体表标志的扪摸和体表投影的观察，尤其要利用自己和同学的身体来学习表面解剖，使解剖知识鲜活起来。

5. 着重解剖的临床应用，依托临床医学的进展，结合关节镜、腔镜等微创临床应用解剖，突出独立思考问题和解决问题的能力培养。

6. 保持尸体标本湿润，定时喷洒上防腐保存液，暂不解剖的部位不可长期暴露在空气中，要及时湿润盖好，夏季更需多加注意。

7. 解剖器械应注意干净、锋利，妥善保管。做到正确使用解剖手术器械，规范化进行解剖操作，既要充分暴露解剖结构，又不可盲目切割，这是保证解剖学习效果的必要前提。

8. 充分利用数字化和虚拟化的解剖教学资源，借助互联网和人工智能学习平台，进行线上线下、虚实结合的交互式和混合式的临床实地局部解剖学学习。

（张卫光）

## 第二节 骨和骨连结概述

运动系统构成人体的形态学基础，包括骨、关节和肌，总重量约为体重的 60%~70%。骨在运动中作为杠杆，关节成为运动枢纽，肌则作为运动的动力，三者缺一不可。独立的各块骨通过关节彼此连接，称为骨骼。骨骼形成完整的人体支架，提供了支持功能。骨骼和肌在头部和躯干部围成腔，使脑等重要脏器免受伤害，发挥了保护作用。骨的形态和结构在发育过程中形成长短、大小的不同，赋予了每个人体貌形态的个体差异。

为适应器官功能的需要，骨的生长发育不断地进行改建和重塑。由于关节的形成和肌腱、韧带的附着等多种因素的影响，每块骨都根据功能需要形成各自不同形态特征，与人体的构建密切相关，不能简单地、孤立地认为骨的形态结构生来如此。

附着于骨的肌为骨骼肌。全身的骨骼肌数量众多，每块肌的大小、形态各异，但其附着于 2 块骨之间一定跨过 1 个或几个关节。因此，骨骼肌的收缩必然带动骨，以关节作为支点而产生一个动作。至此，骨、关节和肌共同完成了运动。骨骼肌成为运动中必不可少的动力。当然，一种完美的运动形式需要在神经系统的支配下由多块肌的协调配合才能实现。骨或骨骼肌的某些部分在体表形成明显的隆起或凹陷，形成骨性标志和肌性标志，易被触摸。在临床实践中，它们可作为内脏位置、血管和神经走行等定位标志。

## 一、骨

**骨** bone 由骨细胞、骨胶原纤维及骨基质组成，坚硬而有弹性，有较丰富的血管、淋巴管和神经。每一块骨都有一定的形态和功能，具有新陈代谢及生长发育的特点。骨来源于胚胎时期的间充质，从胚胎第 8 周骨开始发生，成骨过程有膜内成骨和软骨内成骨两种方式。随着年龄的增长，骨不断地增长、增粗或增厚，发育到一定年龄，骨停止生长。此后，骨仍保持有创伤修复、愈合及再生能力。骨和体内其他器官一样，生长发育过程受体内、外环境多种因素影响，如神经、内分泌、遗传因素、营养、疾病、生活条件和地理环境等。

（一）骨的形态和分类

成人骨共有 206 块，除 6 块听小骨属于感觉器外，按部位可分为颅骨、躯干骨和附肢骨 3 部分，前两者统称为中轴骨（图 1-8）。骨按形态可分为 4 类，即长骨、短骨、扁骨和不规则骨。

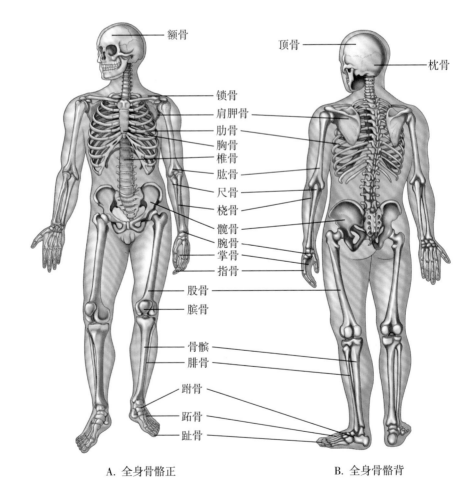

A. 全身骨骼正　　　　　　　　　　　　　　B. 全身骨骼背

图 1-8　**全身骨骼**

1. **长骨** long bone　呈长管状，分为一体和两端（图1-9）。体又称**骨干** shaft，是指长骨中间较细的部分，内有空腔，称**髓腔** medullary cavity，含有骨髓。骨的两端膨大，称为**骺** epiphysis，其光滑面称为**关节面** articular surface，覆有关节软骨并参与构成关节。骨干与骺相邻的部分称**干骺端** metaphysis。幼年时，骺与骨干之间留有透明软骨称**骺软骨** epiphysial cartilage。成年后，骺软骨骨化，骨干与骺融为一体，其间遗留的痕迹，称**骺线** epiphysial line。

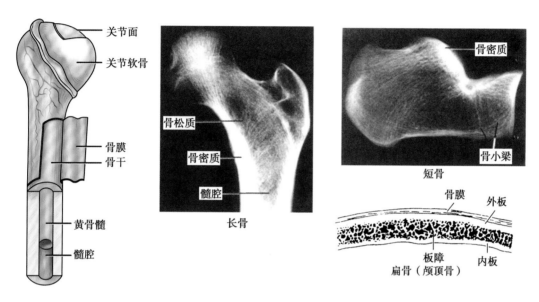

图1-9　**骨的构造**

2. **短骨** short bone　多呈立方形，常具有多个关节面（图1-9），多成群地分布于某些部位，如腕骨和跗骨等。

3. **扁骨** flat bone　呈扁宽的板状（图1-9），常围成腔，支持、保护重要器官，主要分布于头颅、胸部等处。扁骨亦为骨骼肌提供了广阔的附着面，如肩胛骨、肋骨等。

4. **不规则骨** irregular bone　形状不规则，功能多样，如椎骨、颞骨和面颅骨等。有些不规则骨内有含气的腔，称为**含气骨** pneumatic bone，如上颌骨等。

5. **籽骨** sesamoid bone　在某些肌腱内的，其体积一般甚小，在运动中起减少摩擦和转变骨骼肌牵引方向的作用。髌骨是人体最大的籽骨。

各种形态的骨表面都可能因骨骼肌附着而受到牵拉或因血管和神经在骨的表面经过及某些毗邻器官的压迫等，使骨的表面形成一些突起或凹陷。骨表面的突起依其大小、形态不同，分别称为**结节** tuber、**粗隆** tuberosity、**棘** spine 和**嵴** crest 等。骨表面的凹陷也依其大小、形状不同，分别称为**窝** fossa、**凹** fovea、**压迹** impression 和**沟** sulcus 等。骨内的腔洞分别称腔 cavity、**窦** sinus 或**房** atrium 等。

（二）骨的构造

骨由骨质、骨膜和骨髓构成，此外尚含有血管、淋巴管和神经等（图1-9）。

1. **骨质** osseous substance　是骨的主要组成部分，分为骨密质和骨松质。

**骨密质** compact bone 构成长骨骨干、骺以及其他类型骨的外层，质地致密，抗压、抗扭曲力强。

**骨松质** spongy bone 呈海绵状，由许多片状的**骨小梁** bone trabecula 交织排列而成。骨小梁的排列方向与各骨所承受的压力及骨骼肌附着所产生的相应张力方向一致，从而形成**压力曲线**

stress line 和**张力曲线** strain line，使骨具有较大的承重力和抗牵拉力。骨松质分布于长骨的骺及其他类型骨的内部。颅盖各骨内、外板骨密质间的骨松质称为**板障** diploe。

2. **骨膜** periosteum 被覆于骨内、外面，富有血管、淋巴管和神经，保障了骨的营养、再生及感觉。

衬于骨髓腔内面和骨松质腔隙内的称**骨内膜** endosteum，较薄。

包裹于除关节面以外整个骨外面的称**骨外膜**，较厚，即通常所指的骨膜，又可分为内、外两层，外层主要由纤维结缔组织构成，有许多胶原纤维束穿入骨质，使骨膜固着于骨面。内层含有大量成骨细胞和破骨细胞。故在骨手术中应尽量保留骨膜，以免发生骨的坏死或延迟骨愈合。

3. **骨髓** bone marrow 存在于骨髓腔和骨松质的间隙内，分为红骨髓和黄骨髓。**红骨髓**有造血功能，含有大量不同发育阶段的红细胞和其他幼稚型血细胞；**黄骨髓**含有大量脂肪组织，失去造血活力。但在慢性失血过多或患重度贫血症时，其可重新转化为具有造血功能的红骨髓。胎儿及幼儿期的骨髓均为红骨髓。约 6 岁起，长骨髓腔内的红骨髓逐渐被脂肪所代替，成为黄骨髓，红骨髓仅保留于椎骨、肋骨、胸骨、髂骨及长骨骺端的骨松质内。因此，临床上常在髂嵴、髂前上棘等处作骨髓穿刺，检查骨髓像以诊断某些血液系统疾病。

（三）骨的化学成分和物理性质

骨质主要由有机质和无机质构成。有机质主要包括骨胶原纤维和黏多糖蛋白，使骨具有韧性和弹性。无机质主要为碱性磷酸钙等无机盐类，使骨增加硬度。两种化学成分的比例在人的一生中随年龄而发生变化。成年人的有机质约占骨重的 1/3，无机质约占 2/3。此为最合适的比例，使骨既具有一定的弹性，又具有很大的硬度。幼儿骨有机质相对多，较柔软，易变形；老年人骨则无机质相对较多，较脆，一旦受到外伤，易出现骨折。骨的发育成熟与钙、磷的代谢密切相关。

## 二、骨连结

骨与骨之间借纤维结缔组织、软骨和骨相连，形成**骨连结**。按骨连结的不同方式可分为直接连结和间接连结两种（图 1–10）。

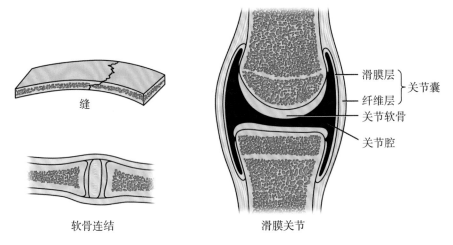

缝

软骨连结

滑膜关节

滑膜层
纤维层 } 关节囊
关节软骨
关节腔

图 1–10 **骨连结的分类和关节的基本结构**

（一）直接连结

是指骨与骨之间借纤维结缔组织或软骨及骨直接相连，骨与骨之间无腔隙，运动范围极小或完全不能活动。根据连结组织不同，可分为纤维连结、软骨连结和骨性结合3种类型。

**1. 纤维连结** 骨与骨之间借纤维结缔组织相连，其间无腔隙，连结比较牢固，一般无活动性或仅有少许活动，常有两种连结形式。

（1）**韧带连结** syndesmosis：连接两骨的纤维结缔组织比较长，呈条索状或膜状，富有弹性，称为**韧带** ligament 或膜，如椎骨棘突之间的棘间韧带、前臂尺桡骨之间的骨间膜等。

（2）**缝** suture：两骨之间借很薄的纤维结缔组织（缝韧带）相连，无活动性。这种连结往往随年龄的增加，可出现结缔组织骨化，如颅骨间的冠状缝、矢状缝等。

**2. 软骨连结** 骨与骨之间借软骨相连，可缓冲震荡，可分为两种。

**软骨** cartilage：是一种特殊分化的结缔组织，由软骨细胞、软骨基质及埋藏于基质中的纤维共同组成。按照基质中纤维成分的含量和性质可将软骨分为透明软骨、弹性软骨和纤维软骨。软骨具有一定的黏弹特性和抗压能力，各关节相关骨的接触面大都有软骨被覆，能减少摩擦，承受负荷及吸收震荡。软骨本身极少血管分布，具有低抗原特点，是用作移植较好的组织材料。

（1）**透明软骨结合** synchondrosis：两骨间借透明软骨连结，常为暂时性的结合，是胚胎时软骨代替骨的存留部分并作为所连结骨的增长区，如骺软骨、蝶枕软骨结合等。此种连结到一定年龄即骨化形成骨性结合。

（2）**纤维软骨结合** symphysis：两骨间借纤维软骨连结，多位于人体中轴承受压力之处，坚固性大而弹性低，如椎间盘、耻骨联合等。

**3. 骨性连结** 两骨之间借骨组织相连，一般由纤维连结（缝）或透明软骨结合骨化而成。骨性结合使两骨融合为一块，如长骨的体与骺的结合、各骶椎之间的结合等。

（二）间接连结

间接连结又称**关节** joint，articulation 或**滑膜关节** synovial joint，骨与骨的相对面之间有腔隙，充以滑液，活动度大。关节的结构有基本结构和辅助结构（图1-10）。

**1. 关节的基本结构** 有关节面、关节囊和关节腔，这些结构为每一个关节所必备的。

（1）**关节面** articular surface：是构成关节各相关骨的接触面，每一关节至少包括两个关节面，一般为一凸一凹，凸的称**关节头** articular head，凹者称**关节窝** articular fossa。关节面上覆有**关节软骨** articular cartilage。关节软骨多数由透明软骨构成，少数为纤维软骨。关节软骨具有弹性，能承受压力和吸收震荡。关节软骨表面光滑，覆以少量滑液，可减小摩擦，有利于活动。关节软骨无血管、神经和淋巴管，其营养由滑液和关节囊滑膜层的血管供应。

（2）**关节囊** articular capsule：由致密结缔组织构成的囊，附于关节面周围的骨面并与骨膜融合，把构成关节的各骨连接起来，封闭关节腔。关节囊的松紧和厚薄因关节的不同而异，活动较大的关节，关节囊较松弛而薄。关节囊可分为内、外两层。

外层为纤维层，由致密结缔组织构成，富有血管、淋巴管和神经。在某些部位，纤维层增厚形成韧带，可增强骨与骨之间的连结，并限制关节的过度运动。纤维层的厚薄和韧带强弱与关节的运动和负重大小有关。

内层为滑膜层，由平滑光亮、薄而柔润的疏松结缔组织膜构成，贴衬于纤维层的内面，其边缘附着于关节软骨周缘，包被着关节内除关节软骨、关节唇和关节盘以外的所有结构。滑膜层内表面常有滑膜绒毛和滑膜襞。滑膜富含血管、淋巴和神经，能产生**滑液** synovial fluid，富含透明质酸，并对关节软骨提供营养，并增加滑润，减少摩擦，降低软骨的蚀损，促进关节的运动效能。

（3）**关节腔** articular cavity：由关节软骨和关节囊滑膜层共同围成的密闭腔隙，腔内有少量滑液，关节腔内呈负压，对维持关节的稳定性有一定的作用。

2. **关节的辅助结构**　某些关节为适应特殊功能的需要而分化出一些特殊结构（见图1–11）以增加关节的灵活性，增强关节的稳固性。

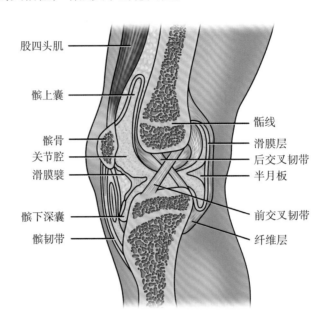

图 1–11　膝关节的辅助结构

（1）**韧带 ligament**：是连于相邻两骨之间的致密结缔组织束，有加强关节的稳固性或限制其过度运动的作用。位于关节囊外的称**囊外韧带** extracapsular ligament，有的囊外韧带为关节囊的局部增厚，如髋关节的髂股韧带；有的独立于关节囊，不与囊相连，如膝关节的腓侧副韧带；有的是关节周围肌腱的延续，如膝关节的髌韧带。位于关节囊内的称**囊内韧带** intracapsular ligament，被滑膜包裹，如膝关节的交叉韧带。韧带和关节囊有丰富的感觉神经分布，故关节疾患时患者会出现疼痛。

（2）**关节盘和关节唇**：关节盘 articular disc 是位于两关节面之间的纤维软骨板，其周缘附着于关节囊内面，将关节腔分为两部。关节盘多呈圆盘状，中央稍薄，周缘略厚。膝关节中的关节盘呈半月形，称为**半月板**。关节盘使两关节面更为适合，减少冲击和震荡，并可增加关节的稳固性。此外，两个腔可产生不同的运动，从而增加运动的形式和范围。**关节唇** articular labrum：是附着于关节窝周缘的纤维软骨环，可加深关节窝，增大关节面，有增加关节稳固性的作用。

（3）**滑膜襞和滑膜囊**：有些关节的滑膜表面积大于纤维层，以致滑膜重叠卷折，并突向关节腔而形成**滑膜襞** synovial fold，有的其内含有脂肪和血管，则形成滑膜脂垫。滑膜襞和滑膜脂垫扩大了滑膜的面积，有利于滑液的分泌和吸收。在有些关节，滑膜从纤维层缺如或薄弱处膨出，充填于肌腱与骨面之间，则形成**滑膜囊** synovial bursa，可减少骨骼肌活动时与骨面之间的摩擦。

3. **关节的运动**　依照关节的三轴分为 3 组拮抗性运动。

（1）**屈和伸**：是关节沿冠状轴进行的一组运动，运动时组成关节的两骨相互靠拢，角度减小称为**屈** flexion；相反，角度增大称为**伸** extension。在踝关节，足上抬，足背向小腿前面靠拢为踝关节的伸，亦称**背屈** dorsal flexion；足尖下垂为踝关节的屈，亦称**跖屈** plantar flexion。

（2）**收和展**：是关节沿矢状轴进行的运动，运动时骨向正中矢状面靠拢，称为**收** adduction 或内收；反之，远离正中矢状面，称为**展** abduction 或外展。手指的收展是以中指为准的靠拢、散开运动。

（3）**旋转** rotation：是关节沿垂直轴进行的运动，统称旋转。骨向前内侧旋转，称为**旋内** medial rotation；反之，向后外侧旋转，称**旋外** lateral rotation。在前臂，桡骨是围绕通过桡骨头和尺骨头的轴旋转，将手背转向前的运动，称**旋前** pronation；将手掌恢复到向前或手背转向后方的运动，称**旋后** supination。

（4）**环转** circumduction：运动骨的上端在原位转动，下端则做圆周运动，运动时全骨描绘出一圆锥形的轨迹。能完成两轴以上运动的关节均可做环转运动，如肩关节、髋关节等。

（5）**移动** translation：是最简单的一个骨关节面在另一骨关节面的滑动，如跗跖关节、腕骨间关节等。

**4. 关节的分类**　按关节运动轴的数目，可将关节分为单轴、双轴和多轴关节（图 1-12）。

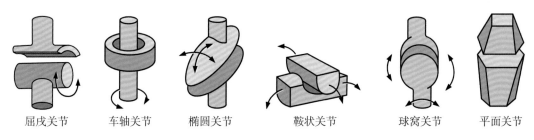

| 屈戌关节 | 车轴关节 | 椭圆关节 | 鞍状关节 | 球窝关节 | 平面关节 |

图 1-12　**关节的类型**

（1）**单轴关节** uniaxial joint：具有一个运动轴，关节只能绕一个轴作一组运动，包括两种形式。

**屈戌关节** hinge joint 又称**滑车关节** trochlear joint：关节头呈滑车状，另一骨有与其相适应的关节窝，通常只能绕冠状轴上作屈、伸运动，如指骨间关节。

**车轴关节** trochoid joint or pivot joint：关节面呈圆柱状，关节窝常由骨和韧带连成的环构成，可沿垂直轴作旋转运动，如桡尺近侧关节。

（2）**双轴关节** biaxial joint：关节有两个互为垂直的运动轴，关节可沿此二轴作两组运动，也可进行环转运动，包括两种形式。

**椭圆关节** ellipsoidal joint：关节头呈椭圆形，关节窝呈相应凹面，可沿冠状轴作屈、伸运动，沿矢状轴作收、展运动，并可作环转运动，如腕关节。

**鞍状关节** sellar joint or saddle joint：相对两关节面都呈鞍状，互为关节窝和关节头，可沿二轴作屈、伸、收、展和环转运动，如拇指腕掌关节。

（3）**多轴关节** multiaxial joint：具有 3 个相互垂直的运动轴，可作各种方向的运动，包括两种形式。

**球窝关节**：关节头较大呈球形，关节窝浅而小，其面积为关节头的 1/3。此类关节最灵活，可作屈、伸、收、展、旋转和环转运动，如肩关节。有的关节窝特别深，包绕关节头 1/2 以上，称杵臼关节，亦属球窝关节，但运动幅度受到一定限制，如髋关节。

**平面关节** plane joint：的关节面近似"平面"，实际上是一个很大球面的一小部分，多出现于短骨之间，可作多轴性滑动，但活动范围小，如胸锁关节和腕骨间关节等。

一般的关节只由两块骨构成，称为**单关节**，如肩关节。由两块以上的骨构成的关节为**复关节**，如肘关节。凡可单独进行活动的关节为单动关节，在结构完全独立的两个或两个以上关节，活动必须同时进行，为**联动关节**或**联合关节**，如两侧的颞下颌关节。

（高　艳）

15

## 第三节　躯干骨及其连结

### 一、躯干骨

**躯干骨** bones of the trunk 包括椎骨、胸骨和肋 3 部分，共 51 块。它们分别参与脊柱、胸廓和骨盆的构成。

（一）椎骨

幼年时椎骨共有 32 或 33 块，按部位分为颈椎 7 块、胸椎 12 块、腰椎 5 块、骶椎 5 块、尾椎 3~4 块。随着年龄的增长，5 块骶椎融合成 1 块骶骨，3~4 块尾椎则融合成 1 块尾骨。故成人有 24 块独立的椎骨。

**1. 椎骨的一般形态**　椎骨 vertebrae 由位于前方的**椎体** vertebral body 和后方的**椎弓** vertebral arch 结合而成。椎体和椎弓共同围成一孔，称为**椎孔** vertebral foramen。全部椎骨的椎孔连接成**椎管** vertebral canal，其内容纳脊髓等结构（图 1–13）。

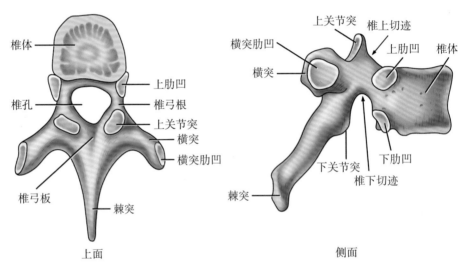

图 1–13　**胸椎**

椎体多呈圆柱状，上、下面平坦、粗糙，是椎骨负重的主要部分，其表面为薄层骨密质，内部是骨松质。椎弓由椎弓根和椎弓板构成。**椎弓根** pedicle of vertebral arch 是椎弓连于椎体的狭窄部分。两侧的椎弓根伸向后内侧变宽的骨板称**椎弓板** lamina of vertebral arch，它们在中线上会合。在椎弓根的上、下缘各有椎上和椎下切迹，相邻椎骨的椎上、下切迹共同围成**椎间孔** intervertebral foramina，有脊神经和血管通过。由椎弓板后面正中向后或后下方伸出一个突起，称**棘突** spinous process；由椎弓板与椎弓根的移行部向两侧各发出一个突起伸向外侧，称**横突** transverse process；棘突和横突均为骨骼肌和韧带的附着处。在椎弓板发出横突处还向上、下方各发出一对突起，分别称**上、下关节突** superior and inferior articular process。各关节突上均有光滑的关节面，相邻椎骨的上、下关节突构成关节突关节。

**2. 各部椎骨的主要特征**

（1）胸椎 thoracic vertebrae：上位胸椎近似颈椎，下位胸椎近似腰椎。椎体从上向下逐渐增大，横切面呈心形（图 1–13）。在其侧面的后份，椎体与椎弓根交接部的上缘和下缘处，各有一呈半圆形的浅凹，称**上、下肋凹** superior and inferior costal fovea，与肋头相关节。多数胸椎在横突末端的前面，有与肋结节相关节的横突肋凹。胸椎的棘突较长，伸向后下方，互相呈叠瓦状排列；其上、下关节突的关节面近似冠状位。胸椎的椎孔较小。

（2）**颈椎** cervical vertebrae：椎体较小，横切面呈椭圆形，上面在横径上凹陷，下面在纵径上凹陷（图1-14）。除第1、第2颈椎外，其他颈椎体上面的侧缘向上突起形成椎体钩，此钩可与上位椎体下面的唇缘相接形成钩椎关节，又称Luschka关节。当后者增生肥大时，可致椎间孔变窄，压迫脊神经而产生症状。颈椎的横突根部有孔，称**横突孔** transverse foramen，有椎动、静脉通过；横突末端有前、后两个结节，第6颈椎横突的前结节较大，称**颈动脉结节** carotid tubercle，颈总动脉经其前方通过；当头部受伤出血时，可向此结节压迫颈总动脉进行止血。第2~6颈椎的棘突较短，其末端分叉，第7颈椎的棘突最长。颈椎上、下关节突的关节面接近水平位，其椎孔多呈三角形，较大。

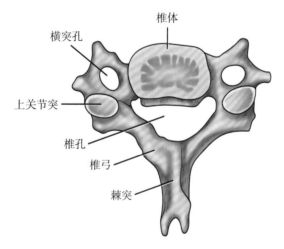

图1-14　**颈椎**

第1颈椎呈环形，又称**寰椎** atlas，由前、后弓和两个侧块构成，无椎体、棘突和关节突。寰椎的前弓短，后弓长，前弓的后面正中有**齿突凹** dental fovea，与第2颈椎的齿突相关节。侧块的上面皆有一个呈椭圆形的上关节面，与枕髁相关节。侧块的下面有呈圆形的下关节面，与第2颈椎的上关节面相关节。两侧上关节面的后方有横行的**椎动脉沟** groove for vertebral artery，有同名动脉通过。

第2颈椎又称**枢椎** axis，由其椎体向上伸出一指状突起，称为**齿突** dens of axis，与寰椎的齿突凹相关节。齿突原为寰椎的椎体，在发育进化中脱离寰椎而与枢椎的椎体融合。

第7颈椎又称**隆椎** vertebra prominens，其形态、大小与上胸椎相似，棘突较长，末端不分叉，当低头时极易在皮下触及，故临床上常将其作为计数椎骨序数的标志。

（3）**腰椎** lumbar vertebrae：椎体最粗壮，横切面呈肾形（图1-15）。腰椎的棘突宽而短，近似板状，水平伸向后方，相邻的棘突间距较大，临床上常经此处的棘突间隙做穿刺。腰椎的上、下关节突粗大、垂直，关节面几乎呈矢状位。上关节突后缘的卵圆形隆起称为乳突，横突根部后下侧的小结节称为副突。腰椎的椎孔多呈三角形，宽大。

（4）**骶骨** sacral bone：由5块骶椎融合而成，呈三角形，底向上，尖向下。底的前缘向前突出称为**岬** promontory。骶骨尖与尾骨相连接。骶骨可分为前、后面和侧面（图1-16）。

骶骨前面也称盆面，光滑凹陷，其中间部有4条横线，为各骶椎体融合处的痕迹。各横线的两端有4对**骶前孔** anterior sacral foramina。骶骨后面粗糙隆凸，沿中线的隆起为**骶正中嵴**

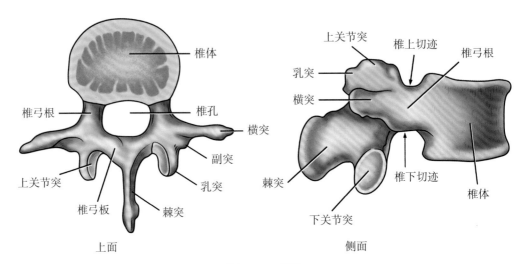

图 1-15　**腰椎**

median sacral crest，由各骶椎棘突融合而成，可在体表摸到。骶正中嵴外侧有 4 对**骶后孔** posterior sacral foramina。骶前、后孔均与骶管相通，分别有骶神经的前、后支通过。**骶管** sacral canal 由各骶椎的椎孔连接而成，向上连接椎管，向下开口于**骶管裂孔** sacral hiatus。该裂孔由第 4~5 骶椎的椎弓板缺如而成，在其两侧有第 5 骶椎下关节突构成的**骶角** sacral cornu，可在体表摸到。临床上进行骶管穿刺时，常以骶角作为确定骶管裂孔位置的标志。骶骨的侧部上宽下窄，上部有**耳状面** auricular surface，与髋骨的同名关节面相关节。耳状面后方的骨面凹凸不平，称**骶粗隆** sacral tuberosity。

（5）**尾骨** coccyx：由 3~4 块退化的尾椎融合而成（图 1-16）。

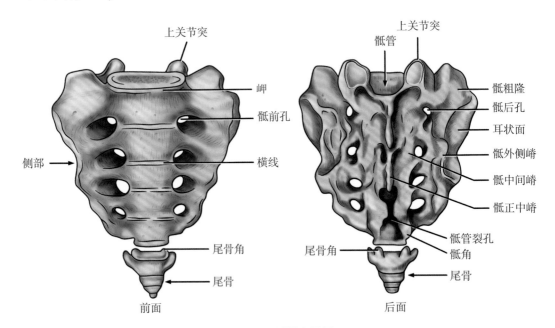

图 1-16　**骶骨和尾骨**

（二）胸骨

　　**胸骨** sternum 长而扁，前面微凸，位于胸前壁的正中，两侧以**肋切迹** costal notches 接上 7 对肋。自上而下可分为胸骨柄、胸骨体和剑突 3 部分（图 1-8）。**胸骨柄** manubrium sterni 上宽下窄，上缘的中份为**颈静脉切迹** jugular notch，其两侧为**锁切迹** clavicular notch，与锁骨相关节。胸骨柄外侧缘上份接第 1 肋。胸骨柄与胸骨体的连结处，形成微向前凸的横嵴，称为**胸骨角** sternal angle，可在体表摸到。第 2 肋恰与胸骨角侧方相连结，因此胸骨角常作为计数肋的重要标志。**胸骨体** body of sternum 呈长方形，其侧缘有数个肋切迹，分别与第 3~6 肋软骨相关节。**剑突** xiphoid process 扁而薄，形状变化较大，连结于胸骨体的下端，其末端游离。胸骨体下端与剑突一起与第 7 肋软骨相关节。

（三）肋

**肋** ribs 包括肋骨和相应的肋软骨，共 12 对。上 7 对肋骨的前端借肋软骨连于胸骨，称为真肋；下 5 对肋骨的前端虽连接肋软骨，但不直接与胸骨相连，称为假肋；第 11、第 12 对肋前端游离，又称为浮肋。

1. **肋骨** costal bone　细长而弯曲，呈弓形，属扁骨。典型的肋骨可分为后端、前端和体 3 部分（图 1-8）。后端略膨大，由肋头和肋颈构成。**肋头** costal head 为末端的膨大，有关节面与相应胸椎的上、下肋凹相关节。肋头外侧较细的部分称**肋颈** costal neck，其外侧的突起称**肋结节** costal tubercle，多有小关节面与相应胸椎的横突肋凹相关节。**肋体** shaft of rib 介于肋颈与肋骨前端之间，扁而长，分为内、外两面和上、下两缘。内面下缘处有**肋沟** costal groove，肋间神经和肋间后血管在沟内通过。肋体的后份曲度最大，其转弯处形成**肋角** costal angle。肋骨前端连结肋软骨。

第 1 肋骨扁、宽而短，无肋角和肋沟，分为上、下面和内、外缘。上面内缘处有**前斜角肌结节** scalene tubercle，为前斜角肌的附着处。结节的前、后方各有一横向走行的浅沟，分别称**锁骨下静脉沟** sulcus for subclavian vein 和**锁骨下动脉沟** sulcus for subclavian artery。

第 2 肋骨为过渡形。第 11、第 12 肋骨无肋结节、肋颈和肋角。

2. **肋软骨** costal cartilage　位于各肋骨的前端，为透明软骨。上 7 对肋软骨直接与胸骨相连。第 8~10 对肋软骨依次连结于上位肋软骨，形成**肋弓** costal arch。第 11、第 12 对肋软骨前端游离于腹壁肌中。

## 二、躯干骨连结

主要包括脊柱和胸廓。

（一）脊柱

**脊柱** vertebral column 是由 24 块椎骨、1 块骶骨和 1 块尾骨借骨连结共同构成人体的中轴，上承托颅、下连接肢带骨。

1. 椎骨间的连结各椎骨之间借韧带、软骨和滑膜关节相连，可分为椎体间连结和椎弓间连结。

（1）椎体间连结：相邻各椎体之间借椎间盘、前纵韧带和后纵韧带相连结（图 1-17）。

**椎间盘** intervertebral disc：亦称椎间纤维软骨，是连结相邻两个椎体之间的纤维软骨盘。中央部是柔软而富于弹性的胶状物质，称**髓核** nucleus pulposus，是胚胎时脊索的残余物。周围部是由多层纤维软骨按同心圆排列组成的**纤维环** anulus fibrosus，富于坚韧性，牢固连结相邻两个椎体，保护髓核并限制髓核向周围膨出。椎间盘坚韧，富有弹性，承受压力时被压缩，除去压力后复原，具有弹簧垫样缓冲震荡的作用。椎间盘共有 23 个，其总长度约为除寰、枢椎之外脊柱长度的 1/5。各部椎间盘厚薄不一，中胸部最薄，颈部较厚，腰部最厚，所以颈、腰部活动度较大。纤维环破裂时，髓核容易向后外侧突出，突入椎管和椎间孔，压迫脊髓和脊神经，临床上称为椎间盘突出症。

**前纵韧带** anterior longitudinal ligament：位于椎体前方，宽而坚韧，上至枕骨大孔前缘，下至第 1 或第 2 骶椎体，其纤维与椎体、椎间盘牢固连结，有防止脊柱过度后伸和椎间盘向前突出的作用。

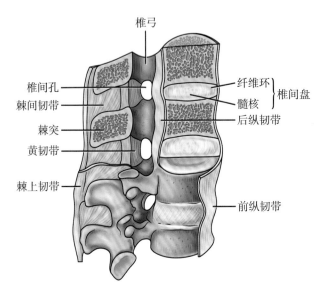

图 1-17　椎骨间的连结

**后纵韧带** posterior longitudinal ligament：位于椎体后方，细而坚韧，起自枢椎并与覆盖枢椎体的覆膜相续，向下至骶管，与椎体上、下缘和椎间盘紧密连结，而与椎体连结较疏松，有限制脊柱过度前屈的作用。

（2）椎弓间的连结：包括椎弓板之间和各突起之间的连结。

**黄韧带** ligamenta flava：为连结相邻两椎弓板间的韧带，由黄色的弹性纤维构成，坚韧而富有弹性，协助围成椎管，黄韧带有限制脊柱过度前屈并维持脊柱于直立姿势的作用。

**棘间韧带** interspinal ligament：位于相邻各棘突之间，前接黄韧带，后方移行为棘上韧带和项韧带。

**棘上韧带** supraspinal ligament：连接胸、腰、骶椎各棘突之间的纵行韧带，其前方与棘间韧带融合，与棘间韧带都有限制脊柱过度前屈的作用。在颈部，从颈椎棘突尖向后扩展成三角形板状的弹性纤维膜，称**项韧带** nuchae ligament，上缘附于枕外隆凸，向下至第 7 颈椎棘突并续于棘上韧带。

**横突间韧带** intertransverse ligaments：连结相邻椎骨横突之间的纤维索。有限制脊柱过度侧屈的作用。

**关节突关节** zygapophysial joints：由相邻椎骨的上、下关节突构成。关节面有透明软骨覆盖，关节囊附于关节面周缘，属于平面关节，只能作轻微滑动，但各椎骨之间的运动总和却很大，两侧的关节突关节属联合关节，临床上又称**小关节** facet joint。

（3）寰枕关节和寰枢关节

**寰枕关节** atlantooccipital joint：由寰椎两侧块的上关节凹与枕髁构成，属椭圆关节并为联合关节。其关节面有透明软骨覆盖，关节囊附着于关节面周缘，关节囊松弛，周围有韧带增强。

**寰枕前膜** anterior atlantooccipital membrane：是前纵韧带的最上部分，连结枕骨大孔前缘与寰椎前弓上缘。**寰枕后膜** posterior atlantooccipital membrane 位于枕骨大孔后缘与寰椎后弓上缘之间。

**寰枢关节** atlantoaxial joint：包括 3 个关节，**寰枢外侧关节** lateral atlantoaxial joint，有 2 个，由寰椎侧块的下关节面与枢椎上关节面构成，关节囊的后部及内侧均有韧带加强。**寰枢正中关节** medial atlantoaxial joint，由齿突与寰椎前弓后面的齿突凹与寰椎横韧带中部前面构成，属车轴关节。

寰枢关节沿齿突垂直轴转动，使头连同寰椎进行旋转运动。因此，寰枕、寰枢关节的联合运动能使头作俯仰、侧屈和旋转运动。

#### 2. 脊柱整体观及其运动

（1）脊柱的整体观：成人男性脊柱长约 70 cm，女性略短，约 60 cm，其长度可因姿势不同而略有差异，静卧比站立时可长出 2~3 cm，这是由于站立时椎间盘被挤压所致。所有椎间盘的总厚度约占脊柱全长的 1/5。老年人因椎间盘变薄，骨质疏松，脊柱也可变短（图 1-18）。

（2）脊柱前面观：从前面观察脊柱，可见椎体由上向下依次加宽，到第 2 骶椎为最宽，这与承受重力不断增加有关。自骶骨耳状面以下，由于重力经髋关节传至下肢骨，椎体已不负重，体积逐渐减小。从前面观察，正常人的脊柱有轻度的侧屈。

（3）脊柱后面观：从后面观察脊柱，所有椎骨棘突连贯形成纵嵴，其两侧各有一纵行的脊椎沟。颈椎棘突短而分叉，近水平位。胸椎棘突细长，斜向后下方，呈叠瓦状；腰椎棘突呈板状，水平伸向后方。

（4）脊柱侧面观：从侧面观察脊柱，可见颈、胸、腰、骶 4 个生理性弯曲。其中**颈曲** cervical curvature 和**腰曲** lumbar curvature 凸向前，**胸曲** thoracic curvature 和**骶曲** sacral curvature 凸向后。脊柱的这些弯曲增加了脊柱的弹性，对维持人体的重心稳定和减轻震荡有重要意义。胸曲和骶曲在胚胎时已形成，也称原发性弯曲；颈曲和腰曲是出生后获得的，也称继发性弯曲。当婴儿开始抬头时，出现颈曲；婴儿开始坐和站立时，出现腰曲。脊柱的每一个弯曲，都有它的功能意义。颈曲支持头的抬起；腰曲使身体重心线后移，以维持身体的前后平衡，保持直立姿势，加强稳固性；而胸曲和骶曲在一定意义上扩大了胸腔和盆腔的容积。

#### 3. 脊柱的运动

脊柱除支持身体，保护脊髓、脊神经和内脏外，还有很强的运动功能。相邻椎骨间的连结稳固，活动范围很小，但各椎间盘和关节突关节运动范围的总和很大，可作屈、伸、侧屈、旋转和环转运动。

脊柱各部的运动性质和范围主要取决于椎间盘的厚度、关节突关节的方向和形状、韧带的位置及厚薄等。同时也与年龄、性别和锻炼程度有关。颈部：颈椎关节突的关节面略呈水平位，关节囊松弛，椎间盘较厚，故屈伸及旋转幅度较大。胸部：胸椎与肋骨相连，椎间盘较薄，关节突关节面呈冠状位，棘突呈叠瓦状，这些因素限制了胸椎的运动，故活动范围较小。腰部：椎间盘最厚，屈伸运动灵活，关节突关节近似呈矢状位，限制了旋转运动。由于颈、腰部运动灵活，故损伤多出现于颈、腰部。

脊柱的运动属于联合运动。检查脊柱的屈伸、侧屈和旋转 3 组运动，是诊断脊柱疾患的重要步骤之一。椎间盘作为连结椎骨的重要结构，椎间盘纤维环的后部及后纵韧带较薄弱。外伤和退行性病变时，椎间盘向后方或后外侧突出，使椎管或椎间孔狭窄，压迫脊髓和脊神经。椎间盘突出多发生于腰部（常见于第 4、第 5 腰椎或第 5 腰椎与骶骨之间），有时也可发生于颈下部（第 5、第 6 颈椎和第 6、第 7 颈椎之间），胸部少见。颈椎间盘退变突出或颈椎椎骨赘生物的形成，可突向椎管、椎间孔和横突孔，压迫脊髓、脊神经和椎动脉，引起血管神经等受压

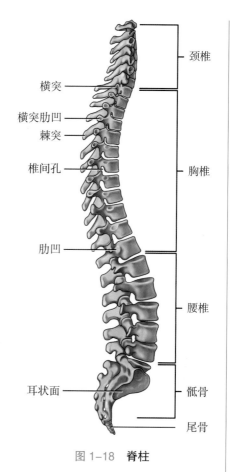

颈椎
横突
横突肋凹
棘突
椎间孔
胸椎
肋凹
腰椎
耳状面
骶骨
尾骨

图 1-18 脊柱

的一系列症状，临床上称为颈椎病。寰枢关节是脊柱特殊的关节，周围有许多韧带加强。在外伤时，枢椎齿突骨折，如果寰椎横韧带保持完整，齿突可保持原位，不会引起严重症状；如果寰椎横韧带松弛或断裂，寰椎向前脱位，齿突后移，椎孔狭窄，使脊髓受压，严重时可危及生命。

（二）胸廓

胸廓 thorax 由 12 块胸椎、12 对肋、1 块胸骨借骨连结共同构成（图 1-19）。胸廓的主要关节有肋椎关节和胸肋关节。

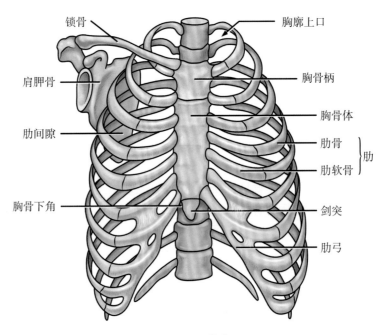

图 1-19 胸廓

1. **肋椎关节** costovertebral joints　为肋后端与胸椎之间构成的关节，包括肋头关节和肋横突关节。

（1）**肋头关节** joint of costal head：由肋头的关节面与相邻胸椎体的下、上肋凹构成，关节囊附于关节面周围，并由关节囊前方的肋头辐状韧带加强，属于平面关节，能作轻微运动。

（2）**肋横突关节** costotransverse joint：由肋结节关节面与相应胸椎横突肋凹构成，属于微动关节。加强关节的韧带主要有：①连结肋颈与横突的肋横突韧带；②连结肋颈上缘与上位胸椎横突下缘的肋横突上韧带等。

2. **胸肋关节** sternocostal joint　由第 2~7 肋软骨与胸骨相应的肋切迹构成，关节的前、后有韧带加强，属微动关节。第 1 肋与胸骨柄之间的连结是一种特殊的不动关节，第 8~10 肋软骨的前端不直接与胸骨相连，而依次与上位肋软骨形成软骨连结，构成左、右肋弓，第 11、第 12 肋前端游离于腹壁肌层中，不与胸骨相连结。

3. **胸廓的整体观及其运动**　成人胸廓近似圆锥形，容纳胸腔脏器。前后径小于横径，上窄下宽。胸廓有上、下两口和前、后、外侧壁。

**胸廓上口** superior aperture of thorax 较小，由胸骨柄上缘、第 1 肋和第 1 胸椎体构成（图 1-19），是胸腔与颈部的通道，上口的平面与第 1 肋的方向一致，即向前下倾斜，胸骨柄上缘约平第 2 胸椎体下缘。

**胸廓下口** inferior aperture of thorax 宽而不规则，由第 12 胸椎、第 11、第 12 肋前端、肋弓和剑突共同围成（图 1-19），两侧肋弓在中线构成向下开放的胸骨下角。胸骨下角的尖部夹有剑突，剑突又将胸骨下角分成左、右剑肋角，剑突尖约平对第 10 胸椎下缘。

胸廓前壁最短，由胸骨、肋软骨及肋骨前端构成。后壁较长，由胸椎和肋角内侧的部分肋骨构成。外侧壁最长，由肋骨体构成。相邻两肋之间的间隙称肋间隙。胸廓具有保护、支持和运动功能。

胸廓的运动主要是参与呼吸。吸气时，在骨骼肌的作用下，肋的前份抬高，肋体向外扩展，胸骨上升，使胸廓的前后径和横径增大，胸腔容积增加。呼气时，在重力和骨骼肌的作用下，胸廓作相反的运动，使胸腔容积减少。

胸廓的形状和大小，有明显的个体差异，与性别、年龄、健康状况和职业等因素有关。新生儿胸廓呈桶状，横径与前后径大致相等。成年女性的胸廓较男性略短而圆，各径均较男性小。老年人胸廓因弹性减小，运动减弱，致使胸廓下陷，变得长而扁。佝偻病儿童，因缺乏钙盐而骨质疏松，易变形，胸廓前后径增大，胸骨明显突出，形成"鸡胸"。患慢性支气管炎、肺气肿的老年人，因长期咳喘，使胸廓各径增大而成"桶状胸"。

（刘　丽）

## 第四节　四肢骨及其连结

四肢骨包括上肢骨和下肢骨。上、下肢骨都由与躯干骨相连结的肢带骨和能自由活动的自由肢骨两部分组成。上、下肢骨的数目和排列方式略相同。但由于人体直立，上肢从支持功能中解放出来，成为能够灵活运动和使用工具的劳动器官，因而上肢骨形体轻巧，利于灵活和复杂劳动；而下肢骨则粗壮强大，主要起着支撑和运动身体的作用。

四肢骨连结以滑膜关节为主，上肢关节的结构特点是运动较为灵活，下肢的支持作用更为突出，结构特点是运动的稳定性较强。

### 一、上肢骨

上肢骨每侧 32 块，共 64 块，分为上肢带骨和自由上肢骨。

（一）上肢带骨

1. 锁骨 clavicle　属于长骨，全骨略呈"S"形弯曲，横架在胸廓前上方，全长可在体表摸到（图 1-8）。内侧 2/3 呈三棱形，凸向前；外侧 1/3 上下扁，凸向后。锁骨内侧端粗大称**胸骨端** sternal end，有关节面与胸骨柄的锁切迹相关节。外侧端扁平，称**肩峰端** acromial end，有小关节面与肩胛骨的肩峰相关节。锁骨的上面光滑，下面粗糙。锁骨支撑肩胛骨向外，使肩胛骨与胸廓保持一定距离，从而保证上肢的灵活运动不受到限制。

2. **肩胛骨** scapula　是三角形的扁骨，位于胸廓后外侧的上份，介于第 2 至 7 肋之间，可分为 3 个缘、3 个角和前、后两面（图 1-20）。

肩胛骨上缘短而薄，靠外侧有一切迹，称**肩胛切迹** scapular notch。切迹外侧有一弯曲的指状突起称**喙突** coracoid process。外侧缘肥厚，邻近腋窝，又称**腋缘** axillary border。内侧缘薄而长，对向脊柱称**脊柱缘** vertebral border。肩胛骨外侧角最肥厚，有朝向外侧的梨形关节面，称**关节盂** glenoid cavity，与肱骨头相关节。盂的上、下方各有一小的粗糙结节，分别称为**盂上结节** supraglenoid tubercle 和**盂下结节** infraglenoid tubercle。肩胛骨的下角平对第 7 肋或第 7 肋间隙，可作为计数肋的标志。上角为上缘与内侧缘的会合处，平第 2 肋。肩胛骨的前面为一大的浅窝，朝向胸廓，称**肩胛下窝** subscapular fossa。后面有一横位的骨嵴，称**肩胛冈** spine of

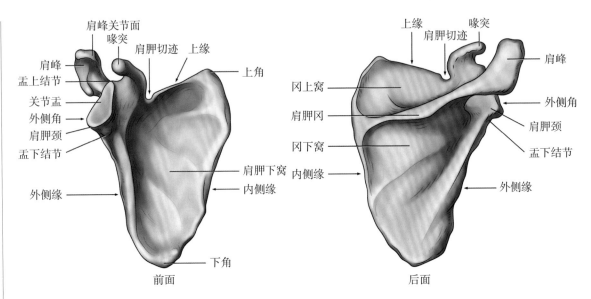

图 1-20　肩胛骨

scapula，此冈将肩胛骨后面分为上小、下大的两个窝，分别称**冈上窝** supraspinous fossa 和**冈下窝** infraspinous fossa。肩胛冈的外侧端向前外侧伸展，成为**肩峰** acromion，位于肩关节的上方，为肩部最高点。肩峰末端有朝向内侧、小而平坦的关节面，与锁骨相关节。

肩胛冈、肩峰、肩胛骨下角及内侧缘都可在体表摸到。

### （二）自由上肢骨

可分为近侧部的肱骨，中间部的桡骨和尺骨及远侧部的手骨。

1. **肱骨** humerus　是上肢骨中最长的管状骨，分为一体和两端（图 1-21）。肱骨上端膨大，有朝向上后内侧呈半球形的**肱骨头** head of humerus，与肩胛骨的关节盂相关节。头的周围

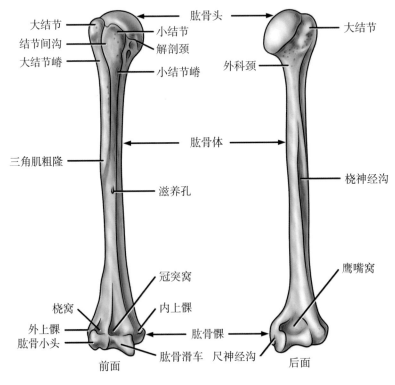

图 1-21　**肱骨**

稍缩窄称**解剖颈** anatomical neck。颈的外侧和前方，各有一隆起，分别称**大结节** greater tubercle 和**小结节** lesser tubercle。两结节之间有**结节间沟** intertubercular sulcus，沟内有肱二头肌长头腱通过。大结节向下延伸为**大结节嵴** crest of greater tubercle；小结节向下延伸为**小结节嵴** crest of lesser tubercle。肱骨上端与体交界处稍细，称为**外科颈** surgical neck，是骨折的易发生部位。

肱骨体的上段呈圆柱形，下段呈三棱柱形。其中部外侧有粗糙的**三角肌粗隆** deltoid tuberosity。肱骨体的后面中份有由上内侧向下外侧斜行的**桡神经沟** sulcus for radial nerve，桡神经和血管经过此处。肱骨下端亦较膨大，前后较扁。外侧份有呈半球形的关节面，称**肱骨小头** capitulum of humerus，与桡骨头相关节；内侧份有呈滑车状的关节面，称**肱骨滑车** trochlea of humerus，与尺骨的滑车切迹相关节。肱骨下端的前面，在肱骨小头和滑车上方，各有一浅窝，分别称**桡窝** radial fossa 和**冠突窝** coronoid fossa；下端的后面，在肱骨滑车上方，有一深窝，称**鹰嘴窝** olecranon fossa；肱骨小头的外侧和滑车的内侧各有一个突起，分别称**外上髁** lateral epicondyle 和**内上髁** medial epicondyle。内上髁的后下方有一浅沟，称**尺神经沟** sulcus for ulnar nerve。肱骨大结节和内、外上髁都可在体表摸到。

2. **桡骨** radius    位于前臂外侧，分为一体和两端（图 1-22）。上端比下端细小，其顶端稍膨大，称**桡骨头** head of radius。头的上面有关节凹与肱骨小头相关节；头的周围有环状关节面与尺骨相关节。头以下略细，称**桡骨颈** neck of radius。桡骨体呈三棱柱形，中份略弯向外侧，其内侧缘是薄锐的**骨间缘** interosseous border。在桡骨颈下方的前内侧处，有一呈卵圆形的隆起称**桡骨粗隆** radial tuberosity。桡骨下端的外侧份向下突出，称**桡骨茎突** styloid process of radius。下端的内侧面有关节面称**尺切迹** ulnar notch，与尺骨头相关节；下面有**腕关节面** carpal articular surface，与近侧列的 3 块腕骨相关节。桡骨茎突和桡骨头后面，可在体表摸到。

3. **尺骨** ulna    位于前臂的内侧，分为一体和两端（图 1-22）。上端较粗大，前面有半月形的凹陷，称**滑车切迹** trochlear notch，与肱骨滑车相关节。在滑车切迹的前下方和后上方各有一突起，分别称**冠突** coronoid process 和**鹰嘴** olecranon。冠突外侧面的关节面是**桡切迹** radial notch，与桡骨头相关节；冠突前下方的粗糙隆起称**尺骨粗隆** ulnar tuberosity。

尺骨体上段较粗，下段较细呈圆柱形，外侧缘锐利，与桡骨体相对称**骨间缘** interosseous border。尺骨下端有**尺骨头** head of ulna，其前、外侧、后 3 面有环状关节面，与桡骨的尺切迹相关节；下面光滑，借关节盘与腕骨相隔。尺骨头的后内侧有向下的突起称**尺骨茎突** styloid process of ulna。在正常情况下，尺骨茎突比桡骨茎突高约 1 cm。尺骨鹰嘴、尺骨后缘、尺骨头和茎突均可在体表摸到。

4. **手骨** 包括腕骨、掌骨和指骨 3 部分，共 27 块（图 1-23）。

（1）**腕骨** carpal bones：属于短骨，共 8 块，排成两列，每列 4 块。近侧列由桡侧向尺侧依次为**手舟骨** scaphoid bone、**月骨** lunate bone、**三角骨** triquetral bone 和**豌豆骨** pisiform bone；远侧列为**大多角骨** trapezium bone、**小多角骨** trapezoid bone、**头状骨** capitate bone 和**钩骨** hamate bone。8 块腕骨并未排列在一个平面上，因而形成背侧面凸隆，掌侧面凹陷的沟，称**腕骨沟** carpal sulcus。各腕骨的相邻面都有关节面，彼此形成腕骨间关节。近侧列的豌豆骨并不与其他 3 块腕骨并列，而是位于三角骨掌侧面，因而近侧列腕骨中只有手舟骨、月骨和三角骨参与桡腕关节的构成。

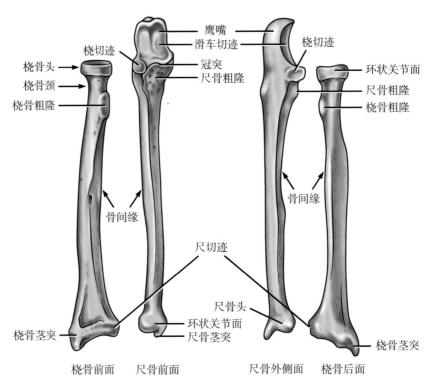

桡骨头 →
桡骨颈 →
桡骨粗隆

桡切迹

鹰嘴
滑车切迹
冠突
尺骨粗隆

桡切迹

环状关节面
尺骨粗隆
桡骨粗隆

骨间缘

骨间缘

尺切迹

尺骨头
环状关节面
尺骨茎突

桡骨茎突

桡骨茎突

桡骨前面　尺骨前面　　　　尺骨外侧面　桡骨后面

图 1-22　**桡骨和尺骨**

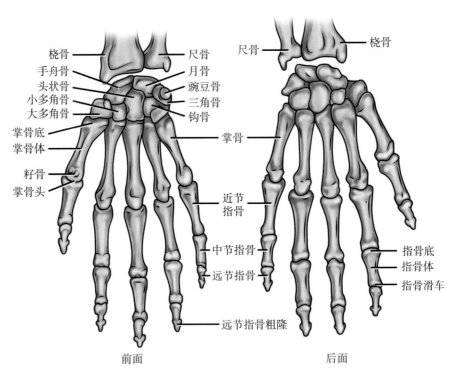

桡骨
手舟骨
头状骨
小多角骨
大多角骨
掌骨底
掌骨体
籽骨
掌骨头

尺骨
月骨
豌豆骨
三角骨
钩骨

尺骨

桡骨

掌骨

近节
指骨

中节指骨

远节指骨

掌骨

指骨底
指骨体
指骨滑车

远节指骨粗隆

前面　　　　　　　　　　后面

图 1-23　**手骨**

（2）**掌骨** metacarpal bones：共 5 块，由桡侧向尺侧分别称为第 1~5 掌骨。掌骨的近侧端为**掌骨底**，接腕骨；远侧端为**掌骨头**，接指骨；掌骨头、底之间的部分为**掌骨体**。第 1 掌骨粗短，其底有鞍状关节面，与大多角骨相关节。

（3）**指骨** phalanges：共 14 块。拇指有两节指骨，其余各指都是 3 节。由近侧至远侧依次为**近节指骨、中节指骨**和**远节指骨**。每节指骨都分为底、体和滑车 3 部分，远节指骨远侧端的掌面膨大粗糙，称**远节指骨粗隆** tuberosity of distal phalanx。间部为体，远端为滑车。远节指骨远端掌面粗糙，称远节指骨粗隆。

## 二、上肢骨连结

上肢骨的连结包括上肢带骨的连结和自由上肢骨的连结。

### （一）上肢带骨连结

**1. 胸锁关节** sternoclavicular joint　是上肢骨与躯干骨之间的唯一关节。由锁骨的胸骨端与胸骨的锁切迹和第 1 肋软骨上缘构成，属多轴关节。关节囊坚韧，其前方、后方和上方分别有韧带加强。关节囊内有纤维软骨构成的关节盘，并将关节腔分为外上和内下两部分。胸锁关节沿矢状轴使锁骨向上、向下作约 60° 的运动，绕垂直轴可使锁骨外侧端作向前、向后的运动 20°~30° 角，还可绕额状轴作轻微的旋转和环转运动。

**2. 肩锁关节** acromioclavicular joint　由锁骨的肩峰端与肩峰的关节面构成，属平面关节，是肩胛骨活动的支点。关节囊的周围有韧带加强，在关节囊和锁骨的下方有坚韧的喙锁韧带连于喙突，腔内的关节盘常出现于关节上部，部分地分隔关节（完全分隔的情况罕见）。

**3. 喙肩韧带** coracoacromial ligament　连于肩胛骨的喙突与肩峰之间的三角形的扁韧带，与喙突、肩峰共同构成喙肩弓，可防止肱骨头向上脱位（图 1-24）。

### （二）自由上肢骨连结

**1. 肩关节** shoulder joint　由肱骨头与肩胛骨关节盂构成，也称盂肱关节，属于典型的球窝关节，是全身运动最灵活的关节（图 1-24）。

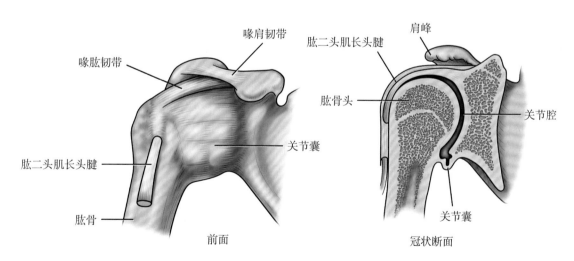

图 1-24　**肩关节**

关节盂小而浅，关节头大，关节盂周围有纤维软骨构成的盂唇，使之略为加深，仍然仅能容纳关节头的 1/4~1/3。因此，肩关节的运动幅度较大。

关节囊薄而松弛，向上附着于关节盂的周缘，向下附着于肱骨解剖颈，其内侧份可达肱骨外科颈。在某些部位，滑膜层可形成滑液鞘或滑膜囊以利于肌腱的活动。关节囊内有起自盂上结节的**肱二头肌长头腱**通过，腱的表面包裹滑膜，形成结节间滑液鞘，经结节间沟穿出后滑膜附着于关节囊外。关节囊周围的韧带少而弱，上壁有**喙肱韧带** coracohumeral ligament，连于喙突至肱骨大结节之间，其部分纤维编入关节囊的纤维层，前壁和后壁也有数条肌腱纤维编入囊的纤维层，以增加关节的稳固性。囊的下壁最为薄弱，故肩关节脱位时，肱骨头常从下份滑出。

肩关节是全身最灵活的关节，可作三轴运动，即绕冠状轴作屈、伸，屈伸总和为110°~140°，屈大于伸；绕矢状轴作收、展，臂外展超过40°~60°；绕垂直轴作旋内、旋外，旋内与旋外总和为90°~120°，旋内大于旋外，并能作环转运动。

肩关节运动灵活、范围广，是人体易发生脱位的关节之一。肩关节前部、后部及上部有韧带和骨骼肌加强，其下部没有骨骼肌保护，相对薄弱。当上肢极度外展时，易发生肱骨头向下脱位。肩关节周围的肌、肌腱、滑膜囊和关节囊等软组织发生炎症，出现肩关节疼痛、活动受限等表现，临床上称为肩周炎。

**2. 肘关节 elbow joint** 由肱骨下端与尺、桡骨上端构成的复关节（图1-25）。

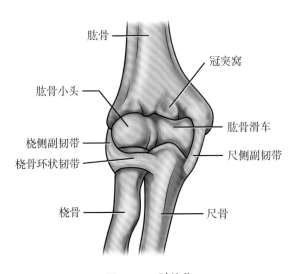

图1-25 肘关节

肘关节包括3个关节：①**肱尺关节 humeroulnar joint**：由肱骨滑车和尺骨滑车切迹构成，属滑车关节。②**肱桡关节 humeroradial joint**：由肱骨小头和桡骨头关节凹构成，属球窝关节。③**桡尺近侧关节 proximal radioulnar joint**：由桡骨环状关节面和尺骨桡切迹构成，属车轴关节。这3个关节共同包裹在一个关节囊内，关节囊的前、后壁薄而松弛，两侧壁厚而紧张，并有韧带加强。后壁最为薄弱，故肘关节常见的脱位是后脱位，此时桡、尺骨向肱骨的后上方移位。

肘关节的韧带有：①**尺侧副韧带 ulnar collateral ligament**：位于囊的尺侧，呈扇形，由肱骨内上髁向下扩展，止于尺骨滑车切迹内侧缘。②**桡侧副韧带 radial collateral ligament**：位于关节囊的桡侧，由肱骨外上髁向下扩展，止于桡骨环状韧带。③**桡骨环状韧带 annular ligament of radius**：位于桡骨环状关节面的周围，附着于尺骨桡切迹的前、后缘，与尺骨桡切迹共同构成一个上口大、下口小的漏斗形骨纤维环，容纳桡骨头在环内旋转而不易脱出。

肘关节的运动以肱尺关节为主，允许作屈、伸运动，尺骨在肱骨滑车上运动，桡骨头在肱骨小头上运动。由于肱骨滑车的内侧缘更为向前下方突出，超过外侧缘约6 mm，使关节的运动轴斜向内下。伸前臂时，前臂偏向外侧，与臂形成大约163°的"提携角"。桡尺近侧关节与桡尺远侧关节联合，共同使前臂作旋前和旋后的运动。

肱骨内、外上髁和尺骨鹰嘴在体表可扪及。当肘关节伸直时，此三点在一条直线上；当肘关节屈曲至90°时，此三点的连线构成一个尖朝下的等腰三角形。肘关节发生后脱位时，尺骨鹰嘴向后上移位，三点位置关系发生改变。肘关节前方和内侧有血管神经经过，临床上肘关节的穿刺和手术入路多在其后方和后外侧进行。

**3. 前臂骨连结：**包括前臂骨间膜、桡尺近侧关节和桡尺远侧关节。

（1）**前臂骨间膜** interosseous membrane of forearm：连接于尺骨与桡骨的骨间缘之间，是一层坚韧的纤维膜，纤维方向主要是从桡骨斜向下内侧达尺骨。当前臂处于旋前或旋后位时，骨间膜松弛。前臂处于半旋前位时，骨间膜最紧张，是骨间膜的最大宽度。因此，处理前臂骨折时，应将前臂固定于半旋前或半旋后位状态，以防止骨间膜挛缩，影响前臂预后的旋转功能。

（2）**桡尺近侧关节：**见肘关节。

（3）**桡尺远侧关节** distal radioulnar joint：由尺骨头环状关节面构成关节头，桡骨尺切迹及其自下缘至尺骨茎突根部的关节盘共同构成关节窝。关节盘为一个三角形纤维软骨板，并将尺骨头与腕骨隔开。关节囊松弛，附着于关节面和关节盘周缘。关节活动时，尺骨不动，而是关节窝围绕尺骨头转动。

桡尺近侧关节和桡尺远侧关节是联合关节，属于车轴关节。前臂可沿旋转轴作旋转运动，其旋转轴为通过桡骨头中心至尺骨头中心的连线。运动时，桡骨头在原位自转，而桡骨下端连同关节盘围绕尺骨头旋转。当桡骨转至尺骨前并与之相交叉时，手背向前，称为旋前。与此相反的运动，即桡骨转回至尺骨外侧，而手掌向前，称为旋后。

**4. 手关节** joints of hand　包括桡腕关节、腕骨间关节、腕掌关节、掌骨间关节、掌指关节和指骨间关节（图 1-26）。

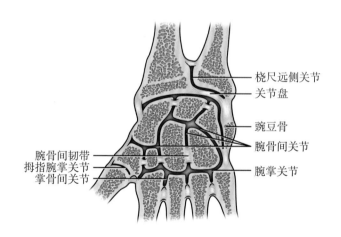

| | 桡尺远侧关节 |
| 关节盘 |
| 豌豆骨 |
| 腕骨间关节 |
| 腕掌关节 |

腕骨间韧带
拇指腕掌关节
掌骨间关节

图 1-26　**手的关节（冠状切面）**

（1）**桡腕关节** radiocarpal joint：又称**腕关节** wrist joint，是典型的椭圆关节。由桡骨下端的腕关节面和尺骨头下方的关节盘构成关节窝，由手舟骨、月骨和三角骨的近侧关节面构成关节头。关节囊松弛，关节腔宽阔，关节囊的前、后和两侧均有韧带加强，其中掌侧韧带最为坚韧，因而腕后伸运动受限制。腕关节可作屈、伸运动分别为 80°和 70°，收、展运动总和为60°~70°，收大于展；亦能作环转运动。

（2）**腕骨间关节** intercarpal joint：为各腕骨相邻面之间构成的关节，可分为：近侧列腕骨间关节、远侧列腕骨间关节、近侧与远侧列之间的腕中关节。同列的腕骨间关节有腕骨间韧带相连接，各关节腔彼此相通，属微动关节，只能作轻微的滑动和转动。实际生活中，腕骨间关节常与桡腕关节联合运动。

（3）**腕掌关节** carpometacarpal joints：由远侧列腕骨与 5 个掌骨底构成。除拇指和小指的腕掌关节外，其余各指的腕掌关节运动范围极小。

拇指腕掌关节 carpometacarpal joint of thumb 由大多角骨与第 1 掌骨底构成，是典型的鞍状关节，为人类及灵长目所特有。关节囊厚而松弛，可作屈、伸、收、展、环转和对掌运动。第 1 掌骨与其余掌骨并不处在同一平面，而是位于它们的前方，并且向掌侧旋转近 90°，致使拇指后面（指甲）朝向外侧，故拇指的屈、伸运动发生在冠状面上（矢状轴），即拇指在手掌平面上向掌心靠拢为屈，离开掌心为伸；而拇指的收、展运动发生在矢状面上（冠状轴），即拇指在与手掌垂直的平面上离开示指为展，靠拢示指为收。换而言之，如将手背平置于桌面，将拇指来回沿桌面伸向外侧并复原的运动是拇指的伸、屈运动；如将拇指提起对向房顶的运动则是展，反之，复原位则收。对掌运动是拇指向掌心，拇指尖与其余 4 指的掌侧面指尖相接触的运动，这一运动加深了手掌凹陷，是人类进行握持和精细运动时所必需的主要动作。

（4）掌骨间关节 intermetacarpal joints：是第 2~5 掌骨底之间相互构成的关节，属平面关节。关节腔与腕掌关节腔相通，只能作轻微的滑动。

（5）掌指关节 metacarpophalangeal joints：由掌骨头与近节指骨底构成，共 5 个。掌骨头远侧面呈球形，其形态近似球窝关节，但掌骨头掌侧较平。关节囊薄而松弛，其前、后方有韧带加强，前方有掌侧韧带，较坚韧，并含有纤维骨板。囊的两侧有侧副韧带，由掌骨头两侧向下附于指骨底两侧。此韧带在屈指时紧张，伸指时松弛。伸指位时，掌指关系可作屈、伸、收、展及环转运动。环转运动因受韧带限制，幅度甚微。当掌指关节处于屈位时，仅允许作屈、伸动作。手指的收、展是以通过中指的正中线为准，向中线靠拢为收，远离中线的运动为展。握拳时，掌指关节显露于手背的凸出处是掌骨头。

（6）指骨间关节 interphalangeal joints：由各指相邻两节指骨的底与滑车构成，有 9 个，属典型的滑车关节。除拇指外，各指均有近侧和远侧两个指骨间关节。关节囊松弛薄弱，两侧有韧带加强。这些关节只能作屈、伸运动。指屈曲时，指背凸出的部分是指骨滑车。

## 三、下肢骨

下肢骨每侧 31 块，共 62 块，分为下肢带骨和自由下肢骨。

### （一）下肢带骨

髋骨 hip bone 为一略扭转的不规则骨，上下宽广，中间部狭窄肥厚（图 1-27）。左、右髋骨与骶、尾骨连接构成骨盆。在髋骨外侧面的中央，有呈圆形的深窝称髋臼 acetabulum；

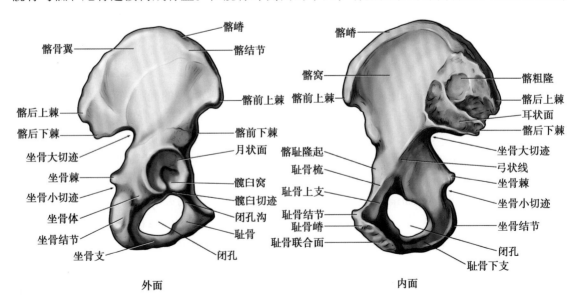

图 1-27　髋骨

下份有一大孔称**闭孔** obturator foramen，活体有闭孔膜封闭。髋骨由髂骨、坐骨和耻骨在幼年时借透明软骨结合，大约在 16 岁时互相融合；髋臼是髂骨体、耻骨体和坐骨体相融合的部分。

1. **髂骨** ilium　位于髋骨的上部，分为髂骨体和髂骨翼两部分。髂骨体肥厚，构成髋臼的上 2/5。髂骨翼扁阔，是髋臼上方的宽广部分；其上缘肥厚略呈长"S"形称**髂嵴** iliac crest，是测量骨盆径线的重要标志之一。髂嵴前端为**髂前上棘** anterior superior iliac spine，是重要的体表标志和常用的骨穿刺部位。后端为**髂后上棘** posterior superior iliac spine。在髂前上棘上后方 5~7 cm 处，髂嵴外唇有一向外的突起称**髂结节** tubercle of iliac crest。髂后上棘与髂结节也是重要的体表标志。在髂前、后上棘的下方，各有一骨突，分别称**髂前下棘** anterior inferior iliac spine 和**髂后下棘** posterior inferior iliac spine。

髂骨翼内侧面前部光滑而微凹陷，称**髂窝** iliac fossa；其后部粗糙，前下份有呈耳状的关节面，称**耳状面** auricular surface，与骶骨同名关节面相关节，后上份为**髂粗隆** iliac tuberosity。在髂窝下后方有斜行的隆起线，自耳状面下缘走向前下，称为**弓状线** arcuate line。

2. **坐骨** ischium　位于髋骨的后下部，分为坐骨体和坐骨支。坐骨体为坐骨的粗壮部分，其上份构成髋臼的后下 2/5。坐骨体向下伸出的突起为坐骨支。坐骨支下端肥厚而粗糙的后份，称**坐骨结节** ischial tuberosity，为坐骨最低处，可在体表摸到。坐骨体后缘上的三角形突起，称**坐骨棘** ischial spine。坐骨棘与髂后下棘之间的较大凹陷，称**坐骨大切迹** greater sciatic notch；坐骨棘与坐骨结节之间较小的凹陷，称**坐骨小切迹** lesser sciatic notch。从坐骨结节伸向前内方的坐骨支较细，其末端与耻骨下支结合。

3. **耻骨** pubis　为髋骨的前下部，分为耻骨体和耻骨支。耻骨体构成髋臼的前下 1/5。耻骨体与髂骨体结合处的上面有粗糙隆起称**髂耻隆起** iliopubic eminence。从体向前内伸出**耻骨上支** superior ramus of pubis，其末端急转直下为**耻骨下支** inferior ramus of pubis。耻骨上支的上缘锐薄称**耻骨梳** pecten pubis，它向后经过髂耻隆起与弓状线相连续。耻骨梳前端终于圆形隆起称**耻骨结节** pubic tubercle，是重要的体表标志。耻骨结节至中线的粗钝上缘称**耻骨嵴** pubic crest。耻骨上、下支移行处的内侧面上有呈长圆形粗糙面，称为**耻骨联合面** symphysial surface，与对侧同名骨面借软骨相接构成耻骨联合。耻骨下支伸向后下外侧与坐骨支结合。

髋臼内有呈半月形的关节面，称**月状面** lunate surface。窝的中央未形成关节面的部分，称**髋臼窝** acetabular fossa。髋臼缘下部的缺口称**髋臼切迹** acetabular notch。

（二）自由下肢骨

可分为近侧部的股骨，中间部的胫骨、腓骨和髌骨以及远侧部的足骨 3 部分。

1. **股骨** femur　位于大腿部，是人体最长和最结实的长骨。其长度约占身高的 1/4，分为一体和两端（图 1-28）。

股骨上端包括股骨头、颈及大、小转子。呈球形的**股骨头** head of femur 朝向内上前方，与髋臼的月状面相关节。接近关节面中心处，有一小凹称**股骨头凹** fovea of femoral head。股骨头向外下方较细的部分为**股骨颈** neck of femur，股骨颈与体相交，成人约成 130°的颈干角。股骨颈与体交界处有两个隆起，上外侧的方形隆起为**大转子** greater trochanter，内下侧的为**小转子** lesser trochanter。大转子是重要的体表标志，也是测量骨盆径线的标志之一，其内侧面下部的凹陷称为转子窝。大、小转子之间在后面有隆起的**转子间嵴** intertrochanteric crest，在前面有从大转子到小转子下方的**转子间线** intertrochanteric line。

股骨体并不直，而是呈弓状突向前，上段呈圆柱形，中段呈三棱柱形，下段前后略扁。体的后面有纵行的骨嵴，称为**粗线** linea aspera。其上端分叉，向上外侧延续为**臀肌粗隆** gluteal tuberosity。股骨下端有两个突向下后方的膨大，分别称**内侧髁** medial condyle 和**外侧髁** lateral

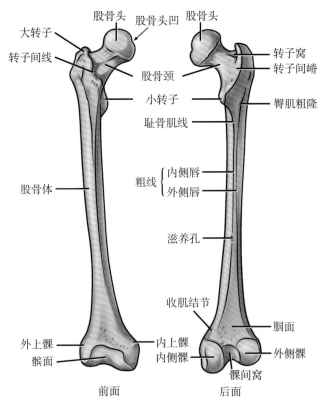

图 1-28　**股骨**

condyle。两髁的前面、下面和后面都是光滑的关节面。其前面的关节面彼此相连，形成**髌面**
patellar surface，与髌骨相接。两髁后份之间的深窝为**髁间窝** intercondylar fossa。内、外侧髁的
侧面均有粗糙隆起（图 1-28），分别称**内上髁** medial epicondyle 和**外上髁** lateral epicondyle。内
上髁的上方有一个三角形突起称**收肌结节** adductor tubercle。

　　股骨大转子和内、外侧髁均可在体表摸到。

　　2. **髌骨** patella　是全身最大的籽骨，位于股四头肌腱内，上宽下尖，前面粗糙，后面有
光滑的关节面与股骨髌面相关节（图 1-8）。髌骨可在体表摸到。

　　3. **胫骨** tibia　位于小腿的内侧，为呈三棱柱状的粗大长骨，分为一体和两端（图 1-29）。
胫骨上端膨大，稍向后倾，形成**内侧髁** medial condyle 和**外侧髁** lateral condyle，可在体表摸到。
两髁的上面各有一关节面，与股骨内、外侧髁的关节面相关节。两关节面之间的骨面粗糙，有
向上的隆起称**髁间隆起** intercondylar eminence。外侧髁的后下面有**腓关节面** fibular articular fac-
et，与腓骨头相关节。

　　胫骨体呈三棱柱形，其前缘和内侧面都可在体表摸到。在前缘上端处，有一呈"V"字形
的粗糙隆起称**胫骨粗隆** tibial tuberosity。体的外侧缘称为骨间缘，有小腿骨间膜附着。体的后
面上份有一自外上向内下走行的粗线为**比目鱼肌线** soleal line。胫骨下端稍膨大，内侧有伸向
下方的突起为**内踝** medial malleolus。下端下面的关节面和内踝外侧面的关节面共同与距骨相关
节。下端的外侧面有**腓切迹** fibular notch，与腓骨连接。胫骨前缘、胫骨粗隆和内踝都可在体
表摸到。

　　4. **腓骨** fibula　细长，居小腿外侧，分为一体和两端，无承重功能（图 1-29）。上端稍
膨大称**腓骨头** head of fibula，其内上方有关节面，与胫骨相关节。腓骨头的下方缩窄，称**腓
骨颈** neck of fibula。腓骨体内侧缘锐利，称为骨间缘，有小腿骨间膜附着。下端膨大为**外踝**

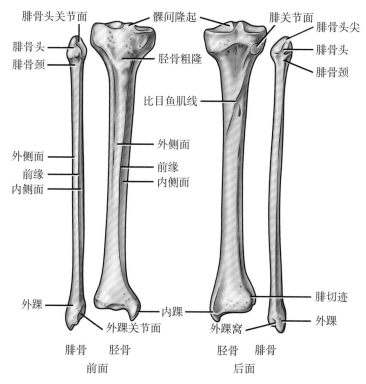

图 1-29 **胫骨和腓骨**

lateral malleolus，其内侧面有关节面，与距骨相关节。腓骨头和外踝都可在体表摸到。

**5. 足骨** 包括跗骨、跖骨和趾骨 3 部分，共 26 块（图 1-30）。

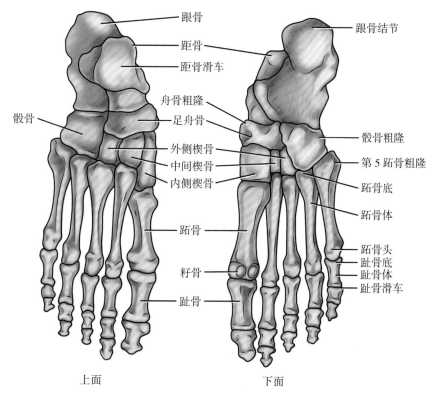

图 1-30 **足骨**

（1）**跗骨** tarsal bones：每侧 7 块，属于短骨，与手的腕骨相当，但跗骨承重并传递弹跳力，故粗大而连结紧密。跗骨也可分为近侧和远侧两列。近侧列包括**跟骨** calcaneus、**距骨** talus 和**足舟骨** navicular bone；远侧列由内侧向外侧依次为**内侧楔骨** medial cuneiform bone、**中间楔骨** intermediate cuneiform bone、**外侧楔骨** lateral cuneiform bone 和**骰骨** cuboid bone。距骨高居于其他跗骨之上，前端与足舟骨相接，上方有关节面称**距骨滑车** trochlea of talus，与胫、腓骨下端相关节。跟骨最大，位于距骨下方，其上面有关节面与距骨相关节。跟骨后端膨大为**跟骨结节** calcaneal tuberosity，其前面则有关节面与骰骨相关节。足舟骨介于距骨与 3 块楔骨之间，其内下方有一隆起，称**舟骨粗隆** tuberosity of navicular bone。跟骨结节和舟骨粗隆可在体表摸到。

（2）**跖骨** metatarsal bones：共 5 块，与掌骨相当，由内侧向外侧依次命名为第 1~5 跖骨。跖骨分为头、体、底 3 部分。跖骨底分别与楔骨和骰骨相关节。第 5 跖骨底的外侧份突向后称**第 5 跖骨粗隆** tuberosity of fifth metatarsal bone。跖骨头与相应的近节趾骨底相关节。

（3）**趾骨** phalanges of toes：共 14 块。蹈趾为 2 节，其余各趾均为 3 节。趾骨的形态和命名与指骨相同。蹈趾的趾骨粗壮，其余趾骨细小。

## 四、下肢骨的连结

下肢的连结充分体现了稳固性的特点，包括下肢带骨连结和自由下肢骨连结。

（一）下肢带骨连结

1. **骶髂关节** sacroiliac joint　由骶骨与髂骨耳状面构成，关节面凹凸不平，但彼此结合紧密。关节囊紧张，附于关节面周缘，其前、后均有韧带加强，分别为**骶髂前、后韧带** anterior and posterior sacroiliac ligaments，后上方的**骶髂骨间韧带** interosseous sacroiliac ligament 连于骶骨粗隆与髂骨粗隆之间。骶髂关节结构牢固，活动性极小，以适应下肢支持体重的功能。在妊娠后期其活动度可略增大，以适应分娩功能。

2. 髋骨与脊柱间的韧带连结　髋骨与脊柱之间有下列韧带加强：

（1）**髂腰韧带** iliolumbar ligament：坚韧肥厚，由第 5 腰椎横突横行放射至髂嵴的后上部，有防止腰椎向下脱位的作用。

（2）**骶结节韧带** sacrotuberous ligament：位于骨盆后方，起自骶、尾骨侧缘，纤维束斜向下外集中，附着于坐骨结节内侧缘。

（3）**骶棘韧带** sacrospinous ligament：位于骶结节韧带前方，起自骶、尾骨的侧缘，呈三角形，纤维束斜向下外集中，止于坐骨棘，其起始部被骶结节韧带所遮盖。

骶棘韧带与坐骨大切迹围成**坐骨大孔** greater sciatic foramen，骶棘韧带、骶结节韧带和坐骨小切迹围成**坐骨小孔** lesser sciatic foramen。有骨骼肌、血管和神经等从盆腔穿此二孔至臀部和会阴（图 1-31）。

3. **耻骨联合** pubic symphysis　由两侧耻骨联合面借纤维软骨构成的**耻骨间盘** interpubic disc 连结而成，属软骨连结。耻骨间盘在 10 岁以后，其内部正中常出现一矢状位的裂隙，女性较男性的厚，裂隙也较大，孕妇和经产妇尤为明显。在耻骨联合的上方有连结两侧耻骨的**耻骨上韧带** superior pubic ligament，在下方有**耻骨弓状韧带** arcuate pubic ligament。耻骨联合的活动甚微，但在分娩时，耻骨间盘中的裂隙增宽，以增加骨盆的径线。

4. **闭孔膜** obturator membrane　是髋骨的固有韧带，封闭闭孔并供盆内、外肌附着。闭孔膜上部与闭孔沟围成**闭膜管** obturator canal，有闭孔血管、神经通过。

5. **骨盆** pelvis　是由左、右髋骨和骶、尾骨借骨连结构成的完整骨环（图 1-31）。人体直立时，骨盆向前倾斜，两侧髂前上棘与两侧耻骨结节位于同一冠状面内，此时，尾骨尖与耻骨

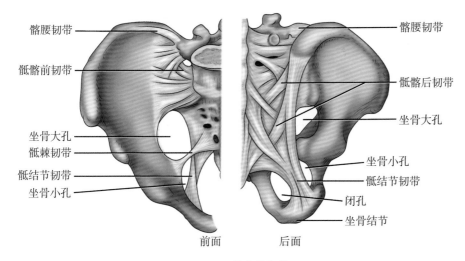

图 1-31　**骨盆的韧带**

联合上缘居同一平面上。

（1）**界线**：骨盆以界线为界，分为上方的大骨盆和下方的小骨盆。**界线** terminal line：是由骶岬向两侧经骶骨侧部上缘、弓状线、耻骨梳、耻骨结节至耻骨联合上缘构成的环形界线。

（2）**小骨盆**：分为骨盆上口、骨盆下口和骨盆腔。

**骨盆上口**即上述界线围成，**骨盆下口**由尾骨尖、骶结节韧带、坐骨结节、坐骨支、耻骨下支和耻骨联合下缘围成，呈菱形。两侧坐骨支与耻骨下支连成耻骨弓，它们之间的夹角称**耻骨下角**，男性为 70°~75°，女性为 90°~100°。

骨盆上、下口之间的腔称**骨盆腔**，它是一个前壁短、侧壁和后壁长的弯曲管道，其中轴为骨盆轴，是胎儿娩出的通道。

人体直立时，骨盆向前倾斜，骨盆上口的平面与水平面构成 50°~55° 的角（女性约为60°），称为骨盆倾斜度。由骨盆上口中心点开始，向下引一条与骶骨弯曲度略为一致的假想设线到骨盆下口中心点，此线称为骨盆轴。

（3）**骨盆的性别差异**：在人类的全身骨骼中，性别差异最显著的是骨盆。约在 10 岁以后男、女性骨盆出现差异，在胎儿时期耻骨弓就有性差。

女性骨盆主要具有如下特征：骨盆外形短而宽；骨盆上口近似圆形，较宽大；骨盆下口和耻骨下角较大。女性骨盆的这些特点主要与妊娠和分娩有关。

骨盆是躯干与自由下肢骨之间的骨性成分，起着传导重力和支持、保护盆腔脏器的作用。人体直立时，体重自第 5 腰椎、骶骨，经两侧的骶髂关节、髋臼传至两侧股骨头，再由股骨头往下传至下肢，这种弓形的力传递线称为**股骶弓** femorosacral arch。当人在坐位时，重力由骶髂关节传至两侧坐骨结节，此种弓形的力传递线称为**坐骶弓** ischiosacral arch。骨盆前部有两条**约束弓**，防止上述两重力弓向两侧分开。一条在耻骨联合处连接两侧耻骨上支，可防止股骶弓不致挤压；另一条为两侧耻骨、坐骨下支连成的耻骨弓，可约束坐骶弓不致散开。约束弓不如重力弓坚强有力，外伤时，约束弓的耻骨上支较耻骨下支更易骨折。

（二）自由下肢骨连结

1. **髋关节** hip joint　由髋臼与股骨头构成，是典型的球窝关节。髋臼的周缘有纤维软骨构成的**髋臼唇** acetabular labrum，以增加髋臼的深度，髋臼切迹被髋臼横韧带封闭，使髋臼内半月形的关节面扩大为环形关节面，增大了髋臼与股骨头的接触面。股骨头约有 2/3 纳入髋臼，髋臼窝内充填有股骨头韧带和脂肪组织（图 1-32）。

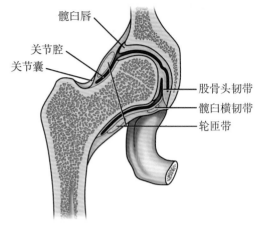

图 1-32　髋关节（冠状切面）

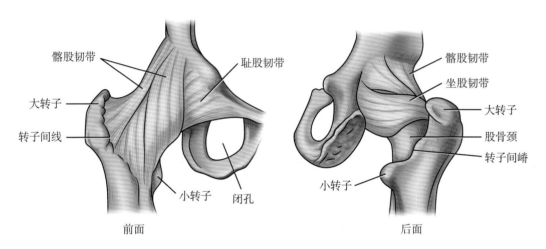

图 1-33　髋关节

　　髋关节囊紧张而坚韧，向上附于髋臼周缘及髋臼横韧带，向下附于股骨颈，前面达转子间线，后面包裹股骨颈内侧 2/3，故股骨颈骨折有囊内、囊外骨折之分。关节囊周围有多条韧带加强，分为囊外韧带和囊内韧带（图 1-33）。

　　（1）**髂股韧带** iliofemoral ligament：覆盖于关节囊前方，自髂前上棘向下外扩展成人字形，附于转子间线，最为坚韧，可限制大腿过伸并在维持人体直立姿势中起重要作用。

　　（2）**耻股韧带** pubofemoral ligament：位于髋关节前下方及后方，起于耻骨上支，向下外于关节囊前下壁与髂股韧带内侧部的深层融合，可限制大腿的外展和旋外运动。

　　（3）**坐股韧带** ischiofemoral ligament：位于关节囊后方，起于坐骨体，斜向外上与关节囊融合，附着于股骨大转子根部，可限制大腿旋内运动。

　　（4）**轮匝带** zona orbicularis：为关节囊深层纤维环绕股骨颈增厚而成，可限制股骨头向外脱出。

　　（5）**股骨头韧带** ligament of head of femur：为囊内韧带，连结于股骨头凹与髋臼横韧带之间（图 1-32），内含有营养股骨头的血管。

　　髋关节可作三轴运动，沿冠状轴作前屈、后伸，沿矢状轴作内收、外展，沿垂直轴作旋内、旋外以及环转运动。但由于股骨头深藏于髋臼内，关节囊紧张而坚韧，囊内、囊外有各种韧带限制，故其运动幅度较肩关节小，但稳固性比肩关节大，以适应其支持和下肢行走的功能。髋关节囊的后下部相对薄弱，因此，髋关节易发生后下方脱位。

2. **膝关节** knee joint　是人体最大最复杂的关节，由股骨下端、胫骨上端和髌骨构成（图1-11，图1-34）。股骨的内、外侧髁与胫骨的内、外侧髁相对，髌骨与股骨髌面相接。

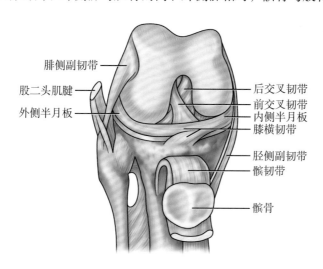

图 1-34　膝关节

膝关节囊薄而松弛，各部位厚薄不一，囊的前壁不完整，由附于股四头肌腱的髌骨填补。膝关节有囊内、囊外韧带加强，限制关节的活动，增加关节的稳固性。

（1）韧带

1）**髌韧带** patellar ligament：位于关节囊的前壁，是股四头肌腱向下包绕髌骨形成，起于髌骨下缘，止于胫骨粗隆，是股四头肌腱的延续部分。

2）**腓侧副韧带** fibular collateral ligament：位于关节囊的外侧，呈索状，起自股骨外上髁，向下附着于腓骨头，与关节囊之间留有缝隙。

3）**胫侧副韧带** tibial collateral ligament：位于囊的内侧，起于股骨内上髁，向下止于胫骨内侧髁的内侧面，与关节囊和内侧半月板紧密结合。胫侧副韧带和腓侧副韧带在伸膝时紧张，屈膝时松弛，半屈膝时松弛，半屈膝时最为松弛，故半屈膝时允许膝关节作少许旋内和旋外运动。

4）**腘斜韧带** oblique popliteal ligament：由半膜肌腱延伸而来，起自胫骨内侧髁，斜向上外侧与关节囊后壁融合，止于股骨外上髁，可防止膝关节过伸。

5）**膝交叉韧带** cruciate ligament of knee：在关节囊内还有被滑膜衬覆的膝交叉韧带。膝交叉韧带有前、后两条。

**前交叉韧带** anterior cruciate ligament 起自胫骨髁间隆起的前方内侧，斜向后上外侧，止于股骨外侧髁的内侧面；**后交叉韧带** posterior cruciate ligament 起自胫骨髁间隆起的后方，斜向前上内侧，止于股骨内侧髁的外侧面。

膝交叉韧带牢固地连结股骨和胫骨，可防止胫骨沿股骨向前、向后移位。前交叉韧带在伸膝时最紧张，能防止胫骨前移；后交叉韧带在屈膝时最紧张，可防止胫骨后移。

（2）滑膜囊和滑膜襞：关节囊的滑膜宽阔，附于各关节面周缘，覆盖关节内除关节面和半月板以外的所有结构。因此滑膜层或突至纤维层外形成滑膜囊，或折叠成滑膜襞。滑膜在髌骨上缘上方，沿股骨下端的前方，向上突出于股四头肌腱的深面达 5 cm 左右，形成**髌上囊** suprapatellar bursa，是膝关节最大的滑膜囊，与关节腔相通。还有不与关节腔相通的滑膜囊，如位于髌韧带与胫骨上端之间的**髌下深囊** deep infrapatellar bursa。在髌骨下方两侧，滑膜层部分突向关节腔内，形成一对**翼状襞** alar folds，襞内含有脂肪组织，充填于关节腔内的空隙。

（3）**半月板** meniscus：在股骨内、外侧髁与胫骨内、外侧髁的关节面之间，垫有两块由纤维软骨构成的半月形纤维软骨板（图 1-35）。半月板下面平坦、上面凹陷，外缘厚，内缘薄，两端借韧带附着于胫骨髁间隆起。

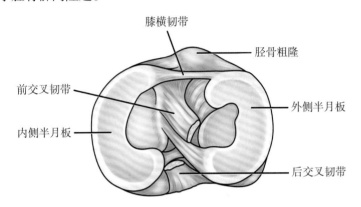

图 1-35　右侧膝关节半月板（上面观）

**内侧半月板** medial meniscus 较大，呈 "C" 形，前端窄后端宽，外缘与关节囊及胫侧副韧带紧密相连。**外侧半月板** lateral meniscus 较小，近似 "O" 形，外缘与关节囊相连，但关节囊与腓侧副韧带之间隔有腘肌腱。半月板的存在，使关节面更为适合，增加了关节窝的深度，使膝关节稳固；又可使股骨髁一起对胫骨作旋转运动；缓冲压力，吸收震荡，起弹性垫作用。因半月板随膝关节的运动而发生形态改变和位置移位，在骤然进行强力运动时，易造成半月板损伤或撕裂。

膝关节属屈戌关节，主要作屈、伸运动，屈可达 130°，伸不超过 10°。膝关节在半屈位时，小腿尚可作轻度旋转运动，即胫骨髁沿垂直轴对半月板和股骨髁的运动，总共可达 40°。半月板的形态和位置，随膝关节的运动而改变。屈膝时，半月板滑向后方；伸膝时则滑向前方；屈膝旋转时，一个半月板滑向后，另一个滑向前。例如，伸膝时，胫骨两髁连同半月板，沿股骨两髁的关节面，由后向前滑动。由于股骨两髁关节面后部的曲度较下部的大，所以在膝关节伸的过程中，股骨两髁与胫骨两髁的接触面积逐渐增大，与此相应，两个半月板逐渐向前方滑动。

膝关节辅助结构多，较稳定，不易发生脱位，但膝关节的交叉韧带和半月板易损伤。前、后交叉韧带断裂，膝关节半屈位时，胫骨可向前、后移位，临床上称"抽屉试验"阳性。由于半月板随膝关节运动而移动，因此在骤然进行强力运动时可造成损伤。例如，当急剧伸小腿并作强力旋转，如踢足球时，原移位的半月板尚未来得及前滑，被膝关节上、下关节面挤住，即可发生半月板挤伤或破裂。由于内侧半月板与关节囊及胫侧副韧带紧密相连，因而内侧半月板损伤的机会较多。

3. **胫腓骨连结**　胫、腓两骨连接紧密，其连结包括：上端由胫骨外侧髁后下方的腓关节面与腓骨头关节面构成微动的胫腓关节 tibiofibular joint。胫腓两骨干间有坚韧的**小腿骨间膜** crural interosseous membrane 连接；下端借**胫腓前、后韧带** anterior and posterior tibiofibular ligaments 构成坚强的韧带连结，所以小腿两骨间活动度甚小。

4. **足关节** joints of foot　包括距小腿关节、跗骨间关节、跗跖关节、跖骨间关节、跖趾关节和趾骨间关节（图 1-36）。

（1）**距小腿关节** talocrural joint：亦称**踝关节** ankle joint。由胫、腓骨下端与距骨滑车构成，关节囊附于各关节面的周围，其前、后壁薄而松弛，两侧有韧带加强。内侧有**内侧韧带** medial ligament 或称**三角韧带**，坚韧，起自内踝尖，向下呈扇形展开，止于距骨内侧、跟骨距突、足舟骨。外侧有**外侧韧带** lateral ligament，由 3 部分组成，前方为**距腓前韧带** anterior talofibular ligament，中间为**跟腓韧带** calcaneofibular ligament，后方为**距腓后韧带** posterior talofibular ligament，三条韧带均起自外踝，分别向前、向下和向后内止于距骨及跟骨。

踝关节属屈戌关节，能作背屈（伸）和跖屈（屈）的运动。由于胫、腓骨下端的关节窝和距骨滑车都是前部较宽、后部较窄。当背屈时，较宽的滑车前部嵌入关节窝内，踝关节较稳定；但跖屈时，由于较窄的滑车后部进入关节窝内，足能做轻微的侧方运动，但踝关节不够稳定，故踝关节扭伤常多发生在跖屈（如下坡、下山、下楼梯等）的情况下。

（2）**跗骨间关节** intertarsal joints：为跗骨诸骨之间的关节，数目多，且活动度不大。以**距跟关节** talocalcaneal joint（**距下关节** subtalar joint）、**距跟舟关节** talocalcaneonavicular joint 和**跟骰关节** calcaneocuboid joint 较为重要。

距跟关节由距骨和跟骨的后关节面组成，其内侧和外侧分别有距跟内侧韧带和距跟外侧韧带及位于跗骨窦内的距跟骨间韧带加强。

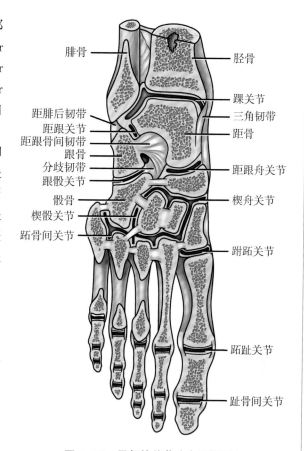

图 1-36　足部的关节（水平切面）

距跟舟关节由跟骨的前、中关节面及舟骨后面的关节面形成一关节窝，以接纳距骨头及距骨的前、中关节面。跟骨和舟骨之间的间隙由**跟舟足底韧带** plantar calcaneonavicular ligament 和跟舟背侧韧带填充。跟舟足底韧带是一纤维软骨性韧带，连于跟骨与足舟骨之间，它参与足**内侧纵弓**的形成，因其弹性较大，又称**跳跃韧带** spring ligament。

跟骰关节由跟、骰两骨的关节面构成，关节背侧的韧带薄弱；足底的韧带强韧有力，主要有：**足底长韧带** long plantar ligament，是足底最长的韧带，从跟骨的下面向前，分为浅、深两束纤维。浅束止于第 2~4 跖骨底，深束止于骰骨足底侧。**跟骰足底韧带** plantar calcaneocuboid ligament，是一宽短纤维带，连于跟骰的底面。

距跟关节和距跟舟关节在功能上是联合关节。运动时，跟骨与足舟骨连同其余的足骨对距骨作内翻或外翻运动。足的内侧缘提起，足底转向内侧称**内翻** inversion；足的外侧缘提起，足底转向外侧称**外翻** eversion，内、外翻常与踝关节协同运动。即内翻常伴有足的跖屈，外翻常伴有足的背屈。

距跟舟关节和跟骰关节联合构成**跗横关节** transverse tarsal joint，又称 Chopart joint，其关节线横过跗骨中份，呈横"S"形，内侧部凸向前，外侧部凸向后，但两个关节的关节腔互不相通。在这两个关节的背面有一**分歧韧带** bifurcated ligament，呈"V"字形，其尖端附着于跟骨背面，两脚分别附于足舟骨和骰骨的背面。如将分歧韧带切断，能将足的前半部离断。

（3）**跗跖关节** tarsometatarsal joint：又称 Lisfrance 关节，由 3 块楔骨和骰骨的前端与 5 块跖骨的底构成，属平面关节，可作轻微滑动。在内侧楔骨和第 1 跖骨之间可有轻微的屈、伸运动。

（4）**跖骨间关节** intermetatarsal joints：由第 2~5 跖骨底相邻面构成，属平面关节，活动

Labels in figure:
腓骨　胫骨
距腓后韧带　踝关节
距跟关节　三角韧带
距跟骨间韧带　距骨
跟骨　距跟舟关节
分歧韧带　楔舟关节
跟骰关节
骰骨
楔骰关节　跗跖关节
跖骨间关节
跖趾关节
趾骨间关节

甚微。

（5）**跖趾关节** metatarsophalangeal joints：由跖骨头与近节趾骨底构成，可作轻微的屈、伸和收、展运动。

（6）**趾骨间关节** interphalangeal joints：由各趾相邻的两节趾骨的底和滑车构成，属滑车关节，可作屈、伸运动。

5. **足弓** arches of foot　跗骨和跖骨借骨连结而形成的凸向上的弓，称**足弓**。可分为前后方向的内、外侧纵弓和一内外侧向的个横弓。

**内侧纵弓** medial longitudinal arch 由跟骨、距骨、足舟骨、3 块楔骨以及内侧 3 块跖骨借骨连结构成，弓的最高点为距骨头。此弓的前端的承重点在第 1 跖骨头，后端的承重点是跟骨的跟结节。

**外侧纵弓** lateral longitudinal arch 由跟骨、骰骨和外侧 2 块跖骨构成，弓的最高点在骰骨，其前端的承重点在第 5 跖骨头。内侧纵弓较外侧纵弓高。

**横弓**由骰骨、3 块楔骨和跖骨构成，横弓呈半穹窿形，最高点在中间楔骨。

足弓增加了足的弹性，使足成为具有弹性的"三脚架"。人体的重力从踝关节经距骨向前、向后传到跖骨头和跟骨结节，从而保证直立时足底着地支撑的稳固性，在行走和跳跃时发挥弹性和缓冲震荡的作用，同时还可保护足底的血管和神经免受压迫，减少地面对身体的冲击，以保护体内器官，特别是脑部免受震荡。

足弓的维持，除各骨的连结外，足底的韧带以及足底的长、短肌腱的牵引，对足弓的维持也起着重要作用。这些韧带虽很坚韧，但它们缺乏主动收缩能力，一旦被拉长或受到损伤，足弓便有可能塌陷，形成"扁平足"。

（杨　春　高　艳）

## 第五节　颅骨及其连结

颅骨共 23 块（不含 3 对听小骨），彼此借骨连结形成**颅** skull，位于脊柱的上方。除下颌骨和舌骨外，其余各骨均借缝或软骨牢固相连，保护与支持脑、感觉器以及消化系统和呼吸系统的起始部分。颅骨分为脑颅骨和面颅骨。脑颅骨互相连结构成容纳脑的**颅腔** cranial cavity；面颅骨则构成面部的支架。

### 一、脑颅骨

脑颅骨有 8 块，包括不成对的额骨、蝶骨、筛骨和枕骨及成对的颞骨和顶骨，它们共同围成颅腔。颅腔顶呈穹窿形，称为**颅盖** calvaria，由额骨、顶骨、枕骨、蝶骨和颞骨构成。颅腔底凹凸不平，由额骨、蝶骨、筛骨、颞骨和枕骨构成。

1. **额骨** frontal bone　位于颅的前上份，呈贝壳状，分为额鳞、眶部和鼻部。额鳞内有含气腔称额窦。眶部构成眶上壁。鼻部位于两侧眶部之间。

2. **筛骨** ethmoid bone　位于蝶骨体的前方，冠状切面呈"巾"字形，其两侧菲薄骨片围成的含气骨，称筛骨迷路或称筛小房，即筛窦；筛骨迷路内侧壁上有上、下两个卷曲的骨片，分别称为上鼻甲和中鼻甲。中间的水平板称筛板，其上有许多小孔，为筛孔；由筛板正中向下延伸的骨板，为垂直板，参与构成鼻中隔。

3. **蝶骨** sphenoid bone　位于颅底中央，形似展翅的蝴蝶，分为中部的**蝶骨体** sphenoid body、伸向两侧成对的**小翼** lesser wing、**大翼** greater wing 及垂向下方的**翼突** pterygoid process（图 1-37）。在蝶骨大翼的根部由前内侧向后外侧排列有圆孔、卵圆孔和棘孔。小翼与体的交界处有视神经管。大翼与小翼之间的裂隙为眶上裂。翼突根部有纵向走行的翼管。

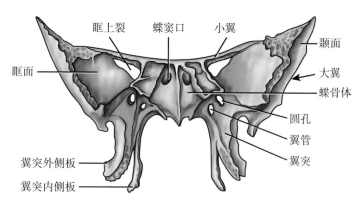

图 1-37　**蝶骨（前面观）**

4. **顶骨** parietal bone　位于颅盖的中部，左右各一，呈四边形，为外凸内凹的典型扁骨。顶骨外侧面中部有 2 条弓形线，分别称为上、下颞线。

5. **颞骨** temporal bone　介于顶骨、蝶骨和枕骨之间，形状不规则，参与构成颅底与颅腔的侧壁（图 1-38）。以外耳门为中心分为位于外耳门前上方的**鳞部** squamous part、后下方的**乳突部** mastoid part、内侧的**岩部** petrous part（锥体）和围绕外耳门周围及其前下部的**鼓部** tympanicpart。

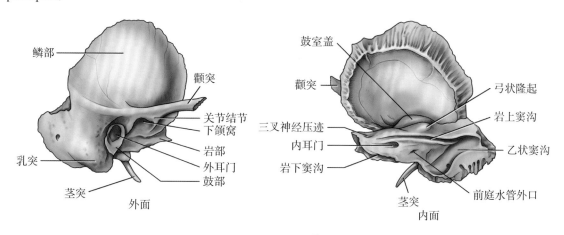

图 1-38　**颞骨**

6. **枕骨** occipital bone　位于颅的后下份，如瓢状，其前下部有枕骨大孔，侧部的下方有呈椭圆形的一对关节面，称枕髁。

## 二、面颅骨

面颅骨共 15 块。其中成对的有上颌骨、腭骨、颧骨、鼻骨、泪骨和下鼻甲；不成对的有犁骨、下颌骨和舌骨。面颅骨中只有下颌骨和舌骨借关节或韧带连于颅，其他各骨均互相直接连结在一起。各骨的位置关系是：颧骨居外上方、上端内侧正中为鼻骨，鼻骨的外侧为泪骨；

腭骨位于上颌骨的后方，参与鼻腔外侧壁和腭的构成；下鼻甲附于上颌骨和腭骨的内面；犁骨居鼻腔正中；上颌骨的下方为下颌骨，其后下方为舌骨。

1. **上颌骨** maxilla 位于面颅的中央，成对，与下颌骨共同构成颜面的大部，并参与构成鼻腔外侧壁、口腔顶和眶下壁的大部分。上颌骨的中部称体，内有较大的含气腔，称为上颌窦。体的上面后份有眶下沟，向前经眶下管通眶下孔；内面的前部与下鼻甲共同构成鼻泪管。体的下方向下突出称牙槽突，与对侧者合称牙槽弓，其下缘有容纳上颌牙的牙槽。体向上方伸出额突，插入鼻骨与泪骨之间。

2. **鼻骨** nasal bones 位于鼻背，呈长方形，上窄下宽，构成鼻背的基础。

3. **泪骨** lacrimal bones 位于眶内侧壁的前部，为菲薄的小骨片。与上颌骨的眶突共同构成泪囊窝。

4. **腭骨** palatine bones 位于上颌骨腭突与蝶骨翼突之间，从前后方向观察，略呈"L"形，分为水平部和垂直部。腭骨构成骨性鼻腔外侧壁和骨腭的后份。

5. **下鼻甲** inferior nasal concha 骨质菲薄而卷曲，呈矢状位，附着于骨性鼻腔下部的外侧壁上，即上颌骨与腭骨的内面。

6. **颧骨** zygomatic bones 位于眶的外下方，呈菱形，形成面颊部的骨性突起（图 1-18、图 1-19、图 1-21）。

7. **犁骨** vomer 为呈斜方形的骨板，位于鼻腔正中，组成鼻中隔的后下份（图 1-18、图 1-21）。

8. **下颌骨** mandible 位于面部的前下份，略呈蹄铁形，分为一体两支（图 1-39）。**下颌体**

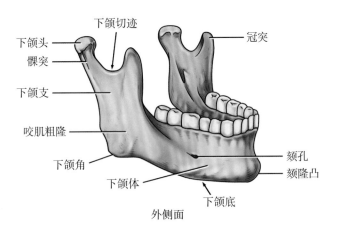

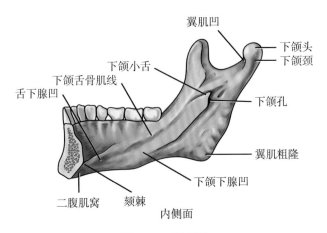

图 1-39 下颌骨

body of mandible 呈弓形，上缘构成**牙槽弓** alveolar arch，有容纳下颌各牙的牙槽；下缘坚厚，为下颌底。下颌体外面正中下份向前凸的隆起称颏隆凸。前外侧面有**颏孔** mental foramen。**下颌支** ramus of mandible 是由体伸向后上方的方形骨板，末端有 2 个突起；前方的称**冠突** coronoid process，后方的称**髁突** condylar process，其上端膨大为**下颌头** head of mandible，头的下方为**下颌颈** neck of mandible；两突之间的凹陷称为**下颌切迹** mandibular notch。下颌支内侧面有**下颌孔** mandibular foramen，通入位于下颌骨内的**下颌管** mandibular canal，开口于颏孔。下颌支后缘与下颌体相交处称为**下颌角** angle of mandible。其内、外侧面均粗糙，分别称**翼肌粗隆** pterygoid tuberosity 和**咬肌粗隆** masseteric tuberosity。

9. **舌骨** hyoid bone　位于喉上方，呈蹄铁形，可分为体及成对的大角和小角。舌骨体位居中央。大角由体的两端向后外侧突出。小角呈棘状，自体与大角结合处向上突出。

### 三、颅的整体观

#### （一）颅的顶面观

呈前窄后宽的卵圆形。各骨之间有缝相连，额骨与两顶骨之间的称**冠状缝** coronal suture，左右两顶骨之间的称**矢状缝** sagittal suture，两顶骨与枕骨之间的为**人字缝** lambdoid suture。成人顶骨最隆凸处称为**顶结节** parietal tuber。矢状缝后份的两侧常各有一个小孔，称为顶孔。

#### （二）颅的后面观

可见人字缝、两侧顶骨的后份、枕鳞以及两侧颞骨的**乳突** mastoid process。枕骨中央最突出的部分称**枕外隆凸** external occipital protuberance，由此向两侧延伸至乳突的骨嵴称**上项线** superior nuchal line。乳突和枕外隆凸是重要的骨性标志。

#### （三）颅的内面观

可分为颅盖内面和颅底内面。颅盖内面沿正中线有一浅沟，称为**上矢状窦沟** sulcus for superior sagittal sinus。在沟的两侧有许多颗粒状小凹。颅腔侧壁上有较细且分支的沟，称脑膜中动脉沟。此沟在翼点处较深，甚至形成骨管，是脑膜中动脉及其分支的压迹。

颅底内面与脑底面的结构凸凹对应。由于脑底面的额叶最高，颞叶次之，小脑最低，致使颅底内面也相应形成了呈阶梯状的 3 个窝，分别称颅前、中、后窝（图 1-40）。

1. **颅前窝** anterior cranial fossa　位置最高，由额骨、筛骨和位于其后方的蝶骨小翼构成（图 1-17）。颅前窝与颅中窝以蝶骨小翼的后缘为界。颅前窝所见到的筛骨是位于正中矢状位的**鸡冠** crista galli 及有许多筛孔的**筛板** cribriform plate；**筛孔** cribriform foramina 通过嗅神经。颅前窝的外侧份，略呈三角形，借额骨眶部的薄骨板与眶相隔。构成颅前窝的额骨与筛骨的骨板均较薄，故易发生骨折。

2. **颅中窝** middle cranial fossa　较颅前窝低，主要由蝶骨体、蝶骨大翼、颞骨岩部和颞骨鳞部构成（图 1-17）。窝的中间狭窄，两侧宽广。颅中窝以两侧颞骨岩部的上缘和鞍背与颅后窝为界。在颅中窝中央，位于蝶骨体上面的浅窝为**垂体窝** hypophysial fossa，窝内容纳垂体。窝的前外侧有**视神经管** optic canal 通入眶，管内有视神经和眼动脉通过。垂体窝两侧的浅沟为**颈动脉沟** carotid sulcus。沟与颞骨岩部尖端围成**破裂孔** foramen lacerum。颈动脉沟在破裂孔处续于**颈动脉管内口** internal opening of carotid canal，颈内动脉经此处通过。

在颅中窝的两侧部有位于蝶骨大、小翼之间的**眶上裂** superior orbital fissure，向前通眶，有多条神经和血管通过。在蝶骨大翼的内侧份，由前内向后外，依次可见圆孔、卵圆孔和棘孔。**圆孔** foramen rotundum 在眶上裂内侧端的后方，接近蝶骨体，有上颌神经由此向前通行；**卵圆**

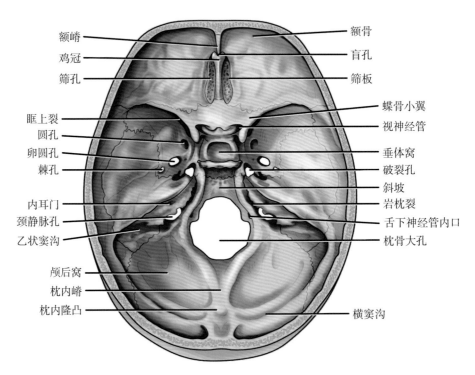

图 1-40　颅底内面观

孔 foramen ovale 位于圆孔的后外侧，有下颌神经由此向下通行；**棘孔** foramen spinosum 在卵圆孔的后外侧，有营养脑膜的脑膜中动脉由此进入颅腔，走行于脑膜中动脉沟内，在翼点处颅骨骨折时，易伤及此动脉。在颞骨岩部前面近尖端处，有稍凹的**三叉神经压迹** trigeminal impression，三叉神经节位于此处。

3. **颅后窝** posterior cranial fossa　为 3 个颅窝中最深、最大的一个，主要由枕骨和颞骨岩部后面构成（图 1-17）。窝的中央最低处有**枕骨大孔** foramen magnum。枕骨大孔的前上方，有斜向上方的**斜坡** clivus。孔的前外缘上方，有**舌下神经管内口** internal opening of hypoglossal canal，此口通入舌下神经管，舌下神经由此出颅腔。颅后窝的后壁上有呈"十"字形的隆起，其交会处称为**枕内隆凸** internal occipital protuberance。由此向上延伸的沟为上矢状窦沟，向两侧延伸的沟为**横窦沟** sulcus for transverse sinus。横窦沟在枕骨及颞骨内面向外侧横行，继而转向前下内侧改称为**乙状窦沟** sulcus for sigmoid sinus。乙状窦沟的末端续于**颈静脉孔** jugular foramen，有颈内静脉和多条神经通过。颅后窝的前外侧壁为颞骨岩部的后面，其中央有一较大的孔称**内耳门** internal acoustic pore，为内耳道的开口，有神经及血管穿过。

（四）颅底的外面观

此面高低不平，神经、血管通过的孔裂甚多。前部由面颅骨组成，中央为**骨腭** bony palate，由上颌骨和腭骨的水平板构成。其后方有由蝶骨及腭骨围成的**鼻后孔** posterior nasal aperture 和分隔鼻后孔的犁骨。鼻后孔后部的颅底，其中央是枕骨大孔。孔的两侧是枕骨侧部和颞骨的乳突（图 1-41）。

骨腭的前方为牙槽弓，正中有**切牙孔** incisive foramina；骨腭的后外侧有**腭大孔** greater palatine foramen。邻近蝶骨大翼后缘处有较大的卵圆孔和较小的棘孔。位于颧弓后方的深窝是**下颌窝** mandibular fossa，与下颌头相关节；窝前缘的隆起称**关节结节** articular tubercle。在蝶骨、枕骨和颞骨岩部尖端之间，围成不规则的破裂孔。枕骨大孔两侧各有一向下突出的具有椭圆

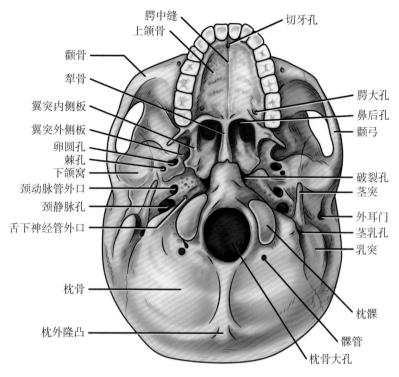

| 腭中缝 | 切牙孔 |
| 上颌骨 | |
| 颧骨 | 腭大孔 |
| 犁骨 | 鼻后孔 |
| 翼突内侧板 | 颧弓 |
| 翼突外侧板 | |
| 卵圆孔 | |
| 棘孔 | 破裂孔 |
| 下颌窝 | 茎突 |
| 颈动脉管外口 | 外耳门 |
| 颈静脉孔 | 茎乳孔 |
| 舌下神经管外口 | 乳突 |
| 枕骨 | 枕髁 |
| 枕外隆凸 | 髁管 |
| | 枕骨大孔 |

图 1-41　颅底外面观

形关节面的突起为**枕髁** occipital condyle。枕髁的前外上方有**舌下神经管外口** external opening of hypoglossal canal，后方有时有髁管的开口。枕骨侧部和颞骨岩部之间有不规则的颈静脉孔。此孔前方有圆形的**颈动脉管外口** external opening of carotid canal。此口的后外侧有伸向下方的细长突起，为颞骨的**茎突** styloid process。茎突根部与乳突之间有**茎乳孔** stylomastoid foramen，面神经由此孔出颅腔。

（五）颅的侧面观

可见属于脑颅骨的额骨、顶骨、枕骨、颞骨和蝶骨及属于面颅的颧骨和上、下颌骨（图1-42）。颞骨乳突前方有一孔为**外耳门** external acoustic pore。在外耳门的前上方，有从颞骨向前伸出的突起，与颧骨向后伸出的突起连结共同形成**颧弓** zygomatic arch，此弓在体表可触知。以颧弓平面为界将颅侧面分为上、下两个窝，分别称为颞窝和颞下窝。

**颞窝** temporal fossa 位于颞线与颧弓之间，其底（内侧壁）由额骨、顶骨、颞骨鳞部和蝶骨大翼组成，在四骨的会合处常形成"H"形的缝，称为**翼点** pterion，此处位于颧弓中点上方两横指（约4cm）处，其内面紧邻脑膜中动脉前支。由于翼点处为4骨会合的缝区，骨质又薄弱，一旦颅侧部受到外力冲击，极易发生骨折，又恰逢脑膜中动脉在此处通过，故常常造成脑膜中动脉破裂，从而导致硬膜外血肿，有重要的临床意义。颞窝向下与颞下窝相通，颞窝内容纳颞肌和血管、神经等。

**颞下窝** infratemporal fossa 位于上颌骨的后方，为颧弓下方向深部开放而不规则的腔隙。窝的前壁为上颌骨，内侧壁为蝶骨的翼突，两者间形成一裂隙称**翼上颌裂** pterygomaxillary fissure。颞下窝向上通颞窝，向内（深方）通翼腭窝，颞下窝内容纳咀嚼肌、血管和神经等。

**翼腭窝** pterygopalatine fossa 是自翼上颌裂向内侧伸入的狭窄腔隙，位于上颌骨体、蝶骨翼突和腭骨之间。翼腭窝向下3骨逐渐靠拢，移行为翼腭管。翼腭窝位于口腔、鼻腔、眶腔以及颅腔的交通要道上，其位置在口腔颌面外科、神经外科有非常重要的临床意义。此窝向前经眶下裂通眶，向后经圆孔通颅中窝，经翼管通颅底外面，向外侧经翼上颌裂通颞下窝，向内侧经

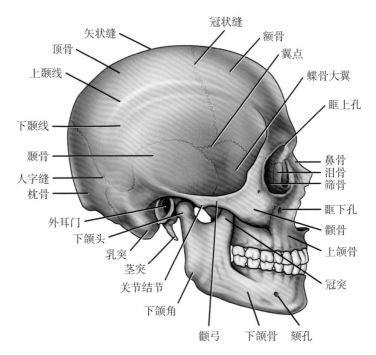

图 1-42　颅骨侧面观

腭骨垂直部与蝶骨翼突围成的蝶腭孔通鼻腔，向下借翼腭管、腭大孔通口腔。翼腭窝内有血管、神经通过。

（六）颅的前面观

可见额骨和面颅诸骨（图 1-43）。位于面部中央的大孔，称**梨状孔** piriform aperture，为骨性鼻腔在面部的开口。孔的外上方为眶，下方为由上颌骨和下颌骨围成的骨性口腔。眶上缘内侧半上方的弓形隆起为**眉弓** superciliary arch，其深面有额窦。眉弓外上方的隆起为**额结节** frontal tuber。两侧眉弓之间的平坦区称为**眉间** glabella。眉弓和眉间都是可触及的体表标志。上颌骨向下突出的弓状突起为牙槽突，突的下缘有容纳上颌各牙的牙槽。

1. **眶** orbit　是尖向后内、底（口）朝前外的锥形腔隙，容纳眼球及其附属结构。眶口的上缘称**眶上缘** supraorbital margin，由额骨构成，其内、中 1/3 交界处有**眶上孔** supraorbital foramen 或**眶上切迹** supraorbital notch。眶口的下缘由上颌骨和颧骨构成，其中份下方有**眶下孔** infraorbital foramen。眶尖处有视神经管，与颅中窝相通。眶上壁与外侧壁交界处的后份有眶上裂，向后通入颅中窝。眶外侧壁与下壁交界处的后份有**眶下裂** inferior orbital fissure，向后通颞下窝和翼腭窝。在下壁上，有由眶下裂走向前方的**眶下沟** inferior orbital sulcus；沟的前端贯穿骨质，形成**眶下管** infraorbital canal，管开口于上颌骨前面的**眶下孔** infraorbital foramen。**泪囊窝** fossa for lacrimal sac 为眶内侧壁前下方的一个呈长圆形的窝，容纳泪囊，此窝向下经**鼻泪管** nasolacrimal canal，与鼻腔相通。**泪腺窝** fossa for lacrimal gland 为位于眶上壁前外侧的浅窝，容纳泪腺。

2. **骨性鼻腔**　为一不规则的空腔，位于面颅的中央。上邻颅腔，下邻口腔，两侧邻筛窦、上颌窦和眶，后方开口于鼻后孔，前方开口于梨状孔。骨性鼻腔被骨鼻中隔分为左右两半。骨鼻中隔呈矢状位，由犁骨和筛骨垂直板共同构成。骨性鼻腔的顶主要由筛骨的筛板构成，借筛孔通颅前窝。底为骨腭，在骨腭正中缝前端有切牙孔。外侧壁表面高低不平，有上、中、下 3 个向下卷曲的骨片，分别称为**上鼻甲** superior nasal concha、**中鼻甲** middle nasal concha 和**下鼻甲** inferior nasal concha（图 1-44）；上鼻甲和中鼻甲都是筛骨的一部分，下鼻甲则是独立的

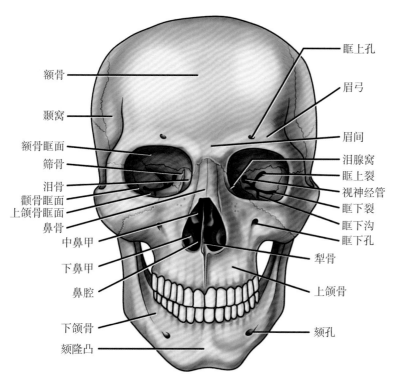

图 1-43 颅骨前面观

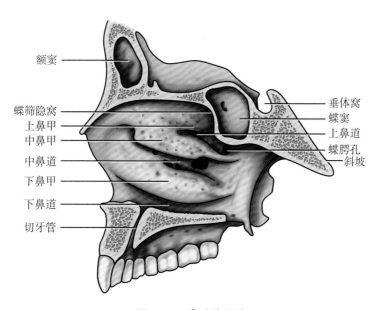

图 1-44 鼻腔外侧壁

骨块。各鼻甲下方都形成相应的鼻道，分别称为**上鼻道** superior nasal meatus、**中鼻道** middle nasal meatus 和**下鼻道** inferior nasal meatus。上鼻甲后上方与蝶骨体之间的凹陷部分称**蝶筛隐窝** sphenoethmoidal recess，蝶窦开口于此。下鼻道有鼻泪管的开口。

3. **鼻旁窦** paranasal sinuses 位于鼻腔的周围，有额窦、筛窦、蝶窦和上颌窦 4 对，均为位于同名骨内的含气空腔，鼻旁窦对发音能起共鸣作用。

（1）**额窦** frontal sinus：位于额骨内，眉弓的深方，以中隔分为左、右两部分。窦口朝向后下，多开口于中鼻道的前部。由于窦的出口低于窦底部，故患炎症时较易引流。

（2）**筛窦** ethmoid sinus（筛小房）：是筛骨迷路内蜂窝状小房的总称，分为前、中、后筛窦。前、中筛窦开口于中鼻道，后筛窦开口于上鼻道。由于筛窦的解剖学特点，炎症时引流不畅，易于迁延成慢性炎症。

（3）**蝶窦** sphenoidal sinus：位于蝶骨体内，中间以薄骨板分隔成左、右两腔，分别向前开口于蝶筛隐窝（图1-44）。蝶窦上壁与垂体和视交叉等相邻。由于蝶窦的位置深，受炎症侵袭的可能性较小。

（4）**上颌窦** maxillary sinus：为最大的鼻旁窦，位于上颌骨体内，向内侧借上颌窦裂孔开口于中鼻道。由于窦的开口在窦底的上方，当有炎症时，炎性分泌物不易自然引流，尤其是身体经常处于直立位时，引流更加困难。故若不及时治疗，常成为慢性上颌窦炎。上颌窦下壁为牙槽突，仅以薄骨片与牙槽相隔。

### 四、新生儿颅的特征

由于胎儿咀嚼器官的发育迟于脑和感觉器的发育，故新生儿的脑颅远大于面颅，其比例约为8∶1（成人约为4∶1）。婴儿颅的额结节、顶结节和枕鳞中央都是骨化的中心部位，发育较明显，故颅顶呈"五角形"（图1-45）。新生儿颅有许多颅骨尚未发育完全，骨与骨之间的间隙较大，在一些部位这些间隙被结缔组织膜所封闭，称为**颅囟** cranial fontanelles。主要的囟都与顶骨有关。最大的囟位于两侧顶骨前上角、矢状缝与冠状缝相接处，呈菱形为**前囟** anterior fontanelle，又称额囟。两侧顶骨的后上角、矢状缝与人字缝相接处有呈三角形的**后囟** posterior fontanelle，又称枕囟。此外，还有位于顶骨前下角处的**蝶囟** sphenoidal fontanelle 和后下角处的**乳突囟** mastoid fontanelle。前囟在出生后1~2岁闭合，后囟在出生后不久闭合。蝶囟、乳突囟生后很快闭合。颅囟延迟闭合表明婴儿缺钙。新生儿颅的上、下颌骨不发达，下颌角呈钝角；鼻旁窦尚未发育，口、鼻显得很小，乳突不明显。

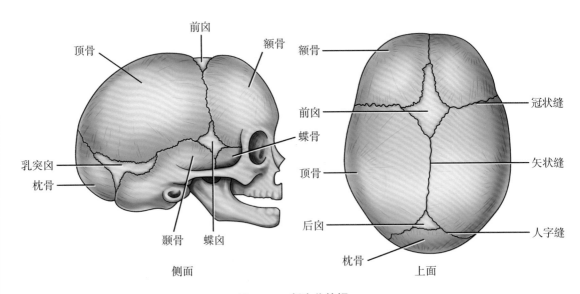

图1-45 **新生儿的颅**

### 五、颅骨的连结

颅骨的连结分为纤维连结、软骨连结和滑膜关节3种。

（一）颅骨的纤维连结和软骨连结

各颅骨之间多借缝、软骨或骨性结合相连接，连接较为牢固。颅盖骨是膜化骨成骨，在发育过程中，骨与骨之间遗留有薄层结缔组织膜称缝，有冠状缝、矢状缝、人字缝和蝶顶缝等。随着年龄的增长，缝可发生骨化而形成骨性结合。颅底诸骨是软骨化成骨，骨与骨之间是软骨连结，如蝶枕结合、蝶岩、岩枕软骨结合等。随着年龄的增长，软骨结合也可骨化为骨性结合，但破裂孔处软骨终生不骨化。舌骨与颞骨茎突之间则以茎突舌骨韧带相连。

（二）颞下颌关节

**颞下颌关节** temporomandibular joint（图 1-46）又称下颌关节，属于滑膜关节，由下颌骨的下颌头与颞骨的下颌窝和关节结节构成，关节面覆盖有纤维软骨，关节囊松弛，向上附着于关节结节和下颌窝周缘，向下附着于下颌颈，囊外有由颧弓根部至下颌颈的外侧韧带加强。囊内有纤维软骨构成的关节盘，关节盘前部凹向上，后部凹向下，与关节结节和下颌窝的形状相对应，其周缘与关节囊相融合，将关节腔分为上、下两部。关节囊前部较薄弱，因此下颌关节易向前脱位。

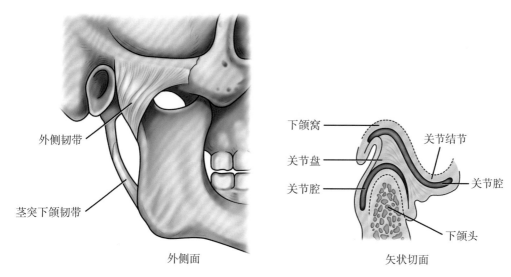

外侧面　　　　　　　　　　　　矢状切面

图 1-46　**颞下颌关节**

关节的运动：颞下颌关节属于联合关节，必须两侧同时运动。下颌骨可作上提、下降、前进、后退以及侧方运动。其中上提和下降运动发生于下关节腔，前进和后退发生于上关节腔，侧方运动是一侧的下颌头对关节盘作旋转运动，而对侧的下颌头和关节盘一起对关节窝作前进的运动。张口是下颌骨下降并伴向前的运动，故张大口时，下颌骨体下降向下后方，而下颌头随同关节盘滑至关节结节的下方。闭口则是下颌骨上提并伴有下颌头和关节盘一起滑回关节窝的运动。

由于关节窝前方的关节结节突出浅，关节囊前部较薄弱，张口过大时，下颌头向前滑至关节结节前下方，发生前脱位；颅底严重骨折时，可发生上脱位；下颌受到撞击时，下颌头被撞向后上方，从而发生后脱位。复位时，必须先将下颌骨拉向下，越过关节结节，再将下颌骨向后推，才能将下颌头纳回下颌窝。

（张卫光）

# 第六节 骨 骼 肌

**骨骼肌** skeletal muscle 在显微镜下可看到骨骼肌纤维有横纹，故也称横纹肌。骨骼肌在神经系统的支配和调节下，可随意志而收缩，因而又称为随意肌。骨骼肌分布于身体各部，约占体重的 40%。每块肌都有一定的形态、结构、位置和辅助装置，并有丰富的血管、淋巴管和神经分布。所以，每块肌都可视为一个器官。全身的肌根据分布部位，可分为头肌、颈肌、躯干肌和四肢肌（图 1-47）4 个部分。因各部分的主要肌肉的位置、起止点和作用等在后面的章节中均有详细的描述，故此节仅作简介。

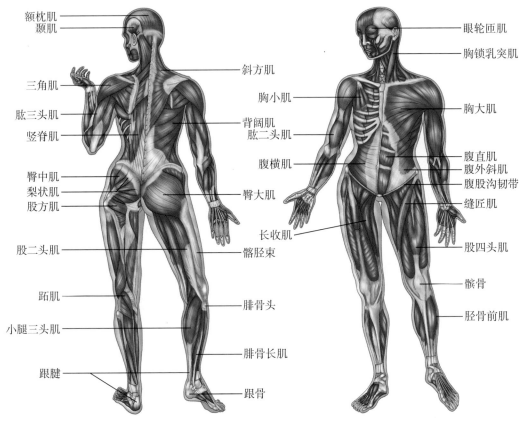

图 1-47　**全身的骨骼肌**

## 一、骨骼肌的一般结构

（一）骨骼肌的形态和结构

骨骼肌一般都由中间的**肌腹** muscle belly 和两端的**肌腱** tendon 两部分构成。肌腹主要由横纹肌纤维束组成，色红，柔软，具有收缩能力。肌腱色白，较坚韧而无收缩能力。肌的外形大致可分为长肌、短肌、扁肌和轮匝肌 4 种。长肌的肌腹呈梭形，两端的肌腱较细小，呈索条状，多分布于四肢。扁肌多分布于胸、腹壁，其腱呈膜状，**称腱膜** aponeurosis。轮匝肌呈环形，分布于口和眼的周围，收缩时能关闭口裂和睑裂。

肌的两端通常附着于两块或两块以上的骨面上，中间跨过一个或多个关节。肌收缩时，使两块骨互相接近而使关节产生运动。一般而言，运动时两块骨中总有一块骨的位置相对固定，另一块骨相对移动。肌在固定骨上的附着点称为定点，也称**起点** origin，而在移动骨上的附着点则称为动点，也称**止点** insertion。在一定条件下，肌的定点和动点是相对的，可以相互转换。

肌在骨骼周围的配布方式与关节的运动轴有关，即在一个运动轴的相对侧配布有两组作用相反的肌，这两组作用相反的肌互称拮抗肌。而在一个运动轴同侧配布具有相同功能的两组或多组肌，其功能互相协同，则称为协同肌。由于各关节运动轴的数目不同，使其周围配布的肌组数量也不相同。单轴关节通常配备两组肌，如肘关节和膝关节，前、后方分别配有一组屈肌或伸肌。

（二）骨骼肌的辅助装置

肌的辅助装置位于肌的周围，起协助肌活动和保护肌等作用，包括筋膜、滑膜囊、腱鞘和籽骨等。

1. **筋膜** fascia 可分为浅筋膜和深筋膜两种，分布于全身各处。

（1）**浅筋膜** superficial fascia 又称**皮下筋膜** subcutaneous fascia，由疏松结缔组织构成，位于真皮之下，包被整个身体。浅筋膜内大多含有脂肪，但所含脂肪的量因人而异。浅筋膜内还分布着浅动脉、浅静脉、皮神经、淋巴管，有些部位还有乳腺和皮肌等。浅筋膜对位于其深部的肌、血管和神经有一定的保护作用，如手掌和足底的浅筋膜均较发达，能起到缓冲压力的作用。有些部位的浅筋膜如腹前外侧壁下部和会阴部，又可分为浅、深两层，深层为膜性层，一般不含脂肪。

（2）**深筋膜** deep fascia 又称**固有筋膜** proper fascia，由致密结缔组织构成，包裹肌、血管和神经等，遍布全身。深筋膜与肌的关系密切，随肌的分层而分层；在四肢，深筋膜还插入肌群之间，并附着于骨，构成肌间隔。**肌间隔** intermuscular septum 与深筋膜、骨膜共同构成鞘状结构，称**骨筋膜鞘** osseofascial compartment，包绕肌群或单块肌以及血管、神经等。深筋膜在某些部位有肌附着；在腕部和踝部又增厚形成**支持带** retinaculum，对经其深方的肌腱起支持和约束作用；还能分隔肌群和各个肌，保护肌免受摩擦，并保证各肌或肌群能单独地进行活动。深筋膜也能改变肌的牵引方向，以调整肌的作用。因此，了解和掌握深筋膜的层次和配布有助于寻找血管和神经，在临床上还可推测炎症和积液蔓延的方向。

2. **滑膜囊** synovial bursa 为结缔组织形成的封闭的囊，壁薄，略扁，囊内有滑液。其多位于肌腱与骨面的相邻处，以减少两者之间的摩擦。在关节附近的滑膜囊可与关节腔相通。滑膜囊的炎症可影响肢体局部的运动功能。

3. **腱鞘** tendinous sheath 是套在长肌腱表面的鞘管，存在于活动性较大的部位，如腕、踝、手指和足趾等处。

腱鞘分为纤维层和滑膜层（图1-48）。纤维层又称**腱纤维鞘** fibrous sheath of tendon，位于外层，是深筋膜增厚形成的半环状纤维性管。此管与骨共同构成完整的管道，其中包绕肌腱，对肌腱起滑车和约束作用。

滑膜层又称**腱滑膜鞘** synovial sheath of tendon，位于纤维层的深方，呈双层圆筒形，其内层包在肌腱的表面，称为脏层；外层贴在腱纤维鞘和骨的内面，称为壁层。脏、壁两层相互移行，形成腔隙，腔内含少量滑液。因此，在肌收缩时肌腱能在腱鞘内滑动。腱鞘的作用是使肌腱固定于一定的位置，并在肌活动中减少肌腱与骨面的摩擦。腱滑膜鞘脏、壁两层相互移行的部分，称为**腱系膜** mesotendon。腱系膜的大部分因肌腱经常运动而消失，仅保留供应肌腱的血管、神经通过的部分，称为**腱纽** vincula tendinum。

当手指长期不恰当地用力过度，肌腱或腱鞘受到强烈摩擦而导致损伤产生疼痛等症状，临床上称为腱鞘炎，为常见的多发病之一。

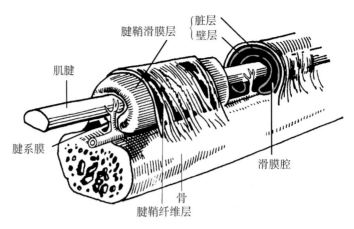

图 1-48　**腱鞘示意图**

## 二、头肌

头肌分为面肌和咀嚼肌两部分。

### （一）面肌

面肌也称为表情肌，为扁而薄的皮肌。大多起自颅骨的不同部位，止于面部皮肤。主要分布在口裂、睑裂和鼻孔周围，可分为环形肌和辐射状肌两种。面肌的作用是开大或闭合孔裂，并牵拉面部皮肤，形成各种表情，由面神经支配。详见头部。

**颅顶肌 epicranius**：阔而薄，几乎覆盖颅盖的全部，主要由左、右枕额肌构成。**枕额肌 oc-cipitofrontalis** 有两个肌腹，为**枕腹**和**额腹**，两腹之间以**帽状腱膜 galea aponeurotica** 相连。此腱膜坚韧，与头皮紧密结合，而与其深部颅骨的骨外膜之间以疏松结缔组织相隔。枕腹可向后牵拉帽状腱膜，额腹收缩时可提眉，并使额部皮肤出现皱纹。

### （二）咀嚼肌

咀嚼肌包括咬肌、颞肌、翼外肌和翼内肌，配布于颞下颌关节周围，起于颅的不同部位，止于下颌骨，参与咀嚼运动，由三叉神经的咀嚼肌神经支配。

## 三、颈肌

颈肌根据位置不同，可分为颈浅肌群、颈前肌群和颈深肌群。详见颈部。

### （一）颈浅肌群

颈浅肌群包括颈阔肌和胸锁乳突肌。

**胸锁乳突肌 sternocleidomastoid**：大部分被颈阔肌所覆盖，在体表可见其轮廓，起于胸骨柄前面和锁骨的胸骨端，斜向后上方，止于颞骨的乳突。一侧收缩使头向同侧倾斜，面转向对侧并向上仰；两侧收缩可使头后仰。胸锁乳突肌由副神经支配。

### （二）颈前肌

颈前肌群包括舌骨上、下肌群。

**1. 舌骨上肌群**　位于舌骨与下颌骨和颞骨之间，每侧由 4 块肌构成，包括二腹肌、下颌舌骨肌、茎突舌骨肌和颏舌骨肌。主要可上提舌骨，协助吞咽。当舌骨固定时，能拉下颌骨向下。

**二腹肌 digastric**：在下颌骨的下方，分为前腹和后腹。前腹起于下颌骨体内侧部，斜向后下；后腹起于乳突后内侧，斜向前下；两个肌腹由中间腱连接，中间腱借筋膜形成的滑车系于舌骨。二腹肌前、后腹与下颌骨共同围成一个三角形的窝，称为**下颌下三角**，窝底为下颌舌骨肌，内有下颌下腺等。二腹肌的前腹由下颌舌骨肌神经支配，后腹由面神经支配。

**2. 舌骨下肌群**　分布在舌骨下方的正中线两侧，每侧各有4块，分为浅、深两层。浅层有**胸骨舌骨肌** sternohyoid 和**肩胛舌骨肌** omohyoid；深层有**胸骨甲状肌** sternothyroid 和**甲状舌骨肌** thyrohyoid。各肌的起止点与其名称相一致，其中肩胛舌骨肌又分为上、下腹（图3-8，图4-9）。舌骨下肌群可下降舌骨和喉，大多由颈襻的分支支配。

（三）颈深肌

颈深肌群指位于脊柱颈部前方和两侧的肌群，分为内侧群和外侧群。

内侧群位于脊柱颈部的前方，由头长肌和颈长肌等组成，合称为椎前肌，能使头部、颈部前屈。外侧群位于脊柱颈部的两侧，主要由**前斜角肌** scalenus anterior、**中斜角肌** scalenus medius 和**后斜角肌** scalenus posterior 组成，各肌均起于颈椎横突，前、中斜角肌分别止于第1肋上面的前斜角肌结节和锁骨下动脉沟的后方，后斜角肌止于第2肋。前、中斜角肌与第1肋之间形成一个呈三角形的腔隙，称为**斜角肌间隙** scalene space，内有锁骨下动脉和臂丛通过。当颈椎固定时，颈深肌的外侧群可上提第1、第2肋，以助吸气；当胸廓固定时可使颈前屈，一侧肌群收缩可使颈向同侧屈曲。

## 四、躯干肌

躯干肌包括背肌、胸肌、膈、腹肌和会阴肌。会阴肌将在生殖系统中叙述。

（一）背肌

背肌位于躯干的背面，分为浅、深层。浅层肌主要有斜方肌、背阔肌，还有肩胛提肌和菱形肌。深层肌有长肌和短肌。长肌位置表浅，主要有竖脊肌和夹肌，其深面分布许多短肌。短肌和脊柱的韧带共同保持各椎骨之间的稳固连接，以保证长肌有效地作用于脊柱。

**1. 斜方肌** trapezius　位于项部和背上部的浅层，为呈三角形的扁肌，左、右侧合在一起呈斜方形。起于上项线、枕外隆凸、项韧带、第7颈椎和全部胸椎的棘突。上部肌束向外下方走行，中部肌束水平向外，下部肌束斜向外上方走行。全肌止于锁骨的外侧1/3部分、肩峰及肩胛冈。斜方肌收缩使肩胛骨向脊柱靠拢，上部肌束使肩胛骨上提，下部肌束使肩胛骨下降。当肩胛骨固定时，两侧同时收缩可使头后仰。斜方肌由副神经支配。

**2. 背阔肌** latissimus dorsi　位于背下部及胸的后外侧，为全身最大的扁肌，呈三角形，以腱膜起于下部胸椎的棘突、全部腰椎棘突、骶正中嵴和髂嵴后份等处，肌束走行外上方，以扁腱止于肱骨的小结节嵴。背阔肌收缩可使肩关节内收、旋内和伸。当上肢上举被固定时，可使躯干上提。背阔肌由胸背神经支配。

**3. 竖脊肌** erector spinae　也称骶棘肌，纵列于棘突两侧的深沟内，在背浅肌的深方，为背肌中最长的肌。起于骶骨背面和髂嵴的后部，向上分出3大肌束，分别止于椎骨和肋骨，向上可达颞骨乳突。竖脊肌可使脊柱后伸和仰头，一侧收缩时则使脊柱侧屈。

（二）胸肌

胸肌分为胸上肢肌和胸固有肌。胸上肢肌由胸大肌、胸小肌、前锯肌等组成。它们都属于扁肌，位于胸壁的前面及侧面的浅层，起于胸廓，止于上肢带骨或肱骨。胸固有肌起止均在胸廓，参与构成胸壁，仍保持着节段性特点，主要有肋间外肌和肋间内肌。详见胸部。

**1. 胸大肌** pectoralis major　位置表浅，宽而厚，呈扇形覆盖于胸廓前壁的大部。该肌起于锁骨的内侧半、胸骨和上位6个肋软骨以及腹直肌鞘前层。各部肌束向外聚合，以扁腱止于肱骨大结节嵴。胸大肌可使肩关节内收、旋内和屈；当上肢固定时，可使躯干上提；也可上提肋以助吸气。胸大肌由胸外侧神经、胸内侧神经支配。

**2. 膈** diaphragm　为向上膨隆呈穹窿状的薄扁肌，位于胸、腹腔之间，构成胸腔的底和腹腔的顶。膈的周边是肌性部，中央为**中心腱** central tendon。膈以 3 部分肌束起于胸廓下口的周缘和腰椎前面。胸骨部起于剑突后面，肋部起于下 6 对肋骨和肋软骨的内面，腰部以左、右 2 个膈脚起于上 2~3 个腰椎以及腰大肌和腰方肌表面的内、外侧弓状韧带。3 部分肌束均止于中心腱。在膈的 3 个起始部分之间，有呈三角形无肌束的小区域，即**胸肋三角**和**腰肋三角**，为膈的薄弱区。当腹部压力增高时，腹腔器官有时可经此突入胸腔，形成膈疝。

膈上有 3 个裂孔。在第 12 胸椎前方，由左、右膈脚与脊柱共同围成**主动脉裂孔** aortic hiatus，其中有降主动脉和胸导管通过；在主动脉裂孔的左前上方有一肌性裂孔，称为**食管裂孔** esophageal hiatus，约在第 10 胸椎水平，食管和迷走神经的前、后干经此孔通过；在食管裂孔右前方的中心腱上有**腔静脉孔** vena caval foramen，约在第 8 胸椎水平，其中通过的是下腔静脉。

膈为主要的呼吸肌。膈肌收缩时使中心腱下降，以扩大胸腔容积，引起吸气；舒张时，膈的中心腱上升恢复至原位，胸腔容积减小，引起呼气。膈与腹肌同时收缩，则能增加腹压，可协助排便、分娩及呕吐等。膈由膈神经和下位肋间神经支配。

（三）腹肌

腹肌位于胸廓下部与骨盆之间，参与构成腹壁，按其部位分为前外侧群和后群。腹肌前外侧群构成腹腔的前外侧壁，包括腹直肌、腹外斜肌、腹内斜肌以及腹横肌等。后群由腰大肌和腰方肌组成。详见腹部和下肢。

**腹外斜肌** obliquus externus abdominis：为宽阔扁肌，位于最浅层。以 8 个肌齿起于下位 8 个肋骨的外面，肌束由外上斜向前内下，后下部肌束止于髂嵴，其余肌束向内移行为腱膜，经腹直肌的前面，参与构成腹直肌鞘的前层；至腹正中线处与对侧腹外斜肌腱膜相互交织，参与形成白线。

腹外斜肌腱膜的下缘增厚卷曲，连于髂前上棘与耻骨结节之间，称为**腹股沟韧带** inguinal ligament。腹股沟韧带内侧端的一部分纤维向后外下方走行，形成**腔隙韧带** lacunar ligament，又称**陷窝韧带**。腔隙韧带向外侧延续至耻骨梳的部分，称为**耻骨梳韧带** pectineal ligament。在耻骨结节的外上方，腹外斜肌腱膜形成三角形裂孔，为**腹股沟管浅环** superficial inguinal ring，也称腹股沟管皮下环。

**腹内斜肌** obliquus internus abdominis：位于腹外斜肌深面。起于胸腰筋膜、髂嵴和腹股沟韧带的外侧半，肌束呈扇形放射性走向前上方。后部肌束几乎垂直上升，止于下位 3 个肋骨。中部肌束向前至腹直肌外侧移行为腱膜，在腹直肌外侧缘处分为前、后两层，分别与腹外斜肌和腹横肌的腱膜构成腹直肌鞘的前、后层；至腹正中线处参与构成白线。腹内斜肌的下部肌束向前下方走行，呈弓形跨过精索后延续为腱膜，再向内侧与腹横肌腱膜的下部会合，形成**腹股沟镰** inguinal falx，或称**联合腱** conjoint tendon，经精索后方止于耻骨梳的内侧份。自腹内斜肌下缘分出一些肌束，与腹横肌最下部的肌束一起包绕精索和睾丸，称为**提睾肌** cremaster，收缩时可上提睾丸。

腹肌前外侧群的作用是保护腹腔脏器，维持腹压；收缩时可以缩小腹腔，以增加腹压，参与排便、分娩、呕吐；并能降肋以助呼气；也能使脊柱前屈、侧屈和旋转。主要由肋间神经、肋下神经和腰神经前支等支配。

（四）腹肌的相关结构

（1）**腹直肌鞘** sheath of rectus abdominis：包裹腹直肌，前层由腹外斜肌腱膜与腹内斜肌腱膜的前层愈合而成，后层由腹内斜肌腱膜的后层与腹横肌腱膜愈合而成。在脐下 4~5 cm 以下，后层的游离下缘凸向上方形成**弓状线** arcuate line，弓状线以下的腹直肌后面直接与腹横筋膜相贴。

（2）**白线** linea alba：位于腹前壁正中线上，介于左、右腹直肌鞘之间，由两侧三层腹肌的腱膜纤维交织而成。上方起于剑突，下方止于耻骨联合。白线坚韧而缺少血管，上部较宽，自脐以下变窄。白线的中点处有一**脐环**，在胎儿时期脐血管通过此处，是腹壁的薄弱处，可发生脐疝。

（3）**腹股沟管** inguinal canal：是位于腹前外侧壁下部的肌、筋膜和腱膜之间的裂隙，在腹股沟韧带内侧半上方，沿腹股沟韧带由外上方斜向内下方走行，长 4~5 cm。腹股沟管有内、外两口和前、后、上、下四壁。男性的精索、女性的子宫圆韧带在腹股沟管通过。

### 五、四肢肌

（一）上肢肌

上肢肌根据所在的部位可分为上肢带肌、臂肌、前臂肌和手肌。详见"上肢"一章。

1. **上肢带肌**　上肢带肌分布于肩关节周围，均起于上肢带骨，止于肱骨，共有三角肌、冈上肌、冈下肌、小圆肌、大圆肌和肩胛下肌 6 块。不仅能运动肩关节，还能增强肩关节的稳固性。

上肢带肌中的肩胛下肌、冈上肌、冈下肌和小圆肌的肌腱，经过肩关节的前方、上方和后方，与关节囊愈着形成**肌腱袖** musculotendinous cuff，对肩关节起到稳固的作用。

**三角肌** deltoid：位于肩部外侧，呈三角形覆盖肱骨上端。起于锁骨的外侧段、肩峰和肩胛冈，肌束覆盖肩关节，并向外下方止于肱骨的三角肌粗隆。可使肩关节外展；前部肌束收缩可使肩关节屈和旋内，而后部肌束收缩可使肩关节伸和旋外。三角肌由腋神经支配。

2. **臂肌**　臂肌分为前群和后群。前群为屈肌，包括浅层的肱二头肌和深层的肱肌和喙肱肌。后群为伸肌，只有 1 块肱三头肌。两群肌借内、外侧肌间隔分隔。

**肱二头肌** biceps brachii：呈梭形，起端有 2 个头。长头以长腱起于肩胛骨的盂上结节，通过肩关节囊，短头在内侧，起于肩胛骨的喙突。两头在臂中部合成一个肌腹，下端以腱止于桡骨粗隆。作用是屈肘关节；当前臂屈并处于旋前位时，为前臂有力的旋后肌；协助屈肩关节。肱二头肌由肌皮神经支配。

**肱三头肌** triceps brachii：起端有 3 个头，长头起于肩胛骨的盂下结节，外侧头起于肱骨后面桡神经沟外上方的骨面，内侧头起于桡神经沟内下方的骨面。3 个头合成肌腹后，以一个共同肌腱止于尺骨鹰嘴。作用是伸肘关节，长头还能使肩关节伸和内收。肱三头肌由桡神经支配。

3. **前臂肌**　位于尺、桡骨的周围，共有 19 块，分为前群和后群，除了屈、伸肌以外，还有旋肌，由正中神经、尺神经和桡神经支配，对于前臂和手的灵活运动起重要作用。

前臂肌前群：位于前臂的前面和内侧，共有 9 块，分为 4 层。第 1 层有 5 块，自桡侧向尺侧排列依次为肱桡肌、旋前圆肌、桡侧腕屈肌、掌长肌、尺侧腕屈肌。除肱桡肌起于肱骨外上髁的上方以外，其余各肌都以屈肌总腱起于肱骨内上髁的前面和前臂深筋膜。第 2 层仅 1 块指浅屈肌。第 3 层有位于桡侧的拇长屈肌，位于尺侧的指深屈肌。第 4 层为旋前方肌。

前臂肌后群：位于前臂的后面，共有 10 块，分为浅、深两层。浅层有 5 块肌，自桡侧向尺侧排列依次为桡侧腕长伸肌、桡侧腕短伸肌、指伸肌、小指伸肌和尺侧腕伸肌，以一个伸肌总腱起于肱骨外上髁及其邻近的深筋膜，止于手骨。深层共有 5 块肌，为旋后肌、拇长展肌、拇短伸肌、拇长伸肌和示指伸肌，除旋后肌外，均起于尺、桡骨及前臂骨间膜背面，止于手骨。

4. **手肌**　主要集中配布于手的掌侧面，可分为外侧、中间和内侧群。详见手部。

手肌的外侧群较为发达，在手掌拇指侧形成一隆起，称为**鱼际** thenar，所以外侧群肌又称鱼际肌。内侧群位于手掌小指侧，也形成一个隆起，称为**小鱼际** hypothenar，所以内侧群肌又称小鱼际肌。中间群位于掌心，由 4 块蚓状肌和 7 块骨间肌组成。

（二）下肢肌

下肢肌较上肢肌粗大，这与维持直立姿势、支持体重和行走相适应。下肢肌按部位可分为髋肌、大腿肌、小腿肌和足肌。详见下肢。

1. **髋肌**又称**盆带肌** muscles of pelvic girdle　主要起于骨盆的内面和外面，跨越髋关节止于股骨上部。根据其所在部位和作用，可分为前、后两群。前群经过髋关节前方，包括髂腰肌和阔筋膜张肌等。后群主要位于臀部，故又称为臀肌，主要包括臀大肌、臀中肌、臀小肌和梨状肌。此外，还有闭孔内肌、闭孔外肌等经过髋关节的后方。

（1）**髂腰肌** iliopsoas：由腰大肌和髂肌组成。**腰大肌** psoas major 位于脊柱腰部两侧，起于腰椎体侧面和横突，肌束走向外下方；**髂肌** iliacus 呈扇形，起于髂窝。两肌腹会合，经腹股沟韧带深面，以肌腱止于股骨小转子。作用可使髋关节屈和旋外。当下肢固定时，可使躯干前屈，如仰卧起坐。

（2）**臀大肌** gluteus maximus：位于臀部皮下，起于髂骨翼外面和骶骨背面，肌束斜向外下方，以肌腱止于股骨的臀肌粗隆和髂胫束。作用可使髋关节伸和旋外。当下肢固定时，能使躯干伸直，防止躯干前倾，是维持人体直立的重要肌肉。臀大肌由臀下神经支配。

（3）**梨状肌** piriformis：位于臀中肌下方。起于骶骨前面外侧部，肌束向外经坐骨大孔出骨盆腔，以肌腱止于股骨大转子。坐骨大孔被梨状肌分成两部分，上方为**梨状肌上孔** suprapiriform foramen，下方为**梨状肌下孔** infrapiriform foramen。作用可使髋关节外展、旋外。

2. **大腿肌**　位于股骨周围，共 10 块肌，可分为前群、后群和内侧群，肌群间借内侧、外侧和后肌间隔分隔。前群有缝匠肌和股四头肌 2 块肌。内侧群有股薄肌、耻骨肌、长收肌、短收肌和大收肌有 5 块肌。后群有股二头肌、半腱肌和半膜肌 3 块肌。

（1）**股四头肌** quadriceps femoris：以 4 个头起始，股直肌起于髂前下棘，股内侧肌和股外侧肌均起于股骨的粗线，股中间肌在股直肌的深面，起于股骨体的前面。4 个头向下形成一个肌腱，包绕髌骨前面和两侧，继而向下延续为髌韧带，止于胫骨粗隆。可使伸膝关节，屈髋关节。股四头肌由股神经支配。

（2）**内侧肌群**：均起于闭孔周围的耻骨支、坐骨支和坐骨结节等骨面。除股薄肌止于胫骨上端的内侧面外，其他各肌均止于股骨的粗线。大收肌有一个肌腱止于股骨内上髁上方的收肌结节，此肌腱与股骨之间形成一裂隙，**为收肌腱裂孔**，其中有股血管和神经通过。可使髋关节内收、旋外。大腿内收肌群由闭孔神经支配。

3. **小腿肌**　数目较前臂肌少，但较粗壮，参与维持人体的直立姿势和行走。小腿肌主要的有 10 块，可分为 3 群。前群有胫骨前肌、趾长伸肌和拇长伸肌。外侧群包括腓骨长肌和腓骨短肌。后群主要有 5 块肌，分为浅、深两层，包括小腿三头肌、腘肌、趾长屈肌、胫骨后肌和拇长屈肌。

**小腿三头肌** triceps surae：分为浅层的腓肠肌和深层的比目鱼肌。**腓肠肌** gastrocnemius 含内、外侧 2 个头，分别起于股骨内、外侧髁的后面，2 个头在小腿中部互相融合成同一个肌腹，向下移行为强厚的肌腱。**比目鱼肌** soleus 起于胫、腓骨后面上部，肌束向下移行为肌腱。腓肠肌腱合成粗大的**跟腱** tendo calcaneus，止于跟骨结节。小腿三头肌可屈（跖屈）距小腿关节和膝关节；对于行走、跑、跳和维持站立姿势都起十分重要的作用，由胫神经支配。

4. **足肌**　足肌可分为足背肌和足底肌，主要作用是维持足弓，详见"下肢"一章。

# 上肢 第二章

上肢 upper limb 分为**肩、臂、前臂**和**手** 4 部分。肩是连接上肢与躯干的部分，包括腋窝、肩胛区；臂为肩与肘之间的部分；前臂为肘与腕之间的部分；手包括腕、掌和指。

## 一、上肢的体表标志

在活体上摸认上肢各部重要的体表标志（图 1-1，图 2-1）。

1. 在肩部的后面，自肩峰向内可摸认**肩胛冈**全长。肩胛冈下缘与肩峰外侧缘所形成的**肩峰角** acromial angle，是测量上肢长度的上端标志。自肩胛冈内侧端向下可摸认肩胛骨内侧缘至**下角**，下角平第 7 胸椎棘突（对第 7 肋或第 7 肋间隙）。

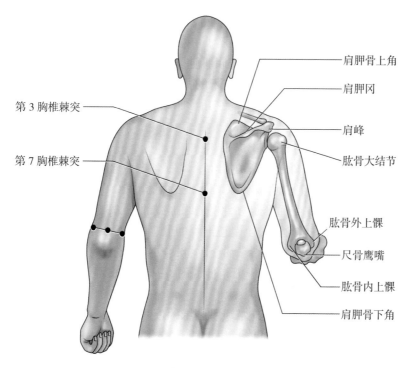

图 2-1　上肢的体表标志结构（后面观）

2. 肘部两侧可摸到**肱骨内、外上髁** medial and lateral epicondyle of humerus；肘部后方可触知**尺骨鹰嘴** olecranon of ulna。肘关节伸直时，在肱骨外上髁远侧的凹陷处可摸到**桡骨头** head of radius，前臂旋转时，桡骨头亦随之转动。自鹰嘴沿前臂后面向下，可摸到**尺骨后缘**全长。

3. 腕部外侧可摸到自桡骨末端向外突出的**桡骨茎突** styloid proless of radius；腕部内侧可摸到尺骨头及其后内侧向下突出的**尺骨茎突** styloid proless of ulna。在腕的背侧面，桡骨下端背面可摸到**桡骨背侧结节**。腕前面的皮肤远侧横纹（皮纹）的稍下方可摸到两个骨性隆起，桡侧的由**舟骨**和**大多角骨**构成；尺侧的由**豌豆骨**和**钩骨**构成。

### 二、肌性标志及主要动脉、神经的体表投影

#### （一）肌性标志

在运动上肢的肌中，有些肌或肌腱所形成的隆凸或凹陷等标志，可确定深部血管或神经在体表的投影，在活体摸认一些肌性标志有其实用意义。

1. **肩和臂**　三角肌从前、外、后三面包裹肱骨的上端，使肩部构成圆隆的外形。在给予阻力的情况下外展臂，可明显看到在臂中部的外侧有一凹陷，此处即三角肌的止点，也是肱骨的中点、喙肱肌的止点以及肱肌的起点平面。

在臂外展时，可明显看到一肌隆起窄带，从腋走向臂中部内侧，此即喙肱肌和肱二头肌短头。肱二头肌位于臂部前面，若在给予阻力的情况下屈肘，并使前臂旋后时，可明显看到肱二头肌轮廓，在其内、外侧各有一纵行的浅沟，内侧沟较明显。

肱三头肌位于臂后面，在三角肌后缘的下方可看到肱三头肌长头，此肌收缩时，也能看到它的外侧头。

2. **肘部**　在肘前面两侧各有一肌性隆起，内侧的为前臂屈肌；外侧为肱桡肌和桡侧腕长、短伸肌。当屈肘并用力屈腕以抗拒外力时，可清楚地看到肱桡肌构成肘窝的外侧界。在肘窝中央可摸到肱二头肌止腱。

3. **腕前面**　当手指半屈、同时屈腕，并使腕外展时，在腕前面的中线外侧可看到桡侧腕屈肌腱；微屈腕时，在前者内侧可见掌长肌腱；在握拳屈腕时，在掌长肌腱内侧可见指浅屈肌腱；握拳稍向尺侧屈腕，在尺侧可见尺侧腕屈肌腱。

4. **腕和手的背面**　当伸、展拇指时，在腕的背外侧，自桡侧向尺侧依次可见拇长展肌腱、拇短伸肌腱和拇长伸肌腱，后二肌腱之间的三角形凹陷即为"鼻烟窝"。在手背，伸直手指时，指伸肌腱清晰可见。

#### （二）上肢各动脉干的体表投影

1. **腋动脉和肱动脉**　上肢外展、掌心朝上，从锁骨中点至肱骨内、外上髁连线的中点稍下方连一直线，大圆肌下缘以上表示腋动脉，以下表示肱动脉。

2. **尺动脉**　自肱骨内上髁前面至豌豆骨桡侧缘连线的下 2/3，为尺动脉下 2/3 的投影，其上 1/3 投影，约相当于肘窝中点稍下方至上述连线的上、中 1/3 交界点。

3. **桡动脉**　自肘窝中点至桡骨远端掌面桡动脉搏动处的稍凸向外侧的连线。

4. **掌浅弓**　掌浅弓的凸缘，相当于拇指伸展时，从拇指根部远侧缘横过于掌的平面，一般不超过掌近侧横纹。

5. **掌深弓**　掌深弓的最远侧部约在掌浅弓凸缘的近侧 1~2 cm。

#### （三）上肢主要神经的体表投影

1. **正中神经在臂部的体表投影**　自肱动脉始端搏动点至肱骨内、外上髁连线中点稍内侧的连线。

2. **正中神经在前臂的体表投影**　自肱骨内、外上髁连线中点稍内侧，循前臂正中达腕部桡侧腕屈肌腱与掌长肌腱之间的连线。

3. **尺神经在臂部的体表投影**　自肱动脉始端搏动点至肱骨内上髁后方的连线。

4. **尺神经在前臂的体表投影**　由肱骨内上髁后方至豌豆骨外侧缘的连线。

5. **桡神经主干的体表投影**　自腋窝后壁与臂交界处，经臂后方至臂外侧中、下 1/3 交界处，自此再至肱骨外上髁前面。

## 第一节 腋 窝

### 【局部解剖】

腋窝 axillary fossa（图 2-2）是位于臂与胸外侧壁之间一锥形腔隙，位于臂上部与胸廓外侧壁之间。腋窝有顶（即上口）、底和前、后、内侧、外侧四个壁。从颈部走向上肢的大血管和神经由上口进入腋窝，沿外侧壁向下到达臂部。此外，腋窝内还有淋巴结、淋巴管以及大量疏松结缔组织和脂肪填充在血管和神经的分支之间。

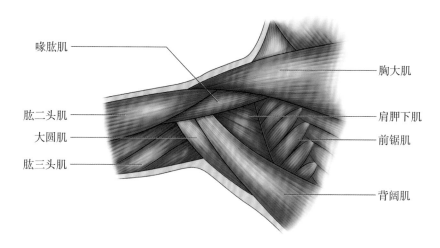

图 2-2 腋窝（下面观）

### 一、腋窝的组成

腋窝由顶、底和四个壁构成。

1. **顶** 腋窝的顶为上口，由第 1 肋骨、锁骨和肩胛骨上缘围成，向上与颈根部相通。
2. **底** 底由**腋筋膜** axillary fascia 和皮肤封闭。
3. **四壁** 包括前壁、后壁、内侧壁和外侧壁。

腋窝前壁由胸大肌、胸小肌和锁胸筋膜构成；**锁胸筋膜**是位于锁骨下肌、胸小肌和喙突之间的胸部深筋膜，有头静脉、胸肩峰动 / 静脉和胸外侧神经穿过（图 1-7）。胸大肌下缘有覆盖的筋膜和皮肤构成腋前襞。腋窝内侧壁由胸壁的上部和前锯肌构成。腋窝外侧壁由肱骨的上段及肱二头肌短头和喙肱肌构成。后壁由肩胛下肌、大圆肌和背阔肌的一部分组成，后壁上有三边孔和四边孔。背阔肌和大圆肌下缘及覆盖它们的筋膜和皮肤构成腋后襞。

（1）**前锯肌** serratus anterior（图 2-3）位于胸廓侧壁，以数个肌齿起自上 8 个或上 9 个肋骨，肌束斜向后上内方，经肩胛骨的前面，止于肩胛骨的内侧缘和下角。作用为拉肩胛骨向前，如做推送动作。当肩胛骨固定时，可以上提肋骨助深吸气。神经支配为胸长神经。

（2）**肩胛下肌** subscapularis 和**大圆肌** teres major 属上肢带肌。前者扁而广阔，起自肩胛下窝（图 2-2）；后者起自肩胛骨下角的背面。二肌束向上外，经肩关节前方，分别止于肱骨小结节和小结节嵴。作用为使肩关节内收和旋内。神经支配均为肩胛下神经。在肩胛下肌、大圆肌和肱骨间形成一三角形间隙，肱三头肌长头将其分为位于内侧的**三边间隙** triangular space

（三边孔）和外侧的**四边间隙** quadrangular space（四边孔）。

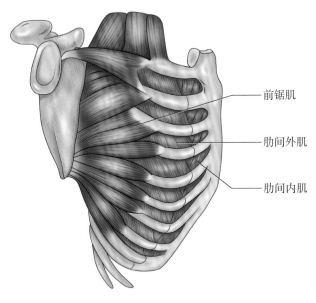

图 2-3　前锯肌

（3）**背阔肌** latissimus dorsi 属背浅肌，在腋窝仅见其一部分。它从背侧绕过大圆肌下缘，移行为扁腱转至大圆肌前方，止于肱骨小结节嵴。此肌的起点和作用见"背部浅层"一节叙述。神经支配为胸背神经。

## 二、腋窝的内容

腋窝的内容物包括腋动脉及其分支、腋静脉及其属支、臂丛的分支、腋淋巴结和疏松结缔组织等（图 2-4）。被臂丛包绕的腋动脉沿腋窝外侧壁行入臂部，腋静脉位于腋动脉的内侧。腋动、静脉和臂丛周围包有结缔组织鞘，称腋鞘，它是颈部椎前筋膜的延续。

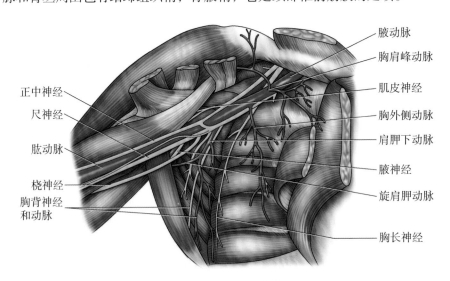

图 2-4　腋窝的血管和神经

1. **腋动脉** axillary artery　是锁骨下动脉在第 1 肋外缘的延续。它自腋窝上口进入腋窝后，沿外侧壁向下，至大圆肌下缘续为肱动脉。在活体，臂外展 90°时，可在腋窝处触及腋动脉的

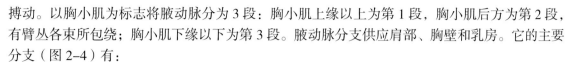

搏动。以胸小肌为标志将腋动脉分为 3 段：胸小肌上缘以上为第 1 段，胸小肌后方为第 2 段，有臂丛各束所包绕；胸小肌下缘以下为第 3 段。腋动脉分支供应肩部、胸壁和乳房。它的主要分支（图 2-4）有：

（1）**胸上动脉** superior thoracic artery：起自第 1 段的小支，沿胸小肌上缘行向前内，分布到第 1 肋间隙。

（2）**胸肩峰动脉** thoracoacromial artery：起自第 2 段或第 1 段，为一短干，伴胸外侧神经穿锁胸筋膜，在胸大肌深方分为数终支：①胸肌支至胸大、小肌；②三角肌支沿头静脉下行至三角肌；③肩峰支至肩峰等。

（3）**胸外侧动脉** lateral thoracic artery：起自第 2 段，沿胸小肌下缘行向内下沿前锯肌表面下行，分出乳房外侧支至乳房，肌支至前锯肌和胸肌等。

（4）**肩胛下动脉** subscapular artery（图 2-4）：腋动脉最大的分支，发自第 3 段，沿肩胛下肌下缘向后下方，即分为旋肩胛动脉和胸背动脉。①**旋肩胛动脉** circumflex scapular artery 穿三边孔至冈下窝，营养邻近的肌，并与附近动脉吻合。②**胸背动脉** thoracodorsal artery 伴胸背神经继续沿肩胛下肌下缘下行，分支营养背阔肌和前锯肌。

（5）**旋肱后动脉** posterior humeral circumflex artery（图 2-5，图 2-6）：在肩胛下动脉的下方起自腋动脉第 3 段（也常发自肩胛下动脉），与腋神经伴行穿四边孔，绕肱骨外科颈的后外侧，分支营养三角肌和肩关节。

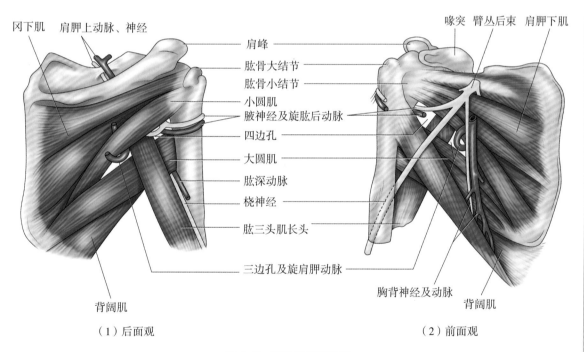

图 2-5 三边孔和四边孔

（6）**旋肱前动脉** anterior humeral circumflex artery：较小，起点与旋肱后动脉同高，在喙肱肌和肱二头肌深方，绕肱骨外科颈前方与旋肱后动脉吻合，并分支至邻近的肌和肩关节。

腋动脉各分支的起点常有变异，尤以胸外侧动脉和肩胛下动脉变化最大，应根据动脉的分布范围来帮助确认上述各分支。

**2. 腋静脉** axillary vein 位于腋动脉的内侧，在大圆肌下缘续接上肢的贵要静脉或肱静脉，至第 1 肋骨外缘延续为锁骨下静脉。腋静脉在末端处接受头静脉，腋静脉收受上肢浅、深静脉的全部血液。

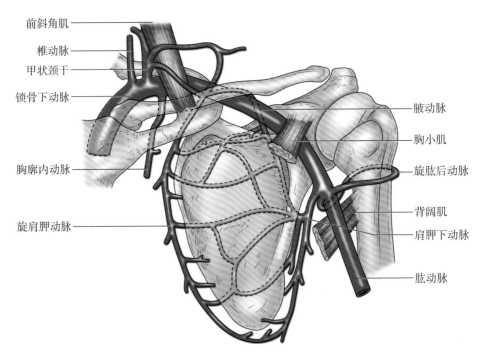

图 2-6　左侧肩胛动脉网（前面观）

**3. 臂丛** brachial plexus（图 2-7）　由颈神经 5~8 的前支和第 1 胸神经前支的大部构成。这些组成臂丛的前支称根，它们在颈部先合成 3 个干，各干再分成前、后股，经锁骨后方进入腋窝后又集中成 3 个束。三束包绕腋动脉第 2 段的内、外、后三面，分别称为内侧束、外侧束和后束。在腋窝，臂丛较为集中，是臂丛阻滞麻醉常选用的部位之一。臂丛的分支可依据其发出的部位分为锁骨上、下两部。

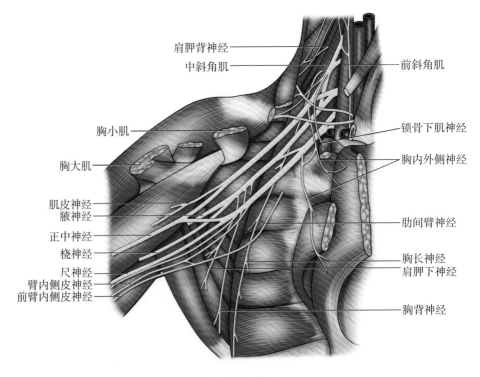

图 2-7　臂丛

（1）锁骨上部的分支是较短的神经，发自臂丛的根和干，分布至胸部、肩部和部分背部的肌。分支有：

1）**胸长神经** long thoracic nerve：起自神经根，在臂丛和腋动脉的后方下降进入腋窝，沿前锯肌表面下行，支配此肌。

2）**肩胛背神经和肩胛上神经**：见背部浅层和肩胛区。

3）**锁骨下肌神经** subclavian nerve，自臂丛的前方下行，支配锁骨下肌。

（2）锁骨下部的分支都发自三个束，有短神经和长神经两类。

短神经支配腋窝前、后壁的肌肉，分支有：

1）**胸内侧神经和胸外侧神经** medial and lateral pectoral nerve：分别起自臂丛的内、外侧束。胸外侧神经穿锁胸筋膜入胸大肌；胸内侧神经支配胸小肌，并穿胸小肌入胸大肌。

2）**肩胛下神经** subscapular nerve：常有 2~3 支，发自臂丛后束。上肩胛下神经入肩胛下肌；下肩胛下神经向下后，支配肩胛下肌下外部和大圆肌。

3）**胸背神经** thoracodorsal nerve：起自后束，向下与肩胛下动脉伴行，后随同名血管沿肩胛骨外缘下降至背阔肌，并支配此肌。

长神经都位于腋动脉周围：腋动脉外方有肌皮神经；前方有正中神经两根夹持；内侧有前臂内侧皮神经和尺神经，腋静脉内侧还有臂内侧皮神经；腋动脉后方有腋神经和桡神经。长神经主要支配自由上肢的肌和皮肤，在腋窝仅见到它们的起始部。

1）**肌皮神经** musculocutaneous nerve：自外侧束发出，斜穿喙肱肌，在肱二头肌和肱肌之间下行。在腋窝，它穿喙肱肌前发一小支支配该肌。

2）**正中神经** median nerve：它以内侧根和外侧根分别起自内侧束和外侧束，两根夹持腋动脉，向下合成一干。正中神经在腋窝无分支。

3）**臂内侧皮神经** medial brachial cutaneous nerve：发自内侧束，在腋静脉的内侧下行到臂部，分布于臂内侧的皮肤。

4）**前臂内侧皮神经** medial antebrachial cutaneous nerve：发自内侧束，在腋动、静脉之间下行到上臂，后伴肱动脉下行。

5）**尺神经** ulnar nerve：发自内侧束，在腋动、静脉之间的后方下行，在腋窝无分支。

6）**腋神经** axillary nerve：发自后束，自腋窝向后，伴旋肱后动脉穿四边孔。

7）**桡神经** radial nerve：发自后束，在腋动脉后方下行入桡神经沟。

4. **腋淋巴结** axillary lymph nodes（图 2-8）位于腋窝内，数目甚多，有 15~20 个。它们接受上肢、胸壁和乳房、脐以上腹壁以及髂嵴以上的腰背部等处的淋巴管。腋淋巴结按其排列位置大致可分为 5 群：

（1）**外侧淋巴结** lateral lymph nodes：位于腋窝外侧壁，沿腋静脉远侧段排列，收纳来自上肢的淋巴管（沿头静脉走行的部分淋巴管除外）。手或前臂的感染首先侵及此群淋巴结。

（2）**胸肌淋巴结** pectoral lymph nodes：位于胸小肌下缘，沿胸外侧血管排列，收纳乳房大部、胸壁前外侧部和脐平面以上的腹壁的淋巴管。乳腺癌转移时，可侵及该群淋巴结使之肿大，临床上可在腋前襞深面触及它们。乳癌根治术清扫此群淋巴结时，应注意勿伤及胸长神经。

（3）**肩胛下淋巴结** subscapular lymph nodes：位于腋窝后壁，沿肩胛下血管排列，它收纳背及项部的淋巴管。此群淋巴结肿大时，可在腋后襞深面触及它们。清扫此群淋巴结时，应注意保护胸背神经。

（4）**中央淋巴结** central lymph nodes：位于腋窝中央的脂肪组织内，接受以上 3 群淋巴结的输出管。此群淋巴结肿大时，将手指插入腋窝中央触摸，可感觉其在手指下滑动。

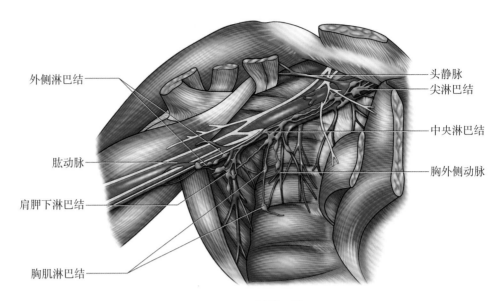

外侧淋巴结

头静脉

尖淋巴结

中央淋巴结

肱动脉

胸外侧动脉

肩胛下淋巴结

胸肌淋巴结

图 2-8　腋淋巴结

（5）**尖淋巴结** apical lymph nodes：位于腋窝尖，胸小肌与锁骨之间，锁胸筋膜的深方，沿腋静脉近侧段排列。它收纳上述各群淋巴结和锁骨下淋巴结的输出管和乳房上部的淋巴管，其输出管组成锁骨下干，左侧入胸导管或左静脉角，右侧入右淋巴导管或右静脉角。

（6）**三角胸肌淋巴结** deltopectoral lymph nodes：又称锁骨下淋巴结 infraclavicular lymph nodes，一般为 1~2 个，位于锁骨下窝的头静脉末端附近，它收纳沿头静脉上行的部分浅淋巴管，它的输出管穿锁胸筋膜注入尖淋巴结。

乳腺癌根治手术清除腋淋巴结群时，术中要注意勿伤头静脉、胸长神经和胸背神经。

## 【实地解剖】

1. **揭开腋窝前壁**　胸大肌、胸小肌参与形成腋窝的前壁。揭起已切断的胸大肌，将胸小肌与其深方的组织分离，然后在起点（与肋骨连接处）横断胸小肌，翻向止点，注意观察和保护由深面进入胸小肌的血管、神经。

2. **观察和清除腋窝内结构**　将上肢固定于外展位，清除腋筋膜和脂肪组织，暴露腋动脉的分支、腋静脉的属支、臂丛各束的分支以及腋淋巴结群。腋淋巴结群分为数群，除中央群埋藏于腋窝中央的脂肪内，其它群的淋巴结一般沿腋血管分支排列。淋巴结的形态一般为卵圆形、豆形，大小不等，质地稍硬呈褐色，注意与脂肪小团相区别。观察它们与周围血管的位置关系。如腋静脉的属支较多时，可适当切除；剔除锁胸筋膜，追踪胸肩峰动脉至腋动脉第 2 段的起始处；追踪胸内、外侧神经至臂丛内、外侧束。

3. **修洁腋窝内侧壁**　清除胸侧壁的前锯肌表面筋膜，观察此肌以数个肌齿起于上 8 个或 9 个肋骨。注意保护在腋中线附近沿前锯肌浅面下行的胸长神经，以及在神经前方沿胸小肌外侧缘下行的胸外侧动脉，分别追踪它们至臂丛和腋动脉第 2 段的发出处。

4. **修洁腋窝的外侧壁**　自内向外清理起自肩胛骨喙突的喙肱肌和肱二头肌短头的近侧部。在此 2 肌的内侧寻找腋动脉和伴行的腋静脉。腋静脉在大圆肌下缘收受上肢的贵要静脉或肱静脉。在胸小肌的后方，腋动脉被臂丛的内侧束、外侧束和后束围绕，3 束分别位于腋动脉的内、外、后方。在腋动脉的前方首先找出最粗大的正中神经，它由起自臂丛内、外侧束的内、外侧根合并而成。沿内侧根向上确认臂丛内侧束，再寻找发自内侧束的其它神经，在腋动、静脉之间的后方有尺神经；以及较细小的臂内侧皮神经和前臂内侧皮神经，将胸内侧神经追踪至内侧束。再沿正中神经外侧根向上确认臂丛外侧束，在喙肱肌的内侧找出穿入此肌的肌皮神经，再复认发自外侧束的胸外侧神经。

**5. 修洁腋窝后壁** 清理肩胛骨前面的肩胛下肌及其下方的大圆肌的边界；清理背阔肌下缘的边界，观察其止腱与大圆肌止腱的位置关系。在肩胛下肌、大圆肌和肱骨之间的三角形间隙内，清理出从臂部向上止于肩胛骨盂下结节的肱三头肌长头，它将三角形间隙分为内侧的三边孔（或称三边间隙）和外侧的四边孔（或称四边间隙），其中穿行的血管神经待下面再查。向外牵开腋动、静脉，找出位于腋动脉后方的较粗大的桡神经，并追踪至后束；再向上至肩胛下肌下缘处，找出后束发出的腋神经，它伴旋肱后动脉（发自腋动脉第3段）穿四边孔向后，追踪动脉至其在腋动脉的发出点。肩胛下动脉发自腋动脉第3段，是腋动脉的最大分支；肩胛下动脉向下分为胸背动脉和旋肩胛动脉；旋肩胛动脉穿三边孔向后至冈下窝；胸背动脉伴同名神经下行，动脉分布到背阔肌和前锯肌，神经支配背阔肌。胸背神经由臂丛后束发出，后束还发出2~3支肩胛下神经，支配肩胛下肌和大圆肌。

**6. 根据腋窝内的部分淋巴结，理解腋淋巴结的分群、与血管的排列关系以及收纳淋巴管的范围。**

## 【临床解剖】

腋窝血管神经的临床解剖基础

**1. 臂丛阻滞麻醉** 臂丛经腋窝下行，它的3个束与腋动脉紧密相依，周围有疏松结缔组织填充（图2-9），因此，经腋窝注射麻醉剂可阻滞臂丛。腋窝臂丛阻滞时，应以腋动脉搏动的最高点为标志，针头刺入腋窝的血管神经鞘内，在腋动脉的两侧注入麻醉药物。由于腋动、静脉在腋鞘内贴得很近，所以腋动、静脉受到创伤时容易发生动静脉瘘。

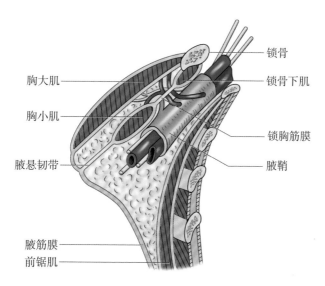

图2-9 腋鞘示意图

**2. 腋部血管神经的显露** 上肢外伤常常伤及腋窝的大血管和臂丛神经，因此，熟悉腋动、静脉和臂丛各束及其分支的解剖位置关系及其行程，对于准确而迅速地显露腋窝各血管神经，进行创伤修复是十分重要的。手术显露腋动脉和臂丛主要分支时，可将上肢外展外旋，自胸大肌止点下缘至腋窝顶点，沿喙肱肌内侧缘切口，向外侧牵开喙肱肌和肱二头肌，即可显露腋窝的血管和神经。腋动脉外侧有肌皮神经，前有正中神经，内侧有尺神经，后方有桡神经，而腋静脉居于浅面。

**3. 腋神经损伤**　腋神经从臂丛后束发起后穿四边孔，绕肱骨外科颈后面分布于三角肌和臂外侧上部皮肤。当肱骨外科颈骨折、肩关节脱位或使用腋杖不当时，均可导致腋神经损伤，结果发生三角肌瘫痪，臂不能外展，臂外侧上部皮肤感觉丧失。如时间过久，三角肌萎缩，可形成"方形肩"。

**4. 臂丛损伤**　臂丛的上位各神经根受到牵拉而致损伤时会出现臂型麻痹，称为 Erb-Duchenne 麻痹，主要是颈 5、6 神经根或由颈 5、6 神经根组成的上干损伤。损伤后典型体征是患肢悬垂于躯干侧方（三角肌、冈上肌、冈下肌、小圆肌麻痹），肩关节不能外展、旋外（三角肌、冈上肌等麻痹）而呈内收、旋内位（基于背阔肌、肩胛下肌、部分胸大肌的作用），肘关节伸直（肱二头肌、肱肌、肱桡肌麻痹），前臂旋前，手掌朝后（肱二头肌、旋后肌麻痹）。臂丛下位神经根损伤时，出现前臂型麻痹，亦称 Klumpke 麻痹，即颈 8、胸 1 神经根或由颈 8、胸 1 神经根组成的臂丛下干损伤，这类损伤主要累及尺神经和正中神经内侧根，其临床主要体征是某些手内在肌、屈指和屈腕肌麻痹，最常见的是环、小指掌指关节过伸，指骨间关节屈曲，呈"爪形手"，这主要是由于止于指背腱膜的尺侧两个蚓状肌和骨间肌瘫痪，致使尺侧两指的掌指关节不能屈，而止于中、远节指骨的指浅、深屈肌未受累，故仍可屈指骨间关节。如 $T_1$ 受损时，因其含有交感神经纤维，患者可出现 Horner 征、手水肿、青紫、面额部无汗，皮肤温度增高。

# 第二节　臂前区和前臂前区

## 【局部解剖】

**臂**借肱骨和内、外侧肌间隔为界分为臂前区和臂后区两部。

**肘窝**为肘部前面的尖向下的三角形凹陷区，肱骨内、外上髁连线为其上界，前臂的肱桡肌近侧部为外侧界，旋前圆肌构成内侧界。

**前臂**前区是位于桡骨、尺骨和前臂骨间膜以前的部分，主要含有前臂肌前群以及它们的神经和血管。

### 一、浅层结构

自由上肢的浅层结构包括皮肤、浅筋膜和其内的浅静脉、皮神经和浅淋巴管等。

（一）皮肤和浅筋膜

臂和前臂前面的皮肤较薄，移动性较大；上肢浅筋膜内含有浅静脉、浅淋巴管和皮神经等。

（二）浅静脉

手指的静脉较丰富，在各指背面形成两条互相吻合的指背静脉，上行至指根附近分别合成三条掌背静脉，它们在手背中部形成不恒定的手背静脉网。

**1. 头静脉 cephalic vein**（图 2-10）　起于手背静脉网的桡侧，沿前臂桡侧皮下上行，在肘窝处借肘正中静脉与贵要静脉交通，再沿肱二头肌外侧上行，经三角胸大肌间沟，穿锁胸筋膜注入腋静脉或锁骨下静脉。头静脉收纳手和前臂桡侧掌、背面的浅静脉。

**2. 贵要静脉 basilic vein**（图 2-10）　起于手背静脉网的尺侧，上行逐渐转到前臂的屈侧，过肘窝处接受肘正中静脉。它再沿肱二头肌内侧继续上行，至臂中点稍下方穿深筋膜，注入肱静脉或伴肱动脉上行到大圆肌下缘延续为腋静脉。

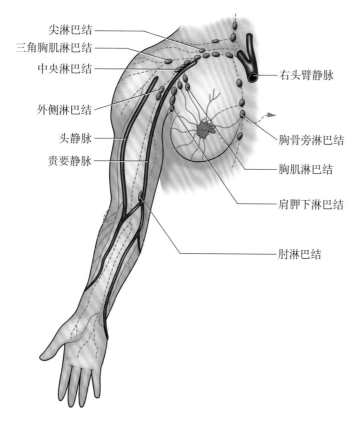

尖淋巴结
三角胸肌淋巴结
中央淋巴结
外侧淋巴结
头静脉
贵要静脉

右头臂静脉
胸骨旁淋巴结
胸肌淋巴结
肩胛下淋巴结
肘淋巴结

图 2-10　上肢浅静脉和淋巴结

（三）皮神经

上肢的皮神经主要发自臂丛。

**1. 臂的皮神经**

（1）**臂内侧皮神经** medial brachial cutaneous nerve：发自臂丛内侧束，在臂内侧中点穿深筋膜浅出，分布于贵要静脉后方的臂下部内侧的皮肤。

（2）**臂外侧上皮神经** superior lateral brachial cutaneous nerve：为腋神经的皮支，自三角肌的后缘浅出，分布于覆盖三角肌下部和臂上部后外侧部的皮肤。

（3）**臂后皮神经** posterior brachial cutaneous nerve：在腋窝发自桡神经，在腋后襞下方穿臂部筋膜浅出，分布于三角肌止点以下的臂后面皮肤。

（4）**臂外侧下皮神经** inferior lateral brachial cutaneous nerve：在桡神经沟内发自桡神经，在三角肌止点下方、外侧肌间隔的后方浅出，分布于三角肌止点以下的臂外侧面皮肤。

（5）**肋间臂神经** intercostobrachial nerve：为第2肋间神经的外侧皮支，分布于臂上部内侧和腋窝底的皮肤。

**2. 前臂的皮神经**

（1）**前臂内侧皮神经**：发自臂丛内侧束。在臂内侧中点稍下，伴贵要静脉穿深筋膜浅出，下行分布于前臂内侧的前、后面。

（2）**前臂外侧皮神经** lateral antebrachial cutaneous nerve：是肌皮神经的终支。在肘部附近肱二头肌外侧穿深筋膜浅出，分布于前臂外侧的前、后面。

（3）**前臂后皮神经** posterior antebrachial cutaneous nerve：在桡神经沟内发自桡神经。在臂外侧下皮神经浅出点稍下方穿深筋膜浅出，分布于前臂背面的皮肤。

（四）浅淋巴管

上肢浅淋巴管较多，与浅静脉伴行，分内、外两组。内侧组收受手和前臂尺侧部分的淋巴，伴贵要静脉上行，注入**肘淋巴结** cubital lymph nodes（图 2-10），其输出管伴肱血管上行入腋淋巴结的外侧淋巴结。外侧组收受手和前臂桡侧部分的淋巴，伴头静脉上行，至臂部大部分越至内侧，加入内侧组上行；小部分继续伴头静脉注入三角胸肌淋巴结（锁骨下淋巴结），后者输出管入腋淋巴结的尖淋巴结。

## 二、深层结构

（一）深筋膜

臂部深筋膜包被在臂肌的表面，向上移行于三角肌筋膜（包被三角肌）、胸肌筋膜和腋筋膜等，向下移行于前臂筋膜。深筋膜在屈、伸二群肌间形成内、外侧肌间隔，附于肱骨两侧。肌间隔和肱骨将臂分隔成前、后两区。前区有屈肌群和深部神经、血管；后区有伸肌群和深部神经、血管。

前臂深筋膜包裹前臂各肌，内侧附于尺骨后缘，外侧附于桡骨，将前臂分为前、后两区。前臂前区的深筋膜各部厚薄不一，在前臂上部肘关节附近较强厚而致密，供肱二头肌腱膜和前臂浅层肌附着，向下逐渐变薄，至腕部又加厚构成**屈肌支持带**（见手的掌面）。

（二）臂肌前群

臂肌前群为屈肌群，包括浅层的肱二头肌和深层的肱肌和喙肱肌（图 2-11，图 2-12）。

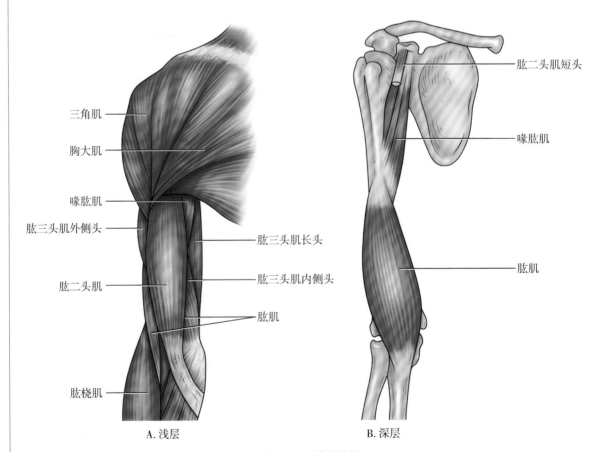

A. 浅层      B. 深层

图 2-11 **臂肌前群**

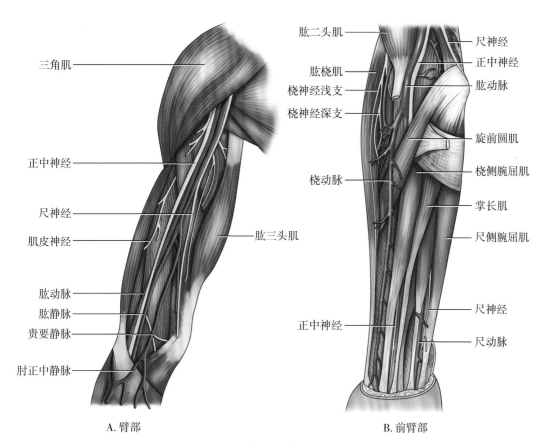

图 2-12　**臂和前臂部前面的血管和神经**

1. **肱二头肌** biceps brachii　起端有两头，长头起自肩胛骨盂上结节，通过肩关节囊，经结节间沟下降；短头在内侧，起自肩胛骨喙突。两头在臂下部合并成一个肌腹，向下行于肱肌浅面，逐渐移行为止腱，止于桡骨粗隆。在肘前，自肱二头肌腱向内下伸出肱二头肌腱膜，越过肘窝止于覆盖前臂屈肌始部的筋膜。作用为屈臂和前臂以及稳定肩关节。当前臂旋前，肘关节屈至直角时，它有强力的旋后作用。神经支配为肌皮神经。

2. **喙肱肌** coracobrachialis　比较弱小，在肱二头肌短头的后内方，并与短头共同起自肩胛骨喙突，止于肱骨中部的内侧。作用为协助屈和内收臂。神经支配为肌皮神经。

3. **肱肌** brachialis　位于肱二头肌下半部的深面，起自肱骨下半部的前面，止于尺骨粗隆。作用为屈肘关节。神经支配为肌皮神经。

（三）前臂肌前群

位于前臂的前面和内侧面，包括屈腕、屈指和使前臂旋前的肌，共 9 块分 4 层排列。

1. **第一层**　浅层有 5 块，自桡侧向尺侧依次为肱桡肌、旋前圆肌、桡侧腕屈肌、掌长肌和尺侧腕屈肌（图 2-12）。

（1）**肱桡肌** brachioradialis：起于肱骨外上髁上方，向下进入前臂，构成肘窝外侧界，向下止于桡骨茎突。作用为屈肘关节，由桡神经支配。

其他 4 肌共同起自肱骨内上髁和前臂深筋膜；4 肌除尺侧腕屈肌由尺神经支配外，其他各肌都由正中神经支配。

（2）**旋前圆肌** pronator teres：斜向下外构成肘窝的内侧界，然后潜入肱桡肌深面，止于桡骨外侧面中部，作用为屈肘关节和使前臂旋前。

（3）**桡侧腕屈肌** flexor carpi radialis：以长腱止于第 2 掌骨底，作用为屈肘、屈腕和使桡腕关节外展。

（4）**掌长肌** palmaris longus：肌腹小而腱细长，连于掌腱膜，作用为屈腕和紧张掌腱膜。

（5）**尺侧腕屈肌** flexor carpi ulnaris：向下止于豌豆骨，作用为屈肘、屈腕和使桡腕关节内收。

2. **第二层** 只有 1 块肌，即**指浅屈肌** flexor digitorum superficialis。此肌的上部为浅层肌所覆盖，起自肱骨内上髁、尺骨和桡骨前面，肌束向下移行为 4 条肌腱，通过腕管入手掌，分别止于内侧四指的中节指骨底。作用为屈第 2~5 指近节指间关节和掌指关节、屈腕和屈肘。神经支配为正中神经。

3. **第三层** 有 2 块，位于桡侧的**拇长屈肌** flexor pollicis longus 和位于尺侧的**指深屈肌** flexor digitorum profundus（图 2-13）。两肌起自桡、尺骨上端的前面和骨间膜，拇长屈肌腱止于拇指远节指骨底，作用为屈拇指指间关节和掌指关节。指深屈肌腱分成 4 个腱，经腕管入手掌，分别止于内侧四指的远节指骨底，作用为屈第 2~5 指远侧指间关节、近侧指间关节、掌指关节和屈腕。神经支配：拇长屈肌和指深屈肌桡侧半由正中神经支配，指深屈肌尺侧半由尺神经支配。

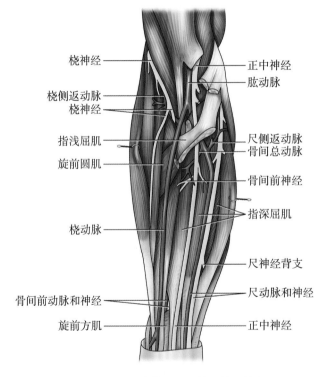

图 2-13　前臂前面深层的血管和神经

4. **第四层** 为**旋前方肌** pronator quadratus 是扁平四方形的小肌，贴在桡、尺骨远端的前面，起自尺骨，止于桡骨，作用为使前臂旋前。神经支配为正中神经。

（四）臂和前臂前区的神经

1. **正中神经** median nerve（图 2-7，图 2-8，图 2-12，图 2-13） 由臂丛内、外侧束发出正中神经内、外侧根，两根夹持腋动脉，向下成锐角汇成正中神经干。在臂部伴肱动脉行于肱二头肌内侧，先在肱动脉外侧，而后经动脉前方（或后方）绕至动脉内侧下行到肘窝，从肘窝向下穿旋前圆肌进入前臂。正中神经在臂部无分支。行于指浅、深屈肌之间下行，至腕部位居掌长肌腱的深方、桡侧腕屈肌腱和指浅屈肌腱之间（或桡侧腕屈肌腱与掌长肌腱之间），再向下经腕管至手掌。正中神经在前臂的分支支配除肱桡肌、尺侧腕屈肌和指深屈肌尺侧半以外的前臂屈肌。正中神经在腕部位置较浅，易与肌腱一起被锐器割伤。

2. **肌皮神经** musculocutaneous nerve（图 2-7，图 2-8，图 2-12）　自臂丛外侧束发出，斜穿喙肱肌，经肱二头肌和肱肌之间下降，发出分支支配这 3 块肌肉；终支（皮支）在肘部附近，肱二头肌与肱肌之间穿深筋膜浅出，是为**前臂外侧皮神经**，分布于前臂外侧前、后面的皮肤。

3. **尺神经** ulnar nerve（图 2-7，图 2-8，图 2-12，图 2-13）　发自臂丛内侧束，在臂部先与肱动脉及正中神经伴行而位于动脉的内侧，继而离开它们向后下，穿内侧肌间隔至臂后面，继续向下至肱骨内上髁后方的尺神经沟，在尺神经沟中，神经位置浅表，隔皮肤可触摸到。尺神经在臂部无分支。自尺神经沟向下，穿尺侧腕屈肌至前臂内侧，循指深屈肌和尺侧腕屈肌间下降，到前臂中、下 1/3 交界附近分出较细的**尺神经手背支** dorsal branch of ulnar nerve 后，本干继续下行达腕部，在豌豆骨的外下方分为**尺神经深支** deep branch of ulnar nerve 和**尺神经浅支** superficial branch of ulnar nerve 二终支，经屈肌支持带浅面入手掌；手背支经尺侧腕屈肌的深方转到手背。尺神经在前臂上部发肌支至尺侧腕屈肌和指深屈肌尺侧半。

（五）臂和前臂前区的动脉

1. **肱动脉** brachial artery（图 2-12，图 2-13，图 2-14）　肱动脉在大圆肌下缘处续接腋动脉，伴正中神经沿肱二头肌内侧下行至肘窝深部，平桡骨颈高度分为桡动脉和尺动脉。肱动脉在臂部的分支：

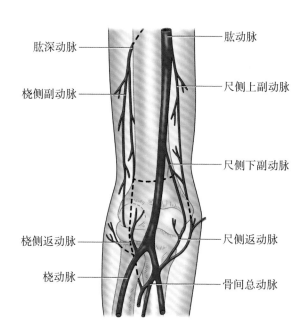

图 2-14　肘关节网

（1）**肱深动脉** deep brachial artery：在距肱动脉起点不远处发出，伴桡神经行于桡神经沟内，沿途分支营养肱三头肌和肱骨，其终支为**桡侧副动脉** radial collateral artery，伴桡神经下行到肘关节附近，参与构成肘关节网。

（2）**尺侧上副动脉** superior ulnar collateral artery：在肱深动脉起点下方起自肱动脉，伴尺神经下行到肘后，参与构成肘关节网。

（3）**尺侧下副动脉** inferior ulnar collateral artery：在肱骨内上髁上方起自肱动脉，越过肱肌前面向内侧行走，参与构成肘关节网。

在肘窝稍上方，肱二头肌腱内侧可摸到肱动脉搏动，此处为测量血压时听诊的部位。前臂或手因外伤出血时，可在肱二头肌内侧沟处，将动脉压向肱骨进行止血。肱动脉的下 1/3 段位于肱骨前方，故肱骨髁上骨折时可损伤肱动脉。

**2. 桡动脉** radial artery（图 2-12 至图 2-14） 自肱动脉分出后，走向肘窝尖，与桡骨平行下降，先在肱桡肌深面，至腕部位于肱桡肌腱与桡侧腕屈肌腱之间。以后，它在桡骨茎突下方，经拇指三个长肌腱深面，绕腕关节外侧至手背。在行程中，桡动脉除发出肌支营养前臂桡侧诸肌外，还发出掌浅支 superficial palmar branch，它为一细小的分支，在腕部桡动脉转至手背以前发出，下行入手掌，参与构成掌浅弓。在腕部，桡动脉位置表浅，仅有皮肤和筋膜覆盖，是临床上寻找动脉搏动和行动脉穿刺的部位。

此外，桡动脉还发出分支分别参与肘关节网和腕掌侧网。

**3. 尺动脉** ulnar artery（图 2-12 至图 2-14） 在肘窝自肱动脉发出后，斜向下内，穿旋前圆肌。它先行于指浅屈肌深面，后伴尺神经（神经在内侧）在指浅屈肌与尺侧腕屈肌之间下行。二者渐从尺侧腕屈肌覆盖下浅出，至腕部位于尺侧腕屈肌腱的外侧，以后经豌豆骨桡侧至手掌，与桡动脉掌浅支吻合成掌浅弓。在前臂，尺动脉除发出肌支至前臂尺侧诸肌外，还发出**骨间总动脉** common interosseous artery，它为一短干，平桡骨粗隆高度发自尺动脉，经指深屈肌和拇长屈肌之间达骨间膜掌侧面，分为**骨间前动脉** anterior interosseous artery 和**骨间后动脉** posterior interosseous artery，前者在指深屈肌和拇长屈肌之间下行，分支营养深层诸肌和桡、尺骨，并参与形成腕背网；后者越骨间膜上缘至前臂背侧。

此外，尺动脉还发出分支分别参与肘关节网和腕关节网。①**尺侧返动脉** ulnar recurrent artery，在肘窝发出，返行向上，分支营养邻近诸肌，并参与肘关节网。②**腕掌支**和**腕背支**，参与腕掌网和腕背网。

**（六）肘窝**

**肘窝** cubital fossa 位于肘关节前面，为一尖向下的三角形凹陷（图 2-11，图 2-12，图 2-13）。外侧界为肱桡肌，内侧界为旋前圆肌，上界为肱骨内、外上髁之间的连线，窝底为肱肌（内侧）和旋后肌（外侧），窝顶为深筋膜。窝内有肌腱和血管、神经，并填充有脂肪和疏松结缔组织。窝内主要血管神经和肌腱的排列关系，自外向内为：桡神经，肱二头肌腱，肱动、静脉及桡、尺动、静脉的始段，正中神经。

在肱二头肌腱和桡骨粗隆前面之间有一滑液囊，为肱二头肌桡骨囊；在肱二头肌腱和尺骨之间的滑液囊称为肘骨间囊。

## 【实地解剖】

**1. 切皮** 将尸体恢复仰卧位。沿下列各线切开皮肤；①沿臂、肘和前臂前面正中线至腕前远侧横纹；②沿腕前远侧横纹绕腕一周；向两侧翻起臂、肘和前臂的皮板，并完整揭去。

**2. 修洁浅静脉** 沿着已解剖出的头静脉向下追踪到手背静脉网的桡侧；在肱二头肌内侧沟的下部浅筋膜内找出贵要静脉，向上追踪到其穿深筋膜处，向下追寻到手背静脉网的尺侧；然后在肘前修洁连接头静脉和贵要静脉的肘正中静脉，观察它们的连接形式。最后可保留主要静脉干，切去不必要的静脉属支。

**3. 观察和理解上肢皮神经的分布范围** ①在肱二头肌内侧沟内追寻伴贵要静脉穿深筋膜的前臂内侧皮神经，并向上追踪至腋窝该神经的近侧部；向下修洁神经至末梢，观察它的分支分布范围。②从腋窝向下追踪臂内侧皮神经和肋间臂神经，观察臂内侧皮神经穿深筋膜的位置和分布范围。③在肱二头肌外侧，靠近肘部头静脉附近，寻找自此穿深筋膜浅出的前臂外侧皮神经，它是肌皮神经的终支。追踪到末梢，观察它的分布范围。④在桡骨茎突上方约 5 cm 处，寻找穿深筋膜浅出的桡神经浅支。

**4. 揭开深筋膜**　将臂固定在外展位，清除臂部残留的浅筋膜，沿臂前面正中线切开深筋膜至肘窝尖，再作横切口，注意保留自肱二头肌腱向下连于前臂内侧深筋膜的肱二头肌腱膜，将深筋膜完整地翻向两侧，暴露深方的臂前面屈肌。再从肘窝尖继续向下纵向切开深筋膜至腕部，在腕部作横切口，向两侧揭起深筋膜，注意此处深筋膜较强厚。

**5. 修洁和观察臂肌前群**　清理臂肌前群：①喙肱肌起自肩胛骨的喙突，自腋窝追踪此肌至肱骨中部的止点。②在喙肱肌的外侧观察肱二头肌，它的起点有 2 个头，短头起自肩胛骨的喙突，长头在短头的外侧，起自肩胛骨的盂上结节，经结节间沟下降，二头在臂下部汇合成一腹，向下进入肘窝。③肱肌位于肱二头肌的深方，先在肱二头肌的外侧缘清理肱肌的边界，再检查它起自肱骨下部的前面；肱骨的外侧有前臂的肱桡肌，二肌交界处有桡神经和其伴行的肱深动脉终支，暂不细追，注意保护。

**6. 修洁和观察前臂前群肌浅层**　清理前臂前群肌浅层：先检查起自肱骨内上髁附近的肌，自外向内依次检查下列各肌（注意保护所遇的血管、神经）：①旋前圆肌起点较高，位于最外侧，观察它的止点斜向外下止于桡骨中部。②在旋前圆肌的内侧追踪桡侧腕屈肌向下至腕部。③掌长肌位于前者的内侧，向下移行为细长的腱入掌。④尺侧腕屈肌位于最内侧，追其向下止于豌豆骨。前臂前群肌浅层的肱桡肌起于肱骨外上髁，待后解剖。

**7. 检查前臂前群肌深层**　前臂浅层肌的深方为指浅屈肌，它的上部被浅层肌所覆盖，先分开浅层肌查看此肌，再追踪其肌束向下，它移行为 4 条肌腱。拉开指浅屈肌的 4 条肌腱，可见其深方桡侧的拇长屈肌和尺侧的指深屈肌，可见后者也移行为 4 条肌腱至腕部入掌。

**8. 检查肌皮神经、正中神经和尺神经的走行**　①从臂丛外侧束追踪肌皮神经主干至穿入喙肱肌，并寻找至喙肱肌、肱二头肌和肱肌的分支。在前臂外侧复认和追踪它的终支为前臂外侧皮神经。②从臂丛内、外侧束追踪正中神经至肘窝上部，它向下进入肱二头肌腱膜深方，穿旋前圆肌至指浅屈肌深方，查看它发分支至旋前圆肌、桡侧腕屈肌、掌长肌和指浅屈肌。在拇长屈肌和指深屈肌之间，正中神经于肘窝尖附近发出骨间前神经（它与骨间前动脉伴行），分支至拇长屈肌、指深屈肌桡侧半及旋前方肌。接近腕部时，正中神经位置表浅，位于指浅屈肌腱与桡侧腕屈肌腱之间，掌长肌腱深方。③从臂丛内侧束暴露尺神经至臂中部，并继续追踪至肱骨内上髁的后方，在肘后尺神经沟处下行。于前臂近侧部分开尺侧腕屈肌和掌长肌，寻找尺神经主干及其至尺侧腕屈肌和指深屈肌尺侧半的分支；再循主干向下到腕上方。

**9. 检查肱动脉、肱深动脉**　①肱动脉为腋动脉的延续，观察它有两条同名静脉伴行，肱动脉向下沿肱二头肌内侧沟伴正中神经下行，经肱二头肌腱膜深方进入肘窝，沿途发分支构成肘关节网，不必细追。②在距肱动脉起点不远处发出较粗大的肱深动脉，追踪它伴桡神经进入桡神经沟内，沿途发出分支供应肱三头肌和肱肌。

**10. 检查肘窝边界及其内容物**　在尸体上摸认肱骨的内、外上髁及其连线以确定肘窝的上界；然后，观察构成肘窝内侧界的旋前圆肌和外侧界的肱桡肌。尽量在尺侧切断肱二头肌腱膜，向外揭起，暴露肱动脉末端，它下行至肘窝处分为两支，外侧的为桡动脉，内侧的为尺动脉。复认肘窝的内容物，正中神经穿旋前圆肌下行，肱二头肌肌腱止于桡骨粗隆，位于肱肌和肱桡肌之间的桡神经向下分为浅、深 2 支；肘窝的底为肱肌，它向下止于尺骨粗隆。

**11. 检查尺动脉及其分支**　尺动脉从肱动脉分出后，随即分出一短干，为骨间总动脉；由此短干分出 2 支，1 支向后，为骨间后动脉，在此暂不追寻；另 1 支为骨间前动脉，行于指深屈肌和拇长屈肌间，尺动脉主干斜向下内，经旋前圆肌和指浅屈肌的深方，至尺侧腕屈肌和指深屈肌之间。伴尺神经下行至豌豆骨的外侧。

**12. 清理肱桡肌、桡动脉和桡神经浅支**　在前臂外侧复认肱桡肌，它起于肱骨外上髁上方止于桡骨茎突。从肘窝向下复认桡神经浅支，它在肱桡肌深方下行，至前臂中、下 1/3 交界处，桡神经浅支在肱桡肌后缘穿筋膜浅出。桡动脉下行至腕部桡骨的前面，居肱桡肌腱内侧；查找在腕部桡动脉发出的掌浅支，追踪桡动脉经桡骨茎突下方至拇指的两个长肌腱的深方绕至手背。

**13. 利用示教标本观察旋前方肌和旋后肌**　在离体上肢肌的标本上，旋前方肌为一扁平四方形的小肌，位于拇长屈肌和指深屈肌深方，肌束横行贴在桡骨和尺骨的前面。旋后肌属前臂伸肌，构成肘窝底外侧一小部（详见前臂后区）。

# 【临床解剖】

## 一、臂和前臂浅层结构的临床解剖意义

**1. 浅静脉作为输液或穿刺途径**　上肢浅静脉位于皮下，解剖位置表浅，相对恒定，是输液或穿刺抽血的良好部位。

**2. 皮瓣用于缺损的修复**　臂和前臂前面的皮肤细而光洁、薄而柔软，色泽、质量与头颈和颌面部接近。常用于局部转移或修复颌面部等功能更为重要的局部。常用的上肢皮瓣有臂内侧皮瓣、前臂皮瓣和示指桡侧皮瓣等，以臂内侧皮瓣为佳。该皮瓣位于臂隐蔽部，其上界为腋毛边缘（也是胸大肌下缘处）；下界可到肱骨内、外上髁的连线（即肘横纹平面）；前、后界达臂前、后正中线。实际应用时多取臂内侧中、下部。皮瓣的动脉来源很多，其中最重要的动脉蒂是来自肱动脉的尺侧上副动脉，皮瓣的静脉主要是贵要静脉，皮瓣的神经为臂内侧皮神经。

**3. 皮神经是良好的神经供体**　上肢的皮神经极少用作移植体，但前臂内侧皮神经和桡神经浅支是较为理想的神经移植体。这两条皮神经走行恒定、位置表浅，具有一定的长度和外径，又有血管伴行，用于修复重要神经，如正中神经和尺神经。桡神经浅支与桡动脉伴行，后者恒定地发出分支至桡神经浅支，可以一起形成吻合血管的神经移植体。

## 二、肱骨骨折及移位的解剖学基础

枪伤、重物直接打击，某种动作时不协调地猛力收缩（如投掷手榴弹）；跌倒时上肢的特殊姿势（如外展和手掌先着地）等，均可引起肱骨骨折。骨折后，由于暴力的方向，原来各肌群之间的平衡作用被破坏，遂使骨折两断端向不同方向移位。移位的方向可以从解剖学上加以解释，从而作为临床诊断及治疗的依据。常见肱骨骨折且具有典型移位者有 3 处。

**1. 肱骨外科颈骨折**　骨折线位于肱骨大、小结节和大、小结节嵴交界处。骨折后，近侧（上）断段因冈上肌、冈下肌和小圆肌的作用而呈外展和外旋错位；远侧（下）断段因胸大肌、背阔肌和大圆肌的作用而呈内收和内旋错位。腋神经的行径与外科颈紧邻，骨折断端可能伤及腋神经。

**2. 肱骨中段骨折**　若在三角肌止点以上骨折，近侧断段因胸大肌、背阔肌和大圆肌作用而呈内收错位；远侧断段因三角肌作用而呈外上错位。若在三角肌止点以下骨折，近侧断段因三角肌、喙肱肌和冈上肌作用，向外前方错位；远侧断段因肱二头肌和肱三头肌作用而向上错位。因桡神经紧贴桡神经沟行走，肱骨中段骨折可能伤及桡神经。

**3. 肱骨下段骨折**　肱骨下段逐渐由柱状变为扁平状，骨密质亦变薄，这一部分受外力影响时，可能发生肱骨髁上骨折。由于肘部在屈或伸的不同状态下受外力打击，将产生不同类型的髁上骨折。屈型，近侧断段因肱二头肌的作用而向前向上错位。伸型，远侧断段因肱三头肌

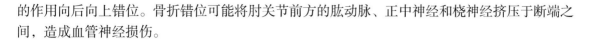

的作用向后向上错位。骨折错位可能将肘关节前方的肱动脉、正中神经和桡神经挤压于断端之间，造成血管神经损伤。

### 三、网球肘和学生肘

1. **网球肘** 即**肱骨外上髁炎**，由于前臂伸肌群大多数起于肱骨外上髁及其附近，任何用腕力过多、过久和过猛的动作，由于过度牵拉伸肌的起始腱，均会产生肱骨外上髁及其周围组织的损伤，常见于网球运动员，故有"网球肘"之称。是肘关节外侧前臂伸肌起点处肌腱发炎疼痛，疼痛的产生主要是由于负责手腕及手指向伸展的前臂伸肌重复用力而引起的。

2. **学生肘** 又称**高尔夫球肘**，因其易发生于学生、高尔夫球手而得名，即**肱骨内上髁炎**，发生较肱骨外上髁炎少得多。肱骨内上髁是前臂屈肌及旋前圆肌肌腱附着处，因一些职业经常反复地用力屈肘屈腕及前臂旋前时，尺侧屈腕肌处于紧张收缩状态，从而易使其肌腱的附着点——肱骨内上髁的腱膜受牵拉损伤，发生急性扭伤或慢性劳损。如做投掷动作，或跌扑时手掌撑地，肘关节伸直而前臂过度旋前外翻，可使前臂屈肌及旋前圆肌腱附着点部分撕裂。慢性劳损者多发生在腕、肘关节用力反复屈伸及前臂旋转活动，造成肌腱、韧带长期磨损。损伤后肌腱附着点出血可以形成血肿，局部损伤性炎症，肿胀挤压尺神经肌支引起疼痛；若治疗不及时或不当，则血肿机化造成局部组织粘连，在屈腕或前臂旋前时可因肌腱的牵拉而产生疼痛，尤在主动屈腕、前臂旋前时疼痛明显，有时可沿尺侧向下放射，屈腕无力。肱骨内上髁明显压痛，同时尺侧屈腕肌及指浅屈肌有广泛压痛，抗阻力屈腕试验阳性，着凉时及夜间疼痛加剧。

### 四、正中神经的卡压

**正中神经**由来自臂丛内侧束和外侧束的两个根汇合而成，神经干沿着肱二头肌内侧肌间沟下行，通过 Struthers 韧带，到达肘窝继续向下穿旋前圆肌和指浅屈肌腱弓，在前臂正中下行，到达腕部，于桡侧腕屈肌腱和掌长肌腱之间，进入屈肌支持带深面的腕管，最后分布至手掌。

**正中神经的体表定位：**在臂投影：上肢外展 90°，掌心朝上，从锁骨中点到肘窝中点连线到前臂的中间。

**正中神经卡压性疾病：**①**前斜角肌综合征：**胸廓出口综合征中的一种，指各种原因引起前斜角肌水肿、增生、痉挛，并上提第一肋，导致斜角肌间隙狭窄，卡压穿行其间的臂丛神经及锁骨下动脉，而引起相应临床症状的疾患，其中有正中神经病变症状。②**肱骨髁上棘综合征：**有肱骨髁上棘者，其中 2/3 有 Struthers 韧带将肱骨内上髁与髁上棘连接起来，形成骨纤维管，管内穿行正中神经和肱动脉，正中神经和肱动脉可以被韧带卡压。③**旋前圆肌综合征：**旋前圆肌下方有正中神经，当此肌肉损伤时，可出现卡压症状。肱二头肌腱膜和指浅屈肌联合腱弓紧张，也可以卡压正中神经。④**腕管综合征：**腕管内压力增高导致正中神经受卡压。

## 第三节　臂后区和前臂后区

## 【局部解剖】

臂后区位于肱骨和内、外侧肌间隔后方。

前臂后区位于桡、尺骨和前臂骨间膜的后方，主要含有前臂伸肌群和它们的血管、神经。伸肌分浅、深 2 层：浅层主要起自肱骨外上髁，有桡侧腕长伸肌、桡侧腕短伸肌、指伸肌、小指伸肌和尺侧腕伸肌；深层主要起自桡、尺骨及骨间膜，有旋后肌、拇长展肌、拇短伸肌、拇长伸肌。

## 一、浅层结构

臂后区和前臂后区浅层结构包括皮肤、浅筋膜和其内的浅静脉、皮神经和浅淋巴管等。臂后区和前臂后面皮肤较前面厚，臂后面移动性较大，但前臂后面皮肤的移动性较小。肘后部皮肤松弛，皮下组织较薄。浅筋膜内含有浅静脉，浅淋巴管和皮神经等，浅静脉和皮神经多为从前面绕行而来，有臂后皮神经、前臂后皮神经、头静脉、贵要静脉的属支（详见臂和前臂前面的浅层结构）。

## 二、深层结构

（一）深筋膜

前臂背侧的深筋膜厚而坚韧，在近肘部分为肌起点；在腕背侧增厚形成伸肌支持带。

（二）臂肌后群

只有一块肱三头肌（图 2-15）。**肱三头肌** triceps brachii 起端有 3 个头：长头以腱起于肩胛骨盂下结节，经大、小圆肌之间下行；外侧头起自肱骨后面桡神经沟外上方的骨面；内侧头起自桡神经沟以下的骨面。它们合成一个肌腹，以一个坚韧的腱止于尺骨鹰嘴。作用：是强有力的伸肘肌；长头尚可使肩关节后伸和内收。神经支配：桡神经。

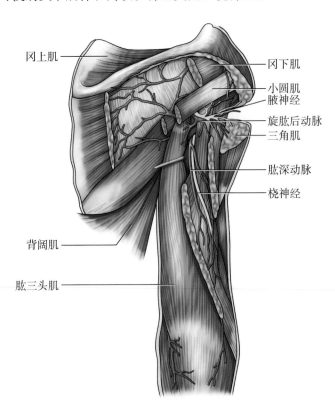

图 2-15　肩胛区及臂后面的肌、血管和神经

（三）前臂肌后群

前臂肌后群为伸肌群，分浅、深 2 层，均由桡神经支配。

**1. 浅层**　有 5 块肌（图 2-16），自桡侧向尺侧依次为**桡侧腕长伸肌** extensor carpi radialis longus、**桡侧腕短伸肌** extensor carpi radialis brevis、**指伸肌** extensor digitorum、**小指伸肌** extensor digiti minimi 和**尺侧腕伸肌** extensor carpi ulnaris。它们共同起自肱骨外上髁。桡侧腕长、短伸肌

和尺侧腕伸肌向下移行于长腱，分别止于第2、3、5掌骨底，作用为伸腕。指伸肌向下分为4条肌腱，分别走向第2~5指，在手背远侧部掌骨头附近，4条腱之间有腱间结合相连，各腱越过掌骨头后，向两侧扩展，包绕掌骨头和近节指骨的背面，称为指背腱膜，它向远侧分为3束，中间束纤维止于中节指骨底，两侧束纤维行向远侧，合并后止于远节指骨底，作用为伸指和伸腕，尚可协助伸肘。小指伸肌是一条细长的肌，长腱经手背至小指，止于指背腱膜，作用为伸小指。

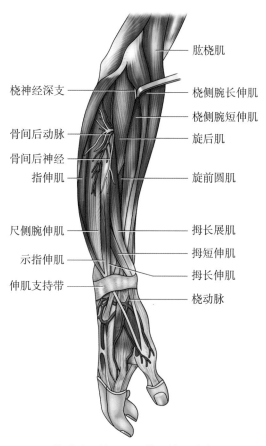

| | |
|---|---|
| 桡神经深支 | 肱桡肌 |
| 骨间后动脉 | 桡侧腕长伸肌 |
| 骨间后神经 | 桡侧腕短伸肌 |
| 指伸肌 | 旋后肌 |
| 尺侧腕伸肌 | 旋前圆肌 |
| 示指伸肌 | 拇长展肌 |
| 伸肌支持带 | 拇短伸肌 |
| | 拇长伸肌 |
| | 桡动脉 |

图2-16　前臂后面的肌、血管和神经（右侧面观）

2. **深层**　有5块肌，1块位于前臂后面的近侧部，称**旋后肌** supinator，位置较深，起自肱骨外上髁和尺骨外侧缘的上部，肌束向外下，止于桡骨前面的上部。另4块位于此肌的下方，自桡侧向尺侧依次为**拇长展肌** abductor pollicis longus、**拇短伸肌** extensor pollicis brevis、**拇长伸肌** extensor pollicis longus 和**示指伸肌** extensor indicis。它们都起自桡、尺骨的后面以及骨间膜，拇长展肌腱和拇短伸肌腱行向下外，越过两个桡侧腕伸肌的浅面，分别止于第1掌骨底和拇指近节指骨底；拇长伸肌腱经指伸肌腱和桡侧腕伸肌腱之间的骨纤维管后，斜越桡侧腕伸肌的止点进入拇指，止于远节指骨底；示指伸肌腱沿至示指的指伸肌腱的尺侧，止于示指指背腱膜。以上各肌的作用都与其名称相同，伸指的肌肉也具有伸腕、伸掌指关节的作用。

（四）臂和前臂后区的神经和动脉

1. **桡神经** radial nerve（图2-15）　发自臂丛后束。在臂部它先在肱动脉后方下行，然后伴**肱深动脉**入肱三头肌内、外侧头起点之间的桡神经沟，沿沟绕肱骨中段背侧转向外下，在肱骨外上髁上方，肱骨中、下1/3交界处穿外侧肌间隔，至肱桡肌与肱肌之间。在此处它发出至肱桡肌和桡侧腕长伸肌的分支后即分为**桡神经深支** deep branch of radial nerve 和**桡神经浅**

支 superficial branch of radial nerve 二终支。桡神经在腋窝发出臂后皮神经，分布于臂后面皮肤；发出至肱三头肌长头的分支。在桡神经沟内发出至肱三头肌内、外侧头、肱桡肌和桡侧腕长伸肌的分支；并发出前臂后皮神经，分布于前臂背面。

桡神经在肘窝分为浅、深两支，深支行向下后，它首先分支到桡侧腕短伸肌和旋后肌，随即穿入旋后肌，绕桡骨到达前臂背侧，在旋后肌下缘附近穿肌而出，续为**骨间后神经** posterior interosseous nerve，在浅、深层伸肌之间下行，分支支配除旋后肌和桡侧腕伸肌以外的前臂伸肌。浅支为皮支，在肱桡肌深面伴行于桡动脉的外侧，至前臂中、下 1/3 交界处离开桡动脉向外，在肱桡肌后缘穿出深筋膜继续下行至腕和手背，分布于手背桡侧半和桡侧两个半手指近节指背面的皮肤。

**2. 骨间后动脉** posterior interosseous artery　是尺动脉的骨间总动脉的终支之一。骨间后动脉自骨间总动脉分出以后，经过骨间膜上缘向后，在旋后肌与拇长展肌之间到达前臂后面，随即在浅、深两层肌之间伴同名神经下行，分支营养邻近诸肌，并参与肘关节网和腕背网。

**3. 桡动脉** radial artery　在桡骨茎突的下方，桡动脉经拇长展肌腱和拇短伸肌腱的深方，绕腕的外侧入"鼻烟窝"，再下行至第 1 掌骨间隙，穿第 1 骨间背侧肌至手掌深部（见手掌）。在手背桡动脉发分支参与**腕背网** dorsal carpal rete，并供应手背和手指背面。

（五）肘部滑膜囊

肘后方的最突出部为尺骨鹰嘴骨突。鹰嘴尖端有肱三头肌腱附着，肱三头肌腱可分为深、浅层肌腱。浅层肌腱集聚为长方形的腱板，会同深层纤维共同止于鹰嘴尖、后面及侧缘，并与尺骨骨膜及前臂背侧深筋膜融合。

尺骨鹰嘴部有两个滑液囊，一个在鹰嘴后方，肱三头肌腱扩展部与皮肤之间为**鹰嘴皮下囊**；另一在肱三头肌腱深、浅两头（即内、外侧头与关节囊）之间，为**腱下滑液囊**。这些滑液囊都有缓冲机械刺激与润滑腱的作用。

# 【实地解剖】

1. 检查臂后区的皮神经，复认臂外侧上皮神经，自三角肌的后缘浅出，分布于覆盖三角肌下部和臂上部后外侧部的皮肤。寻找在腋后壁下方浅出的臂后皮神经，并在三角肌止点下方寻认臂外侧下皮神经。约在肱骨外上髁与三角肌止点连线的中部，寻找穿深筋膜浅出的前臂后皮神经，并追踪它到末梢，观察其分布范围。

2. 检查肱三头肌和桡神经沟内的结构　将上肢置于胸前，使肩关节呈屈、内收和内旋位，清除臂后面的深筋膜，暴露肱三头肌。复认起于肩胛骨盂下结节的长头；清理臂后面的外侧头，它起自肱骨上部后面；内侧头被上述二头覆盖。在长头和外侧头之间，将无齿镊尖顺着桡神经插入桡神经沟内，在此沿桡神沟方向切断外侧头并翻向两侧，即暴露出行于桡神经沟中的桡神经和肱深血管，查看起于沟以下肱骨骨面的肱三头肌内侧头。检查肱三头肌的 3 个头汇合成一腱止于尺骨鹰嘴；再追踪桡神经主干出沟后穿外侧肌间隔至臂前面。

3. 切开前臂后区深筋膜　置前臂于旋前位，修去前臂和手背面的浅筋膜，观察其深方的深筋膜在腕背侧增厚形成的伸肌支持带。然后垂直切开前臂背面的深筋膜（保留伸肌支持带和手背筋膜），并翻向两侧，暴露深面的肌。注意在前臂上部，筋膜深面有肌附着，须用刀尖细细分离。

4. 检查前臂伸肌浅层　在肱桡肌深面修洁 2 个长肌：桡侧腕长伸肌和桡侧腕短伸肌，后者在前者的深方，向上追踪它们到肱骨外上髁，向下追踪它们到伸肌支持带上缘，注意保护越过二肌腱浅面的至拇指的长肌腱和桡神经浅支。自桡侧腕伸肌向尺侧修洁指伸肌、小指伸肌和尺侧腕伸肌，并向上追踪至它们以一个共同腱起自肱骨外上髁，向下亦追踪至伸肌支持带上缘，注意指伸肌向下分为 4 条肌腱。

5. 检查前臂伸肌深层 沿桡侧腕伸肌与指伸肌之间的沟，向上完全分开它们，尽量向两侧牵开，显露深层肌。查清位于上方包绕桡骨上段的旋后肌的起止；然后在旋后肌正下方，自桡侧向尺侧依次辨认拇长展肌、拇短伸肌、拇长伸肌和示指伸肌，并追踪它们到伸肌支持带上缘。

6. 追踪骨间后神经和动脉 复认桡神经主干以及至肱桡肌和桡侧腕长伸肌的分支；随即它分为浅、深 2 支；追踪桡神经深支行向下后，分支至桡侧腕短伸肌和旋后肌，随后穿旋后肌到背侧续为骨间后神经，它伴随骨间后动脉行于浅、深伸肌之间，沿途分支支配前臂伸肌。寻认骨间后动脉起自尺动脉的一个短干骨间总动脉，大致观察骨间后动脉分支至临近诸肌，并寻认该动脉发出的骨间返动脉，穿旋后肌或在其表面上行加入肘关节网。

# 【临床解剖】

## 一、矿工肘

即**尺骨鹰嘴滑囊炎**，常发生于经常用肘部支持用力工作的人，因多见于矿工，故得名矿工肘。在肘部，肱三头肌抵止于尺骨鹰嘴。此处有两个滑囊，一个位于鹰嘴和肱三头肌腱之间，称**鹰嘴腱下囊**；另一个位于肱三头肌腱和皮肤之间，称**鹰嘴皮下囊**。正常的滑囊分泌滑液，有润滑作用，以减少对肌腱的摩擦和缓冲对局部的机械冲击作用。常因碰撞或反复的摩擦等机械刺激和经常的微细损伤，而引起急、慢性滑囊炎。有时囊内有钙质沉积而钙化。

## 二、前臂骨折移位的解剖学基础

1. **尺骨上 1/3 骨折** 骨折上段因肱肌作用而被上举，下段受旋前方肌作用而被牵向桡骨。

2. **桡骨干骨折** 上 1/3 骨折时（骨折线在旋前圆肌止点以上），骨折近侧断段因肱二头肌和旋后肌作用而旋后错位。远侧断段因旋前圆肌和旋前方肌作用而旋前错位。桡骨干中 1/3 骨折时（骨折线在旋前圆肌止点以下），骨折近侧断段因旋前圆肌和旋后肌的彼此牵制而处于中间位，远侧断段因旋前方肌的作用而旋前错位。桡骨下端骨折，桡骨下端比上端大而扁阔，较易发生骨折。骨折后，骨折近侧断段因旋前方肌的牵拉而凸向前臂掌面尺侧，远侧断段因肱桡肌牵拉而使手偏向桡侧并旋后错位。

3. **桡、尺骨干双骨折**（前臂双骨折） 尺骨下端虽没有直接与腕、掌相接，但自腕、掌向上的暴力，可通过骨间膜传递到尺骨，引起桡、尺骨双骨折。骨折后，因前臂伸肌和屈肌的牵拉，引起近侧断段和远侧断段互相重迭，前臂缩短，一般是近侧断段在前，远侧断段在后。由于旋前圆肌和旋前方肌的作用，使桡尺骨互相靠近。

## 三、前臂骨间膜与前臂骨折复位固定的关系

前臂骨间膜与前臂双骨折的复位有密切关系。骨间膜附着于尺骨和桡骨的骨间缘。骨间膜的纤维方向，主要是自桡骨斜向下内到达尺骨。它对稳定桡尺近、远侧关节和维持前臂旋前和旋后功能有十分重要的作用。当前臂居中间位时，桡、尺骨干间的距离最宽，间隙最大，骨间膜上下一致处于最紧张状态，两骨间缘对峙。当前臂在旋前或旋后位时，上述情况消失，前臂两骨的稳定性也随之消失。因此在处理前臂双骨折复位时，要注意恢复前臂骨于中间位，防止骨间膜挛缩，骨折愈合后才不致影响前臂的旋转功能。

# 第四节 手 部

## 【局部解剖】

### 一、手掌

手掌面的结构主要包括来自前臂的屈指肌腱和它们的腱滑液鞘、手肌以及它们的血管、神经。屈指肌腱有指浅、深屈肌腱和拇长屈肌腱，它们经腕管入掌止于指骨。手肌包括桡侧的鱼际肌、尺侧的小鱼际肌和中间群的蚓状肌和骨间肌，它们起止均在手骨。前臂前面下延的正中神经和尺神经分别经屈肌支持带的深方（腕管）和浅方进入手掌，分支支配手肌以及手的掌面和部分指背面的皮肤。由桡动脉和尺动脉吻合成的掌浅弓和掌深弓及它们的分支营养手掌诸结构。手掌面静脉血主要经手背静脉网回流。手掌面的淋巴管也主要流向手的背面。

（一）皮肤和浅筋膜

手掌的皮肤角化明显，厚而坚实，富有血管、神经和汗腺，无皮脂腺。鱼际和小鱼际表面的皮肤较薄。手掌中央和指掌面的浅筋膜内有许多纤维束连接皮肤和深面的深筋膜，无皮下组织，皮肤直接与掌腱膜或指腱鞘相连。这种结构特点可以防止皮肤过分活动，有利于握持物体。浅血管、淋巴管及皮神经行于浅筋膜内。

**1. 皮神经** 正中神经和尺神经掌支在屈肌支持带近侧浅出后，分布于手掌桡侧和尺侧部皮肤（图2-17）。正中神经发指掌侧神经分布于桡侧3个半指的掌面皮肤，以及桡侧3个半指的中节和远节指背皮肤；尺神经的指掌侧神经分布到尺侧1个半指的掌面皮肤。

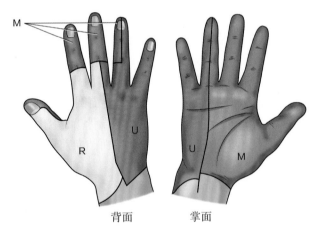

背面　　　掌面

U.尺神经　R.桡神经　M.正中神经

**图2-17　手背和手掌的皮神经分布示意图**

**2. 掌短肌** 很薄，属于退化的皮肌；起自屈肌支持带和掌腱膜内侧缘，止于掌内侧缘皮肤。

（二）深筋膜

手掌的深筋膜厚薄不一，在两侧覆盖鱼际肌和小鱼际肌的筋膜，分别称鱼际和小鱼际筋膜，较薄弱；在掌心部分呈致密的腱性组织，称掌腱膜；在腕前加厚形成屈肌支持带。

**1. 掌腱膜** palmar aponeurosis （图2-18） 呈三角形，厚而坚韧，由纵横纤维构成。其尖向近侧，与掌长肌腱相连，并与深方的屈肌支持带近侧缘相延续；其基底位于掌骨头平面，向远侧分为4束，走向内侧4指，延续为指腱鞘。在指蹼处，相邻两条纵行束间为**指蹼间隙**，内含有结缔组织和脂肪，并有至指的血管、神经和蚓状肌通过。掌腱膜自外侧缘发出**鱼际隔**、经鱼际肌和拇收肌之间伸向背侧，附于第 1 掌骨；内侧缘发出**小鱼际隔**，经小鱼际外侧伸向背侧，附于第 5 掌骨。二隔将鱼际肌、小鱼际肌与手掌的指屈肌腱分隔开。

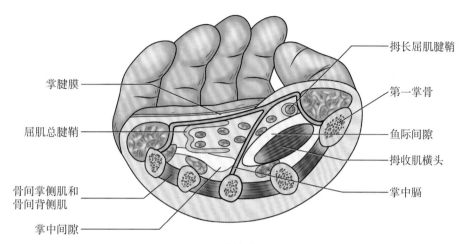

图 2-18 手掌筋膜间隙示意图

**2. 屈肌支持带** flexor retinaculum（图 2-20，图 2-22） 是腕前深筋膜加厚形成的扁带，与前臂和手掌的深筋膜相延续，位置较深，厚而坚韧。尺侧附于豌豆骨和钩骨，桡侧附于舟骨和大多角骨，它与腕骨沟共同围成**腕管** carpal canal。掌长肌腱、尺神经和尺动脉经屈肌支持带浅面入掌；指浅、深屈肌腱及包绕它们的屈肌总腱鞘、拇长屈肌腱及包绕它的拇长屈肌腱鞘和正中神经都经屈肌支持带深方，通过腕管入掌。桡侧腕屈肌腱穿屈肌支持带在大多角骨的附着处入掌。

（三）手掌的屈肌腱

**1. 桡侧腕屈肌腱**（图 2-19，图 2-20） 自前臂前面掌长肌腱的桡侧下行至腕前，穿屈肌支持带在大多角骨的附着处，止于第 2 掌骨底。

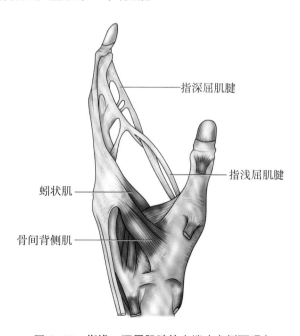

图 2-19 指浅、深屈肌腱的止端（左侧面观）

2. **指浅屈肌腱**　4条肌腱在正中神经的深方，经腕管入掌。它们在掌浅弓及正中、尺神经至手指的神经的深方行向远侧，分别入尺侧4个指腱鞘。每一腱在近节指骨中部分为二脚，止于中节指骨体两侧。

3. **指深屈肌腱**　4条肌腱在指浅屈肌腱的深方，经腕管入掌，各腱分别伴行于指浅屈肌腱的深面入尺侧4个指腱鞘。在鞘内经指浅屈肌腱二脚之间到达浅面，止于远节指骨底。

4. **拇长屈肌腱**　在指深屈肌腱的桡侧经腕管入手掌，行于拇短屈肌和拇收肌之间，止于拇指远节指骨底。

### （四）手掌腱滑膜鞘和手指腱鞘

1. **手掌腱滑膜鞘**（图2-20）　指浅、深屈肌腱和拇长屈肌腱在通过腕管时，分别有腱滑膜鞘包裹。包绕拇长屈肌腱的称为**拇长屈肌腱鞘** tendinous sheath of flexor pollicis longus；包绕指浅、深屈肌腱的，称为**屈肌总腱鞘** common flexor sheath。二鞘约在屈肌支持带近侧2.5 cm处开始，向远侧，仅在拇指和小指可一直延伸到相应的指腱鞘，而屈肌总腱鞘的余部，大多数人至手掌中部即中断，不与中间三指的指腱鞘相通。在滑膜鞘中断部分的指深屈肌腱，为蚓状肌提供了起点。拇长屈肌腱鞘与屈肌总腱鞘常常相通，故中间三指腱鞘炎，早期常局限于本手指，而拇指或小指腱鞘炎，早期即可蔓延到拇长屈肌腱鞘或屈肌总腱鞘，最后几乎可波及包括小指的指腱鞘、屈肌总腱鞘、拇长屈肌腱鞘以及拇指的指腱鞘在内的广大区域，呈现"V"形感染区。

2. **指腱鞘** tendinous sheaths of fingers（图2-20B）　由指纤维鞘和指滑膜鞘两部分构成。在尺侧4指包绕指浅、深屈肌腱；在拇指包绕拇长屈肌腱。

**指纤维鞘** fibrous sheaths of fingers是手指掌侧深筋膜加厚形成的筋膜管，附于指骨和关节囊两侧。它在指骨处主要为环行纤维，较强厚；在指关节处主要为交叉的斜行纤维，较薄弱。指纤维鞘与指骨共同围成骨性纤维性管，对肌腱起滑车和约束作用。**指滑膜鞘** synovial sheaths of fingers位于指纤维鞘内，包括每一手指的屈肌腱，其外层紧贴指纤维鞘内面，内层贴附肌腱表面。内、外二层移行部分形成的腱系膜，在此只残留一部分，称**腱纽**，连于肌腱止端背面与指骨之间，其中有供应肌腱的血管通过。滑膜鞘可使肌腱活动时减少摩擦。

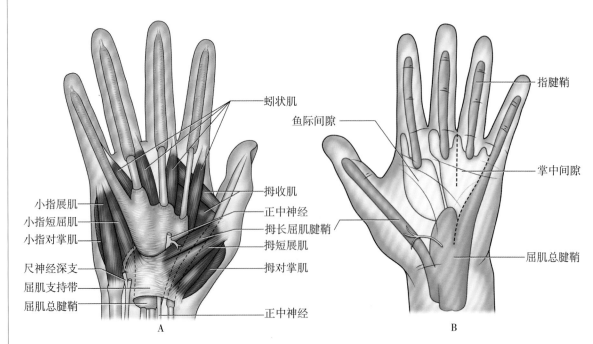

图2-20　**手掌腱滑膜鞘**
A. 手掌腱滑膜鞘；B. 手掌筋膜间隙、滑膜鞘和手指腱鞘

（五）手肌

手和手指的用力运动主要靠来自前臂的长肌，而手的精细的技巧性运动则主要由手肌来完成。手肌包括许多短小的肌肉，全部集中在手的掌侧，可以分外侧、中间和内侧3群（图2-20A）。

1. **外侧群** 是运动拇指的肌，较为发达，在手掌拇指侧形成一隆起，称**鱼际** thenar，有4块肌，分浅、深2层排列。它们共同起自屈肌支持带及其外侧附着点。

①**拇短屈肌** flexor pollicis brevis 和②**拇短展肌** abductor pollicis brevis，分居浅层的内、外，止于拇指近节指骨底。③**拇对掌肌** opponens pollicis，位于拇短展肌深方，止于第一掌骨桡侧半前面全长。④**拇收肌** adductor pollicis，位置最深，居拇对掌肌的内侧，有两个起头，**拇收肌横头** transverse head of adductor pollicis 起自第3掌骨前面，**拇收肌斜头** oblique head of adductor pollicis 起自屈肌支持带桡侧，二头合并止于拇指近节指骨底。

上述4肌分别使拇指作屈、展、对掌和收的运动。神经支配：除拇收肌由尺神经深支支配外，其余3肌由正中神经返支支配。

2. **内侧群** 是运动小指的肌，在手掌小指侧也形成一隆起，称**小鱼际** hypothenar，有3块肌，也分浅、深2层排列，它们共同起自屈肌支持带及其内侧附着点。①**小指展肌** abductor digiti minimi 和②**小指短屈肌** flexor digiti minimi brevis 分居浅层的内、外，止于小指近节指骨底。③**小指对掌肌** opponens digiti minimi，位于上述二肌深面，止于第5掌骨尺侧缘。上述3肌分别使小指展、屈和对掌。神经支配为尺神经深支。

3. **中间群**（图3-21） 位于掌心，包括4块蚓状肌和7块骨间肌。①**蚓状肌** lumbricales，为细束状小肌，起自指深屈肌腱桡侧，伴行于至手指的血管、神经的深方，经指蹼间隙到达指的桡侧，而后转至第2~5指背面，加入指背腱膜。作用：屈掌指关节，伸指间关节。②**骨间肌**（图2-21），位于掌骨间隙内，可分为骨间掌侧肌和骨间背侧骨。**骨间掌侧肌** palmar interossei，共3块，位于尺侧3个掌骨间隙内，可使第2、4、5指向中指靠拢（内收）。**骨间背侧肌** dorsal interossei，共4块，位于4个掌骨间隙的背侧部，它们的作用是以中指为中线外展第2、4指。由于7块骨间肌都加入指背腱膜，故骨间肌还能协同蚓状肌屈掌指关节，伸指间关节。神经支配：除第1、2蚓状肌由正中神经支配外，其余都由尺神经深支支配。

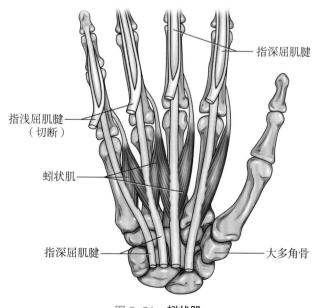

指深屈肌腱

指浅屈肌腱
（切断）

蚓状肌

指深屈肌腱

大多角骨

图2-21 **蚓状肌**

（六）手掌的筋膜间隙

手掌筋膜间隙（图 2-18）位于指屈肌腱及屈肌总腱鞘的深面，第 3、4 骨间掌侧肌和拇收肌掌面的筋膜浅面。它是一潜在的间隙，其中充填着疏松结缔组织。此间隙又被掌中隔分为桡侧的鱼际间隙和尺侧的掌中间隙。**掌中隔**是掌腱膜发出的筋膜隔，经示指和中指屈肌腱之间斜向后内，连于第 3 掌骨前面。**鱼际间隙**：前界的外侧为示指的屈肌腱和第 1 蚓状肌；后界为拇收肌及其表面的筋膜；内侧界为掌中隔；外侧界为鱼际肌和鱼际隔。掌中间隙：前界为中、环、小指的屈肌腱和第 2~4 蚓状肌；后界为第 3~5 掌骨、骨间肌及其表面的筋膜；内侧界为小鱼际肌和小鱼际隔；外侧界为掌中隔。掌中间隙的近侧逐渐变窄，通过腕管与前臂屈肌后面的间隙相通；远侧沿蚓状肌筋膜，经指蹼间隙至第 3~5 指近节指骨背侧。

了解这两个间隙的范围，对手掌感染蔓延的诊断和治疗有重要意义。由于间隙与腱鞘的位置关系密切，中、环和小指腱鞘的感染可向掌中间隙扩散；示指腱鞘炎可蔓延至鱼际间隙；掌中间隙和鱼际间隙感染，均可沿蚓状肌的筋膜，扩散到相应的指蹼，甚至指背。如果掌中间隙感染积脓时，可在第 3、4 指蹼切开引流；鱼际间隙积脓时，应在第 1 指蹼切开引流。

（七）手掌的动脉

1. **尺动脉和掌浅弓**（图 2-22，图 2-23） 自前臂尺侧下行的尺动脉，经豌豆骨外侧，沿屈肌支持带的浅方入手掌。在豌豆骨的外下方，它发出掌深支后，终支转向外，与桡动脉掌浅支吻合形成掌浅弓。**掌深支** deep palmar branch 伴尺神经深支，经小指展肌和小指短屈肌之间，穿小指对掌肌至掌深部指屈肌腱深面，与桡动脉终支吻合成掌深弓。

**掌浅弓** superficial palmar arch，位于掌腱膜深面，指屈肌腱和正中神经浅面。

自弓的凸缘发出 4 个分支；1 支为小指尺掌侧动脉，供应小指尺侧缘；其余 3 支为**指掌侧总动脉** common palmar digital artery，经指蹼间隙下行到掌指关节附近，各分为 2 条**指掌侧固有动脉** proper palmar digital artery，分别在指神经的背侧，沿指侧缘下行，供应第 2~5 指的相对缘。掌浅弓组成的型式变异较大，有时可以缺如。

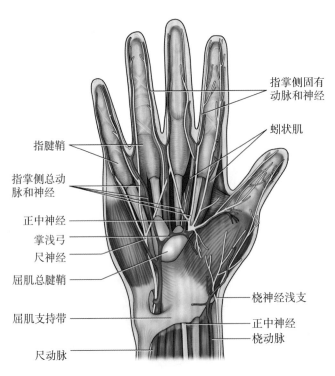

图 2-22　腕前区和手掌浅层

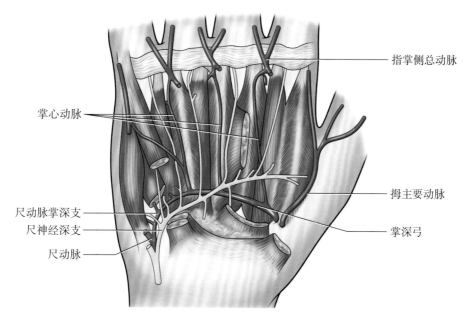

指掌侧总动脉

掌心动脉

拇主要动脉

尺动脉掌深支

尺神经深支

掌深弓

尺动脉

图 2-23　**掌深弓和尺神经深支**

2. **桡动脉**和**掌深弓**（图 2-22，图 2-23）桡动脉从腕前转向手背前发出掌浅支，穿鱼际肌或沿其表面下行，与尺动脉终支吻合成掌浅弓。桡动脉主干转至手背后，穿第 1 骨间背侧肌入手掌，在拇收肌深方（背侧）发出**拇主要动脉** principal artery of thumb，分支供应拇指掌面两侧和示指桡侧缘。桡动脉主干继续行经拇收肌二头之间向内，与尺动脉掌深支吻合成掌深弓。

**掌深弓** deep palmar arch 较细，位于掌骨和骨间肌的浅面，指屈肌腱与屈肌总腱鞘的深面，与尺神经深支伴行。

由掌深弓向远侧发出 3 条**掌心动脉** palmar metacarpal artery，沿骨间掌侧肌浅面下行，至掌指关节附近，分别连结相应的指掌侧总动脉。

掌浅弓与掌深弓有很重要的功能意义，当手紧握物体时，血管常常受到压迫，掌浅弓血流受阻，血流仍能经掌深弓流通，使手的血液循环不受影响。

（八）手掌的神经

1. **正中神经** median nerve　在屈肌支持带近侧，正中神经发出小的**掌支** palmar branch of median nerve，分布到掌心和鱼际表面的皮肤。主干紧贴屈肌支持带深面，通过腕管进入手掌，居掌浅弓与指屈肌腱之间立即分为 6 支（图 2-22，图 2-23）。它们自桡侧向尺侧依次为：①**返支**，短而粗，在屈肌支持带的远侧缘发出，向外行稍返向近侧进入鱼际，支配拇收肌以外的鱼际肌。在舟骨结节垂直下方约 3 cm 为返支的体表投影，临床上应避免在此作手术切口，以免损伤返支。②**指掌侧固有神经** proper palmar digital nerve 有 3 支至拇指掌面两侧和示指掌面桡侧的皮肤。③**指掌侧总神经** cmmon palmar digital nerve。有 2 支伴同名动脉经指蹼间隙至掌指关节附近，各分为 2 支指掌侧固有神经，至示指与中指以及中指与环指掌面相对缘皮肤。上述分支中至示指和中指的神经还发出分支支配第 1、2 蚓状肌；指掌侧固有神经还发分支到外侧 3 个半指的中节和远节指背皮肤。

2. **尺神经** ulnar nerve　在屈肌支持带近侧，尺神经发出小的**掌支** palmar branch of ulnar nerve，分布到小鱼际表面的皮肤。主干经屈肌支持带浅面在掌短肌覆盖下，伴尺动脉入手掌，在豌豆骨的外下方分为深、浅二终支（图 2-22，图 2-23）。**浅支** superficial branch，除分支至掌短肌外，主要为皮神经：1 支为指掌侧固有神经至小指掌面内缘；另 1 支为指掌侧总神经，伴同名动脉行向指蹼，再分为 2 支指掌侧固有神经，至小指与环指掌面相对缘皮肤。**深支** deep branch 主要为肌支，伴尺动脉掌深支，穿小鱼际肌后行至掌深部，沿途分支支配小鱼际肌、第 3、4 蚓状肌、拇收肌和全部骨间肌。

（九）指腹

**指腹**是指端掌面所有软组织结构的总称。在指深屈肌腱止端的远侧，有较致密的纤维隔从骨膜连至指远侧横纹的真皮，将末节指的远端 4/5 的指肚隔成一密闭的区域，指腹又被许多连于指骨骨膜与皮肤之间的纤维隔分成若干小房，房内充满脂肪、血管和神经。指端是容易发生外伤感染的部位，当化脓时，张力大，压力高，可压迫神经引起剧痛，手下垂时尤为明显，应及早切开引流，否则末节指骨可因血液供应受阻而坏死。为防止伤及肌腱、减少瘢痕以及影响手指触觉，一般不做正中切口，而在指端两侧做切口引流。

## 二、手背

手背主要含有从前臂延续来的伸指和伸、展拇指肌的肌腱；除在手背"鼻烟窝"内有一段桡动脉外，手背的血管神经多直接位于皮下，如桡神经浅支、尺神经手背支及手背静脉等。

（一）皮肤和浅筋膜

手背的皮肤薄而柔软，富有弹性，有毛发和皮脂腺。手背的浅筋膜也薄而疏松，有利于皮肤的移动，浅筋膜内含有手背静脉网静脉、浅淋巴和皮神经。

1. 手背静脉网由浅静脉互相吻合形成。手背静脉网桡侧半的静脉汇集形成头静脉，尺侧半的静脉汇集形成贵要静脉。手的静脉回流一般由掌侧流向背侧，从深层流向浅层。手背静脉网是临床静脉输液常用的静脉。

2. 浅淋巴管　手背的淋巴回流与静脉相似，也参与形成丰富的淋巴管网。手掌远端的淋巴管网在指蹼间隙处流向手背淋巴管网，因此，当手部有感染时，手背较手掌肿胀明显。

3. 皮神经（图 2-17）①桡神经浅支，为桡神经终支之一。在桡骨茎突上方约 5 cm 处浅出，然后转至背侧与头静脉起始部伴行，分布于手背桡侧半和桡侧两个半手指近节指背面的皮肤。②**尺神经手背支** dorsal branch of ulnar nerve，在前臂中部发自尺神经，在腕的尺侧稍上方穿深筋膜浅出，以后转向背侧下行，与贵要静脉起始部伴行，分布于手背尺侧半、小指、环指尺侧半背面的皮肤以及环指桡侧半和中指尺侧半近节指背面的皮肤。

（二）伸肌支持带与骨纤维管

**伸肌支持带** extensor retinaculum（图 2-24）的内侧附于尺骨茎突和三角骨，外侧附于桡骨远端外缘。它向深面发出 5 个隔，分别至尺骨小头和桡骨下端的背面，构成 6 个骨纤维管，供包绕腱滑膜鞘的伸肌腱通过。伸肌支持带对伸肌腱起保护、支持和约束作用。

（三）伸肌腱滑膜鞘

前臂伸肌腱经**伸肌支持带**深方走向手指时，都被包绕在腱滑膜鞘内。来自前臂的 3 块伸腕肌、3 块伸指的肌和 3 块伸、展拇指的肌，共 12 条肌腱，分别为 6 个腱滑膜鞘所包裹，通过 6 个骨纤维管。

伸肌腱滑膜鞘自桡侧向尺侧依次为（图 2-24）：①拇长展肌和拇短伸肌腱鞘；②桡侧腕长、短伸肌腱鞘；③拇长伸肌腱鞘；④指伸肌和示指伸肌腱鞘；⑤小指伸肌腱鞘；⑥尺侧腕伸肌腱鞘。各腱滑膜鞘都略超出伸肌支持带的近侧缘和远侧缘。

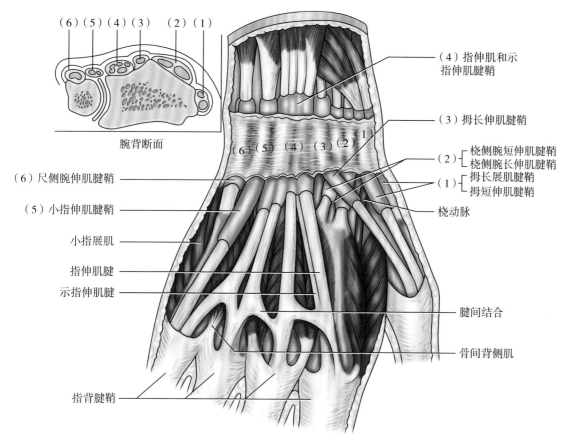

（6）（5）（4）（3）（2）（1）

腕背断面

（6）尺侧腕伸肌腱鞘

（5）小指伸肌腱鞘

小指展肌

指伸肌腱

示指伸肌腱

指背腱鞘

（4）指伸肌和示
指伸肌腱鞘

（3）拇长伸肌腱鞘

（6）（5）（4）（3）（2）（1）

（2）{桡侧腕短伸肌腱鞘
桡侧腕长伸肌腱鞘

（1）{拇长展肌腱鞘
拇短伸肌腱鞘

桡动脉

腱间结合

骨间背侧肌

图2-24　**伸肌支持带和手背的深层结构**

（四）鼻咽窝

鼻烟窝（图2-16）位于伸肌支持带的远侧，腕的背外侧。在活体，当伸、展拇指时，呈一尖向远侧的三角形凹陷，其桡侧界为拇长展肌腱和拇短伸肌腱；尺侧界为拇长伸肌腱。窝底从近侧至远侧依次为桡骨茎突、手舟骨和大多角骨。桡神经浅支和头静脉属支从其浅面经过；桡动脉从桡骨下端的下方潜入窝内，故在此处可摸到桡动脉搏动。舟骨骨折，此窝因肿胀而消失，并有压痛。

（五）指甲

**指甲** nail of finger 是指背皮肤的表皮角化增厚而成，位于末节指的背面。指甲的近侧缘潜在皮下的部分叫甲根。指甲的深方为甲床，由表皮生发层和真皮构成。指甲根部的表皮生发层特别发达，是指甲生长的部位，手术时应加以保护。围绕指甲两侧和甲根的皮肤皱襞是甲襞，甲襞与甲床之间为甲沟，常因刺伤感染形成甲沟炎。

## 【实地解剖】

1. 沿下列各线切开皮肤：①沿手的前面正中线纵切至中指根部；②沿腕前远侧横纹绕腕一周；③沿手掌和手背各指根部连线横切；④沿各指掌面中线纵切至远节指骨底并横切至指的两侧。向两侧翻起掌和近侧二节各指的皮肤，并完整揭去（暂可保留指端的皮肤）。注意手掌中部和手指皮肤借多数纤维束与深筋膜相连，尤其在掌纹和指横纹处，皮肤直接与深筋膜相连，无皮下组织。手的掌侧面皮肤较厚而坚韧，角化层也较厚，故须耐心剥离，并注意勿伤及深方结构。在揭去小鱼际近侧部表面的皮肤时，注意在浅筋膜脂肪内有横行走向的掌短肌纤维。

2. 在桡骨茎突上方约 5 cm 处，寻找穿深筋膜浅出的桡神经浅支；在腕的尺侧稍上方，寻找尺神经手背支穿深筋膜浅出，将它们向远端追踪并观察它们的分布范围。在腕掌面，屈肌支持带近侧，寻认位于桡侧的正中神经掌支和位于尺侧的尺神经掌支。

3. 清除掌中部的脂肪，暴露深方的掌腱膜。它是手掌深筋膜加厚部分，呈三角形，由纵、横纤维构成。它的两侧续于鱼际筋膜；尖向近侧与掌长肌腱相连；底向远侧，在掌骨头处分出四束纵行纤维趋向尺侧四指的根部，与指腱鞘相延续。在相邻两条纵行纤维束之间的指蹼间隙内，有至指的血管、神经和蚓状肌通过，暂不追查。

4. 在腕部，将已解剖出的肌腱、血管和神经复回原位，结合自身活体触摸，从桡侧向尺侧依次辨认：肱桡肌腱、桡动脉、桡侧腕屈肌腱（深方有拇长屈肌腱）、正中神经和掌长肌腱、指浅屈肌腱（深方有指深屈肌腱）、尺动脉、尺神经和尺侧腕屈肌腱。

5. 在指根部横切掌腱膜远侧的四条纵行束，用镊提起掌腱膜两侧缘，可见其两缘都发出纤维隔，分别沿鱼际内缘和小鱼际外缘伸向背侧，观察后切断。逐渐向掌心游离掌腱膜，注意勿伤及深方的掌浅弓和正中神经的分支，仔细辨认从掌腱膜伸向示指和中指屈肌腱间的掌中隔，它是分隔掌深部筋膜间隙的纤维隔，观察后切断，不必向深方追踪。至此掌腱膜完全游离，将它与掌长肌一起翻向上方，即可观察深方的屈肌支持带，查清它的上、下界。

6. 从腕部向下分别追踪尺动脉以及桡动脉的掌浅支。尺动脉经屈肌支持带浅方下行，至豌豆骨外下方分出深支潜入小鱼际（可不追踪），追寻转向外方的终支；桡动脉浅支沿鱼际浅面或穿鱼际肌到手掌。检查二者吻合成掌浅弓（注意掌浅弓组成类型较多）。清理从掌浅弓凸缘发出的分支：一支至小指尺掌侧缘；三支指掌侧总动脉行向指蹼，每支又分为二支指掌侧固有动脉进入二指相对缘。

掌浅弓深方是正中神经和尺神经到各指的分支，它们与掌浅弓至各指的同名动脉伴行，可随动脉同时剥出。

从腕部向下追踪尺神经，它经屈肌支持带浅方，在豌豆骨外下方分为深、浅二终支。深支伴尺动脉掌深支转向深方（可不追踪）；浅支即为至尺侧一个半指的神经（前已随动脉剥出）。

在屈肌支持带上方轻轻牵拉正中神经，可指示在屈肌支持带下方找到经其深方入掌的正中神经。在屈肌支持带下缘寻找正中神经发出的返支，它向外并稍返向近侧进入鱼际肌。正中神经至桡侧三个半指的神经已随动脉剥出，追踪一支中指的指掌侧固有神经至指尖，并查看它还分支到中节和远节指背皮肤。

7. 在屈肌支持带稍下方，用镊提起指屈肌腱表面的一层菲薄的结缔组织膜，它是包绕指浅、深屈肌腱的屈肌总腱鞘的外层，用吸满空气的注射针穿入膜内，将空气注入，可见被充盈的屈肌总腱鞘的范围。若因滑膜鞘破损，未能显示其范围，则可打开其外层，沿被覆滑膜鞘内层的屈指肌腱插入探针，探明其近端延伸的程度。

修洁中指掌面的浅筋膜，勿伤血管神经，暴露手指腱鞘。观察手指腱鞘在指骨前面的部分较厚，而在指关节前面的部分较薄。纵行切开手指腱鞘，查看手指腱鞘由手指腱纤维鞘和手指腱滑膜鞘构成。结合示教标本综观屈肌总腱鞘和手指腱鞘的范围。

8. 纵行切开屈肌支持带，并翻向两侧（若不能翻开，可剪掉一部分），注意不要伤及深方的结构。复认正中神经通过腕管入掌；从腕管向远侧清理四条指浅屈肌腱，它们分别进入第 2~5 指肌腱鞘；在指浅屈肌腱深方，向远侧追踪四条指深屈肌腱也进入第 2~5 指肌腱鞘。注意有 4 条蚓状肌分别起自指深屈肌腱桡侧，它们与指的血管神经伴行至尺侧四指基底的桡侧，可修洁一条蚓状肌腱至指背腱膜。试寻正中神经至指的神经分出小支至第 1~2 蚓状肌。

在已切开的中指腱鞘内，观察指浅屈肌腱分为二脚，止于中节指骨两侧，而指深屈肌腱穿经指浅屈肌腱二脚之间到达浅面，止于远节指骨底。提起指浅、深屈肌腱，查看连于指骨与腱背面的结缔组织小束，此为腱纽。

9. 清除鱼际表面的筋膜，勿伤正中神经返支，暴露鱼际各肌。拇短屈肌和拇短展肌分居浅层内、外，大致观察它们的起止。用刀柄将拇短展肌与其深方的肌分离，并在中部切断肌腹，翻向两侧，见深方包第 1 掌骨的拇对掌肌；将拇短屈肌尽量拉向外侧，则见深方的拇长屈肌腱及其深方的拇收肌止端部分。用第 7 条解剖方法，探查拇长屈肌腱鞘的范围，并剪开拇指腱鞘，检查拇长屈肌腱的止点。

10. 修洁小鱼际表面的筋膜，勿伤尺神经和尺动脉的深支。查看小指展肌和小指短屈肌分居浅层内、外，沿尺神经和尺动脉的深支穿入小鱼际处分清二肌相邻缘，大致观察它们的起止。分离并横断小指展肌，翻向两侧，暴露深方的小指对掌肌。

11. 在发出第 2、3 指掌侧总动脉间切断掌浅弓。将指浅、深屈肌腱、正中神经和尺神经分别向两侧牵开。探查位于指屈肌腱及其总腱鞘与骨间肌和拇收肌筋膜之间的潜在间隙。试观察有无自示指与中指屈肌腱间伸延至第 3 掌骨前面的掌中隔。它将掌中部的筋膜间隙分为内侧的掌中间隙和外侧的鱼际间隙。观察和理解二间隙的边界。

12. 将小指短屈肌从其在屈肌支持带的起点分离，翻向远侧。从尺神经深支和尺动脉掌深支起点处，追踪它们经指短屈肌深方进入掌深部。修洁拇收肌，将其上部的肌束纵行切开，寻找从手背第 1 掌骨间隙穿入手掌、而位于深部的桡动脉及其分布至拇指和示指的拇主要动脉（注意它的起点可有变异）。清理并观察桡动脉终支和尺动脉掌深支吻合成掌深弓。试寻找掌深弓向远侧发出的掌心动脉。

13. 利用示教标本观察骨间肌。观察骨间掌、背侧肌的位置、起止，特别是它们的止腱参与指背腱膜的情况，并理解它们的作用。

14. 观察指端解剖特点。切除一个指端掌面的皮肤，切开皮下软组织至指骨，观察指端软组织被许多起于指骨骨膜、终于皮肤的纤维索分成若干小房，房中充满脂肪。

观察指端背侧的指甲。任选一个手指，先把指甲与其周固的甲郭分离，然后将指甲与其深方的甲床分离，即可把指甲拔下。观察甲根、甲床和甲郭。

15. 在腕前方找出桡动脉，追踪桡动脉至桡骨茎突的下方，经拇长展肌腱和拇短伸肌腱深方，绕腕关节外侧进入"鼻烟窝"转向后下，穿第 1 骨间背侧肌至手掌。

16. 观察伸肌腱滑膜鞘 借助手指伸肌腱鞘标本，并参照本教材"伸指肌滑膜鞘"一节内容，证实在伸肌支持带深方通过的伸肌腱亦包裹腱滑膜鞘，且鞘的两端超出伸肌支持带的上、下界。观察 6 个腱滑膜鞘通过 6 个骨纤维管。在腕背侧沿上述各肌腱分别切开其浅面的伸肌支持带，暴露各骨纤维管。由桡侧向尺侧依次辨认各伸肌腱滑膜鞘。

## 【临床解剖】

### 一、腕管综合征的解剖基础

腕管综合征是由于从手臂通往手指的**正中神经**，在腕部受到压迫所导致的症候群。以手部麻木疼痛，桡侧 3 指感觉改变，晚期出现大鱼际肌萎缩及肌力减退为特点。正中神经和屈肌腱由腕管内通过（拇长屈肌腱，4条指浅屈肌腱，4条指深屈肌腱）。正中神经走行在屈肌支持带下方，紧贴屈肌支持带。在屈肌支持带远端，正中神经发出返支，支配拇短展肌、拇短屈肌浅头和拇对掌肌。其终支是指神经，支配拇、示、中指和环指桡侧半皮肤。

腕管综合征的手术治疗：包括常规手术治疗和内镜下微创治疗。手术最终目的是切开屈肌支持带，开放腕管，解除对正中神经的压迫。常规手术入路是将皮肤和屈肌支持带之间的组织完全切开，然后切开屈肌支持带，行正中神经松解，但手术创伤较大，术后恢复较慢，且常发生瘢痕压痛、小鱼际疼痛和握力降低等并发症，影响日常活动及功能的恢复。内镜下腕管松解术是通过小切口，内镜插入腕管内，从腕管内直接切断屈肌支持带，开放腕管，通过微创伤达到同样减压效果。手术切口小，组织创伤较轻，手术瘢痕不明显，术后恢复较快。

### 二、手部手术切口的解剖基础

手部手术的切口应与皮肤横纹一致，以避免术后粘连，影响手指功能。切口不要从手掌连至手指，根据需要可作横行、斜行或"S"形切口。不宜沿神经或肌腱走行作切口，应掀起皮瓣，间接进入，然后进行显露。

手部手术根据目的不同，常用的切口也有很多（图2-25）。前臂远端、腕及手掌尺侧"S"形切口适用于显露尺神经深支。鱼际纹旁切口或第2掌骨桡侧切口适用于显露鱼际间隙。手指侧面正中切口适用于显露手指肌腱、骨骼及神经等。手指关节"S"形切口适应于显露指骨间关节。

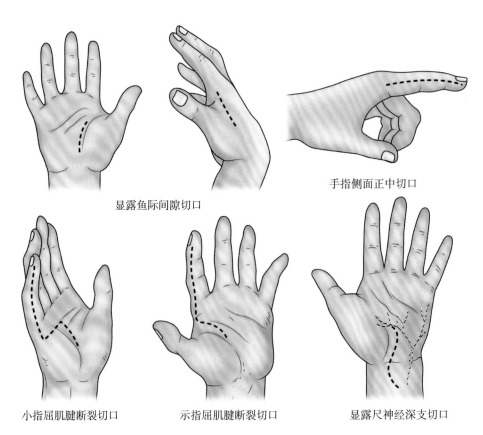

显露鱼际间隙切口

手指侧面正中切口

小指屈肌腱断裂切口

示指屈肌腱断裂切口

显露尺神经深支切口

图 2-25 **手部的手术切口**

（栾丽菊）

# 下肢 第三章

下肢 lower limb 与躯干直接相连，前方以腹股沟与腹部分界；后方以髂嵴与腰、骶部分界；上端内侧移行为会阴部。下肢全长分为臀、股（大腿）、小腿、足。臀区位于躯干下后方，上界为髂嵴，下界为横行的臀皱襞（臀沟）。臀与膝之间为股部，其上界前为腹股沟，后为臀皱襞。股下部和膝的后方为腘窝。膝与踝之间为小腿。足跟至足趾部为足，可分为足背和足底。

## 一、下肢的体表标志

### （一）臀股区

臀部左、右圆隆，两侧之间为臀裂，下部皮肤的横行皱襞叫**臀皱襞**（臀沟）。臀皱襞内端的上方可摸到**坐骨结节**，当大腿屈曲时，坐骨结节紧位于皮下，更易扪得。在坐位时坐骨结节是支持体重的骨点。自髂前上棘沿髂嵴向后上，约距髂前上棘 5~7 cm 处，可摸到**髂结节**。再向后约在髂嵴中点稍后即为髂嵴的最高点，两侧髂嵴最高点连线平对第 4 腰椎棘突，此处是临床做腰椎穿刺的位点。继续沿髂嵴向后触摸，它转向后下终于**髂后上棘**，此处在体表呈一凹陷，平第 2 骶椎棘突。在腹股沟的内、外侧两端分别摸认**耻骨结节**和**髂前上棘**。在髂前上棘的后下方，臀股交界处的浅窝的前方，髂结节下方约 10 cm 处可摸到股骨**大转子**，当旋转髋关节时可扪得它亦随之转动。在腹股沟韧带中点下方股动脉搏动处，用手指用力压向深方，同时使大腿作旋转运动，则可扪到肌肉后方随之转动的**股骨头**。

### （二）膝腘区

在股骨内、外侧髁的下方可摸到**胫骨内、外侧髁**，胫骨粗隆即位于两髁之间的前面。沿胫骨粗隆向下，续于**胫骨**的**前缘**，它及其内侧的胫骨前面都位于皮下，向下延至**内踝**，都可以在体表摸到。临床常测量内踝至髂前上棘的距离进行两侧下肢长度的比较。在膝关节的前面，可摸到位于皮下的**髌骨**。在膝伸直时，股四头肌松弛，髌骨可被左右推动，屈膝时，髌骨紧贴股骨下端前面。在髌骨的下方，极易触及强韧的**髌韧带**，它向下附着于隆起的胫骨粗隆。髌骨两侧可摸到凸隆的**股骨内、外侧髁**，髁上最为突出处为**内、外上髁**。股骨内上髁的上方可摸到**收肌结节**。

### （三）小腿

胫骨外侧髁的后外方，约在胫骨粗隆的水平，可摸到**腓骨头**及下方的**腓骨颈**。小腿下 1/3 外侧可触及腓骨下 1/3 段。腓骨体的下部和**外踝**形成一窄长隆起位于皮下，也可扪到。

### （四）足踝区

在足内侧缘，内踝尖端下方约 2.5 cm 处，可摸到跟骨**载距突**。载距突的前方，可见到并摸到**舟骨粗隆**。在足的外侧缘中部可摸到**第 5 跖骨粗隆**。在足跟处可摸到**跟骨结节**。

## 二、下肢的主要动脉和神经的体表投影

1. 臀上动静脉与神经出入盆腔处：髂后上棘与股骨大转子尖连线的中、内 1/3 交点。

2. 臀下动静脉与神经出入盆腔处：髂后上棘至坐骨结节连线的中点。

3. 坐骨神经出骨盆处：髂后上棘至坐骨结节连线的中点外侧 2~3 cm 处。

4. 股动脉：大腿微屈并外展外旋时，自腹股沟韧带中点至收肌结节连线的上 2/3 段。

5. 胫前动脉：腓骨头到胫骨粗隆连线的中点与内外、踝前面连线中点的连线。

6. 胫后动脉：腘窝下角至内踝与跟腱内缘之间中点的连线。

7. 足背动脉：内、外踝经足背连线的中点至第 1，2 跖骨底之间的连线。

# 第一节　股前内侧区和小腿前外侧区

## 【局部解剖】

### 一、下肢前面的浅层

#### （一）皮肤与浅筋膜

股内侧的皮肤薄且富含皮脂腺，股前区浅筋膜内含脂肪较多，在腹股沟韧带下方浅筋膜分为位于浅方的脂层和深方的膜层，分别与腹前壁的脂层（Camper 筋膜）和膜层（Scarpa 筋膜）相延续。股部膜层菲薄，在腹股沟韧带下方 2 cm 处与深筋膜相贴并融合。膝部皮肤松弛，而移动性大，与髌韧带之间有**髌前皮下囊** subcutaneous prepatellar bursa，慢性劳损时易发生炎症。小腿前区皮肤活动性较小，小腿下部前面多毛发，血供较差，损伤后愈合较慢。

#### （二）皮神经

都来自腰丛（图 3-1）。

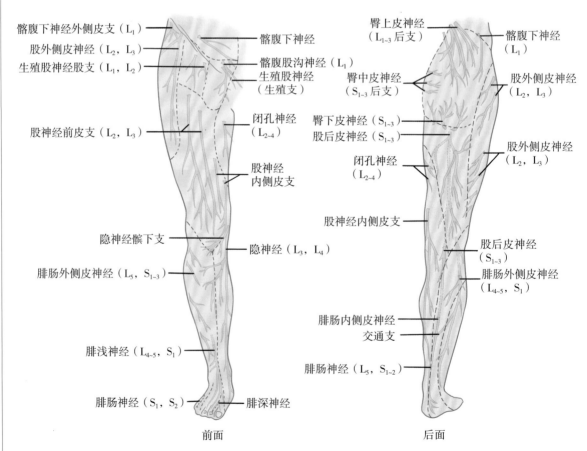

图 3-1　下肢的皮神经

1. **髂腹股沟神经** ilioinguinal nerve，于腹股沟管皮下环处穿出。随精索或子宫圆韧带走行，分支分布于股前内侧面上部的皮肤。

2. **生殖股神经** genitofemoral nerve 的股支，经腹股沟韧带深方入股，于腹股沟韧带中点下方约 2.5 cm 处穿出深筋膜，分布于腹股沟韧带下方 1 个小区域的皮肤。

3. **股外侧皮神经** lateral femoral cutaneous nerve，在髂前上棘下方 5~6 cm 处穿出深筋膜，分前、后两支；前支分布于大腿外侧的皮肤，后支分布于臀区外侧皮肤。

4. **闭孔神经** obturator nerve 的皮支，由闭孔神经前支分出，分布于大腿内侧面上部的皮肤。

5. **股神经前皮支** anterior cutaneous branches of femoral nerve，在大腿前面中部，穿过缝匠肌及深筋膜，分布于大腿前面的皮肤，其终支直达膝关节前面。

6. **隐神经** saphenous nerve 是股神经的终支，伴股动脉入收肌管向下。在收肌管穿其前壁，至膝关节内侧，在缝匠肌后缘浅出，伴大隐静脉沿小腿内侧面下降到足的内侧缘，分布于髌下、小腿内侧面和足内侧缘的皮肤。

7. **腓肠外侧皮神经** lateral sural cutaneous nerve 自腓总神经发出，分布于小腿前外侧上部。

8. **腓浅神经** superficial peroneal nerve 的终支，由腓总神经分出，自小腿外侧中、下 1/3 交点处，穿出深筋膜至皮下，行至足背。

（三）浅静脉

**大隐静脉** great saphenous vein（图 3-2）是全身最大的浅静脉。它在足的内侧缘起自足背静脉弓，经内踝前面沿小腿内侧伴隐神经上行，过膝关节内侧，绕股骨内侧髁后方，再沿大腿内侧上行，并逐渐转至前面，于耻骨结节下外方 3~4 cm 处，穿隐静脉裂孔表面的筛筋膜注入

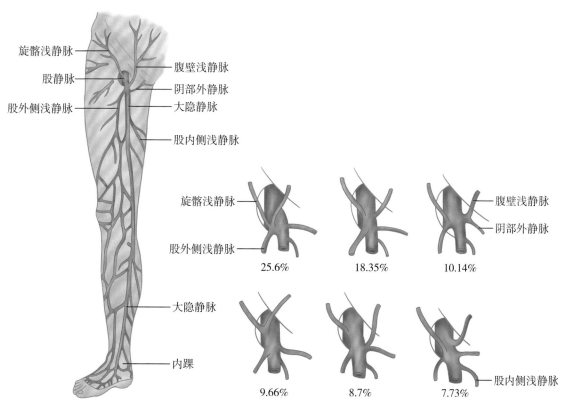

图 3-2　**大隐静脉及其属支的常见类型**

股静脉。它行经内踝前方的一段位置表浅、恒定，常在皮下可见，临床上多在此做静脉穿刺或静脉切开术。

大隐静脉除沿途收集小腿和大腿内侧的浅静脉外，在穿筛筋膜前还接纳以下 5 条属支：①**腹壁浅静脉** superficial epigastric vein，收受脐以下腹壁的浅静脉；②**旋髂浅静脉** superficial iliac circumflex vein，来自髂前上棘附近；③**阴部外静脉** external pudendal vein，来自外生殖器；④**股内侧浅静脉** superficial medial femoral vein，收受股后内侧面的浅静脉；⑤**股外侧浅静脉** superficial lateral femoral vein，收受股前外侧面的浅静脉。大隐静脉属支的数目、位置和汇入形式不恒定，可单独注入大隐静脉，或其中的 2~3 支合干后注入大隐静脉（图 3-2）。

（四）浅动脉

股动脉入股后发出小动脉：

1. **腹壁浅动脉** superificial epigastric artery　向上于腹股沟韧带内侧半的下方约 1 cm 穿阔筋膜，分布于腹前壁下部。

2. **阴部外动脉** external pudendal artery　向内侧分布于外生殖器官。

3. **旋髂浅动脉** superficial circumflex iliac artery　沿腹股沟韧带向外上侧至髂嵴，供给髂嵴附近的区域。

以上三个动脉有可能单独或共干起于股动脉。

（五）浅淋巴结

**腹股沟浅淋巴结** superficial inguinal lymph nodes（图 3-3）　位于浅筋膜内，呈"T"形排列，分上、下两组。**上组** horizontal group 即腹股沟上浅淋巴结，位于腹股沟韧带下方并与其平行，接受脐以下腹壁、臀部、尿道、外生殖器、会阴以及肛管下端、子宫的淋巴管；**下组** vertical group 即腹股沟下浅淋巴结，沿大隐静脉上端纵行排列，以大隐静脉为界，分为内、外侧两组，主要收纳会阴、外生殖器的浅淋巴以及除足外侧缘和小腿后外侧部以外的整个下肢（包括臀部）的浅淋巴管。腹股沟浅淋巴结的输出管穿筛筋膜，主要注入股血管附近的腹股沟深淋巴结；部分入髂外血管附近的髂外淋巴结。

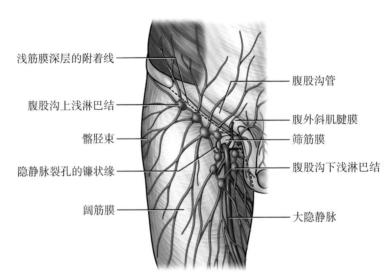

图 3-3　腹股沟浅淋巴结和隐静脉裂孔

（六）深筋膜

1. **阔筋膜** fascia lata　是大腿的固有筋膜，为全身最强厚的深筋膜，呈鞘状包裹大腿诸肌。它的上方与臀筋膜及会阴筋膜相续，下方与小腿筋膜及腘筋膜相续。其内侧部较薄；外侧部特别加厚，附于髂嵴和胫骨外侧髁间，称**髂胫束** iliotibial tract。髂胫束的上部分裂为两层，包裹阔筋膜张肌并供其附着，二者不易分离；束的后部有臀大肌附着。临床上常利用髂胫束作为缝合材料或修补体壁薄弱或缺损处。

2. **隐静脉裂孔** saphenous opening（图 3-3）　为在耻骨结节外下方约 3 cm 处，阔筋膜形成的一卵圆形浅窝，或称卵圆窝，其表面有**筛筋膜** cribriform fascia 覆盖。大隐静脉、股上部浅动脉和腹股沟浅淋巴结的输出管等结构穿筛筋膜而出入隐静脉裂孔。裂孔的外下缘锐利而明显，称**镰状缘**。

3. **股部骨筋膜鞘**　阔筋膜向肌群之间伸入，加厚形成 3 个肌间隔（内侧、外侧和后肌间隔），附于股骨后面的粗线。由阔筋膜、肌间隔和股骨形成 3 个骨筋膜鞘，前方者包绕股前肌群、股血管、股神经及腹股沟深淋巴结；内侧者包绕内侧肌群及闭孔血管、神经；后方者包绕股后肌群及坐骨神经。

4. **髌支持带**　阔筋膜在髌骨两侧与股四头肌腱一起形成的结构，附着于髌骨、髌韧带及胫骨内、外侧髁。

5. **小腿部骨筋膜鞘**　深筋膜内侧紧贴胫骨内侧面，与骨膜融合；外侧向深面伸出前、后两个肌间隔，分别附于腓骨前、后缘，前肌间隔分隔小腿肌前群和外侧群，后肌间隔分隔小腿肌后群和外侧群。

6. **伸肌支持带**　深筋膜至踝部增厚形成支持带。踝部前外侧面的支持带有伸肌上、下支持带和腓骨肌上、下支持带，它们深方有被滑膜鞘包绕的肌腱通过，起约束肌腱、维持各肌腱位置的作用。

① **伸肌上支持带** superior extensor retinaculum（图 3-4），又称小腿横韧带，在踝关节前上方，附于胫、腓骨下端之间。② **伸肌下支持带** inferior extensor retinaculum（图 3-4）又称小腿十字韧带　位于前者下方，呈横置的"Y"形。外侧部附于跟骨上面前部；内侧部分为二束，上束附于内踝，下束越过足内侧缘，至足舟骨和内侧楔骨。趾长伸肌腱和第 3 腓骨肌腱共同包绕在趾长伸肌腱鞘内，通过伸肌下支持带外侧部的深方；胫骨前肌腱及其腱鞘、踇长伸肌腱及其腱鞘以及足背血管和腓深神经，自内向外依次通过伸肌下支持带内侧部深方。当足背屈时，伸肌支持带可约束肌腱，防止肌腱翘起。③ **腓骨肌上支持带** superior peroneal retinaculum 和**腓骨肌下支持带** inferior peroneal retinaculum 前者附于外踝和跟骨之间；后者位于跟骨外侧面，是伸肌下支持带向外的延续。它们深方有腓骨肌总腱鞘包绕的腓骨长、短肌腱通过，对此二肌腱起约束作用。

## 二、股前内侧区

可分为股前区和股内侧区，主要包含有大腿肌的前群和内侧群，以及相应的神经、血管。这些神经和血管，都是从腹腔或盆腔延续而来。此外，还形成了股三角和收肌管等局部结构，内有至股前区的股血管和股神经及它们的分支通过。

### （一）大腿肌群

1. **大腿肌前群**　大腿肌前群有缝匠肌和股四头肌。

**缝匠肌** sartorius 是全身中最长的肌，呈扁带状，起自髂前上棘，经大腿的前面，转向内侧，止于胫骨上端的内侧面。作用为屈髋关节和膝关节，并使已屈的膝关节旋内。此肌由股神经支配。

**股四头肌** quadriceps femoris 是全身中体积最大的肌。有 4 个头：**股直肌** rectus femoris，位于大腿前面，起自髂前下棘；**股内侧肌** vastus medialis 和**股外侧肌** vastus lateralis，分别起自股骨粗线内、外侧唇；**股中间肌** vastus intermedius，位于股直肌深面，股内、外侧肌之间，起自

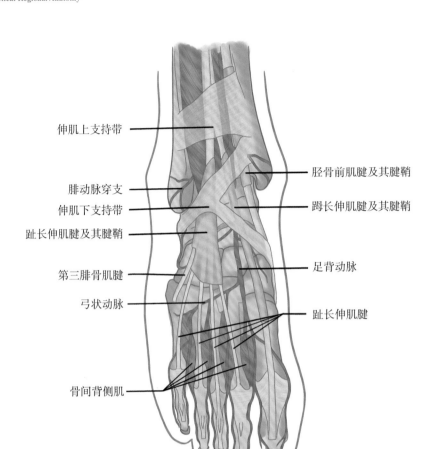

图 3-4　足背伸肌支持带前面观

股骨体的前面。4 个头向下形成一腱，包绕髌骨的前面和两侧，继而下延为髌韧带，止于胫骨粗隆。作用：是膝关节强有力的伸肌，股直肌还有屈髋关节的作用。股四头肌由股神经支配。

2. **大腿肌内侧**　大腿肌内侧群共有 5 块肌，位于大腿的内侧，分层排列。

浅层自外向内依次有：**耻骨肌** pectineus、**长收肌** adductor longus 和**股薄肌** gracilis；在耻骨肌和长收肌的深方为**短收肌** adductor brevis；在上述诸肌的深方有一块呈三角形的、宽而厚的**大收肌** adductor magnus。

内侧肌群起自闭孔周围的耻、坐骨支和坐骨结节等骨面，除股薄肌止于胫骨上端的内侧以外，其他各肌都止于股骨粗线；起自坐骨结节的一部分大收肌纤维几垂直向下，延续成腱束止于股骨内上髁上方的收肌结节，止腱与股骨之间有一裂孔，称为**收肌腱裂孔**，有股血管通过。

大腿肌内侧群的作用：内收大腿，并使大腿旋外。此外，耻骨肌、长收肌和短收肌协助屈大腿；股薄肌协助屈小腿并使小腿旋内；大收肌的坐骨部纤维还能协助大腿后群肌伸髋关节。主要由闭孔神经支配。此外，耻骨肌还接受股神经、大收肌亦接受坐骨神经支配。

3. **髂腰肌**　属髋肌前群，在股前部仅见其止端部分。

髂腰肌 iliopsoas 由**腰大肌** psoas major 和**髂肌** iliacus 组成，二肌分别起自腰椎和髂窝，当它们经腹股沟韧带深方的肌腔隙进入股部时相互汇合，在此恰在髋关节囊前方，然后转向后止于股骨小转子。作用为使髋关节前屈和旋外；下肢固定时，可使躯干前屈和骨盆前倾。该肌的神经支配为 $L_{2-4}$ 的前支。

（二）股前内侧区的局部结构

1. **肌腔隙** lacuna musculorum 和血管腔隙 lacuna vasorum（图 3-5） 大骨盆借一大的裂隙与股前区交通。此裂隙的前界是腹股沟韧带，后界为髋骨。由髂筋膜形成的**髂耻弓** iliopectineal arch 自腹股沟韧带向后内连至髂耻隆起，将此裂隙分成两部；外侧的肌腔隙，内有髂腰肌、股神经和股外侧皮神经通过；内侧的血管腔隙，腔隙内有股鞘、股血管、生殖股神经股支和淋巴管通过。其最内侧即为股管的上口——股环。

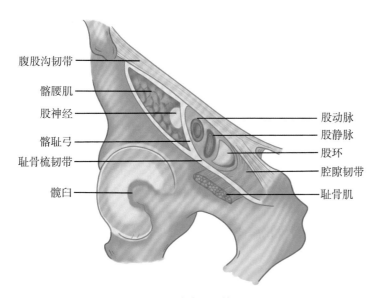

图 3-5　肌腔隙和血管腔隙

2. **股鞘** femoral sheath 为腹部筋膜延伸到股部形成的漏斗形筋膜管，包裹股血管的上端而位于腹股沟韧带和阔筋膜的深方（图 3-6）。它上宽下窄，到了隐静脉裂孔下缘处则紧贴血管壁。穿过鞘前壁的有股动脉发出的浅动脉、大隐静脉和淋巴管。股鞘被两个前后方位的纤维隔分成 3 个腔隙，股动脉在外，股静脉居中，内侧的腔隙称股管。

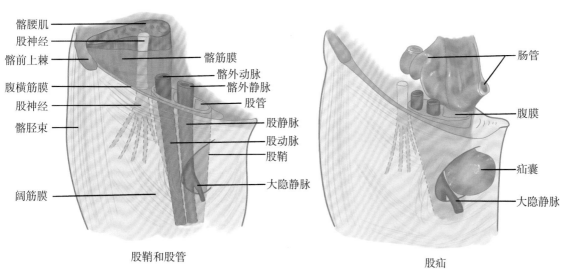

图 3-6　股鞘、股管与股疝

3. **股管** femoral canal 为一短的、上宽下窄的筋膜管（图 3-6）。股管下端为盲端，股管的上口称**股环** femoral ring（图 3-6），开口于腹腔的腹膜外间隙。股环的边界：前为腹股沟韧带，后为耻骨梳韧带，外侧为股静脉，内侧为腔隙韧带。股管内含有脂肪和疏松结缔组织，有时有一个小的淋巴结。如腹腔内容物和壁腹膜经股环、股管突出于隐静脉裂孔，则形成股疝。在女性，由于骨盆较宽，股环相应较大，故股疝在女性多于男性。

4. **股三角** femoral triangle 为股前上部由肌肉围成的三角形区域（图 3-7），内容股部的血管、神经和淋巴结。它的上界为腹股沟韧带；内侧界为长收肌的内侧缘；外侧界为缝匠肌的内侧缘。三角的尖向下与收肌管延续。股三角的前壁为皮肤、浅筋膜和阔筋膜，在浅筋膜内有腹股沟浅淋巴结、大隐静脉上部和股血管的浅支等，这些结构中大部分穿此壁的筛筋膜。股三角的底壁由肌构成，自内向外为长收肌、耻骨肌和髂腰肌。

股神经、股血管和股鞘是股三角的主要结构；它们从腹股沟韧带中点后方由外侧向内侧的排列依次为：股神经、股动脉、股静脉、股管和腔隙韧带，其中股动脉居中，它恰位于腹股沟韧带中点深面，其外侧为股神经，内侧为股静脉。了解此种关系有利于股动脉压迫止血，股动、静脉穿刺及股神经麻醉时的定位。

5. **收肌管** adductor canal 又称 Hunter 管，位于大腿中部、缝匠肌的深面，大收肌与股内侧肌之间（图 3-8）。管的前壁为一腱板，自股内侧肌架至大收肌；管的上口通向股三角尖，下口为**收肌腱裂孔** adductor tendinous opening，通至腘窝。管内有股血管、隐神经和至股内侧肌的神经通过。股动脉在管下段发出**膝降动脉** descending genicular artery。

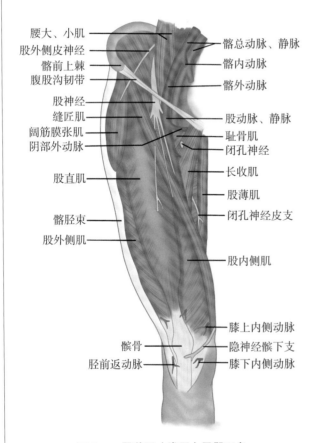

图 3-7 股前区（浅层）及股三角

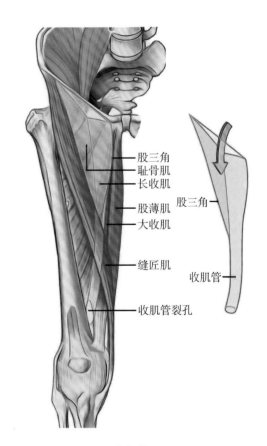

图 3-8 收肌管

（三）股前、内侧区的血管和深淋巴结

1. **股动脉** femoral artery（图3-7，图3-9） 在腹股沟韧带中点的深方接续髂外动脉，它向下经股四头肌与内收肌群之间通过股三角，进入收肌管，由股前部转至股内侧，出收肌管裂孔至腘窝，移行为腘动脉。在腹股沟韧带下方，股动脉的内侧有股静脉，外侧有股神经。在腹股沟韧带中点的下方可摸到股动脉搏动。

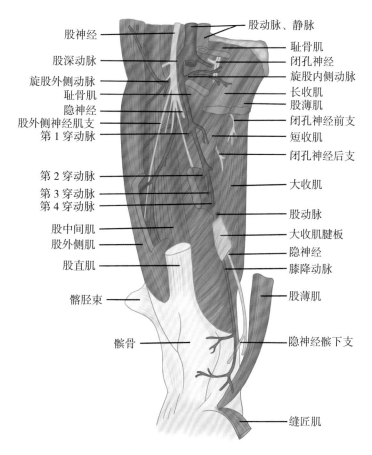

图3-9 **股前区（深层）**

股动脉在股三角内的分支：除在浅筋膜内已叙述的腹壁浅动脉、旋髂浅动脉和阴部外动脉外，还有**股深动脉** deep femoral artery，它在腹股沟韧带下方2~5 cm处发出，伴同名静脉，在股血管后方行向内下，至长收肌深面。它的分支有旋股内侧动脉、旋股外侧动脉和三条穿动脉。①旋股内侧动脉 medial circumflex femoral artery，经耻骨肌和髂腰肌之间向后，最后在股方肌下缘与大收肌上缘之间到达臀部。沿途它分支营养邻近肌和髋关节，并参与臀部的十字吻合。②旋股外侧动脉 lateral circumflex femoral artery，是股深动脉最大的分支，经股神经的分支间外行，在缝匠肌和股直肌的深面，主要分为升、降支：升支行向上外，营养阔筋膜张肌、臀肌等邻近肌以及髋关节；降支伴股神经至股外侧肌的分支，沿股外侧肌前缘下降，营养股四头肌大部，并参与膝关节网。③**穿动脉** perforating artery，共有3支，它们自上向下依次穿大收肌止点向后，主要营养股后肌群、内收肌群和股骨。第1穿动脉在耻骨肌的下缘发出，穿大收肌向后；第2穿动脉在短收肌下缘穿过大收肌向后；第3穿动脉在长收肌的下缘、收肌管稍上方穿大收肌向后。股深动脉终支有时称第4穿动脉，穿大收肌向后与腘动脉分支吻合。

股动脉在收肌管内还发出**膝降动脉**，伴隐神经穿收肌管下部前壁，发出分支入股内侧肌，并参与膝关节网以后，继续伴隐神经下行，是为隐支。隐支经缝匠肌与股薄肌之间浅出，分布于小腿上部内侧的皮肤。

2. **闭孔动脉** obturator artery　发自髂内动脉，与同名静脉、神经同穿闭膜管出骨盆。出盆后分为前、后2支，前支营养内收肌群，后支分布髋关节及部分髋肌等。

3. **股静脉** femoral vein　是腘静脉的直接延续，始于收肌腱裂孔处，伴股动脉上行，初在股动脉的后外侧，后转至股动脉内侧，到腹股沟韧带深面移行为髂外静脉。股静脉除在隐静脉裂孔处接受大隐静脉外，还接受股动脉分支的伴行静脉，借此收集下肢所有浅、深部的静脉血。

4. **腹股沟深淋巴结** deep inguinal lymph nodes　有3~5个，位于阔筋膜深方股静脉根部周围。它收受腹股沟浅淋巴结和腘淋巴结的输出管以及下肢的深淋巴管。它的输出管注入髂外淋巴结。

（四）股前、内侧区的神经

1. **股神经** femoral nerve，$L_{2-4}$（图3-7，图3-9）：是腰丛中最大的神经。它先在腰大肌与髂肌之间、髂筋膜的后方下行，继穿腹股沟韧带深面的肌腔隙，在腹股沟中点稍外侧（股鞘外侧）到达大腿，随即分为数支：①肌支，支配耻骨肌、股四头肌和缝匠肌，以及髋、膝关节。②皮支，已在浅筋膜中叙述。

2. **闭孔神经** obturator nerve，$L_{2-4}$，（图3-9）　自腰丛发出后，出腰大肌内侧缘入小骨盆。循小骨盆侧壁前行，穿闭膜管出小骨盆，分前、后两支。前支在短收肌前面下行，分支至长、短收肌和股薄肌，以及髋关节和大腿内侧皮肤；后支在短收肌与大收肌之间下行，分支支配这2块肌和膝关节。临床上在用股薄肌代替肛门外括约肌的手术中，应注意保留至此肌的闭孔神经前支的分支。

## 三、小腿前外侧区

小腿前区是位于小腿骨间膜前面，胫骨与小腿前肌间隔之间的部分，包含小腿肌前群和它们的血管、神经。小腿外侧区是位于腓骨外侧、小腿前、后肌间隔之间的部分。主要包含使足跖屈和外翻的外侧肌群以及它们的血管、神经。

（一）小腿前外侧区肌

1. **小腿肌前群**　位于小腿骨间膜前面（图3-10，图3-11），包括3块肌，由内向外依次为：①**胫骨前肌** tibialis anterior，起自胫骨外侧面，肌腱向下经踝关节前方、伸肌支持带深方，至足的内侧缘，止于内侧楔骨和第1跖骨的足底面。②**趾长伸肌** extensor digitorum longus，起自腓骨前面，向下经伸肌支持带深方至足背，分为4条腱到第2~5趾背移行为趾背腱膜，止于中节和远节趾骨底。**第三腓骨肌** peroneus tertius，肌腹常和趾长伸肌融合，其腱到足背外侧，止于第5跖骨底。③**蹬长伸肌** extensor hallucis longus，位于前两肌之间，起自腓骨内侧面及骨间膜，肌腱经伸肌支持带深方至足背，止于蹬趾远节趾骨底。

前群各肌都可使踝关节背屈，此外，胫骨前肌可使足内翻；蹬长伸肌能伸蹬趾；趾长伸肌能伸第2~5趾；而第3腓骨肌可使足外翻。

小腿肌前群均由腓深神经支配。

2. **小腿肌外侧群**　位于腓骨外侧面（图3-10，图3-11），为**腓骨长肌** peroneus longus 和**腓骨短肌** peronens brevis。

腓骨短肌在腓骨长肌的深方，两肌皆起自腓骨的外侧面，腓骨长肌起点较高，并掩盖腓骨短肌。两肌的腱经外踝后方、腓骨肌支持带深方转向前，在跟骨外侧面分开，短肌腱向前止于

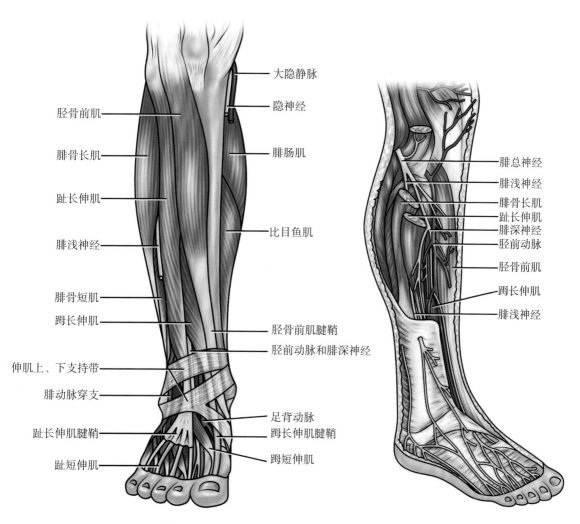

图 3-10　小腿前外侧区浅层肌肉

图 3-11　小腿前外侧区的血管与神经

第 5 跖骨粗隆，长肌腱绕至足底，斜行至足的内侧缘，止于内侧楔骨和第 1 跖骨底。它们的作用是使足外翻和屈踝关节（跖屈）。此外，腓骨长肌腱和胫骨前肌腱共同形成 "腱环"，有维持足横弓的作用。

腓骨长、短肌由腓浅神经分支支配。

**3. 腱滑膜鞘**　在伸肌下支持带深方有 3 个独立的腱滑膜鞘，自内向外为**胫骨前肌腱鞘**、**跗长伸肌腱鞘**和**趾长伸肌腱鞘**。在腓骨肌支持带深方有**腓骨肌总腱鞘**，其远端分为两个鞘，分别包裹腓骨长肌腱和腓骨短肌腱。

（二）小腿前外侧区的血管

**胫前动脉** anterior tibial artery（图 3-11）　平胫骨粗隆处发自腘动脉，向前穿过小腿骨间膜上方的孔，出现于小腿前面，先行于胫骨前肌与趾长伸肌之间，继而行于胫骨前肌与跗长伸肌之间，经伸肌支持带深方，至其下缘续为足背动脉。胫前动脉有 2 条伴行静脉。在踝关节前方，胫前动脉较表浅，在跗长伸肌腱外侧可触及它的搏动。

胫前动脉除在沿途发支营养小腿前面诸肌外，其始部在穿骨间膜时，还分别发出**胫后返动脉**和**胫前返动脉**，参与构成膝关节网；在踝部发出**外踝前动脉**和**内踝前动脉**，参与构成外踝网和内踝网。

（三）小腿前外侧区的神经

**腓总神经** common peroneal nerve（L$_{4-5}$，S$_{1-2}$，图 3-11）：腓总神经沿股二头肌内侧缘走向外下，至腓骨头后方，继经腓骨长肌深方或穿此肌，绕腓骨颈外侧面，分为腓浅和腓深神经两终支。

1. **腓深神经** deep peroneal nerve　穿小腿前肌间隔和趾长伸肌至小腿前面，伴胫前血管下行，经伸肌支持带深方至足背，继续伴足背动脉向前。在小腿分支至前群各肌；在足背分支到足背肌；终支在第 1 跖间隙浅出，再分为两支**趾背神经**分布于第 1~2 趾相对缘。

2. **腓浅神经** superficial peroneal nerve　在腓骨长肌和短肌与趾长伸肌之间下行，分出肌支到腓骨长、短肌后，在小腿中、下 1/3 交界处，穿深筋膜浅出，分布于小腿前外侧下部，足背和趾背皮肤（除第 1、2 趾背相对缘和小趾外侧缘）。

腓总神经损伤较常见，特别在腓骨颈处，位置最浅，易受损伤。受损伤后的主要表现是足不能背屈，足下垂，并有内翻，趾不能伸。因为足尖下垂，病人必须用力使髋、膝关节高度屈曲以提高下肢抬起足尖，才能行走，因而呈"跨阈步态"。感觉障碍在小腿外侧面和足背较为明显。

# 【实地解剖】

## 一、下肢前面的浅层

1. **皮肤切口。** 按股前上斜切口、股前下横切口、股前纵切口、经踝横切口、小腿前正中切口切开皮肤，从中线向两侧剥除下肢前面的皮肤，直至足背上方。切剥皮肤要浅，尤其在腹股沟部、膝部、踝部内侧方，勿伤及皮下浅筋膜中的重要结构。

2. **修洁大隐静脉及其属支，检查浅动脉和腹股沟浅淋巴结。** 在股前内侧区浅筋膜内找出大隐静脉，并沿下肢内侧向下修洁，经过膝内侧（约在髌骨内侧缘后方一掌宽处），一直追踪至内踝前方起始处；向上修洁至耻骨结节外下方穿筛筋膜为止（暂不向深方追踪到其注入股静脉）。在修洁过程中注意保留沿大隐静脉末端纵行排列的腹股沟浅淋巴结下组，并寻找大隐静脉的 5 个属支：来自股前外侧的股外侧浅静脉；来自股后内侧的股内侧浅静脉；来自外生殖器的阴部外静脉；来自脐以下的腹前壁的腹壁浅静脉以及来自腹股沟外侧部的旋髂浅静脉。后 3 支静脉都有同名的浅动脉伴行，可一并清理出来，但暂不追踪它们的起点。仔细观察大隐静脉末段与股静脉之间是否有阴部外动脉通过，临床上常用该动脉作为寻找大隐静脉根部的标志。纵行剖开一段大隐静脉以观察静脉瓣，同时注意保留沿腹股沟排列的腹股沟浅淋巴结上组。

3. **检查皮神经。** 从股上部前外侧，用钝器向下撕揭并清除浅筋膜，显露深方的深筋膜；在撕揭浅筋膜时，注意寻找两条皮神经——股外侧皮神经和隐神经。前者约在髂前上棘下方 10 cm 处浅出，后者则与大隐静脉伴行。

4. **观察阔筋膜和隐静脉裂孔。** 清除残留的浅筋膜，观察其深方强厚的深筋膜——阔筋膜，它呈筒状包裹大腿肌肉，内侧较外侧薄弱。查看附于髂嵴与胫骨外侧髁之间的阔筋膜特别强厚，称为髂胫束。然后，在大隐静脉急转进入深方的部位，查看由阔筋膜形成的卵圆形浅窝，此为隐静脉裂孔，表面覆盖有薄层筛筋膜。细心修洁和观察大隐静脉、浅动脉和淋巴管穿行筛筋膜的情况；查毕，修去筛筋膜，提起大隐静脉末端，清理隐静脉裂孔的锐利的外下缘，即镰状缘。至此，综观隐静脉裂孔的位置、周界和出入结构。

用刀柄插入隐静脉裂孔，松解深方的股鞘；然后沿腹股沟下方横切阔筋膜，再自髂前上棘向下垂直切开阔筋膜至髌骨外缘，自此再沿髌骨上缘切开阔筋膜至大腿内侧；自外向内钝性分离阔筋膜（其下外部有股外侧肌附着的部分，可用刀尖细心分离），为保留浅层血管、神经，必要时可一部分一部分地将阔筋膜割去。在清除阔筋膜时，注意保护隐静脉裂孔深方的股鞘。观察髂胫束上部分裂为2层包裹阔筋膜张肌（待臀部再查）。将髂胫束向外牵开，可见阔筋膜伸入股外侧肌与股后群肌之间的外侧肌间隔，它较强于股内侧肌与内收肌之间的内侧肌间隔。

5. 去除小腿前外侧残留的浅筋膜，同时注意保留已修洁的大隐静脉主干，暴露深筋膜。查看小腿下方与足背移行区域深筋膜增厚形成的伸肌支持带。

## 二、股前内侧区

1. **修洁股三角边界，检查股鞘内容。** 经前述下肢前面浅层区操作，进一步清除阔筋膜，可见由股前、内侧区肌与腹股沟韧带围成的三角形凹陷，即股三角。先修洁构成三角外、内侧界的缝匠肌和长收肌内缘，以及构成上界的腹股沟韧带。然后，查看位于股三角内侧部的股鞘。它是包裹股动、静脉和股管的筋膜管，呈漏斗状，下部与股血管壁紧贴。以大隐静脉和浅动脉为线索，确定在股鞘内股动脉居股静脉外侧。然后自外向内，沿股动、静脉的前方以及股静脉内侧各作一纵行切口，切开股鞘前壁并翻向两侧；查看股鞘内被两个纤维隔分成3个腔隙，股动脉居外，股静脉居中，内侧的腔隙为股管。追踪股动、静脉向上，查证它们自腹股沟韧带深方入股。用镊尖清除股管内填充的脂肪和疏松结缔组织，有时还有1个小淋巴结。然后用小指伸入股管；探查其上口（股环），可对照离体骨盆标本理解股环的前界为腹股沟韧带，后界为耻骨梳韧带，内侧界为三角形的腔隙韧带（陷窝韧带），外侧界为股静脉。

2. **查看股三角底和肌腔隙。** 观察三角的中央凹陷，被股血管及其大分支占据；检查股三角底的内侧部由长收肌及其外侧的耻骨肌和筋膜构成；修洁二肌的边界和起止。检查股三角底的外侧部由髂腰肌及其表面的髂筋膜构成，髂筋膜向内延续为股鞘后壁。纵行切开髂筋膜，暴露深方的髂腰肌、股神经和股外侧皮神经，向上追踪，证实它们经腹股沟韧带深方入股。髂腰肌由腰大肌（内侧）和髂肌（外侧）汇合而成，股神经位于二肌间的沟内。用手指沿二肌汇合的腱向下后，探查它止于股骨小转子。

用二指分别插入股动脉外侧和股神经内侧，二指所夹持的筋膜即是髂耻弓，它由髂筋膜形成，连于腹股沟韧带与髂耻隆起之间。借助离体骨盆标本理解腹股沟韧带与髋骨之间的间隙，被髂耻弓分为内侧的血管腔隙和外侧的肌腔隙。综观二腔隙的内容：血管腔隙内有股鞘包被的股血管和股管；肌腔隙内有髂腰肌、股神经和股外侧皮神经。

3. **检查大腿肌前群，暴露收肌管。** 查看起于髂前上棘止于胫骨内侧髁的缝匠肌，游离后，在中部横断并翻向起止，注意保护穿经它的股神经至它的肌支。然后修洁股四头肌的4个头：股直肌起于髂前下棘，将它游离后牵向外，见深方的股中间肌及其两侧的股内侧肌和股外侧肌，此3头均起自股骨；检查4头向下汇成一腱，越过髌骨，续为髌韧带，止于胫骨粗隆。在相当于缝匠肌中部的深方，查看自股内侧肌连至长收肌和大收肌的腱板，这是收肌管的前壁，其深方即为收肌管。将镊尖从股三角尖插入腱板的深方，沿镊尖逐渐向下切开腱板，注意保护收肌管内通行的结构，以及自收肌管下部前壁穿出的隐神经和膝降动脉；观察股三角尖向下延续为收肌管。

4. **检查股神经和股动脉的分支。** 先查看股神经入股后即分为数支皮支和肌支，注意隐神经伴股血管经收肌管，穿收肌管下部的前壁浅出。循股血管的后方，找出自股神经发出向内至耻骨肌的神经；查看入缝匠肌和股直肌深面的肌支以及入股中间肌前面的肌支；至股内侧肌的神经入收肌管后再分支入肌；至股外侧肌的神经，经股直肌深面，伴旋股外侧动脉降支向外下至肌前缘。清除股鞘及其周围的结缔组织，并修洁股动、静脉，尽量保留沿其排列的腹股沟深淋巴结。在腹股沟韧带下方 2~5 cm 处，找出自股动脉后外侧发出的粗大的股深动脉，追踪它伴同名静脉，在股血管后方行向后内下方至长收肌深面为止。在股深动脉起点附近，找出发自股深动脉或股动脉主干的旋股内、外侧动脉；追踪粗大的旋股外侧动脉向外，在缝匠肌和股直肌深面分为升、降支营养邻近肌肉；追踪旋股内侧动脉在股血管后面，经腰大肌与耻骨肌之间后行。

5. **检查内收肌群和闭孔神经**。复认耻骨肌和长收肌。在长收肌内侧修洁窄长的股薄肌，查看它起自耻骨、坐骨支，向下止于胫骨上端的内面。用刀柄将长收肌与其深方的短收肌分离，在肌中部切断长收肌，翻向起止两端，即见深方的闭孔神经前支在短收肌的浅面下行，寻找它至长收肌、短收肌和股薄肌的分支。清理短收肌的边界、并与其深方的大收肌游离，拉起短收肌，即见其深方的闭孔神经后支及其后方的大收肌；寻找闭孔神经后支至短收肌和大收肌的分支。尽量将长收肌翻向外侧，拉起短收肌检查深方的大收肌。它起于坐骨结节和耻骨、坐骨支，向下外止于股骨粗线和收肌结节；查看止于收肌结节的大收肌腱与股骨间形成的收肌腱裂孔；追踪在收肌管内的股血管经此裂孔进入腘窝。在长收肌深方继续追寻股深动脉，在大收肌的股骨粗线止点处，寻出 1~2 支股深动脉发出的穿动脉，它们紧贴股骨内面，穿大收肌止点向后。

### 三、小腿前外侧区

1. **查看小腿前外侧区深筋膜**。清除小腿残留的浅筋膜，清除暴露深筋膜。在踝部复认深筋膜加厚形成的支持带（伸肌上、下支持带）。沿小腿前面中线纵切深筋膜，再沿伸肌上支持带上缘横切深筋膜，将深筋膜揭起翻向两侧。查看后去除深筋膜，保留支持带。

2. **检查小腿肌前群及其腱滑膜鞘**。在中线上切断伸肌上支持带，翻向两侧，辨认其深方的肌腱及血管和神经，自内向外为胫骨前肌腱、踇长伸肌腱、足背动脉与伴行静脉和腓深神经、趾长伸肌腱和第三腓骨肌腱。利用足滑膜鞘的标本，观察上述各肌腱的滑膜鞘的位置、形态和范围。

3. **检查小腿肌外侧群及其腱滑膜鞘**。在小腿前、后肌间隔之间辨认腓骨长、短肌。腓骨长肌位于趾长伸肌外侧，腓骨短肌位于腓骨长肌深方。注意二肌腱先共同被腓骨肌总腱鞘包绕，向下在腓骨肌支持带深面又被各自的滑膜鞘包绕。大致观察二肌的止点。

4. **检查腓深神经和胫前动脉**在小腿前面的行程和分支。

5. **检查腓浅神经**。试于腓骨头后方寻找腓总神经，追踪它穿入腓骨长肌，循神经细心切断腓骨长肌纤维，查看它在肌深方或肌内绕腓骨颈分为腓浅和腓深神经。腓深神经行向下内经趾长伸肌深方到小腿前面；追踪腓浅神经在腓骨肌与趾长伸肌间下降，找出它入腓骨长、短肌的分支。

## 【临床解剖】

### 一、大隐静脉高位切开术

临床急救处理低血容量休克时，患者常因组织灌流量不足及血压下降，导致浅表静脉萎陷，浅表静脉穿刺补液困难。由于大隐静脉在近腹股沟区即将注入深静脉，血管粗，血流快，且位置表浅易于操作，此时为了及时建立静脉通道进行大量快速补液，可以采用高位大隐静脉切开插管术。

患者仰卧位，手术侧下肢外展 25°，略外旋，大腿内侧腹股沟韧带下 3~4 cm 处可触及纵行的长收肌腱，在其外缘便为大隐静脉部位，局麻后在此处横行切开皮肤，分离皮下组织即可找到大隐静脉，同常规静脉切开方法置线，结扎远心端，剪开静脉壁，将灭菌硅胶管向心脏方向插入，随后扎紧留置线，缝合固定。

## 二、下肢静脉曲张

下肢静脉曲张是指下肢浅静脉及其属支迂曲扩张、或伴患肢肿胀及皮肤营养障碍性病变的一类临床综合征。浅静脉内存在瓣膜，可促进血液回流心脏。当浅静脉瓣膜功能不全时，静脉血回流障碍将导致浅静脉曲张。大隐静脉主干内瓣膜数一般约为 10 个，其中以大隐静脉注入股静脉开口处的瓣膜最为恒定（约位于腹股沟隐静脉裂孔下方 1~2 mm），另外距此静脉瓣以远约 2 cm 处也有一相对恒定的瓣膜，大隐静脉的重要属支多在这两个静脉瓣之间汇入。较之小隐静脉，大隐静脉全程长、属支多，且瓣膜相对较少，故下肢浅静脉曲张以大隐静脉的发生率最高，且多数首先发生于大隐静脉的属支。此外，下肢静脉变异较为高发，例如大隐静脉节段性发育不全、双大隐静脉或副隐静脉的存在等，都可能导致静脉向心回流的主要通路变细、变长，血流阻力及腔内静脉压力增高，使得静脉壁变弱，血液回流不畅，从而也易引起浅静脉曲张。

## 三、股动脉和股静脉穿刺的定位

股动脉穿刺是目前下肢介入治疗和血管造影的重要技术方法，股静脉穿刺则是临床常见操作之一。两者的临床穿刺多选择在紧靠腹股沟韧带的下方，股三角的底部。股动、静脉在此区域均位于股鞘内。髂前上棘和耻骨结节之间的连线中点与股动脉相交，股静脉在股动脉的内侧 0.5 cm 处。进行股动脉穿刺时需在腹股沟韧带下方触摸股动脉搏动位点，在股动脉搏动最强处下方 2.0~3.0 cm 作为穿刺点，采取 45°倾角向股动脉的搏动点进针。穿刺针尖刺入股动脉腔内后，植入导管并固定。进行股静脉穿刺时，需先触摸到股动脉搏动，然后在其内侧 0.5~1.0 cm 处进行穿刺。

## 四、股疝嵌顿的形态基础

股管内的结缔组织及淋巴组织于股环处被壁层腹膜覆盖，由于该处腹压所致，腹膜形成凹陷，称为股凹。在腹内压长期增加时，腹内压隔着腹膜作用于股管内的脂肪组织等，使股环扩张，腹膜及腹腔内容物经股环、股管及隐静脉裂孔突出至皮下，形成股疝。由于股管几乎是垂直的，疝块在隐静脉裂孔处向皮下突出时，转折成一锐角，且股环本身较小，周围与腹股沟韧带、腔隙韧带、耻骨梳韧带等坚韧的韧带紧密相邻，疝囊内多为大网膜和小肠，因此股疝极易嵌顿。股疝尤其多见于中老年妇女，原因是女性骨盆较宽广，联合肌腱和腔隙韧带较薄弱，以至股管上口宽大松弛，故而更易发病。

## 五、胫骨中、下 1/3 部骨折不易愈合的解剖原因

胫骨是小腿部支撑体重的主要骨骼。其中、下 1/3 交界处，骨的断面由三棱转为四方形，是骨折的好发部位。且由于胫骨位于皮下，骨折端易穿破皮肤形成开放性骨折。胫骨的滋养血管从胫骨骨干的上、中 1/3 交界处进入骨内，所以当胫骨中、下 1/3 部骨折后，滋养动脉损伤，使骨折区域血供明显减少。此外，由于胫骨前内侧全长直接位于皮下，几乎无肌肉附着，骨折周围软组织少，不能提供良好血供，因此临床处理不易，且预后不理想，容易发生延迟愈合或不愈合。

# 第二节 臀区、股后区和小腿后区

## 【局部解剖】

### 一、臀区

臀区位于髋的背外侧，上界为髂嵴，下界为臀皱襞，内侧界为后正中线，外侧界为髂前上棘至股骨大转子前面的连线。此区主要含有髋肌的后群以及出入坐骨大孔的血管和神经。

（一）皮肤和浅筋膜

臀区皮肤较厚，有丰富的皮脂腺和汗腺。浅筋膜内富含有纤维的脂肪组织，在女性，该区脂肪较发达。

皮神经（图3-12）分布于臀区的皮神经来自末对胸神经（肋下神经）、腰神经和骶神经，它们从各方向进入臀区。

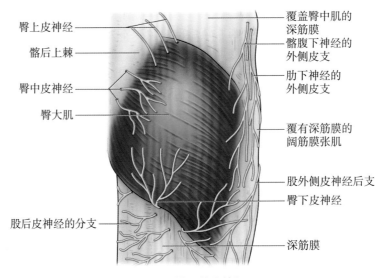

臀上皮神经
髂后上棘
臀中皮神经
臀大肌
股后皮神经的分支

覆盖臀中肌的深筋膜
髂腹下神经的外侧皮支
肋下神经的外侧皮支
覆有深筋膜的阔筋膜张肌
股外侧皮神经后支
臀下皮神经
深筋膜

图3-12 臀区的皮神经

1. 来自上方者是肋下神经和髂腹下神经的外侧皮支，分布于臀区外侧皮肤。

2. 来自前方者是股外侧皮神经的后支，分布于臀区的前下部皮肤。

3. 来自下方者是股后皮神经发出的**臀下皮神经** inferior clunial nerve，绕臀大肌下缘向上，分布于臀下区皮肤。

4. 来自内侧者是第1~3腰神经后支（背侧支），形成2~3条**臀上皮神经** superior clunial nerve，越髂嵴至臀部中央皮肤。

5. **臀内侧皮神经** medial clunial nerve 为第1~3骶神经后支，较细小，在髂后上棘至尾骨尖连线的中段穿出，分布于骶骨表面和臀内侧皮肤。

（二）深筋膜

臀部深筋膜又称**臀筋膜** gluteal fascia。臀筋膜上附髂嵴，向下以致密层覆盖臀中肌的前部，至臀大肌上缘分为 2 层包裹臀大肌，在肌下缘再合并向下续接股后区筋膜，内侧部愈着于骶骨背面。外侧移行为阔筋膜，并参与组成髂胫束。臀筋膜损伤是腰腿痛的病因之一。

（三）臀区的肌

属于髋肌。属于髋肌前群的有阔筋膜张肌；其余为髋肌后群，又称臀肌。臀肌直接位于深筋膜深方的有臀中肌前部和臀大肌，深层有臀中肌后部、臀小肌、梨状肌和经过髋关节囊后面的数块小肌。

1. **阔筋膜张肌** tensor fasciae latae　位于大腿上部的前外侧，起自髂前上棘，肌腹在阔筋膜两层间，在大转子下方 3~5 cm 处向下移行于髂胫束，后者止于胫骨外侧髁。作用：紧张髂胫束和屈髋关节，还可通过髂胫束伸小腿，有助于维持身体的直立姿势。神经支配为臀上神经。

2. **臀大肌** gluteus maximus　位于臀部皮下，大而肥厚，形成特有的臀部膨隆，覆盖臀中肌后部和臀区其他小肌。它起自髂骨翼外面和骶骨背面，肌束斜向外下，跨过坐骨结节，覆盖大转子，止于髂胫束和股骨的臀肌粗隆。作用：使髋关节后伸和旋外；下肢固定时，能伸直躯干，防止躯干前倾，以维持身体的平衡。神经支配为臀下神经。在臀大肌深面与大转子和坐骨结节之间常有大的黏液囊。

3. **臀中肌** gluteus medius　其前部直接位于深筋膜深方，后部为臀大肌所覆盖。

4. **臀小肌** gluteus minimus　在臀中肌深面。

臀中、小肌都呈扇形，皆起自髂骨翼外面，肌束向下集中形成短腱，止于股骨大转子。作用：两肌共同使髋关节外展，两肌的前部肌束能使髋关节旋内，而后部肌束则使髋关节旋外。它们受臀上神经支配。

5. **梨状肌** piriformis　起自盆内骶骨前面的外侧部，出坐骨大孔达臀区，止于股骨大转子的上缘。它将坐骨大孔分为梨状肌上孔和梨状肌下孔。作用：使髋关节旋外。神经支配为骶丛的分支。

6. **闭孔内肌** obturator internus muscle　起自闭孔膜内面及其周围骨面，肌束向后集中成为肌腱，由坐骨小孔出骨盆转折向外，止于转子窝。

7. **上孖肌** superior gemellus 和**下孖肌** inferior gemellus　起于坐骨小切迹邻近骨面，在闭孔内肌腱的上、下方与其伴行，共同止于转子窝。

8. **股方肌** quadratus femoris　起自坐骨结节，向外止于转子间嵴。

9. **闭孔外肌** obturator externus　位于股方肌深方（前面），起自闭孔膜外面及其周围骨面，经股骨颈的下方止于转子窝。

闭孔内肌、上孖肌、下孖肌、股方肌和闭孔外肌的共同作用是使髋关节旋外。除闭孔外肌由闭孔神经支配，其余各肌均由骶丛肌支支配。

（四）臀区的动脉

臀区的动脉都发自髂内动脉，有同名静脉伴行（图 3–13）。

1. **臀上动脉** superior gluteal artery　伴同名神经经梨状肌上孔至臀区，分浅、深 2 支。浅支至臀大肌；深支伴臀上神经潜入臀中、小肌之间，向外，可达阔筋膜张肌的深面，与旋股外侧动脉的分支吻合。臀上动脉行程中分支营养邻近诸肌和髋关节。

2. **臀下动脉** inferior gluteal artery　经梨状肌下孔至臀大肌深面，分支分布于臀大肌、髋关节囊、坐骨神经以及臀区和股后面皮肤。至股后面皮肤的分支与股后皮神经伴行。

3. **阴部内动脉** internal pudendal artery　出梨状肌下孔后，伴阴部神经绕坐骨棘的后面，再经坐骨小孔入坐骨肛门窝，分支分布于会阴部。

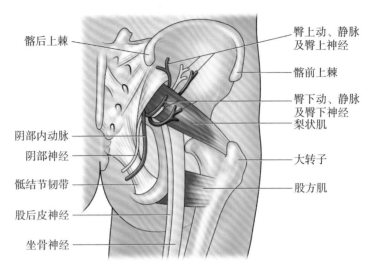

髂后上棘

臀上动、静脉
及臀上神经

髂前上棘

臀下动、静脉
及臀下神经

梨状肌

阴部内动脉

阴部神经

骶结节韧带

大转子

股方肌

股后皮神经

坐骨神经

图 3-13　臀区的血管和神经

（五）臀区的神经

臀区的神经都来自骶丛（图 3-13）。骶丛位于骨盆侧壁，成自腰骶干、骶神经和尾神经的前支。它发出至臀区的神经有：

1. **股后皮神经** posterior femoral cutaneous nerve（$S_{1-3}$）　出梨状肌下孔，下行至臀大肌下缘浅出，除发出臀下皮神经外，主要下行分布于股后面和腘窝的皮肤。

2. **臀上神经** superior gluteal nerve（$L_{4-5}$，$S_1$）　伴同名动脉出梨状肌上孔，继伴臀上血管的深支行于臀中、小肌之间，支配臀中、小肌和阔筋膜张肌。

3. **臀下神经** inferior gluteal nerve（$L_5$，$S_{1-2}$）　伴同名血管出梨状肌下孔，达臀大肌深面，支配臀大肌。

4. **坐骨神经** sciatic nerve（$L_{4-5}$，$S_{1-3}$）　是全身最大的神经（图 3-13，图 3-14），出梨状肌下孔至臀大肌深面，在闭孔内肌和上、下孖肌以及股方肌浅面，经坐骨结节与股骨大转子之间入股。坐骨神经与梨状肌的位置关系可有变异：有时坐骨神经分成 2 股，一股穿梨状肌，一股出梨状肌下孔；或一股出梨状肌上孔，一股出梨状肌下孔；也有分成多股出骨盆者。当坐骨神经或其一部分穿过梨状肌时，因肌收缩而使神经受压迫，可出现相应的神经压迫症状。

5. **阴部神经** pudendal nerve（$S_{2-4}$）　出梨状肌下孔，伴阴部内动、静脉绕坐骨棘后面，经坐骨小孔入坐骨肛门窝，分支分布于会阴部。

6. **至股方肌的神经**（$L_4 \sim S_1$）　出梨状肌下孔，行于坐骨神经深方在股方肌前面入该肌，亦发肌支至下孖肌。

7. **至闭孔内肌的神经**（$L_5 \sim S_2$）　在坐骨神经和阴部内动脉之间入该肌，并发一小支至上孖肌。

## 二、股后区

股后区主要包含大腿肌后群及它们的血管和神经。

（一）皮肤和浅筋膜

股后部皮肤较臀区为薄，而浅筋膜中仍含较多脂肪、皮神经和浅静脉。

1. **股后皮神经**　发自骶丛，出梨状肌下孔，在臀大肌深面下行，至臀大肌下缘发出臀下皮神经后，本干紧贴股后阔筋膜深面，沿正中线垂直下降到腘窝，沿途发分支在中线两侧穿深筋膜浅出，终支在腘窝浅出，分布于股后面和腘窝的皮肤。

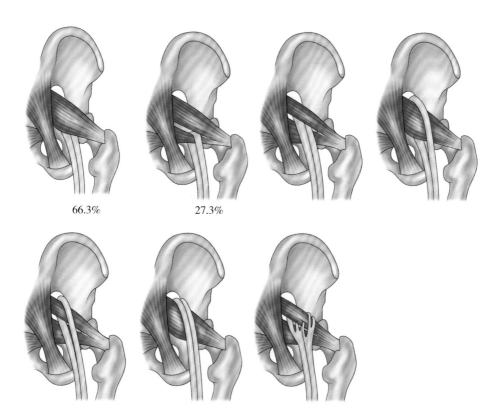

66.3%　　　27.3%

图 3-14　**坐骨神经与梨状肌的关系**

**2. 小隐静脉** small saphenous vein　在腘窝下部见其终末部。它沿小腿后面中线上行，经腓肠肌内、外侧头之间至腘窝，穿深筋膜注入腘静脉。

**（二）深筋膜**

股后面深筋膜是阔筋膜的一部分，较薄，但强韧。它下延为小腿筋膜，覆盖膝后面的深筋膜较厚且韧，称为腘筋膜。当膝关节伸直时，腘筋膜紧张于构成腘窝边界的肌的表面，使腘窝界限不明显；当膝屈曲时，腘筋膜松弛，腘窝界限才可清楚摸到。

**（三）大腿肌后群**

大腿肌后群包括 3 块肌，总称为腘绳肌（图 3-15）。

**1. 股二头肌** biceps femoris　居股后面外侧，有长、短两个头。长头起自坐骨结节，短头起自股骨粗线，二头合并后，以长腱止于腓骨头。

**2. 半腱肌** semitendinosus　位于股后面的内侧，肌腱细长，几乎占肌的一半。它与股二头肌长头一起起自坐骨结节，止于胫骨上端的内侧。

**3. 半膜肌** semimembranosus　在半腱肌深面，以扁薄的肌腱起自坐骨结节，此薄腱几乎占肌全长的一半，肌的下端以腱止于胫骨内侧髁的后面。

以上三肌的作用是屈膝关节、伸髋关节。屈膝时，股二头肌可使小腿旋外，而半腱肌和半膜肌则使小腿旋内。三肌都受坐骨神经支配。

**（四）股后区的动脉**

股后面腘窝以上没有动脉主干，但在此，髂内动脉、股动脉和腘动脉之间存在一个纵长的、重要的**动脉吻合链**（图 3-16），它包括：①旋股内、外侧动脉与上方的臀下动脉和下方的第一穿动脉之间形成的**十字吻合**；②穿动脉之间的吻合；③股深动脉终支与腘动脉肌支的吻合。由此动脉吻合链发出的分支供应股后肌群和股骨。

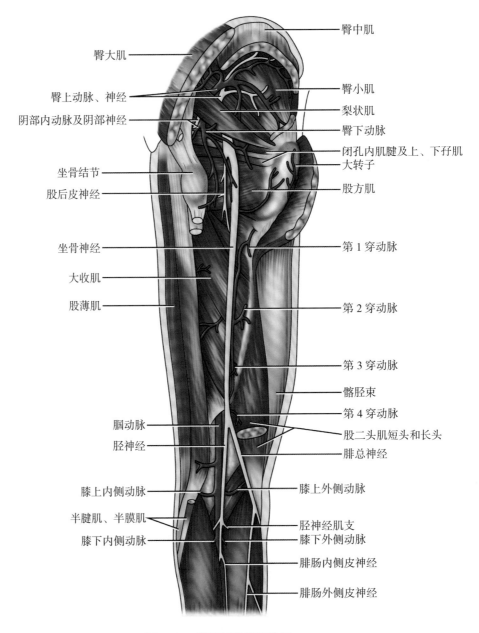

图 3-15　股后区的肌和神经

（五）股后区的神经

**坐骨神经** sciatic nerve（$L_{4\sim5}$，$S_{1\sim3}$）是全身最粗大的神经（图 3-15），发自骶丛。经梨状肌下孔出骨盆至臀区，在臀大肌深面，经坐骨结节与股骨大转子之间至股后区，在股二头肌长头的深方、大收肌的后面下降，分支支配大腿肌后群和大收肌的内侧部分。一般在股中部坐骨神经分为胫神经和腓总神经二终支。

### 三、腘窝

（一）腘窝

**腘窝** popliteal fossa 是膝关节后面呈菱形的窝（图 3-16），占据股骨下 1/3 和胫骨上端的后面。腘窝的上外侧界是股二头肌，上内侧界为半腱肌和半膜肌，下内侧界和下外侧界分别是腓肠肌内侧头和外侧头。窝底（前壁）自上而下是股骨下端的腘面、膝关节囊后面和腘肌及其筋

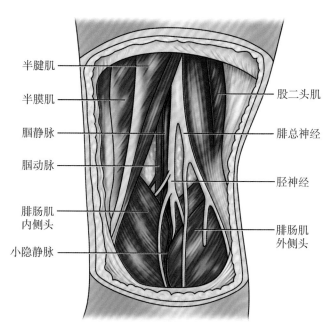

半腱肌

半膜肌

腘静脉

腘动脉

腓肠肌
内侧头

小隐静脉

股二头肌

腓总神经

胫神经

腓肠肌
外侧头

图 3-16　腘窝及其内容物

膜，窝顶（后壁）为深筋膜。腘窝内由浅入深有胫神经和腓总神经、腘静脉、腘动脉及其分支，它们的周围则由大量脂肪组织填充。在腘血管附近脂肪内还埋有腘淋巴结。

（二）内容物

1. **胫神经** tibial nerve（$L_{4-5}$，$S_{1-3}$）　是坐骨神经本干的直接延续，较粗于腓总神经，沿腘窝中线下行，经腓肠肌二头间的前面入小腿深部。在腘窝发出**腓肠内侧皮神经**，下行至小腿浅出，与腓神经交通支合成腓肠神经；关节支至膝关节。

2. **腓总神经** common peroneal nerve（$L_{4-5}$，$S_{1-2}$）　与胫神经分离后，沿股二头肌内侧缘走向外下，绕腓骨颈，穿腓骨肌分为腓浅神经和腓深神经。在腘窝发出**腓肠外侧皮神经**和**腓神经交通支**，二者也可共干发自腓总神经；关节支至膝关节。

3. **腘动脉** popliteal artery　在收肌腱裂孔处接续股动脉，进入腘窝内上方后，在半膜肌深方向外斜行，它先居腘静脉前内侧，后移至前外侧，经腓肠肌外侧头深方进入小腿分为胫前、后动脉二终支。腘动脉位置最深，其上部与股骨紧邻，当股骨下部骨折向后下移位时，可能伤及此动脉。

腘动脉的分支包括（图 3-17）：①肌支，供应股后肌群下部和小腿后面肌群的上部；②关节支，有 5 支，即**膝上内动脉** medial superior genicular artery、**膝上外动脉** lateral superior genicular artery、**膝下内动脉** medial inferior genicular artery、**膝下外动脉** lateral inferior genicular artery 和**膝中动脉** middle genicular artery，供应膝关节并参与膝周动脉网组成，其分支营养膝部的肌。

4. **腘静脉** popliteal vein　腘静脉由小腿的胫前静脉和胫后静脉汇合而成。在胫神经的前（深）面、腘动脉的后（浅）面上行，并逐渐移至动脉的后外侧，经收肌腱裂孔续为股静脉。有小隐静脉注入。腘静脉和腘动脉共同包于腘血管鞘内。

5. **腘淋巴结** popliteal lymph nodes　位于腘窝脂肪内，腘血管鞘附近。它收纳足外侧缘及小腿后外侧部的浅淋巴管以及足和小腿的深淋巴管。其输出管与股血管伴行向上，注入腹股沟深淋巴结。

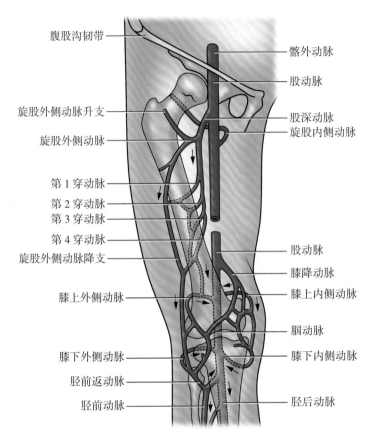

腹股沟韧带

髂外动脉

股动脉

旋股外侧动脉升支

股深动脉

旋股外侧动脉

旋股内侧动脉

第 1 穿动脉

第 2 穿动脉

第 3 穿动脉

第 4 穿动脉

旋股外侧动脉降支

股动脉

膝降动脉

膝上外侧动脉

膝上内侧动脉

腘动脉

膝下外侧动脉

膝下内侧动脉

胫前返动脉

胫前动脉

胫后动脉

图 3-17　膝关节周围动脉网

### 四、小腿后区

小腿后区主要包含小腿肌后群和它们的血管、神经。小腿肌后群为屈肌群，分浅、深两层：浅层为由腓肠肌和比目鱼肌合成的小腿三头肌；深层包括腘肌、趾长屈肌、蹈长屈肌和胫骨后肌。胫神经分支支配上述诸肌。胫后动脉及其分出的腓动脉是小腿后面的主要营养动脉，它们各有 2 条同名静脉伴行。

在内踝后下方，趾长屈肌腱、蹈长屈肌腱、胫骨后肌腱以及分别包被它们的腱滑膜鞘，伴胫神经和胫后血管一起通过屈肌支持带深方的踝管进入足底。

（一）皮肤和浅筋膜

此部皮肤和浅筋膜无特异处，浅筋膜内有皮神经和浅静脉。

**1. 皮神经**（图 3-19）　主要有①**隐神经** saphenous nerve，是股神经终支，出收肌管后伴大隐静脉沿小腿内侧面下降到足的内侧缘，分布于髌下、小腿内侧面和足内侧缘的皮肤。②**腓肠外侧皮神经** lateral sural cutaneous nerve，在腘窝处自腓总神经分出，穿深筋膜浅出，分支分布于小腿近侧部的后外侧面和外侧面的皮肤。③**腓肠内侧皮神经** medial sural cutaneous nerve，在腘窝发自胫神经，在腓肠肌二头之间的浅方、深筋膜深面下行，大多数在小腿中部穿深筋膜浅出，与来自腓总神经的**腓神经交通支** peroneal communicating branch 合成**腓肠神经** sural nerve，伴小隐静脉，经外踝后方到足外侧缘。腓肠神经分布于小腿后面下外侧部以及足和小趾外侧面皮肤。

**2. 小隐静脉** small saphenous vein　在足的外侧缘起于足背静脉弓的外侧端，伴腓肠神经经外踝后方至小腿后面上行，过腓肠肌二头之间至腘窝，穿腘筋膜注入腘静脉（图 3-18）。沿途收集小腿的浅静脉，并有许多小支与大隐静脉属支吻合。小隐静脉内有多个静脉瓣，静脉瓣发育不良或深静脉回流受阻可导致小隐静脉和大隐静脉淤血或曲张。

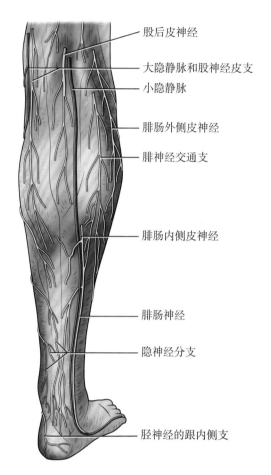

股后皮神经

大隐静脉和股神经皮支

小隐静脉

腓肠外侧皮神经

腓神经交通支

腓肠内侧皮神经

腓肠神经

隐神经分支

胫神经的跟内侧支

图 3-18　小腿后面的皮神经和小隐静脉

**3. 大隐静脉**　在小腿，伴隐神经行于小腿内侧，除与小隐静脉间有吻合外，还借许多穿静脉与深静脉相交通，这种穿静脉多见于踝部和小腿下部内侧。穿静脉内亦有瓣膜，可防止血液从深静脉流入浅静脉。

（二）深筋膜

小腿深筋膜上接股部阔筋膜，它包裹小腿各肌群，在前群与外侧群之间、后群与外侧群之间形成小腿前肌间隔和后肌间隔，附于腓骨前、后缘。在内侧，深筋膜与胫骨骨膜融合。

深筋膜在内踝处增厚形成**屈肌支持带** flexor retinaculum，又称分裂韧带。它呈带状，斜行于内踝与跟骨内侧面之间，并与跟骨共同构成**踝管** malleolar canal。

屈肌支持带深面发出纤维隔至胫骨远端的后面和踝关节囊，形成 4 个骨纤维管，通过血管神经束和小腿屈肌腱及其滑膜鞘，它们自前向后依次为：①胫骨后肌腱及其腱滑膜鞘；②趾长屈肌腱及其腱滑膜鞘；③胫后动、静脉和胫神经；④踇长屈肌腱及其腱滑膜鞘。踝管内还有较多疏松结缔组织，是小腿后面与足底之间的通道，感染可借此相互蔓延。当踝管变狭窄时，可能压迫其内容物，形成"踝管综合征"。

（三）小腿肌后群

小腿肌后群分浅、深 2 层（图 3-19）。

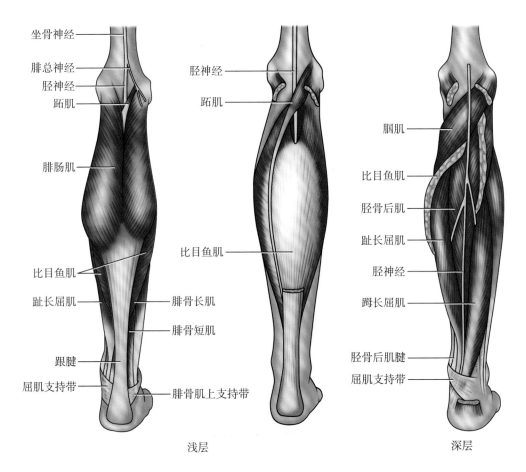

坐骨神经

腓总神经
胫神经
跖肌

腓肠肌

比目鱼肌

趾长屈肌

跟腱

屈肌支持带

胫神经

跖肌

比目鱼肌

腓骨长肌

腓骨短肌

腓骨肌上支持带

腘肌

比目鱼肌

胫骨后肌

趾长屈肌

胫神经

跛长屈肌

胫骨后肌腱

屈肌支持带

浅层　　　　　　　　　　　　　深层

图 3-19　小腿肌后群

浅层有强大的**小腿三头肌** triceps surae，它的 2 个头位于浅表，称**腓肠肌** gastrocnemius，另一头位置较深，是**比目鱼肌** soleus。腓肠肌以内、外侧头分别起自股骨内、外侧髁的后面，2 头相合，约在小腿中点移行于腱；比目鱼肌起自腓骨后面的上部、胫骨的比目鱼肌线和连于胫、腓骨近侧部分间的**比目鱼肌腱弓** tendinous arch of soleus。三个头会合，在小腿的上部形成膨隆的小腿肚，向下续为**跟腱** tendo calcaneus，止于跟骨结节。作用：使足跖屈，另外腓肠肌还可屈膝关节。小腿三头肌对于稳定踝关节、防止身体前倾、维持直立姿势具有重要作用。神经支配为胫神经。

**跖肌** plantaris：位于腘窝内，肌腹很小，在腓肠肌外侧头起点稍上方起于股骨下端和膝关节后面，以细腱向下连于跟腱。此肌已失去作用，且有时缺如。由胫神经支配。

深层肌有 4 块。腘肌在上方；其余 3 块位于腘肌下方，它们自内向外依次为：趾长屈肌、胫骨后肌和跛长屈肌。①**腘肌** popliteus：斜位于腘窝底，起自股骨外侧髁的外侧面，止于胫骨的比目鱼肌线以上的骨面。作用为使膝关节屈曲和旋内。神经支配为胫神经。②**趾长屈肌** flexor digitorum longus：位于胫侧，起自胫骨后面，长腱经内踝后方、屈肌支持带深方进入足底，分为 4 条肌腱止于第 2~5 趾的远节趾骨底。③**跛长屈肌** flexor hallucis longus：较趾长屈肌大，起自腓骨的后面，长腱经内踝之后，屈肌支持带深方至足底，止于跛趾远节趾骨底。④**胫骨后肌** tibialis posterior：起自胫骨、腓骨和小腿骨间膜后面，近侧部居趾长屈肌与跛长屈肌之间，远侧部肌腱斜向下内，经趾长屈肌深方到内踝的后面，经屈肌支持带的深方至足底，止于舟骨和楔骨。后三块肌的肌腱通过屈肌支持带深方的踝管时，各自被滑膜鞘包囊。滑膜鞘上端约始于内踝尖上方 2 cm 处，远侧超出踝管，延伸到足内缘。三肌的共同作用是内翻足心、使足跖屈，并维持足弓。蹈长屈肌和趾长屈肌还分别屈蹈趾和屈第 2~5 趾。它们都受胫神经支配。

（四）小腿后区的血管和神经

1. **胫后动脉** posterior tibial artery　腘动脉在腘肌的下缘分为胫前动脉和胫后动脉（图 3-20）。胫前动脉经小腿骨间膜上方的孔至小腿前面，胫后动脉在小腿后面浅、深屈肌之间下降，其上部为腓肠肌和比目鱼肌覆盖；下部位置浅表，在跟腱内侧缘的前方与之平行下降到内踝后方，此段仅覆盖皮肤和浅筋膜，体表可在内踝与跟骨结节连线中点触及它的搏动。此后它至屈肌支持带深方、居趾长屈肌腱与蹈长屈肌腱之间，分为足底内、外侧动脉 2 终支，进入足底。胫后动脉除分支营养胫骨和小腿肌后群以及分出跟支和内踝支参与跟网和踝关节网外，还发出**腓动脉** peroneal artery，它是胫后动脉的最大分支，发自胫后动脉上部，先经胫骨后肌的浅面斜向下外，在胫骨后肌与蹈长屈肌之间沿腓骨内侧下降，至外踝上方浅出。腓动脉沿途分出至小腿后群和外侧群诸肌的肌支和腓骨滋养动脉。临床上常取腓骨中段带腓动脉及其分支（腓骨滋养动脉）作为带血管游离骨移植的供骨。

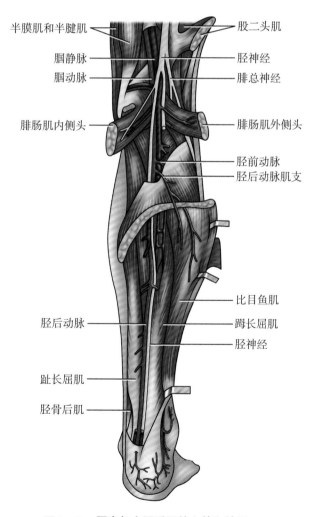

图 3-20　腘窝与小腿后区的血管和神经

2. **胫后静脉** posterior tibial veins　2 支，与同名动脉伴行。

3. **胫神经** tibial nerve（$L_{4-5}$、$S_{1-3}$）为坐骨神经本干的直接延续。它自腘窝向下，伴胫后动脉下行于浅、深层肌之间，继而在跟腱与胫骨内侧缘间，位于趾长屈肌腱与踇长屈肌腱之间，行至屈肌支持带深方，分为足底内、外侧神经进入足底。胫神经在小腿后面的分支有：①**肌支**，至小腿后群肌；②**关节支**，至膝关节；③**腓肠内侧皮神经**，至小腿中部浅出（见浅筋膜）。胫神经损伤的主要运动障碍是足不能跖屈，内翻力弱。感觉障碍区主要在足底面。

# 【实地解剖】

## 一、臀区

1. **皮肤切口**。尸体俯卧，以**臀上切口**、**臀正中切口**、**臀下切口**，自骶骨中部至尾骨尖，再自尾骨尖向外下至股外侧中部，按序切开皮肤。此区不必寻找皮神经，故切口可稍深，将浅筋膜和皮肤一并揭起，翻向外侧。

2. **检查和翻起臀大肌**。剔除臀区残留的浅筋膜，显露臀大肌表面的薄层深筋膜，查看后将其剔除。观察臀大肌起自髂、骶和尾骨，纤维向外下移行于腱，止于髂胫束和股骨的臀肌粗隆。修洁臀大肌的上缘，在此将它与其深方的臀中肌分离，并查看臀中肌的前部未被臀大肌覆盖，而被较厚的深筋膜覆盖。

置大腿于旋外位，使臀大肌放松。在大转子内侧，用刀柄或手指分别从臀大肌上、下缘插入其深面：将它与深方结构分离，然后垂直于肌束切断此肌；将肌的止端侧翻向外方，查看臀大肌与大转子之间隔有一黏液囊，切开此囊，即可将肌止端充分翻向外侧；再将肌的起端侧向内侧翻起，可见到或触摸到入肌下部的臀下血管和神经，以及入肌上部的臀上血管浅支，若影响充分向内翻起，可以切断部分血管或神经。用刀尖细心将肌从骶结节韧带上分离下来，即可将臀大肌起端部分充分翻向内侧。

3. **检查臀中、小肌以及臀上血管和神经**。剔除臀中肌表面的深筋膜，并修洁其前、后缘，观察其起自髂骨，止于大转子。循已剖出的臀上血管浅支追踪到臀中肌后缘与梨状肌上缘之间；找出臀上血管主干和伴行的臀上神经。查看臀上神经伴臀上血管的深支潜入臀中肌深方。提起臀中肌后缘，循臀上神经及其伴行血管，将手指从肌后缘插入臀中肌与其深方的臀小肌之间，钝性分离二肌；同时，将阔筋膜张肌向外牵开，从臀中肌前缘将它与臀小肌分离开。在大转子上方，垂直于肌纤维切断臀中肌，翻向起止两端。向外追踪臀上神经和臀上血管的深支，查看它们分支入臀中、小肌和阔筋膜张肌，最后观察臀小肌的起止点。

4. **查看梨状肌和出入梨状肌下孔的血管、神经**。在臀中肌下方修洁梨状肌，查看它出坐骨大孔后止于大转子尖，将坐骨大孔分为梨状肌上、下孔。在坐骨结节和大转子之间的结缔组织中，钝性分离找出粗大的坐骨神经，注意坐骨神经与梨状肌的位置关系。然后，将已剖露的坐骨神经、臀下血管和神经向上追踪，查看它们出入梨状肌下孔。在坐骨神经上部内侧复认骶结节韧带，并参照离体骨盆标本，在骶结节韧带前方辨认和触摸坐骨棘和骶棘韧带；在二韧带与坐骨小切迹围成的坐骨小孔内、坐骨棘的后方寻找阴部神经和阴部内血管，追踪它们向上至梨状肌下孔，向下出坐骨小孔入坐骨肛门窝。

5. **检查6块使大腿旋外的肌**。将坐骨神经牵向内侧，清除其前面的深筋膜，在梨状肌下孔以下辨认：闭孔内肌腱出坐骨小孔止于转子窝。此肌的上、下分别有上、下孖肌；下孖肌下方有股方肌。纵行切断股方肌，翻向两侧，查看深方的闭孔外肌腱。在股方肌下方为大收肌。

## 二、股后区

1. 查看股后肌群的起点及它们的神经血管，并复认股外侧肌间隔。沿大腿后面中线纵切深筋膜至腘窝水平，然后将深筋膜横断翻向两侧，注意勿伤腘窝处小隐静脉和皮神经。从后面复认较强厚的股外侧肌间隔伸入前、后肌群之间，位于内收肌群与后群肌之间的后肌间隔较薄弱。用手指在肌与筋膜之间，分别向内侧和外侧探摸此两肌间隔。修洁股后肌群，查看半腱肌、半膜肌和股二头肌长头都起自坐骨结节，股二头肌短头起自股骨粗线；将3肌游离，循臀部已剖露的坐骨神经向下，观察它经股二头肌长头的深面下降达腘窝。

2. 多在腘窝上角附近分为胫神经和腓总神经2终支。坐骨神经分成此2支的位置高低不一，存在个体差异，各组可交流观察。寻找坐骨神经至半腱肌、半膜肌、股二头肌的分支。

3. 将股二头肌提起，从后面观察大收肌在股骨粗线的止点，并查看股深动脉的穿动脉自前面穿大收肌止点到股后，分支营养股后肌群和内收肌群。

## 三、腘窝

1. **切开皮肤**。接续前面的切口，沿小腿后面中线切开皮肤至足跟，再自足跟向前切至足两缘。向两侧翻揭皮板，注意保护大、小隐静脉的主干。

2. **查看浅静脉**。在膝的后内侧，复认已剖露的大隐静脉直至内踝前方。在外踝后方和小腿上部后面中线上寻找行于浅筋膜内的小隐静脉，追踪其至腘窝穿深筋膜注入腘静脉处。与大隐静脉伴行的隐神经以及与小隐静脉伴行的腓肠神经可不必细查。

3. **查看深筋膜**。保留大、小隐静脉主干，剔除残留的浅筋膜。观察深筋膜包裹小腿后群肌，并在内踝后下方增厚形成屈肌支持带；连于内踝与跟骨内面之间，暂保留。然后沿小腿后面正中线切开深筋膜到足跟，并翻向两侧，查看深筋膜在内侧与胫骨骨膜融合；在外侧，伸入腓骨肌和小腿后群肌之间形成小腿后肌间隔。查毕可修去深筋膜。

4. **修洁腘窝边界**。自腘窝尖开始，向下修洁构成腘窝上内侧界的半腱肌和半膜肌，后者在前者深面，追踪它们至胫骨上端内侧；再修洁构成腘窝上外侧界的股二头肌腱，并追踪至它止于腓骨头；修洁构成下内侧界和下外侧界的腓肠肌内、外侧头，追踪它们在股骨内、外侧髁的起点，注意在外侧头上方常可分离出一块小肌腹下连细长的肌腱，此为跖肌。

5. **检查腘窝内容**。摘除腘窝内的脂肪。在股二头肌腱的内侧找出腓总神经，追踪它沿肌腱内侧向下，恰在腓骨头下方绕腓骨颈潜入腓骨肌。在腘窝找出胫神经发出肌支至腓肠肌内、外侧头，跖肌及深方的比目鱼肌。将胫神经牵开，找出包裹腘动、静脉的血管鞘，在它附近可能找到腘淋巴结。切开血管鞘壁，找出腘静脉，查看小隐静脉注入部位。在腘静脉深方找出腘动脉；循腘动脉、静脉向上，查看它们经收肌腱裂孔接续股动、静脉。大致观察腘动脉的肌支至邻近各肌。

## 四、小腿后区

1. **检查小腿三头肌** 循已修洁的腓肠肌内、外侧头向下，查看二头合成一肌腹，再与其深方的比目鱼肌汇合成小腿三头肌，向下续为跟腱止于跟骨结节。在腘窝复认胫神经和腘动脉至腓肠肌二头的分支，再将二头与其深方的比目鱼肌分离，然后在血管神经入肌的位置以下横断腓肠肌二头和跖肌腱，并翻向起止点。查看腓肠肌深方的比目鱼肌起自腓骨后面的上部、胫骨后面的比目鱼肌线和连于胫、腓骨近端的比目鱼肌腱弓，循肌腹向下，复认它与腓肠肌汇合续为跟腱。查看腘血管和胫神经分支入比目鱼肌后，主干从比目鱼肌腱弓的深方进入小腿深部。用手指或刀柄从内、外缘插入比目鱼肌深方，尽量向上分离，再循肌的起端弧形切断比目鱼肌肌腹，将肌翻向下方，若有进入肌深方的血管支妨碍翻起此肌时，则可查明它们的来源后切断。

**2. 清理辨认深层肌** 保留血管神经，清除深层肌表面的深筋膜，查看起自股骨外侧髁、止于胫骨后面比目鱼肌线以上骨面的腘肌，它构成腘窝底的最下部。在腘肌下方，自外向内清理和辨认蹈长屈肌、胫骨后肌和趾长屈肌，查看它们在胫、腓骨和骨间膜的起点，向下追踪到屈肌支持带；注意胫骨后肌先居蹈长屈肌和趾长屈肌之间，以后肌腱斜向下内，经趾长屈肌腱深方至其内侧，至踝部直接位于内踝的后面。

**3. 检查胫神经和胫后血管** 从腘窝向下清理腘动脉，在腘肌下缘它分为胫前和胫后动脉。胫前动脉穿小腿骨间膜上部进入小腿前面。胫后动脉及其2条伴行静脉与胫神经伴行向下，追踪它们至屈肌支持带。在胫后动脉的上段，找出它发出的粗大的腓动脉，追踪它斜向下外，入蹈长屈肌深方。观察胫后动脉和腓动脉分支至后群各肌。

**4. 查看腱滑液鞘，探查踝管内容** 利用足部腱滑液鞘的标本，理解屈肌支持带深方各肌腱的滑膜鞘的位置、形态和范围。小腿深筋膜在内踝与跟骨内侧面之间成屈肌支持带，屈肌支持带与跟骨共同构成踝管。在尸体上用镊尖紧贴内踝后面插入屈肌支持带深面，切开屈肌支持带，即暴露出容纳胫骨后肌腱及其腱滑膜鞘的骨纤维管；然后向后依次切开另3个骨纤维管，查看它们分别容纳趾长屈肌腱及其腱滑膜鞘；胫后动、静脉和胫神经；蹈长屈肌腱及其腱滑膜鞘。

# 【临床解剖】

## 一、梨状肌综合征的解剖基础

梨状肌综合征是坐骨神经在臀部受到卡压的一种综合征，以坐骨神经痛为主要表现，是下肢神经慢性损伤中最常见的一种。梨状肌为外旋髋关节的肌肉之一，坐骨神经从盆腔穿坐骨大孔进入下肢后部的过程中，约85%经梨状肌下缘而出，向下行于上孖肌、闭孔内肌腱、下孖肌、股方肌和臀大肌之间，再行至大腿后方支配大腿后侧及膝以下的运动和感觉。有部分患者发生坐骨神经行程变异，全部或部分神经穿行于梨状肌之内，因此当髋外旋时，肌肉强力收缩可压迫坐骨神经，导致急慢性损伤。此外，臀部的外伤、粘连、瘢痕形成，骨折移位等情况均可以导致坐骨神经在梨状肌处受压，发生损伤。患者的临床表现根据损伤程度，可遍及坐骨神经的分布区域，除神经痛从臀部经大腿后方向小腿和足部放射外，还可表现为疼痛跛行、小腿肌肉萎缩、小腿以下皮肤感觉异常等。

## 二、胫神经损伤

胫神经走行于腘窝部时，位置最为表浅，伴行腘动、静脉经比目鱼肌腱弓深面至小腿，支配小腿后群屈肌群、足底的肌肉和足底的感觉。当股骨髁上骨折及膝关节脱位时，最易损伤胫神经，引起小腿后群及足底固有肌的麻痹，表现为足不能跖屈、内收和内翻力弱，足趾的跖屈、外展和内收等方面有不同程度的障碍，不能以足尖站立。由于小腿前外侧群肌过度牵拉致使足呈背屈及外翻位，出现勾形足畸形。同时小腿后侧、足背外侧和足底有不同程度的感觉障碍。

### 三、踝管综合征

踝管为一无弹性的纤维骨性通道，位于内踝后下方，由在内踝和跟结节内侧面之间增厚的部分屈肌支持带与跟骨内侧面及内踝之间围成。踝管内有胫神经、胫后动静脉、胫后肌腱、姆长屈肌腱、趾长屈肌腱等结构通过。当有创伤、畸形、骨结构或屈肌支持带损伤等任何可导致踝管内压力升高的因素存在时，胫神经及其分支均易被压迫而导致踝管综合征。因胫神经在通过踝管前后时分为足底内、外侧神经分布至足底，因此当神经受到压迫时，患者可产生足底放射痛、灼热痛、刺痛或麻木感。临床上在抗炎消肿解痉等保守治疗失败后，需要手术松解胫神经以缓解症状。手术一般需要切开屈肌支持带，对神经入口处的姆展肌筋膜进行松解，对胫后神经及其分支进行松解。

## 第三节 足 部

## 【局部解剖】

足部分为足背与足底。

### 一、足背

#### （一）浅层结构

足背皮肤薄，活动性较大。浅筋膜内含少量脂肪，其中有皮神经和足背静脉弓或网，是大、小隐静脉的起始处。**足背静脉弓**横位于跖骨远端皮下，由**趾背静脉**合成。弓的两端沿足两侧缘上行，外侧续为小隐静脉，经外踝后方至小腿后面上行；内侧续为大隐静脉，经内踝前方至小腿内侧上行。大隐静脉及其属支在此区与小隐静脉、深静脉有广泛的交通和吻合。它行经内踝前方的一段位置表浅、恒定，常在皮下可见，临床上多在此作静脉穿刺或静脉切开术。

#### （二）深层结构

**1. 足背肌** 很薄弱，共有 2 块：**姆短伸肌**和**趾短伸肌**。它们起自跟骨前端的上面和外侧面，分别止于姆趾和第 2~4 趾近节趾骨底。作用分别是伸姆趾和第 2~4 趾，由腓深神经支配。

**2. 足背的血管** 足背动脉 dorsal artery of foot 是胫前动脉的直接延续（图 3-21），在踝关节前方，伸肌支持带下缘续接胫前动脉，至第 1 跖骨间隙近侧，分为第 1 跖背动脉和足底深动脉 2 个终支。足底深动脉穿第 1 跖骨间隙至足底，与足底外侧动脉吻合成足底弓。足背动脉位置表浅，在踝关节前方，内、外踝连线中点，姆长伸肌腱的外侧可触及其搏动，足部出血时可在该处向深部压迫足背动脉进行止血。从两踝连线的中点至第 1 跖骨间隙近侧部的连线，为足背动脉的体表投影。

足背动脉的分支：①**跗内侧动脉** medial tarsal artery 和②**跗外侧动脉** lateral tarsal artery，营养跗骨和跗骨间关节。③**弓形动脉** arcuate artery，在第 1~2 跗跖关节附近自足背动脉发出（我国人的出现率较低，仅占 38.0%），呈弓形弯曲，通过趾长、短伸肌腱的深面外行，其末端与跗外侧动脉的分支吻合。由弓的凸缘发出 3 条**跖背动脉** dorsal metatarsal artery，前行至跖骨的基部，各分为 2 支细小的**趾背动脉** dorsal digital artery，分布于第 2~5 趾的相对缘。若弓形动脉缺如，跖背动脉可来自足底的动脉。④**第 1 跖背动脉**，为足背动脉较小的终支，沿第 1 骨间

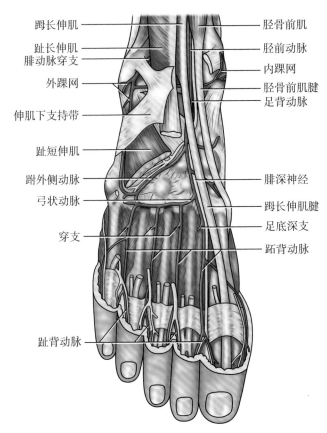

图 3-21 足背的血管、神经及肌

背侧肌的表面（或穿肌）前行，分支分布于踇趾背面两侧缘和第 2 趾背面内侧缘。⑤**足底深动脉** deep branch of plantar artery，为足背动脉较大的终支，穿第 1 骨间背侧肌两头之间，出现于足底，与足底外侧动脉吻合，形成足底弓。

3. **足背的神经** 足背和足趾主要由腓浅神经终支分布（图 3-21）；足背内侧缘由隐神经分布；足和小趾的外侧缘由腓肠神经分布；第 1 跖间隙和第 1~2 趾相对面由腓深神经终支分布。

## 二、足底

### （一）浅层结构

足底的皮肤致密坚厚，尤其在支持重量的部位，如足跟、第 1 跖骨头和足外侧缘等处更为显著，容易因摩擦增厚而形成胼胝，足底皮肤无毛，汗腺较多。浅筋膜结构也致密，结缔组织成束，纵横穿插，连接皮肤和深筋膜，束间夹有大量脂肪，形成纤维脂肪垫，是承受重量的结构。

### （二）深层结构

1. **足底深筋膜** 分为 3 部（图 3-22）。

内侧部覆盖踇展肌，较薄；外侧部覆盖小趾展肌，其前部薄，后部稍厚；中间部最发达，为**足底腱膜** plantar aponeurosis 又称**跖腱膜**。足底腱膜后端狭窄，附于跟骨结节，向前呈扇形散开，在跖骨头附近分为 5 条纤维束，与各足趾腱纤维鞘延续。自足底腱膜两侧向深方发出两个筋膜隔（肌间隔），将足底的肌分为内侧群、中间群和外侧群。足底腱膜是维持足底纵弓的一个重要结构。

**2. 足底的肌**　包括足底固有的短肌即足底肌和由小腿至足底的长肌腱，在足底分为4层排列（图3-22），除作用于一定的关节产生运动外，还对维持足弓起着重要作用。

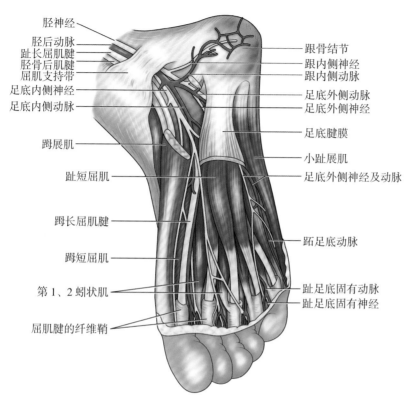

胫神经
胫后动脉
趾长屈肌腱
胫骨后肌腱
屈肌支持带
足底内侧神经
足底内侧动脉
蹬展肌
趾短屈肌
蹬长屈肌腱
蹬短屈肌
第1、2蚓状肌
屈肌腱的纤维鞘

跟骨结节
跟内侧神经
跟内侧动脉
足底外侧动脉
足底外侧神经
足底腱膜
小趾展肌
足底外侧神经及动脉
跖足底动脉
趾足底固有动脉
趾足底固有神经

图 3-22　踝后区内侧面与足底

（1）**足底肌**：分为内侧群、外侧群和中间群。①内侧群：运动蹬趾，有3块肌，**蹬展肌** abductor hallucis 和**蹬短屈肌** flexor hallucis brevis 分居浅层的内侧和外侧。**蹬收肌** adductor hallucis 位置较深，有斜、横二头，它们的作用与肌名相同。除蹬收肌由足底外侧神经的深支支配外，均由足底内侧神经支配。②外侧群：运动小趾，只有两块肌，**小趾展肌** abductor digiti minimi 在外侧；**小趾短屈肌** flexor digiti minimi brevis 在内侧。它们的作用也与肌名相同，由足底外侧神经支配。③中间群：由浅入深为趾短屈肌、蚓状肌和足底方肌、骨间足底肌和骨间背侧肌。**趾短屈肌** flexor digitorum brevis 位于足底腱膜深方，远端分为4腱至第2~5趾腱鞘内，各腱又分为二束止于中节趾骨底；作用为屈趾；由足底内侧神经支配。**足底方肌** quadratus plantae，在前者深方，起自跟骨结节，止于趾长屈肌腱；作用为协助屈趾；由足底外侧神经支配。**蚓状肌** lumbrical 共4块，作用为屈跖趾关节，伸趾间关节；第1蚓状肌由足底内侧神经支配，第2~4蚓状肌由足底外侧神经支配。**骨间足底肌** plantar interossei，有3块，使第3、4、5趾内收（向第2趾靠拢）。**骨间背侧肌** dorsal interossei，有4块，使第3、4趾外展（离开第2趾）。骨间足底肌和骨间背侧肌均由足底外侧神经深支支配。

（2）**足底的长肌腱**：**趾长屈肌腱**，经蹬展肌深面到达足底，向前越过蹬长屈肌腱浅面，分为4条肌腱入第2~5趾腱鞘，分别穿各趾的趾短屈肌腱，止于远节趾骨底。**蹬长屈肌腱**，经蹬展肌深面至足底，从深面与趾长屈肌腱交叉，行向前内入蹬趾腱鞘，止于蹬趾远节趾骨底；**胫骨后肌腱**，从足内缘到达足底，止于足舟骨和楔骨。**腓骨长肌腱**，由足外侧缘小趾展肌深方至足底斜向前内，止于第1跖骨底和内侧楔骨。

上述足底的肌由浅入深分4层排列：第1层为蹬展肌、趾短屈肌和小趾展肌；第2层为蹬长屈肌腱、趾长屈肌腱、蚓状肌和足底方肌；第3层为蹈短屈肌、蹈收肌和小趾短屈肌；第4层为3块骨间足底肌、4块骨间背侧肌、腓骨长肌腱和胫骨后肌腱。

3. **足底的血管**　在屈肌支持带的深方，胫后动脉分为足底内侧动脉和足底外侧动脉2个终支，分别伴同名神经经蹈展肌深方入足底（图3-22）。足底内、外侧动脉和足底弓的分支营养足底诸结构。

①**足底内侧动脉** medial plantar artery，沿蹈展肌与趾短屈肌之间的沟前行，营养蹈趾侧诸肌和足底内侧皮肤。②**足底外侧动脉** lateral plantar artery，较粗，伴同名神经，在足底方肌与趾短屈肌之间斜向外行，至趾短屈肌外侧继续前行，在第5跖骨底附近弯向内侧入蹈收肌斜头的深方，至第1跖骨间隙附近与足背动脉的足底深支吻合形成**足底弓** plantar arch。由弓向前发出4支**趾足底总动脉** common plantar digital artery，每支在跖趾关节处再分为2支**趾足底固有动脉** proper plantar digital artery，到相邻两趾相对缘。足底外侧动脉沿途分支营养邻近诸肌和足底外侧皮肤。在屈肌支持带深方，胫神经分为足底内、外侧神经，伴同名动脉经蹈展肌深方进入足底。

4. **足底的神经**（图3-22）　①**足底内侧神经** medial plantar nerve，与同名动脉伴行于蹈展肌与趾短屈肌间的沟中，发肌支支配蹈展肌、蹈短屈肌、趾短屈肌和第1蚓状肌；发皮支分布于足底内侧和内侧3个半趾足底面皮肤。②**足底外侧神经** lateral plantar nerve，与同名动脉伴行于趾短屈肌与足底方肌之间，继行于趾短屈肌与小趾展肌间的沟中，分支支配小趾展肌、足底方肌和足底外侧皮肤后，分为浅、深2终支。浅支支配小趾短屈肌，并分布于外侧1个半趾足底面皮肤；深支伴足底弓行于蹈收肌斜头深方，分支支配蹈收肌、第2、3、4蚓状肌、骨间足底肌和骨间背侧肌。

## 【实地解剖】

1. **切开皮肤**。在踝部和趾根横切皮肤，再循踝前中点到中趾根部纵切皮肤。从中线向两侧剥除足背皮肤。注意足背皮下脂肪较薄。剥皮不宜过厚以保护足背静脉弓。

2. **检查足背静脉弓**。足背静脉弓的内侧端续连大隐静脉，外侧端续连小隐静脉。查毕，保留主干，切去不必要的小属支。可用下肢浅静脉模型，观察足背静脉弓或网的位置、合成、大、小隐静脉的起始和行程。检查足背动脉和腓深神经在足背的分支。对皮神经可不必细查和保留。

3. **查看深筋膜**。去除残留的浅筋膜，暴露深筋膜。在踝部查看深筋膜加厚形成的支持带（伸肌上、下支持带）。

4. **观察足底腱膜**。利用足底标本，观察足底中部致密强厚的足底腱膜（跖腱膜）。它近端附于跟骨结节，远侧端则在跖骨头处分为5条纤维束，并前行与屈肌腱的纤维鞘融合。

5. **观察足底肌、血管和神经**。在足部标本上观察足底第1层肌和足底的血管、神经。蹈展肌和小趾展肌分别位于足底的内侧和外侧，趾短屈肌居于足底中央，它分成4个细腱向前，各腱再分为2条而终止于外侧4趾的中节趾骨底。在蹈展肌与趾短屈肌之间，有足底内侧神经和血管；在趾短屈肌与小趾展肌之间有足底外侧神经和血管，分别是胫神经和胫后动脉的分支。利用足底浅层肌标本，观察蹈长屈肌腱和趾长屈肌腱的止点情况。

查看足底方肌和4条蚓状肌的位置、形态及起止点。利用足底深层肌肉、血管、神经标本观察蹈短屈肌、蹈收肌、小趾短屈肌、骨间足底肌和骨间背侧肌的位置和形态，以及足底内、外侧神经、动脉的分支及足底弓。

# 【临床解剖】

## 一、跖筋膜炎的解剖基础

跖筋膜炎又称足底筋膜炎，是成年人慢性足跟痛的最常见病因之一。表现为负重后足跟下疼痛，疼痛范围由跟骨前下方内侧向前扩展到足底。跖筋膜致密坚韧，张于跟骨内侧结节与趾骨头之间，作用类似弓弦，是维持足纵弓的重要纤维结构，同时对足底的肌肉、血管、神经形成保护和支持作用。由于生活工作造成跖筋膜长期受到过度牵拉，反复轻微创伤导致腱膜的退变和炎症，是这一疾病发生的潜在因素。所以高弓足、扁平足、长期站立或长跑爱好者及军人等是本病的高发人群。

## 二、人工全髋关节置换术

**1. 手术入路**　后外侧入路是目前临床最常用的手术入路，采取健侧卧位，以侧卧位固定装置维持体位，用软垫等措施避免骨突部位压疮。会阴区以护皮膜等防水贴膜保护。消毒铺无菌巾单，消毒范围近端至季肋区，前后至身体中线，远端至踝。切口起自大转子后上方，经大转子外侧向股骨外侧弧形切口，长度依手术需要决定。切开臀大肌肌膜，沿臀大肌纤维方向钝性分开，经大转子外侧切开阔筋膜，再沿股骨干纵轴向远端切开阔筋膜。沿大转子后缘切断外旋肌群，注意保护外展肌群。切开关节囊，显露髋关节。

**2. 股骨颈截骨、髋臼处理**　以试模确定股骨颈截骨平面（图 3–23A），用电刀或骨刀标记截骨线。截骨线一般应位于转子近侧，截骨面内侧一般在小转子上缘以上 5~10 mm。清理髋臼窝内软组织，切除臼唇软骨，暴露髋臼骨性边缘。依次使用髋臼锉磨掉臼内软骨，注意深浅及前倾外展角度，直达有细小点状出血的软骨下骨板。术前以假体试模测量假体的型号及置入方向。髋臼假体的正确定位为外展 40°±10°、前倾角 15°±10°。安放试模，若试模与髋臼贴合紧密，则取出试模，安放髋臼假体，锤击至假体与髋臼贴合紧密，此时可经假体底部小孔检查假体与臼底骨面的贴合情况。如有必要可加用螺钉辅助固定。

**3. 股骨假体（非骨水泥型）的置入**　暴露股骨上端，开槽器紧贴大转子内侧开槽，髓腔探针插入髓腔。非骨水泥型股骨假体有直柄与解剖柄等不同种类，前者用直的髓腔钻扩大髓腔（图 3–23B），后者用软钻以适应股骨干的生理弧度。扩髓钻扩大髓腔至合适后，将扩髓锉从小到大先后击入。最后的试模不取出，仅取出手柄，安装合适的头、颈试模（图 3–23C、D），

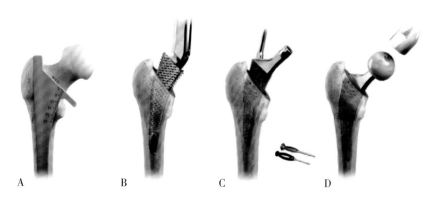

图 3–23　**股骨颈截骨人工全髋关节置换术**
A. 确定股骨颈截骨平面　　B. 股骨侧扩髓处理　　C. 植入股骨柄假体　　D. 安装人工股骨头（陶瓷型）

检查肢体长度和患髋各个方向活动的稳定性，直到满意。脱出关节，取出试模，安装假体柄、股骨头假体，关节复位，再次检查长度及稳定性。冲洗，止血，重建关节囊、梨状肌及其他外旋短肌群，缝合髂胫束，依次关闭伤口。

### 三、前交叉韧带镜下重建手术

1. **自体移植物的切取和准备**　以获取半腱肌（ST）和股薄肌（GT）为例，屈膝90°，触摸胫骨髁在近端的缩窄部，由此向胫骨前嵴做一垂线，从垂线中点开始向远端做一个纵形切口，长约2~3 cm。切开皮肤和浅筋膜，沿胫骨后内侧嵴触摸，探及GT，以及紧贴GT上缘呈扁平状态的ST。向近端牵拉ST，沿肌腱走向剪开GT，随后将肌腱连同骨膜一起自附着点撕下。向外牵拉肌腱，并套入肌腱剥离器，向近端剥离以获得完整肌腱。

2. **镜下操作**　建立镜下通路，清理增生滑膜，显露髁间窝，以刨刀切除股骨侧残留前交叉韧带（ACL）断裂残端，确定ACL股骨起点解剖中心。随后进行胫骨侧隧道定位，ACL重建时，跨过髁间嵴外侧坡面的纵线与平行外侧半月板游离缘的横线之交叉点，就是胫骨隧道定位点。

3. 安置胫骨髓内定位器，钩端固定于胫骨内侧髁间嵴坡面的相应位置，调整隧道钉与矢状面成40°、和胫骨纵轴约55°时进针。固定导针后，根据移植物远端直径，选择相应大小的隧道钻头。穿出胫骨后，伸直膝关节，完成股骨侧置钉，注意避免髁间窝同移植物的撞击。

4. 利用带尾孔导针，将牵引线和翻转线贯穿胫骨、股骨隧道，将移植物自胫骨骨道拉入，引线从大腿外上方拉出（图3-24）。

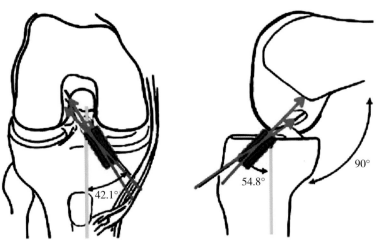
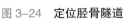
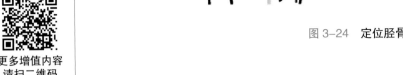

图3-24　定位胫骨隧道

（南　燕　赵旻暐）

## 第一节 背部浅层

### 【局部解剖】

背部浅层除皮肤，浅、深筋膜外，还有背部浅层肌——斜方肌、背阔肌、肩胛提肌、菱形肌以及支配它们的神经和供应此区的血管。

#### 一、背部体表标志

**枕外隆凸**在头颈交界处，自此向下沿后正中线，首先摸到**第 7 颈椎棘突**，当颈前屈时则更为明显，其余颈椎棘突由于上覆项韧带，不易触到。胸椎及腰椎的棘突均可逐个摸认。沿骶骨中线向下，可触及**骶正中嵴**和位于骶管裂孔两侧的**骶角**。**尾骨尖**在肛门后方约 2.5 cm 处，**骶管裂孔**在尾骨尖上方约 5.0 cm。在进行会阴部手术时，可借此骨性标志，经骶管裂孔向骶管内硬膜外腔注入麻醉药，进行阻滞麻醉。在背部可摸到肩胛骨的**上角**、**下角**、**肩胛冈**、**肩峰**以及**髂嵴**、**髂后上棘**。以下各连线可作为确定椎骨序数的标志：两侧肩胛骨下角的连线横过第 7 胸椎的棘突；左右髂嵴最高点的连线经过第 3、4 腰椎间或第 4 腰椎的棘突。在背部还可以略认各肋的部位。在棘突的两侧，有纵行的肌性隆起，为**竖脊肌**的轮廓（图 4-1）。

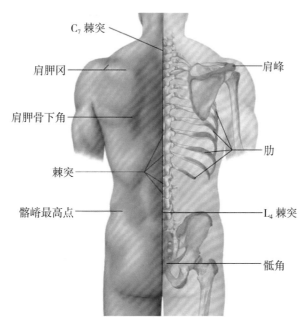

图 4-1 背部和肩胛区的体表标志

## 二、皮肤和浅筋膜

背部皮肤较厚，有丰富的毛囊和皮脂腺，是疖、痈的易发部位。浅筋膜厚而致密，含较多脂肪。在浅筋膜内有皮神经和浅动、静脉。皮神经是脊神经后支的皮支，但第 1 和最下 2~3 个颈神经的后支不发皮神经，上 3 腰神经后支可远至臀部。浅动脉来自相应的肋间后动脉的背侧支和腰动脉的分支；静脉与动脉伴行，向深方注入奇静脉和下腔静脉。

## 三、深筋膜

背部深筋膜分浅、深 2 层，浅层覆盖背部浅层肌，一般都较薄弱；深层覆盖背部深层肌，较发达。深筋膜被覆于背部浅、深各肌。在斜方肌和背阔肌表面的深筋膜比较薄弱。但包裹在竖脊肌和腰方肌周围的筋膜则较发达，称为**胸腰筋膜** thoracolumbar fascia（图 4-2）。

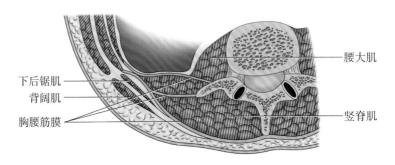

图 4-2　胸腰筋膜

胸腰筋膜可分为浅、中和深层。浅层位于竖脊肌的浅面（背面），向内附着于棘上韧带，外侧附于肋角，与背阔肌的腱膜紧密愈合，向下附于髂嵴。中层分隔竖脊肌和腰方肌，中层和浅层在外侧会合，构成竖脊肌鞘。深层覆盖于腰方肌的前面，3 层筋膜在腰方肌外侧缘会合，作为腹内斜肌和腹横肌的起始部。由于腰部活动多，在剧烈运动中，胸腰筋膜常可损伤，为引起腰肌劳损的原因之一。

## 四、背部浅层肌

**背部浅层肌**（图 4-3）数目众多，分层排列，又可分为 2 层，第 1 层为斜方肌和背阔肌；第 2 层为肩胛提肌和菱形肌。它们起于脊柱的不同部位，止于上肢带骨和肱骨。其深方还有上后锯肌和下后锯肌。支配这些肌的神经有副神经、胸背神经和肩胛背神经；营养此区结构的血管有颈部浅血管和肩胛背血管。

（一）斜方肌

**斜方肌** trapezius 是位于项部和背上部的三角形阔肌，左右两侧合在一起呈斜方形。它起自枕外隆凸、上项线、项韧带、第 7 颈椎棘突和全部胸椎棘突。上部的肌束斜向下外方，中部的水平向外，下部的斜向外上方，3 部肌束向外汇聚止于锁骨的外侧 1/3 部分、肩峰和肩胛冈。作用：上部纤维收缩可使肩胛骨上提；下部纤维收缩，使肩胛骨下降；两侧肌同时收缩，使肩胛骨向中线靠拢；若肩胛骨固定，一侧肌收缩，颈屈向同侧，面转向对侧；两侧肌收缩，使头后仰。神经支配：副神经和第 3、4 颈神经的分支。

（二）背阔肌

**背阔肌** latissimus dorsi 为全身中最大的扁肌，位于背的下半部及胸的后外侧。它以腱膜起自下 6 个胸椎的棘突、全部腰椎棘突、骶正中嵴及髂嵴后部等处。肌束向外上方集中，移行为

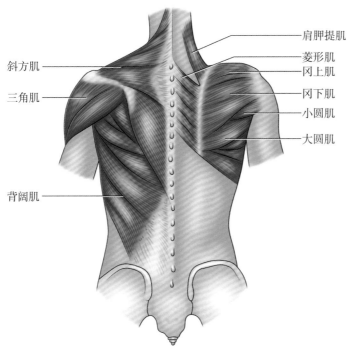

图 4-3 背部浅层肌

扁腱，止于肱骨的结节间沟底。作用为使肱骨内收、旋内和后伸。当上肢上举被固定时，可引体向上。神经支配为胸背神经。

（三）肩胛提肌

**肩胛提肌** levator scapulae 位于项部两侧，斜方肌的深方，起自上 4 个颈椎的横突，止于肩胛骨的上角。作用为上提肩胛骨，如肩胛骨固定，可使颈向同侧屈曲。神经支配为肩胛背神经。

（四）菱形肌

**菱形肌** rhomboideus 位于背上部斜方肌的深方，为菱形扁肌，起自第 6、7 颈椎和第 1~4 胸椎棘突，止于肩胛骨的内侧缘。作用为使肩胛骨向脊柱靠拢并稍向上。神经支配为肩胛背神经。

（五）上后锯肌

**上后锯肌** serratus posterior superior 在菱形肌的深方，起自第 6、7 颈椎和第 1、2 胸椎棘突，纤维斜向外下，止于第 2~5 肋的背面。此肌上提肋，辅助吸气。神经支配为第 2~5 肋间神经。

（六）下后锯肌

**下后锯肌** serratus posterior inferior 在背阔肌的深方，起自第 11、12 胸椎和第 1、2 腰椎的棘突，纤维向外上方，止于第 9~12 肋。此肌拉下位肋向后下方，固定末肋，辅助吸气。神经支配为 9~12 肋间神经。

**五、背部的神经和动脉**

主要有**副神经、胸背神经、肩胛背神经、颈浅动脉**和**肩胛背动脉**等（图 4-4）。

（一）背部的神经

**1. 副神经** accessory nerve 是第 XI 对脑神经，它分支支配胸锁乳突肌后自该肌后缘斜向下外，在斜方肌前缘的中、下 1/3 交界处潜入斜方肌深方，支配此肌。

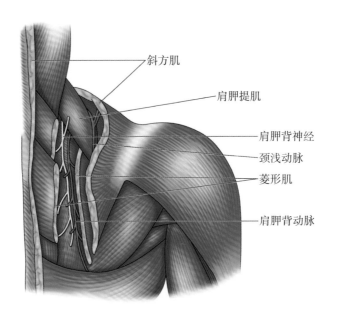

图 4-4　颈浅动脉、肩胛背动脉和神经

**2. 胸背神经** thoracodorsal nerve　见腋窝部分。

**3. 肩胛背神经** dorsal scapular nerve，$C_{4-5}$，是臂丛锁骨上部的分支，先向后，再下行于肩胛提肌和菱形肌深方，支配此二肌。

### （二）背部的动脉

**1. 颈浅动脉** superficial cervical artery　自锁骨下动脉的甲状颈干发出后，横过前斜角肌和臂丛前面向后，经肩胛提肌前缘进入斜方肌深面，供应此肌。

**2. 肩胛背动脉** dorsal scapular artery　发自锁骨下动脉主干（有时起自锁骨下动脉的甲状颈干），穿臂丛向后，伴肩胛背神经，在肩胛提肌和菱形肌的深方，沿肩胛骨内侧缘下行，营养菱形肌等邻近各肌，并参加肩胛动脉网。

## 六、局部结构

### （一）听诊三角

**听诊三角** triangle of auscultation 又称**肩胛旁三角** triangle of parascapula（图 4-9），位于斜方肌的外下方，肩胛骨下角内侧的肌间隙。其上界为斜方肌外下缘，外侧界为肩胛骨脊柱缘，下界为背阔肌上缘。三角的底为薄层脂肪组织、深筋膜和第 6 肋间隙，表面覆以皮肤和浅筋膜，是背部听诊呼吸音最清晰的部位，如将肩胛骨牵向前外，可使三角的范围扩大。

### （二）腰上三角

**腰上三角** superior lumbar triangle（图 4-5）位于背阔肌深面，上界为第 12 肋，其内侧界为竖脊肌外侧缘，外下界为腹内斜肌后缘，有时由于下后锯肌在第 12 肋的附着处与腹内斜肌后缘相距较近，则下后锯肌亦参与构成一个边，共同围成一不等四边形的间隙。三角的底为腹横肌起始部的腱膜，腱膜深面有 3 条与第 12 肋平行排列的神经，自上而下分别为肋下神经、髂腹下神经和髂腹股沟神经。腱膜的前方有肾和腰方肌，肾手术腹膜外入路必经此三角，当切开此腱膜时应注意保护上述 3 条神经。第 12 肋前方与胸膜腔相邻，为扩大手术野，常需切断腰肋韧带，将第 12 肋上提，此时需注意保护胸膜，以免损伤引起气胸。肾周围脓肿时可在此切开引流。腰上三角是腹后壁薄弱区之一，腹腔器官可经此三角向后突，形成腰疝。

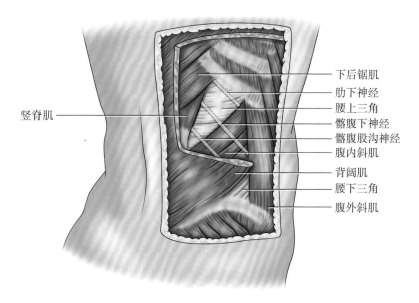

竖脊肌

下后锯肌
肋下神经
腰上三角
髂腹下神经
髂腹股沟神经
腹内斜肌
背阔肌
腰下三角
腹外斜肌

图 4-5　**腰上三角和腰下三角**

（三）腰下三角

**腰下三角** inferior lumbar triangle（图 4-5）位于腰区下部，腰上三角的外下方，由髂嵴上缘、腹外斜肌后缘和背阔肌前下缘围成。三角的底为腹内斜肌，表面仅覆以皮肤和浅筋膜，此三角为腹后壁又一薄弱区，也会发生腰疝。在右侧，三角前方与阑尾和盲肠相对应，故盲肠后阑尾炎时，此三角区有明显压痛。

## 【实地解剖】

1. 切皮。将尸体俯卧，颈下垫以木枕，沿下列各线切开皮肤。①自枕外隆凸沿背部中线垂直向下至骶骨后面中部。②自枕外隆凸沿上项线至乳突。③自第 7 颈椎棘突向外至肩峰。④自第 1 腰椎棘突斜向上外至腋后襞。⑤自骶骨后面中部沿髂嵴至髂前上棘。将三张皮板分别向外揭起。此区浅筋膜较厚而致密，尤其是项部和背下部。揭开皮板时可多带些浅筋膜，但注意不要伤及深方的深筋膜。

2. 清除残留的浅筋膜。注意沿正中线两侧由深筋膜穿出的脊神经后支的皮支和伴行的皮下血管。可追踪 1~2 支，观其大致即可。

3. 暴露并观察斜方肌和副神经。修洁斜方肌表面的深筋膜及肌的前缘和下缘，寻找自前缘的中、下 1/3 交界处潜入此肌深方的副神经。观察斜方肌在上项线和背部中线上的起点，以及在锁骨、肩峰和肩胛冈的止点。

4. 暴露并观察背阔肌。从腋窝已暴露的背阔肌止点向下，修洁此肌余部的深筋膜及其上、下缘，观察它在胸、腰椎棘突、骶正中嵴和髂嵴等处的起点。

## 【临床解剖】

### 一、腰疝修补术的解剖基础

切口：腰疝缺损位置做斜向切口，切开皮肤和皮下组织。如果疝囊的位置是在腰上三角，需要分离背阔肌，才能找到其深方的疝囊。而腰下三角的疝位于背阔肌下缘，打开皮肤和皮下筋膜就能找到它，再对它进行处理即可。在游离的腹膜前间隙内放置 10 cm 以上的椭圆形补片覆盖缺损，适当固定，缺损根据情况选择不关闭或关闭。

## 二、腰椎后路手术显露的解剖基础

患者取俯卧位，将患者腹部悬空以减小腹内压。腰椎后路手术皮肤切口设计可以参考骨性结构体表标志。通过触及棘突确定中线的位置。髂嵴通常定位于 L$_{4-5}$ 间隙水平。切开皮肤后，相关的解剖组织包括皮下脂肪、浅筋膜和深筋膜，注意保护深筋膜层并且在闭合切口时作为一层单独严密缝合。需要注意的是，一旦到达腰背筋膜，将会显露穿支血管。通过棘突和棘上韧带标志，中线很容易触及。椎旁肌（包括多裂肌、最长肌和髂肋肌）占据棘突及椎板两侧的空间，并且延伸至横突。椎节间短肌（棘突间肌和横突间内侧肌）起源于椎节的尾端，向上连接于邻近的节段。多裂肌和腰部竖脊肌跨越 2~5 个椎体节段，多裂肌位于最内侧，也是最大的椎旁肌。腰部竖脊肌位于多裂肌外侧，由最长肌及髂肋肌组成。临床上目前多采用 Wiltse 入路保护椎旁肌止点，该入路为多裂肌和最长肌的间隙进入，在分离开腰背筋膜后可以触及此界面。

相关骨性结构包括棘突、椎板、关节突关节和横突。良好的骨膜下剥离需要透彻地了解腰椎解剖结构的不规则性。这包括了解间隙的深度和位置，并且了解两者之间的空间位置关系。在椎板的头侧和外侧可逐步显露到峡部和关节突关节。特别注意用电刀剥离椎板尾端腹侧面时，避免发生椎管内的灼伤。

椎旁肌附着于关节囊上的界限是清晰的，并且容易剥离，需要注意保护非融合节段关节突关节关节囊的完整，避免医源性不稳定。关节突向外侧延伸显露至乳突（椎弓根螺钉入钉点的解剖标记），其向外侧延伸为横突。向外侧解剖剥离至横突尖部，所产生的横突间沟槽空隙可用于植骨材料的放置。

# 第二节 脊 柱 区

## 【局部解剖】

脊柱区包括项部、背部和骶尾部，各部都位于脊柱的后方。项部上方以上项线与颅顶分界，两侧以斜方肌前缘与颈部分界。背部和腰部以腋后线及其延线与胸部和腹部分界。骶尾部以髂后上棘与尾骨尖的连线与臀部分界。三区内有骨、骨连结、肌、血管、神经和椎管。

### 一、深筋膜

背部深层的深筋膜可分为二部，即项筋膜和胸腰筋膜。

**项筋膜**包绕夹肌和半棘肌，内侧附于项韧带，上方附于上项线，向下移行为胸腰筋膜后层。**胸腰筋膜**（图 4-2）详见背部浅层。

### 二、背部深层肌

背肌分浅、深两部。背浅肌包括斜方肌、背阔肌、菱形肌和肩胛提肌，已在背部浅层肌叙述。在此，仅介绍背深肌。

**背部深层肌**（图 4-6，图 4-7）又分为长肌和短肌。长肌包括竖脊肌和夹肌。

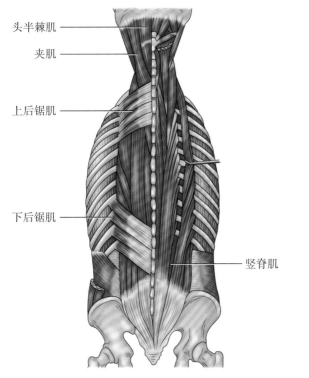

图 4-6 竖脊肌和夹肌

头半棘肌
夹肌
上后锯肌
下后锯肌
竖脊肌

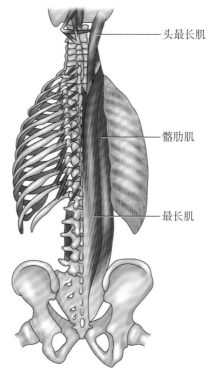

图 4-7 项部和背部深层肌

头最长肌
髂肋肌
最长肌

（一）竖脊肌

**竖脊肌** erector spinae 在背浅肌的深方，位于棘突的两侧，纵列于棘突两侧的沟内。起自骶骨背面和髂嵴的后部，向上分出许多肌齿，沿途止于椎骨和肋骨，最上可达颞骨乳突。两侧竖脊肌同时收缩，可以仰头和挺伸脊柱；一侧收缩，可使脊柱侧屈。此肌由脊神经后支支配。

竖脊肌分外、中、内 3 列。外侧列附着于肋骨，称**髂肋肌** iliocostalis；中间列附着于横突，称**最长肌** longissimus；内侧列附着于棘突，称**棘肌** spinalis。

（二）夹肌

位于颈后区及上胸部的背侧，起自项韧带和第 1~6 胸椎的棘突，纤维斜向外上方，其中止于颞骨乳突的，称**头夹肌** splenius capitis；止于第 1、2、3 颈椎横突的，称**颈夹肌** splenius cervicis。夹肌一侧收缩，使头向同侧回旋；两侧同时收缩，使头后仰。此肌由第 1~5 颈神经的后支支配。

短肌包括：**横突棘肌** transversospinalis，在竖脊肌的深面，由多数斜行短肌束组成。起自横突，纤维斜向内上方，止于上位椎骨的棘突。此肌可分数层，浅层为**半棘肌** semispinalis，肌纤维较长且直，跨过椎骨的数目较多，依所在部位分别称**头半棘肌**、**项半棘肌**及**胸半棘肌**。在半棘肌的深方是**多裂肌** multifidi，再深方是**回旋肌** rotators，只见于胸部，它们的肌纤维短而斜，仅跨过邻近椎骨。横突棘肌的作用是：一侧收缩使脊柱向同侧屈曲并向对侧旋转；两侧同时收缩可以挺伸脊柱。此肌由脊神经后支支配。

在枕骨下方，项部肌的最深层，有属于**枕下肌** suboccipital muscles 的 4 对小的短肌，位于寰枕、寰枢关节的背面。包括 2 对斜肌（**头上斜肌**、**头下斜肌**）和 2 对直肌（**头后大直肌**、**头后小直肌**）。各肌参与头的回旋和后仰运动。各肌均由第 1 颈神经的后支支配。

在颈、腰部还有连于相邻两椎骨间的**横突间肌**，它们参与侧屈和挺伸脊柱。在胸部有起于横突，止于下位肋骨的**肋提肌**。此肌提肋，参与吸气。各肌均由脊神经后支支配。

### 三、脊柱区的血管和神经

#### （一）项深部的血管

项深部的血管有椎动脉第3段、枕动脉、颈深动脉和颈深静脉等。

**1. 椎动脉（图4-8）** 发自锁骨下动脉，全程可分4段。第1段自起始部至第6颈椎横突孔以前。第2段行于上5个或6个颈椎横突孔内，其后方有颈神经根跨过。第3段穿寰椎横突孔，绕侧块后方向内行于寰椎后弓上方的椎动脉沟内，穿寰枕后膜入颅腔，此段行于枕下三角内。第4段位于颅内。

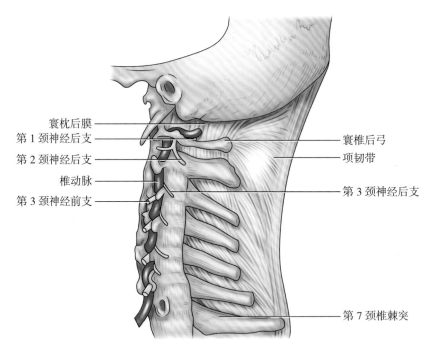

图4-8 **椎动脉**

左侧标注（自上而下）：寰枕后膜　第1颈神经后支　第2颈神经后支　椎动脉　第3颈神经前支

右侧标注（自上而下）：寰椎后弓　项韧带　第3颈神经后支　第7颈椎棘突

**2. 枕动脉** 为颈外动脉的分支，经乳突与寰椎之间进入项部，行于夹肌深方，在上项线外侧穿斜方肌止点，伴枕大神经分布于枕部。

**3. 颈深动脉** 为锁骨下动脉肋颈干的分支，经第7颈椎横突与第1肋颈之间达到项部，在头半棘肌深面上行。

**4. 颈深静脉** 它起自枕下静脉丛。此丛位于枕下三角内和周围，交通枕静脉和椎内静脉丛等。颈深静脉在头半棘肌深方下行，注入椎静脉。

#### （二）脊神经后支

**1. 颈神经后支（图4-9）**

（1）**第1颈神经后支**：称**枕下神经**，由寰椎后弓上缘穿出，通常在椎动脉与后弓之间，有时在椎动脉上方。它支配头后大、小直肌和头上、下斜肌以及头半棘肌。

（2）**第2颈神经后支**：自寰、枢椎间经头下斜肌的下方穿出。它发出较小的外侧支，支配邻近数肌；它的内侧支较大，为**枕大神经**，斜向上内，穿过头半棘肌，继而在枕外隆凸稍外侧穿斜方肌起点，伴行枕动脉分布于枕部皮肤。

（3）**第3颈神经后支**：绕第3颈椎的关节突后行。它的外侧支为肌支；内侧支行于头半棘肌深面，继而穿该肌和斜方肌分布于皮肤，其中一支穿出后位于枕大神经内侧而分布于枕外

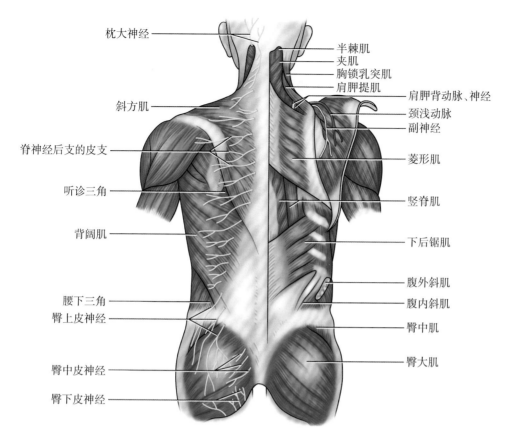

图 4-9 **背部的皮神经**

隆凸附近皮肤，称**第 3 枕神经**。

2. **胸神经后支** 胸神经 1~6 后支的内侧支和胸神经 7~12 后支的外侧支为皮支，穿肌后在浅筋膜内行向外侧，以胸神经 2 的皮支最长，可远达肩峰；其它皮支依次细小，并逐渐斜向外下方。胸神经 12 的皮支可越髂嵴分布于臀部。胸神经 1~6 后支的外侧支和胸神经 7~12 后支的内侧支皆为肌支，分布于背部深肌。

3. **腰神经后支** 腰神经后支的内侧支分布于多裂肌，上 3 对腰神经后支的外侧支除支配竖脊肌外，其皮支跨髂嵴后部至臀部皮肤，为**臀上皮神经**。

4. **骶神经后支和尾神经后支** 上 4 对骶神经后支出骶后孔，骶神经 5 后支出骶管裂孔。上 3 对骶神经后支分为内侧支和外侧支，内侧支小，分布于多裂肌，外侧支为**臀中皮神经**，分布于臀中部皮肤。下 2 对骶神经后支和尾神经后支均细小，它们连结成袢，分布于尾骨后面的皮肤。

各脊神经后支的行程与椎间关节关系密切，且都行于背部深肌的肌纤维或腱纤维之间。常因横突或关节突肥大，背部深肌劳损、撕裂，肌纤维、腱纤维或韧带的肿胀出血，可使后支受压，张力增加，导致腰痛。

## 四、椎管

椎管由各椎骨的椎孔和骶管连接而成。上经枕骨大孔与颅腔相通，下至骶管裂孔。椎管的前壁由椎骨体、椎间盘、后纵韧带组成；后壁由椎弓、黄韧带组成；两侧有椎间孔，内有脊神经和血管穿行。椎管周围有椎静脉丛围绕。

（一）椎管内容物

椎管内有脊髓及其被膜和静脉丛等结构（图 4-10）。

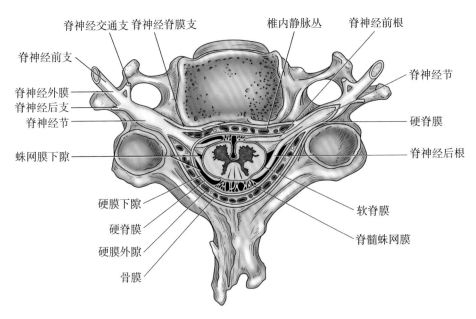

图 4-10　椎管及椎管内容物经第 5 颈椎平面（上面观）

1. **脊髓的被膜**　脊髓的被膜有三层，从浅入深为：①**硬脊膜** spinal dura mater，厚而坚韧，松弛地包裹着脊髓，并向外延展包裹 31 对脊神经。硬脊膜和椎管内面的骨膜之间有**硬膜外隙（腔）**，内含脂肪组织、静脉丛和淋巴管。此腔向上并不通颅内，略呈负压，有脊神经根通过。临床进行硬膜外麻醉术时，将药物注入此腔，阻滞脊神经的传导作用。硬膜与蛛网膜之间是狭窄的**硬膜下隙（腔）** subdural space。②**脊髓蛛网膜** spinal arachnoid mater，薄而透明，它紧贴硬脊膜，与深方的软脊膜间有宽阔的**蛛网膜下隙（腔）** subarachnoid space，充满脑脊液。蛛网膜下隙的下部，自脊髓下端至第 2 骶椎水平特别扩大，称为终池，内无脊髓，只有脊神经根浸泡在脑脊液中。因此，临床常在此处进行腰椎穿刺，以抽取脑脊液或注入药物，不致损伤脊髓。③**软脊膜** spinal pia mater，紧贴脊髓，薄而富有血管，血管的分支自此进入脊髓。软脊膜在脊髓侧面、脊神经前后根之间，形成一对锯齿状的**齿状韧带**，对脊髓有固定作用。

2. **脊髓** spinal cord　呈圆柱形，粗细不等，有**颈膨大** cervical enlargement 和**腰骶膨大** lumbosacral enlargement。脊髓末端变细为**脊髓圆锥** conus medullaris。脊髓上端在枕骨大孔处与延髓相连，下端在成人平对第 1 腰椎下缘。以下延为**终丝** filum terminale，附于尾骨。腰、骶、尾神经根围绕终丝形成**马尾** cauda equina。在脊髓全长可见脊神经前根和后根，脊髓表面借神经根分为 31 节。在椎间孔处后根上有脊神经节，在此处前、后根合成 31 对脊神经。

3. **椎静脉丛** vertebral venous plexus　依其所在部位，可分为椎外静脉丛和椎内静脉丛两部分（图 4-11）。

（1）**椎内静脉丛** internal vertebral venous plexus：在椎管内，密布于硬脊膜与骨膜之间，上自枕骨大孔，下至骶骨尖端。此丛又分前、后两部，分布于椎管前、后壁，各由 2 条纵行的静脉干及多数密集的吻合支构成。此丛收受椎骨及脊髓的静脉血，两侧由椎间静脉经椎间孔与椎外静脉丛连接。

（2）**椎外静脉丛** external vertebral venous plexus：在脊柱周围，亦分前、后两部，分布在脊柱前后。前、后两部的静脉互相吻合成丛，收集椎体及附近肌的静脉血。此丛与椎内静脉丛相吻合。

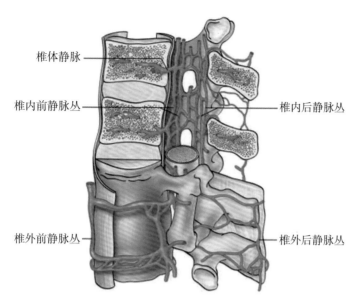

图 4-11 **椎静脉丛**

椎静脉丛注入椎静脉、肋间静脉及腰静脉（节段静脉），再由后 2 支静脉流入奇静脉、半奇静脉和副半奇静脉。椎静脉丛下部与盆部静脉广泛交通，上端穿硬脊膜经枕骨大孔与硬脑膜窦相沟通，因此，椎静脉丛亦是沟通上、下腔静脉的重要途径之一，在静脉血回流中起调节作用。此外，来自盆部或腹部的感染、肿瘤，偶可不经体循环途径而直接经椎静脉丛侵入颅内或其他远位器官。

（二）椎间孔与脊神经

第 2 颈椎至骶骨间有 23 对典型的椎间孔。在枕骨与寰椎间，寰枕关节后面与寰枕后膜前缘间形成一孔，穿行第 1 颈神经和椎动脉。在寰椎与枢椎之间，寰枢关节后面与黄韧带前缘之间也形成一孔，穿行第 2 颈神经。

枢椎至第 7 颈椎间的椎间孔，上、下壁分别为上一椎骨的椎下切迹和下一椎骨的椎上切迹；前壁为椎体后面侧部的下半、椎间盘后外侧面和钩椎关节；后壁为关节突关节囊。椎间孔实际为一向前、下、外方的斜行管。颈部各椎间孔的大小大致相同，但下部者较小。椎间盘突出症和关节突关节炎等疾患，都可使椎间孔出现病理性狭窄。枢椎至第 7 颈椎之间的椎间孔，自上向下依次穿行第 3~7 颈神经。

第 7 颈椎至第 12 胸椎之间的椎间孔，其边界除前界无钩椎关节外，其他均与颈部者相同。胸部椎间孔为卵圆形，因有肋头位于其下部，使孔下部缩窄。各孔依次有第 8 颈神经至第 11 胸神经穿行。

第 12 胸椎至骶骨之间的椎间孔的边界与胸椎者相同，但无肋头。椎间孔呈耳形，有第 12 胸神经和第 1~5 腰神经穿行。

在骶骨，椎间孔变成 4 个骨性隧道，内连骶管，外通骶前、后孔，其中有第 1~4 骶神经走行。第 5 骶神经和尾神经自骶管裂孔穿出。

第 1~6 颈神经自上向下逐渐变粗，第 7、8 颈神经和第 1 胸神经几乎与第 6 颈神经等粗，因而较粗的颈神经穿行于较小的下位颈部椎间孔。同样，腰神经自上向下也逐渐变粗，但腰部椎间孔自上向下反而逐渐减小，特别第 5 腰椎与骶骨间更小，这便造成较粗的腰神经通过较小的椎间孔，故下颈部和下腰部神经根受压机会较多。

### 五、局部结构

#### （一）枕下三角

**枕下三角** suboccipital triangle 是由枕下肌围成的三角，内上界为头后大直肌，外上界为头上斜肌（图4-12）。三角的底为寰枕后膜和寰椎后弓，浅面借致密结缔组织与夹肌和半棘肌相贴，枕大神经行于其间。三角内有枕下神经和椎动脉经过。椎动脉穿寰椎横突孔后转向内，行于寰椎后弓上面的椎动脉沟内，继穿寰枕后膜入椎管，再经枕骨大孔入颅。颈椎椎体钩骨质增生或枕下肌痉挛均可压迫椎动脉，头部过分向后旋转也可延长椎动脉在枕下三角的行程，引起脑供血不足。枕下神经为第1颈神经后支，在椎动脉与寰椎后弓间穿出，行经枕下三角，支配枕下肌。

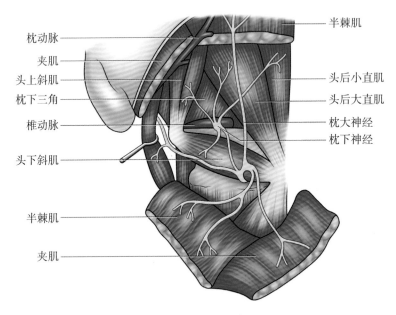

| | |
|---|---|
| 枕动脉 | 半棘肌 |
| 夹肌 | |
| 头上斜肌 | 头后小直肌 |
| 枕下三角 | 头后大直肌 |
| 椎动脉 | 枕大神经 |
| | 枕下神经 |
| 头下斜肌 | |
| 半棘肌 | |
| 夹肌 | |

图 4-12　**枕下三角**

#### （二）骨纤维孔

**骨纤维孔** osteofibrous aperture 又称腰神经后支骨纤维孔（图4-13），位于椎间孔的后外方，

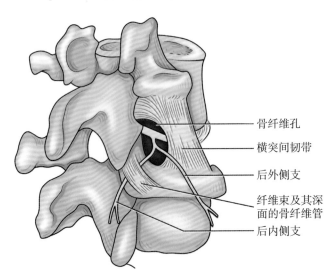

| | |
|---|---|
| | 骨纤维孔 |
| | 横突间韧带 |
| | 后外侧支 |
| | 纤维束及其深面的骨纤维管 |
| | 后内侧支 |

图 4-13　**骨纤维孔和横突间韧带**

开口向后，与椎间孔方向垂直。其上外侧界为横突间韧带的内侧缘，下界为下位椎骨横突的上缘，内侧界为下位椎骨上关节突的外侧缘。腰神经后支通过此孔时周围仅有少许脂肪组织，紧贴横突间韧带，神经受压的可能性较大。

# 【实地解剖】

1. 将尸体俯卧，在胸下垫以木枕。背部皮肤在解剖上、下肢时已大部剥开，将已切开的斜方肌和背阔肌尽量翻起，复认已切开的菱形肌。菱形肌很薄，在其深方为肌纤维向外下方的上后锯肌；在背阔肌深方，有肌纤维向外上方的下后锯肌，观察它们的大概。在肌的中部，纵行切断上后锯肌和下后锯肌，并翻向起、止点。

2. 观察包绕夹肌和半棘肌的项筋膜，它向下移行于胸腰筋膜后层。胸腰筋膜包裹竖脊肌，观察胸腰筋膜后层，并纵行切开；向上伸延切口，切开项筋膜。翻开筋膜，钝性游离竖脊肌外侧缘及其深面，查看胸腰筋膜前层附于腰椎横突。前、后两层在竖脊肌外侧缘融合，构成竖脊肌鞘。

3. 观察项韧带和夹肌的起、止点后，切断该肌在项韧带和上胸部的起点，翻向外侧，暴露竖脊肌全长。它分为外侧的髂肋肌、中间的最长肌和内侧的棘肌，观察它们的起、止点。

4. 自骨面剥离竖脊肌在横突和棘突的附着点。将最长肌翻向外侧，棘肌翻向下方，暴露其深方的横突棘肌。观察属于横突棘肌浅层的半棘肌，它斜跨 4~6 个椎骨，它包括胸半棘肌、颈半棘肌和位于颈半棘肌浅方而止于枕骨的头半棘肌。横断部分胸半棘肌，观察位于中层的多裂肌，它斜跨 2~4 个椎骨。横断部分多裂肌，观察位于横突棘肌深层的回旋肌，它仅斜跨 1 个椎骨。试查看棘间肌和横突间肌（颈、腰部发达）以及连于横突和肋角的肋提肌。

5. 在肌的上部横断头半棘肌，翻向上下，注意勿伤位于肌深面并穿此肌的枕大神经，在其下部深面寻找颈深动脉和静脉。

6. 沿进入头半棘肌深面的枕下神经的分支逆行分离至其主干，观察它从寰椎上缘穿出，是为第 1 颈神经后支。在寰椎上缘再清理出横行的椎动脉。

7. 辨认头后大、小直肌和头上、下斜肌。在头下斜肌下缘处找出第 2 颈神经后支，并寻认由其内侧支形成的枕大神经，它斜向上内，穿头半棘肌和斜方肌分布于枕部皮肤。

8. 在第 2 颈神经后支的下方寻认第 3 颈神经后支，它绕第 3 颈椎关节突至头夹肌深方，大致观察它的分支。其余颈神经后支，在解剖背部时或已见到，不必再一一寻找。

9. 试沿臀上皮神经向近侧端追踪，分离其所穿行的背深肌，至椎间关节处，观察脊神经后支的行程和分支。

10. 清除椎板后方的残余肌组织，保留第 2~3 腰神经的后支。循棘突的两侧，用双齿锯或骨钳断开椎板，上自第 3 颈椎，下至骶骨。打开椎管的后壁，观察椎管内的结构。

11. 观察在椎管后壁骨膜与硬膜间的硬膜外隙及其所包含的脂肪组织和椎内静脉丛。利用解剖图理解椎管内的椎内静脉丛以及椎体、椎弓周围的椎外静脉丛。清除硬膜外隙内的脂肪和静脉丛。清理脊神经根至椎间孔，可见前、后根在此会合成脊神经，在会合处后根有膨大的脊神经节。清理第 2 腰神经至其分为前、后支处。

12. 沿后正中线切开硬脊膜，向两侧翻开，观察蛛网膜。用剪刀沿后正中线剪开蛛网膜，打开蛛网膜下隙，观察蛛网膜下隙的范围。在脊髓下端处检查蛛网膜下隙内脊神经根围绕终丝形成马尾的情况。观察软脊膜在脊髓侧面、前后根之间形成齿状韧带，它向外顶着蛛网膜附于硬脊膜。

13. 根据椎间孔的位置和后根在脊髓的附着，观察各部脊神经在椎管内的走行。用骨钳除去腰椎 2~3 的相邻关节突至椎弓根处，充分暴露第 2 腰神经的全程，观察它与椎间盘的位置关系。

14. 观察脊髓的全貌以及颈膨大、腰骶膨大、脊髓圆锥和终丝后，在椎间孔处脊神经节外侧逐个切断脊神经，再沿第 2 颈椎椎弓下缘横断脊髓，由上端起将脊髓及其被膜连同脊神经根由椎管前壁和椎间孔处游离下来，保存于固定液中备用。

# 【临床解剖】

## 一、颈椎后路手术显露的解剖学基础

1. **上颈椎后路手术显露**　患者俯卧位，通过 Mayfield 头架或石膏床将头部固定，必要时应维持相应重量的颅骨牵引。为改善静脉灌注，腹部悬空，臀部支撑，上身抬高 20°~30°，将患者置于轻度的反 Trendelenburg 体位。枕骨基底部至 $C_3$ 棘突间行正中切口，用单极电刀分离皮下组织至筋膜层。用棘突作为解剖标志，在项韧带层面继续沿中线深入，以避免出血。在此时，头侧最明显的棘突为 $C_2$ 棘突。应注意保护 $C_2$ 棘突尾端的颈半棘肌的止点。若术中解剖标志不清晰，谨慎起见应在棘突上做标记以定位。沿中线切开项韧带可以在相对无血管的区域分离组织，放置自动牵开器以保证充分的手术视野。在正中平面继续深入，显露寰椎后结节以及枕骨大孔基底部。随后在寰椎后弓处向外侧进行骨膜下剥离。由于椎动脉在寰椎后弓上方迂曲盘绕，在显露后弓的时候应避免损伤。成年患者剥离范围自中线向外侧剥离时，应随时使用神经剥离子探及寰椎侧块的内缘。一般来说，寰椎后弓显露的安全区域为寰椎后结节两侧 1.5 cm 以内。随后向外侧对枢椎椎板行骨膜下剥离至侧块外缘。

2. **下颈椎后路手术显露**　患者俯卧位，通过 Mayfield 头架或石膏床将头部固定，维持颈椎曲度处于中立位。若需要减少椎板间的折叠便于手术术中操作，也可将颈椎固定于轻度屈曲位。上身抬高 20°~30°，腹部悬空，臀部支撑，避免因体位造成的颈部侧凸和旋转；避免髂嵴、髌骨、足踝、肘部、面部等突起部位压迫。$C_2$ 和 $C_7$ 棘突较大，在体表易于触摸确定。同时，应通过术前颈椎 X 线片确认并了解其他任何可能存在的颈椎后方结构异常，如脊柱裂等。下颈椎的椎板常呈叠瓦状，颈部处于中立或过伸位时，棘间的距离可能会非常小。但是，在颈椎后凸畸形时，棘突向后凸向颈后伸肌群或者由于椎板间距离变大，显露时电刀可能会灼烧损伤硬膜或造成神经损伤。为避免这类并发症，显露时务必在骨结构上操作。皮肤正中切口切开皮肤及皮下组织。中线无血管，应始终保持沿中线显露。如果显露时发现进入肌肉，那么一定是偏离了中线，需要重新找到中线后再继续操作。显露范围依据手术节段而定。骨膜下剥离椎旁肌，保留项韧带和棘上韧带。先找到棘突尖部，沿其外缘切开深筋膜，再将电刀尖朝内，与 Cobb 骨膜剥离子配合使用，显露出棘突、椎板和侧块。如无特殊需要，应保护关节突关节囊，避免使用电刀灼烧。尽可能保护肌肉韧带复合体，仅显露出手术所涉及的节段。显露完成后，使用深部撑开器牵开椎旁肌。

## 二、椎间孔镜下腰椎间盘突出切除术的解剖基础

通过 C 臂机透视以克氏针确定椎间盘突出节段并标记穿刺方向。穿刺方向由头外侧斜向尾内侧，在正（前后）位上 $L_5/S_1$ 与上关节突呈约 40°~50°，$L_4/L_5$ 和 $L_3/L_4$ 则分别呈 30°~40° 和 25°~30°，在侧位上一般与椎间隙平行或夹角 10° 范围内。

穿刺点选择：对于一般正常身材患者，$L_5/S_1$ 节段的皮肤切口在距后正中线旁开 10~12 cm

处，$L_4/L_5$ 或 $L_3/L_4$ 节段为 10~11 cm，而 $L_2/L_3$ 节段则为 8~10 cm，对于体型过胖或过瘦患者，旁开距离需视具体情况而定。穿刺针和导丝经皮肤和浅、深筋膜及竖脊肌至上关节突尖部。

切口：切口长度 7~10 mm，纵行或横行切口均可。在逐层扩张皮肤以后，放置工作套管，置入内镜，以镜内或镜外环锯，或镜下动力系统如镜下磨钻、超声骨刀等切除部分上关节突尖部及腹内侧骨质，显露出黄色韧带组织即黄韧带，用蓝钳切开黄韧带，可见受压的神经根及其腹侧黄白色的椎间盘组织。通过调节灌注速度有助于止血，必要时可以用双极电凝来止血。此时，在屏幕上方可见到关节突及其下方的黄韧带残端，其后方为粉红色表面带有血管的神经根，屏幕下方为后纵韧带，黄白色组织为椎间盘。以髓核钳缓慢移除突出的椎间盘组织，当椎间盘组织过大时，需要切开部分后纵韧带，方可全部取出突出椎间盘。移除神经根周围的组织可能会诱发放射痛，尤其是在椎间孔狭窄时，需要缓慢地逐步移除椎间盘组织。

# 第三节 肩 胛 区

## 【局部解剖】

肩胛区是指肩胛骨后面的区域，主要包括肩关节周围的结构，有上肢带肌及分布于它们的血管、神经。上肢带肌有三角肌、冈上肌、冈下肌、小圆肌、大圆肌和肩胛下肌；血管和神经有肩胛上动、静脉和神经，旋肩胛动、静脉，腋神经和旋肱前、后动、静脉。

### 一、皮肤和浅筋膜

皮肤较厚，浅筋膜较致密，脂肪少，腋神经的皮支（臂外侧上皮神经）从三角肌的后缘浅出，分布于三角肌表面的皮肤。

### 二、深筋膜

肩部深筋膜包被上肢带肌，覆盖冈上、下肌和小圆肌的筋膜很厚；三角肌筋膜向下延续为**臂筋膜**。

### 三、上肢带肌

上肢带肌（图 4-14）配布于肩关节周围，均起于上肢带骨，止于肱骨。能运动肩关节，又能增强肩关节的稳固性。

（一）三角肌

**三角肌** deltoid 位于肩部，呈三角形。它起自锁骨的外侧段、肩峰和肩胛冈，肌束从前、外、后三面包裹肩关节，逐渐向外下方集中，止于肱骨体外侧面的三角肌粗隆。肱骨上端由于三角肌的覆盖，使肩部呈圆隆形，此肌萎缩时，肩部原有的圆形消失。作用为使肩关节外展；前部纤维可使肩关节屈和旋内；后部纤维则相反，使肩关节伸和旋外。神经支配为腋神经。

（二）冈上肌

**冈上肌** supraspinatus 位于斜方肌深面，起自肩胛骨的冈上窝，肌束向外，经肩峰和喙肩韧带的下方，跨越肩关节，止于肱骨大结节的上部。作用为使肩关节外展。神经支配为肩胛上神经。

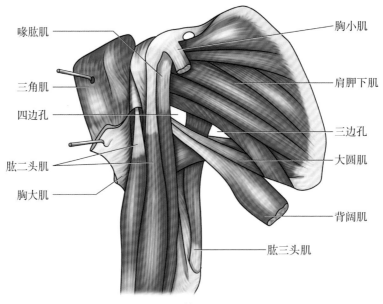

喙肱肌

三角肌

四边孔

肱二头肌

胸大肌

胸小肌

肩胛下肌

三边孔

大圆肌

背阔肌

肱三头肌

A. 前面观

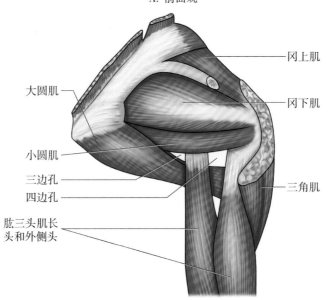

大圆肌

小圆肌

三边孔

四边孔

肱三头肌长
头和外侧头

冈上肌

冈下肌

三角肌

B. 后面观

图 4-14　**上肢带肌**

（三）冈下肌

**冈下肌** infraspinatus 位于冈下窝内，肌的一部分被三角肌和斜方肌遮盖。它起自冈下窝，肌束向外经过肩关节后面，止于肱骨大结节中部。作用为使肩关节旋外。神经支配为肩胛上神经。

（四）小圆肌

**小圆肌** teres minor 位于冈下肌的下方，起自肩胛骨外侧缘上 2/3 的背侧面，止于肱骨大结节的下部。作用为使肩关节旋外。神经支配为腋神经。

（五）大圆肌和肩胛下肌

见"腋窝"部分。

## 四、肩胛区的滑膜囊

肩胛区的滑膜囊位于肩关节周围的腱与骨、韧带或其他腱之间，主要有肩胛下肌腱下囊和肩峰下囊。

### （一）肩胛下肌腱下囊

**肩胛下肌腱下囊** subtendinous bursa of subscapularis 位于肩胛下肌腱与肩关节囊之间，常借肩关节囊纤维层在前壁上的缺口与肩关节腔相通（图 4-15）。因此，打开此囊可能引起肩关节的感染。

### （二）肩峰下囊

**肩峰下囊** subacromial bursa 位于肩峰与冈上肌腱之间（图 4-15），向前可延伸至三角肌与肱骨大结节之间。在三角肌与肱骨大结节间者也可单独称为**三角肌下囊**。

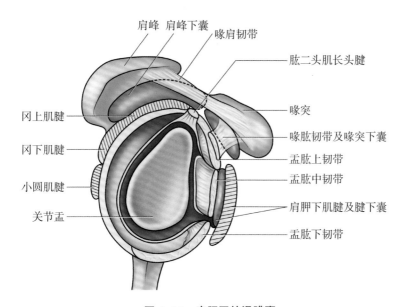

图 4-15　**肩胛区的滑膜囊**

## 五、肩胛区的神经

### （一）腋神经

**腋神经** axillary nerve，$C_{5\sim6}$，在腋窝发自臂丛后束，伴旋肱后动脉穿四边孔，绕肱骨外科颈至三角肌深方（图 4-16，图 4-17）。肌支支配三角肌和小圆肌；皮支为**臂外侧上皮神经**，分布于臂上部后外侧部的皮肤。肱骨外科颈骨折、肩关节脱位或使用腋杖不当时，都可损伤腋神经。

当腋神经损伤时，三角肌瘫痪，不能高举和外展上肢，故很难作梳头、戴帽动作。由于三角肌萎缩，肩头低落，骨突耸起，肩部失去原有的圆隆状而呈"方形肩"，且会出现肩部感觉障碍。

### （二）肩胛上神经

**肩胛上神经** suprascapular nerve，$C_{5\sim6}$，在颈后三角中发自臂丛上干，向后经肩胛骨上缘入冈上窝，再经肩峰前方绕肩胛冈外侧缘至冈下窝，支配冈上、下肌（图 4-17，图 4-21）。

## 六、肩胛区的动脉

### （一）肩胛上动脉

**肩胛上动脉** suprascapular artery 自锁骨下动脉的甲状颈干发出后，行向外下，伴同名神经至冈上、下窝，营养冈上、下肌和肩胛骨（图4-16，图4-17）。

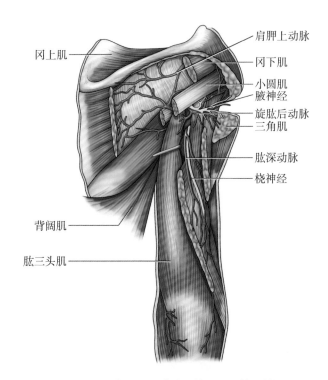

图 4-16　肩胛区和臂后面的肌、血管和神经

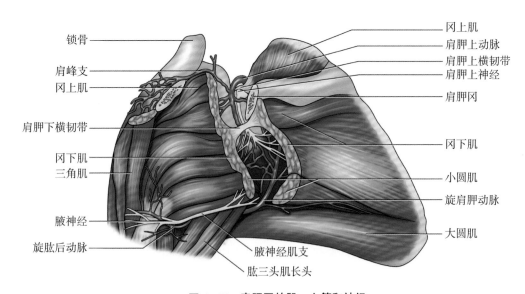

图 4-17　肩胛区的肌、血管和神经

### （二）旋肩胛动脉和旋肱后动脉

见"腋窝"部分。

（三）肩胛动脉网

**肩胛动脉网**（图 4-18）位于冈下窝和冈下肌内，由**肩胛上动脉**、**肩胛背动脉**和**旋肩胛动脉**等吻合而成。前两条动脉是锁骨下动脉的分支，而旋肩胛动脉发自肩胛下动脉（腋动脉的分支）。在肩胛下动脉起点以上结扎腋动脉时，肩胛动脉网对上肢侧副循环的建立有重要意义。

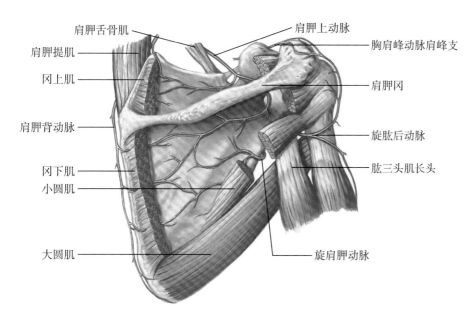

图 4-18　**肩胛动脉网（左侧）**

## 七、局部结构

（一）肩袖

肩胛下肌、冈上肌、冈下肌和小圆肌的止腱，经肩关节的前、上和后方至肱骨上端时，与关节囊紧贴，且有许多腱纤维编入关节囊，形成**腱袖**或称"**肩袖 rotator cuff**"（图 4-19，

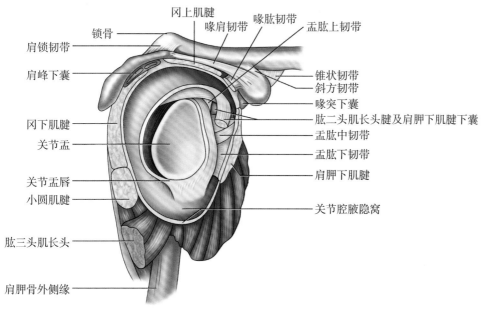

图 4-19　**肩袖**

图 4-20）。肩袖可加强关节囊，对稳定肩关节起着重要作用。当肩关节扭伤或脱位时，可致肩袖撕裂或肱骨大结节骨折。

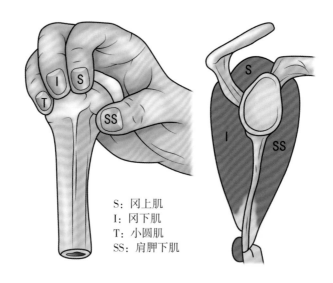

S：冈上肌
I：冈下肌
T：小圆肌
SS：肩胛下肌

图 4-20  肩袖模式图

### （二）三边孔（三边隙）

**三边孔** triangular foramen 指位于腋窝后壁，肱骨外科颈水平的三角形间隙，其上界为小圆肌和肩胛下肌，下界为大圆肌和背阔肌，外侧界为肱三头肌长头，内有旋肩胛血管通过（图 4-21）。

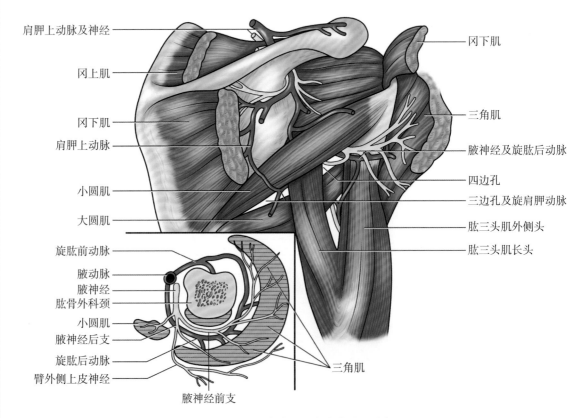

肩胛上动脉及神经

冈上肌

冈下肌

肩胛上动脉

小圆肌

大圆肌

旋肱前动脉

腋动脉

腋神经

肱骨外科颈

小圆肌

腋神经后支

旋肱后动脉

臂外侧上皮神经

腋神经前支

冈下肌

三角肌

腋神经及旋肱后动脉

四边孔

三边孔及旋肩胛动脉

肱三头肌外侧头

肱三头肌长头

三角肌

图 4-21  三边孔、四边孔（后面观）

## （三）四边孔（四边隙）

**四边孔** quadrangular foramen 位于肩胛骨外缘后外侧的四边形间隙。其上界和下界与三边孔相同。内侧界为肱三头肌长头外侧缘，外侧界为肱骨外科颈，内有旋肱后血管和腋神经通过（图4-21）。

# 【实地解剖】

1. 暴露和观察三角肌、腋神经和旋肱后动脉。修剔三角肌表面的筋膜，检查其起、止和边界。然后沿锁骨、肩峰和肩胛冈切断三角肌的起点，翻肌向下。追寻已解剖出的腋神经主干至支配三角肌和小圆肌的分支，同时找出与腋神经伴行的旋肱后动脉。

2. 暴露并观察肩胛骨背面的肌肉。翻开三角肌，清除冈上、下肌和大、小圆肌表面的筋膜。清理它们的边界，并检查它们分别起自冈上窝、冈下窝、肩胛骨下角和肩胛骨外侧缘。然后追查冈上肌、冈下肌和小圆肌至止点，观察三肌止点的位置关系以及它们与肩关节囊的关系。再在大、小圆肌之间找出肱三头肌长头，从背面复认三边孔和四边孔以及穿过它们的旋肩胛动脉、旋肱后动脉和腋神经。

3. 在肩胛切迹处观察肩胛上横韧带，并观察肩胛上动脉和肩胛上神经分别自韧带上方和下方至冈上肌深方。

# 【临床解剖】

## 一、关节镜下肩袖断裂修补术的解剖基础

关节镜下肩袖断裂修补术常规采取以下入路：

1. 常规后入路，位于肩峰后外角下方2cm，内侧1cm。该入路不宜过分向下，超过肩峰后缘下方5cm就有损伤腋神经的可能。

2. 前上入路，位于喙突尖外上方，喙突尖与肩峰前外角连线中点处，与肩锁关节位于同一矢状面内。肌皮神经位于喙突尖下方2~5cm，故该入路的建立需要确定喙突尖的位置。

3. 前外入路，位于肩峰前外角外侧2~3cm，做肩峰成形常用入路。

4. 外侧入路，位于肩峰外缘中部，外侧约1cm，为缝合肩袖时的常规观察入路。建议注意该入路与前外侧入路拉开一定距离，避免操作时器械互相影响。

首先做常规后入路，切开皮肤约1cm，血管钳钝性分离皮下组织直至关节囊，钝头套管朝向喙突尖方向穿刺进入盂肱关节，依次对肩袖间隙、肩胛下肌腱、肩袖下表面、盂唇、关节囊及肱二头肌长头腱进行探查，穿刺针定位后建立前上入路，进行关节腔内操作。然后，再次使用钝头套管从后入路位置紧贴肩峰下表面，朝向肩峰前外角，进入肩峰下间隙，建立前外侧入路，使用刨刀、等离子射频清理肩峰下滑囊以及炎性滑膜组织，暴露肩峰下表面以及前外角，使用磨钻对肩峰前方骨赘进行打磨成形。建立外侧入路，使用交换棒，将关节镜移至外侧入路观察肩袖撕裂情况，清理变性肌腱组织，并使用磨钻新鲜化大结节止点骨床。使用组织抓钳将裂口处肩袖拉回止点，测试张力。由前外侧入路，或根据需要新建合适入路，在止点处骨床植入带线锚钉，对肩袖进行缝合修补。缝合完毕后，使用探勾检查缝合后的完整性。必要时再次进入盂肱关节检查肩袖下表面缝合下压情况。确认无误后，使用等离子射频进行适当止血，灌注液冲洗后，缝合关闭切口。患肢使用支具支撑保护在轻度外展位。

## 二、肩胛上神经卡压病的解剖学基础

肩胛上神经经肩胛切迹在肩胛上横韧带的深面走行时，位置比较固定，由于上臂运动时肩胛骨经常旋转，因此，此处肩胛上神经容易受到摩擦，可引起炎性肿胀及神经通道狭窄。肩胛骨移位时，此神经可受到牵拉，因直接暴力、牵引损伤均可引起肩胛上神经卡压病。患者常表现为肩部疼痛，冈上、下肌软弱及萎缩，肩不能外旋。手术切断肩胛上横韧带可达到减压目的，从而使患者神经受压症状得到缓解。

（秦丽华　周非非　孙卓然　赵文奎　邵振兴）

更多增值内容
请扫二维码

胸部上接颈部，下接腹部。胸部的上界为前方胸骨的颈静脉切迹，两侧沿锁骨上缘至肩峰、向后到第 7 颈椎棘突的连线。胸部的下界为胸骨剑突斜向两侧，沿肋弓到第 12 胸椎的连线。胸上部两侧连接上肢。胸壁由胸廓及其软组织构成。胸腔的中间有纵隔，两侧有胸膜和肺。胸廓下口被膈封闭。

## 第一节　胸　前　区

### 【局部解剖】

胸前区由皮肤、浅筋膜、胸大肌、胸小肌和深筋膜等组成。浅筋膜内有皮神经、浅血管、浅淋巴管和淋巴结以及乳房。

#### 一、胸部体表标志及标志线

（一）体表标志（图 5-1）

在胸前壁，胸骨柄的上缘有**颈静脉切迹**。胸骨柄、体相接处向前凸为**胸骨角**，它的两侧平对第 2 肋，此处临床上可作为数认肋骨和肋间隙的标志。胸骨体的下端接剑突，剑突的两侧有肋弓。两侧肋弓之间的夹角为**胸骨下角**，此角一般在 90°~120° 之间。大部分肋骨均可摸到，相邻两肋骨之间的间隙称**肋间隙**。

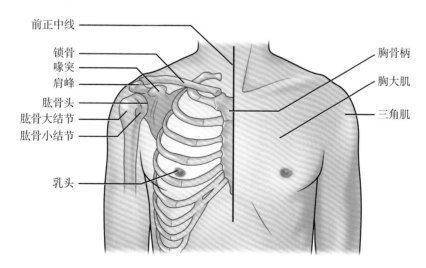

图 5-1　胸部和肩部的体表标志

肩部前面皮下可清楚地摸到**锁骨**全长，其内侧半凸向前，外侧半凸向后；**胸骨端**膨大，突出于胸骨颈静脉切迹的两侧；**肩峰端**向外与肩峰相连。**肩峰**为肩部最高点。肱骨大结节恰在肩峰的下外方，是肩部最外侧的骨性边界。在锁骨外、中 1/3 交界处的下方有一三角形小凹，为锁骨下凹，此窝的外侧部，约距锁骨 2 cm，自三角肌前缘向后可摸到肩胛骨的**喙突**。在喙突尖端的外侧 2~5 cm 处，略低于喙突末端的水平，自三角肌的前面用拇指按压可触及**肱骨小结节**。在肩部的后面，自肩峰向内可摸认**肩胛冈**全长。自肩胛冈内侧端向下摸认肩胛骨内侧缘至**下角**，下角平对第 7 胸椎棘突（第 7 肋或第 7 肋间隙）。

（二）胸部的标志线

为了诊断和应用的方便，通常在胸部做下列垂线（图 5-2），以说明脏器的位置和体表投影：①**前正中线** anterior median line，沿身体前面中线所做的垂线。②**胸骨线** sternal line，通过胸骨外侧缘最宽处所做的垂线。③**锁骨中线** midclavicular line，通过锁骨中点的垂线。④**胸骨旁线** parasternal line，通过胸骨线和锁骨中线连线中点的垂线。⑤**腋前线** anterior axillary line，通过腋窝的腋前襞所做的垂线。⑥**腋后线** posterior axillary line，通过腋窝的腋后襞所做的垂线。⑦**腋中线** midaxillary line，通过腋前、腋后线之间中点的垂线。⑧**肩胛线** scapular line，通过肩胛骨下角的垂线。⑨**后正中线** posterior median line，沿身体后面中线所做的垂线。

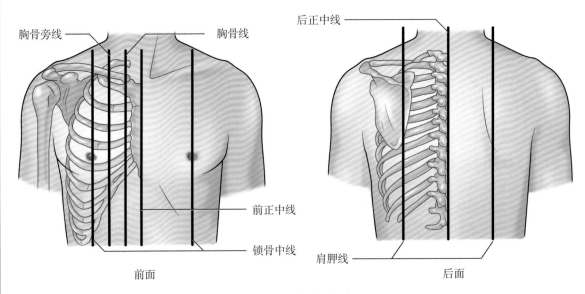

图 5-2 胸部的标志线

## 二、皮肤和浅筋膜

胸部皮肤较薄，浅筋膜的厚度因个体发育、营养情况、性别和年龄而不同。胸外侧区的皮下脂肪较厚且呈蜂窝状。浅筋膜中有皮神经、浅动脉、浅静脉、淋巴管和淋巴结。

（一）皮神经（图 5-3）

1. **锁骨上神经** supraclavicular nerve 是颈丛发出的皮神经，有锁骨上内侧、中间和外侧 3 支神经。它们在颈阔肌深方，越过锁骨和肩峰的浅面，分布于肩部和第 2 肋间隙以上的胸前壁皮肤。

2. **肋间神经** intercostal nerve 的皮支  胸前区第 2 肋以下的皮肤有肋间神经皮支分布。肋间神经发出肋间神经前皮支和外侧皮支。前皮支在胸骨侧缘稍外方穿肋间隙浅出，分布于胸前壁皮肤。外侧皮支在腋中线附近穿肋间隙浅出，分布于胸外侧部皮肤。第 2 肋间神经外侧皮支粗大，行向外侧经腋窝至臂上部内侧，分布于腋窝底和臂上部内侧皮肤。第 4~6 肋间神经外侧皮支还发出乳房外侧支至乳房。

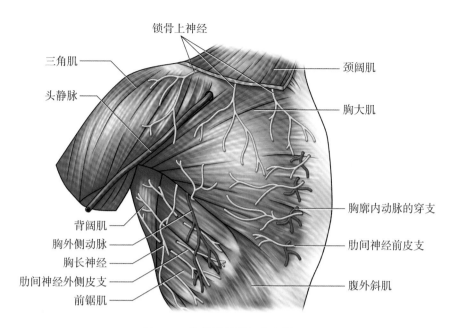

图 5-3　胸前区的神经和血管

（二）浅动脉

1. **胸廓内动脉** internal thoracic artery 的穿支　在胸骨侧缘处伴随肋间神经前皮支浅出，并有静脉伴行。其中第 2~4 肋间隙的穿支还供应乳房。

2. **肋间后动脉** posterior intercostal artery 的外侧皮支　在腋中线附近伴肋间神经外侧皮支浅出，并有静脉伴行。第 3~5 肋间后动脉的外侧皮支还发乳房支供应乳房。

（三）浅静脉

胸壁的浅静脉无动脉伴行，在浅筋膜内吻合成网，并与颈、腹部的浅静脉互相吻合。胸壁较大的浅静脉是**胸腹壁静脉** thoracoepigastric vein，它起于腹前壁，沿躯干侧壁上行到腋窝，经胸外侧静脉注入腋静脉，向下与腹壁浅静脉吻合，最后注入股静脉。

三、乳房

**乳房** mamma，breast 为哺乳动物特有的结构。人类的乳房在男性不发达，在女性青春期开始发育生长，妊娠和哺乳期的乳腺有分泌活动。

（一）乳房的位置

成年女性乳房的大部分位于胸大肌和胸肌筋膜表面的浅筋膜内，上达第 2 肋，下达第 6 肋，内侧至胸骨侧缘，外侧近腋中线。乳头平对第 4 肋间隙或第 5 肋。

临床上为便于体检，常常以乳头为中心做垂直线和水平线，围绕乳晕，外做环形线，将乳房分为五个区：内上象限、内下象限、外上象限、外下象限和乳头区。检查乳房时，即按以上顺序进行，以免遗漏。

（二）乳房的形态

成年未产妇乳房呈半球形，紧张而有弹性。乳房的中央有**乳头** mammary papilla，乳头表面高低不平，有 10~15 个输乳管的开口。乳头周围有环行的皮肤色素沉着区，称乳晕。乳晕表面有许多小的隆起，其内有乳晕腺，在哺乳期分泌脂性物质可润滑乳头。

95% 的乳腺外上部有一突出部分，在第 3 肋水平伸至腋窝，称**乳房腋尾** axillary tail。乳房腋尾使乳房与腋部的连续自然，乳房重建时的腋尾重建也是一个很重要的问题。腋尾可发生癌变，并且易与肿大的腋窝淋巴结和副乳腺癌相混淆。

乳房基底面覆有较致密的浅筋膜深层，与胸筋膜间有疏松结缔组织间隙，称**乳房后间隙** retromammary space 或**乳房下间隙** submammary space，因而乳房可轻度移动。乳腺癌如侵及此间隙，乳房便固定于胸前壁；如在此间隙感染化脓，则形成乳房后脓肿。

（三）乳房的构造

乳房由皮肤、乳腺、脂肪和纤维组织所组成（图 5-4）。乳腺分为 15~20 个**乳腺叶** lobes of mammary gland，以乳头为中心呈放射状排列。每叶有一个**输乳管** lactiferous duct，在乳头基部输乳管扩大形成**输乳管窦** lactiferous sinus，其末端变细开口于乳头。乳房手术时，宜尽量沿输乳管的方向作放射状切口，以减少对乳腺叶和输乳管的损伤。乳腺周围的纤维组织可向深方发纤维束连于胸肌筋膜，并可向浅方发小的纤维束连于皮肤和乳头，乳房上部的这些纤维束较为发达。这些纤维束称为**乳房悬韧带** suspensory ligament of breast 或 Cooper ligment，它们对乳腺起支持和固定的作用。乳腺癌早期，因乳房悬韧带受侵，纤维组织增生，韧带缩短，使局部皮肤产生一些凹陷。癌晚期，肿瘤压迫或侵及皮肤毛细淋巴管，淋巴回流受阻而淤积，皮肤水肿，高出毛囊小凹，使皮肤呈"橘皮样"。临床上可借这些特征，帮助乳腺癌的诊断。

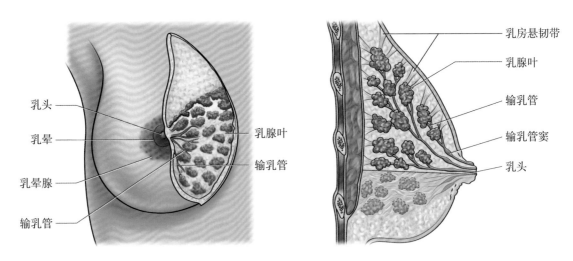

图 5-4　**女性乳房**

（四）乳房的血管

1. **乳房的动脉**（图 5-5）　主要来自胸廓内动脉的穿支、肋间后动脉的穿支和腋动脉的分支（主要为胸外侧动脉），它们从各方向进入乳房，各动脉供血区域的分界不明显，相互之间有着丰富的吻合，形成动脉网。也并非这些动脉一同供血，由胸廓内动脉和胸外侧动脉联合供血者占 50%；由胸廓内动脉和肋间后动脉供血者为 30%；由胸廓内动脉、肋间后动脉和胸外侧动脉联合供血者占 18%。因此，胸廓内动脉是供应乳房血液的主要动脉。

2. **乳房的静脉**　分为浅、深两组（图 5-5）。浅静脉位置表浅，在体表可以看到，最后汇入腋静脉和胸廓内静脉。深静脉则与同名的动脉伴行，分别汇入无名静脉、腋静脉、半奇静脉和奇静脉。乳房的静脉与淋巴管紧密伴行，癌细胞常经此途径转移到区域淋巴结；也可直接通过静脉播散，发生远处转移。

（五）乳房的淋巴引流

乳房的淋巴主要有 5 条引流途径（图 5-6）：

1. 乳房外侧部的淋巴管沿胸大肌下缘注入腋淋巴结的胸肌淋巴结，这是乳房淋巴回流的主要途径。

2. 乳房内侧部的淋巴管注入沿胸廓内血管排列的胸骨旁淋巴结。

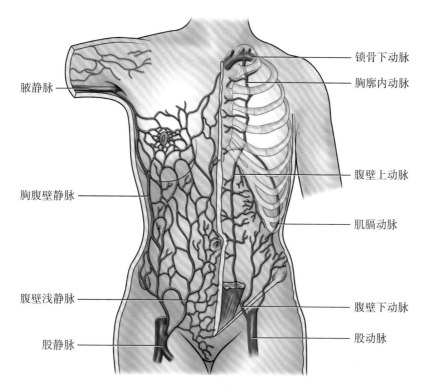

图 5-5　乳房的动脉和静脉

锁骨下动脉
胸廓内动脉
腹壁上动脉
肌膈动脉
腹壁下动脉
股动脉

腋静脉
胸腹壁静脉
腹壁浅静脉
股静脉

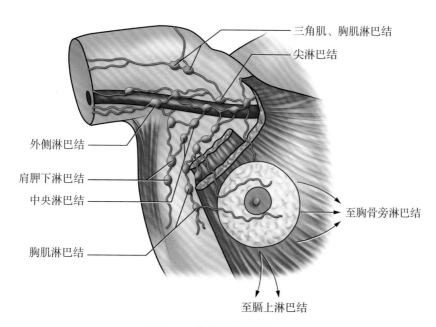

图 5-6　乳房的淋巴回流

三角肌、胸肌淋巴结
尖淋巴结
外侧淋巴结
肩胛下淋巴结
中央淋巴结
胸肌淋巴结
至胸骨旁淋巴结
至膈上淋巴结

3. 乳房上部的部分淋巴管可穿胸大肌，注入腋淋巴结的尖淋巴结。

4. 乳房下部的淋巴管可穿腹前壁至膈上淋巴结（前组），从而间接与膈和肝上面的淋巴管相联系。

5. 两侧乳房的浅淋巴管有广泛吻合。

当乳房罹患恶性肿瘤时，可沿上述途径扩散和转移，侵及淋巴结，引起不同程度的肿大，因此淋巴引流途径对疾病的诊断，以及手术切除肿瘤时的手术范围的选择有重要临床意义。

**前哨淋巴结** sentinel lymph node（SLN）在解剖学意义上而言是收纳乳房及区域组织淋巴液的第一站淋巴结；从临床角度而言是指乳房某一具体部位原发肿瘤向腋窝转移的第一个或几个淋巴结，是乳腺癌最先发生转移的淋巴结。前哨淋巴结是一种功能定位，而不是严格意义上恒定的解剖结构。理论上讲，如果患者的前哨淋巴结没有转移，腋窝淋巴引流区的其他淋巴结也不会出现转移。当淋巴结完全被肿瘤细胞占据或存在淋巴管癌栓时，会使示踪剂无法显影淋巴结，临床上会导致前哨活检失败或假阴性。

前哨淋巴结的定位方法如下：①术前在肿瘤周围或乳晕区注射放射性核素，术中利用探测设备探测腋窝区放射性的高低来定位和识别前哨淋巴结。②术前注射生物蓝色染料，术中通过蓝染的程度来识别前哨淋巴结。③联合应用上述两种方法，既根据放射性的高低，又根据蓝染的程度，来识别前哨淋巴结。④近年来临床在尝试新的前哨示踪技术，如应用生物荧光剂吲哚菁绿来示踪前哨淋巴结。通过乳腺癌的前哨淋巴结活检来了解腋窝淋巴结有没有转移，是近几年来乳腺肿瘤外科研究的特点。它可以通过一个小的活检手术就能了解到腋窝淋巴结有没有转移，从而确定分期，估计预后，制订综合治疗方案。因此可避免腋窝阴性乳腺癌患者不必要的腋窝淋巴结清扫，降低相关手术并发症的发生，改善患者术后生活质量。

### （六）乳房的神经

乳房主要受交感神经和脊神经的支配。交感神经司腺体的分泌和平滑肌的收缩。颈丛的锁骨上神经分布到乳房上份的皮肤，上位胸神经（$T_{3~6}$）的外侧皮支和前皮支分别分布到乳房外侧部和内侧部的皮肤，司乳房的感觉。在乳腺癌根治手术时，这些神经一般会被切断。

## 四、深筋膜

胸前区深筋膜分浅、深两层。

浅层贴附在胸大肌的表面，称胸肌筋膜，向上附于锁骨前面，向下与腹壁深筋膜延续，向外增厚移行为腋筋膜。深层位于胸大肌深面包裹胸小肌和锁骨下肌，较浅层致密。

深筋膜张于锁骨下肌与胸小肌之间的部分称**锁胸筋膜** clavipectoral fascia（图 5-7），它的深面是包裹至上肢的大血管和神经的血管神经鞘。穿锁胸筋膜的结构主要有：头静脉、胸肩峰动、静脉和胸外侧神经等。

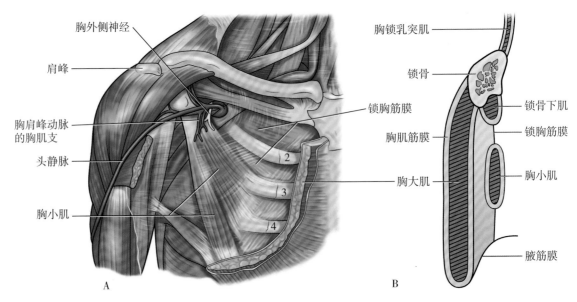

**图 5-7　锁胸筋膜**

## 五、胸前区的肌

### （一）胸大肌

**胸大肌** pectoralis major 覆盖胸前壁大部（图5-8），呈扇形，宽而厚。起自锁骨的内侧半、胸骨、第1~6肋软骨和腹外斜肌腱膜。肌束向外集中，以扁腱止于肱骨大结节嵴。作用为内收和内旋肱骨，使下垂的上肢移向前内方。当上肢固定时，可上提躯干（引体向上）和上提肋骨，辅助吸气。神经支配为胸外侧神经和胸内侧神经。

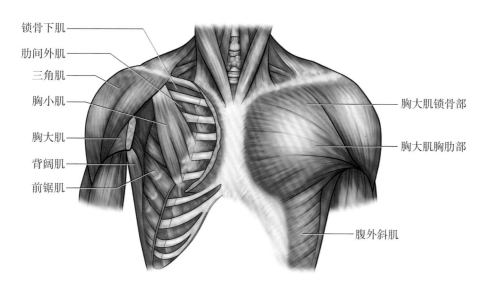

图5-8　胸肌

### （二）胸小肌

**胸小肌** pectoralis minor 在胸大肌深方（图5-8）。起自第3~5肋，纤维向上外行，止于肩胛骨喙突。作用为向前下方牵引肩胛骨。当肩胛骨固定时，可以上提肋助吸气。神经支配为胸内侧神经。

### （三）锁骨下肌

**锁骨下肌** subclavius 是锁骨下方的一块小肌（图5-8）。连于第1肋与锁骨之间，可拉锁骨向下内方。由臂丛的分支支配。

## 【实地解剖】

1. 皮肤切口。按总论中的图3各线切开皮肤。①自胸骨柄上缘的中点沿正中线向下到达剑突尖端。②自切口①的上端，沿锁骨的上缘向外，经肩峰转向下至臂中部，再自此向内至臂内侧。③自切口①下端，沿肋弓向外至腋中线。切皮勿太深，使刀尖恰好切透皮肤至皮下脂肪；用有齿镊夹持皮缘向外反扯（若为女尸，将切口环绕乳房，保留乳房待解剖用）。

2. 观察浅筋膜并寻找其中的皮神经和浅血管。沿皮肤切口的顺序切开浅筋膜（浅筋膜由疏松结缔组织构成，含大量脂肪，厚度因人而异），自内向外揭起，将筋膜片翻至腋中线附近，可见小的血管神经束自每一肋间隙穿出。在肋间隙内侧端穿出的是肋间神经前皮支和胸廓内血管的穿支；在腋中线附近穿出的是肋间神经外侧皮支和肋间后血管的外侧皮支。任选一个肋间隙，追踪它们的分支，观察其分布范围。

3. 解剖和观察乳房。若为女尸（特别是年轻女尸），可将乳房外上1/4皮肤自周围剥至乳头；

用镊子剔除脂肪，暴露出成团的乳腺叶，并向乳头方向追踪输乳管。然后将整个乳房从其深方的胸大肌筋膜上分离下来。取下的乳房通过乳头再作矢状切开，按照下述"乳房"的内容进行观察。但解剖的多为老年女尸，难以察看结构，所以对乳房的观察主要是对照示教标本和模型来进行的。

4. 观察胸大肌表面的深筋膜和暴露头静脉。清除胸前区的浅筋膜，观察其深方的胸肌筋膜向外与腋筋膜相延续。分离三角肌与胸大肌锁骨部之间的间隙，在间隙内寻找头静脉。

5. 观察胸大肌，暴露胸内、外侧神经和胸肩峰动脉。修洁胸大肌表面的深筋膜及肌的边界，观察胸大肌在锁骨、胸骨和腹外斜肌腱膜上的起点，以及至肱骨大结节嵴的止腱。然后，沿锁骨下缘小心切断其锁骨部，并翻向止点，注意胸外侧神经和胸肩峰动脉的分支穿锁胸筋膜后进入此部。在距胸骨缘 2~3 cm 处，用刀柄或手指插入胸大肌其余部分的深面，使其与深方的结构分离，边分离边切断肌纤维（切口与肌纤维方向垂直），并翻向止点，可见胸内侧神经穿过胸小肌后进入胸大肌。切断此神经，将胸大肌全部翻向止点。

6. 观察锁胸筋膜。揭起胸大肌后，即见位于锁骨、喙突与胸小肌上缘之间的锁胸筋膜，它向上包裹锁骨下肌并附着于锁骨，向下外包裹胸小肌后延续为腋筋膜。修洁胸小肌上方穿锁胸筋膜的神经和血管，暂不追踪它们的起点。

7. 观察胸小肌。修洁胸小肌前面的筋膜和肌的上、下缘，观察胸小肌起于第 3~5 肋，止于肩胛骨喙突。注意保留其附近的血管和淋巴结。

# 【临床解剖】

## 一、乳房淋巴结的临床分组

美国癌症联合委员会（American Joint Committee on Cancer，AJCC）对乳腺癌区域淋巴结进行了分区归类。

（1）腋窝淋巴结：即胸间肌和沿腋静脉及属支分布的淋巴结，为规范腋淋巴结清扫范围，通常以胸小肌为标志，将腋窝淋巴结分为以下三组：

Ⅰ组：又称腋下组或胸小肌外侧组，位于胸小肌外侧，包括乳房相关的外侧淋巴结、中央淋巴结、肩胛下淋巴结及胸小肌外侧的腋静脉旁淋巴结，胸大、小肌间淋巴结（Rotter 淋巴结）也归本组。

Ⅱ组：又称腋中组或胸小肌后组，是位于胸小肌深面的腋静脉旁淋巴结。

Ⅲ组：又称腋上组或锁骨下组，是位于胸小肌内侧的锁骨下静脉旁淋巴结，也称锁骨下淋巴结。

（2）胸骨旁淋巴结：又称内乳淋巴结，即沿胸骨旁、胸内筋膜分布的淋巴结。

（3）锁骨上淋巴结：即位于颈内静脉、肩胛舌骨肌、锁骨及锁骨下静脉围成的三角形区域内的淋巴结，与颈部临床分区的 Vb 区（图 8-22）基本一致。

（4）乳腺内淋巴结：即位于乳腺内的淋巴结（分期时归属腋窝淋巴结）。

## 二、乳腺癌改良根治术的手术解剖

切口依肿瘤所在部位及乳房的大小、形态设计。可采用横月牙形、纵梭状切口，切口应距肿瘤边缘 3 cm 以上。游离皮瓣切开皮肤后，游离皮瓣有两种方式即传统手术刀或电刀游离。前者一般配合皮下注射肾上腺素生理盐水，熟练者皮瓣游离较均匀；电刀游离止血效果好、术野干净，但需在正确层次内行进。皮瓣厚度以保留少许薄层脂肪组织为宜，游离的范围同 Halsted 根治术。

切除乳腺自下内开始向上外将乳腺连同其深面的胸大肌筋膜一并分离，直至胸大肌外缘下。

清扫**胸肌间淋巴结**（Rotter 淋巴结）：将翻起的乳腺向外拉紧，将胸大、小肌向内牵拉，沿胸大肌外缘与乳腺组织分界处纵向切开，显露胸大、小肌间的脂肪及淋巴组织（Rotter 淋巴结），将其全部清除。操作中需要仔细分离，注意勿损伤胸肌的神经及血管，因为胸内侧神经在胸小肌前方斜过，与胸肩峰血管伴行，共 2~4 支，支配胸大肌的锁骨部和胸骨部。

清扫**腋淋巴结**：打开喙锁胸筋膜，腋窝脂肪淋巴组织膨出，肋间臂神经横行于腋窝，如无明显淋巴结受累包裹可予以保留。将胸小肌向内向上提起，锁骨下血管、腋血管全程暴露，从锁骨下静脉入胸处开始，沿锁骨下静脉下缘解剖，保留肩胛下血管，必要时结扎切断其他向下属支。将腋静脉周围的淋巴组织（**外侧淋巴结**）和脂肪组织连同肩胛下肌群的筋膜（含**肩胛下淋巴结**）全部清除，即 Auchincloss 手术；也可切除胸小肌行 Patey Dyson 手术。切除胸小肌时，应妥善保护好胸神经外侧支。注意清除腋下群各组淋巴结时应保留胸长神经和胸背神经以及肩胛下血管。如遇转移淋巴结包裹胸背神经或肩胛下血管，为彻底清除肿瘤，有时可以将这些血管神经牺牲切除。

## 第二节　胸壁和胸腔

## 【局部解剖】

### 一、胸壁

胸壁由胸廓作为支架，**胸廓**由胸骨、肋、胸椎及其骨连结组成。胸壁的前部为胸骨，后部为胸椎，两侧是肋骨，肋间隙内有肌、神经、血管等。肋骨较薄弱，易受损伤，如出现肋骨骨折，肋骨向内可刺伤胸膜和肺，造成气胸或血气胸。胸壁的外面被有皮肤，浅筋膜内含有乳腺。胸壁内面衬有**胸内筋膜**。

（一）肋间隙

肋共有 12 对，肋与肋之间组成 11 对肋间隙。肋由后上斜向前下方，自第 2 肋起，其斜度渐次增加，至第 9 肋以后斜度又渐减小。

**1. 肋间肌**（图 5-9）

（1）**肋间外肌** intercostales externi：位于各肋间隙的浅层，起于上一肋骨的下缘，肌纤维斜向前下方，止于下一肋骨的上缘。其前部肌束在肋软骨部移行为肋间外膜。

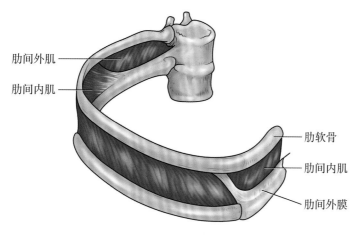

肋间外肌
肋间内肌
肋软骨
肋间内肌
肋间外膜

图 5-9　**肋间肌**

（2）**肋间内肌** intercostales interni：位于肋间外肌的深方，肌束方向与肋间外肌相反，起自下一肋的上缘，肌纤维斜向内上方，止于上一肋的下缘。后部肌束于肋角处向内移行为肋间内膜。

肋间外肌的作用为提肋，使胸腔扩大，助吸气；肋间内肌的作用为降肋，使胸腔缩小，助呼气。

在肋的中 1/3 处，肋间内肌的深方，可见到**肋间最内肌** intercostales intimi，此层较薄，纤维方向与肋间内肌相同。

2. **肋间神经** intercostal nerve（图 5-10） 为第 1~11 胸神经前支位于肋间隙的部分，第 12 胸神经的前支大部分位于第 12 肋的下方，称为**肋下神经** subcostal nerve。第 1 对胸神经前支的大部分加入臂丛，其余部行于第 1 肋间隙内为**第 1 肋间神经** 1st intercostal nerve。第 12 对胸神经前支的大部分为肋下神经，小部分加入腰丛。肋间神经在肋间隙中，先行于胸内筋膜与肋间内膜之间，因此在胸膜炎时，可刺激神经干引起肋间神经痛。肋间神经在肋角处向前进入肋沟，位于肋间内肌和肋间最内肌之间。上 6 对肋间神经在腋前线附近分出外侧皮支，分布于胸侧壁的皮肤。终支在胸骨侧缘外方 1~2 cm 处穿出至皮下为前皮支，分布于胸前壁的皮肤。肋间神经在途中分出肌支支配肋间肌的运动，发出细支分布于壁胸膜，支配其感觉。下 6 对肋间神经分布到腹前、外侧壁的皮肤和肌。

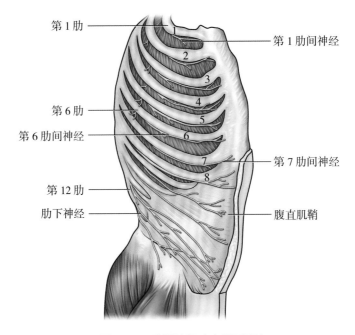

图 5-10　肋间神经（右侧面观）

胸神经前支在胸、腹壁呈节段性分布，按神经顺序由上向下依次排列。平对胸骨角为 $T_2$；平对乳头为 $T_4$；平对剑突为 $T_6$ 或 $T_7$；平对肋弓下缘为 $T_8$；平对脐为 $T_{10}$；耻骨联合与脐连线中点处为 $T_{12}$。临床上常据此测定麻醉平面的位置。

3. **肋间后动脉** posterior intercostal artery（图 5-11，图 5-12） 自第 3 对起发自胸主动脉，共有 9 对，行于第 3~11 肋间隙内。还有一对动脉走行在第 12 肋下缘，称为**肋下动脉** subcostal artery。

锁骨下动脉的肋颈干发出**肋间最上动脉** supreme intercostal artery，分布于第 1 和第 2 肋间隙。**肋间后动脉**在肋头处分出背侧支营养背肌和背部的皮肤，其主干向前上方斜行，于肋角处进入肋间内肌和肋间最内肌之间的肋沟内，发分支营养肋间肌。在肋角处，肋间后动脉发出细小的侧副支，沿下位肋骨的上缘走行，二者向前与胸廓内动脉和肌膈动脉发出的肋间前支吻合。

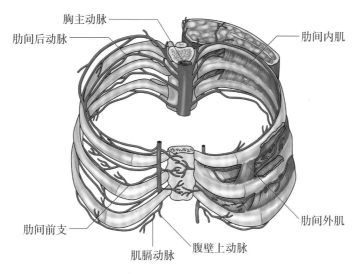

图 5-11　肋间肌和肋间动脉

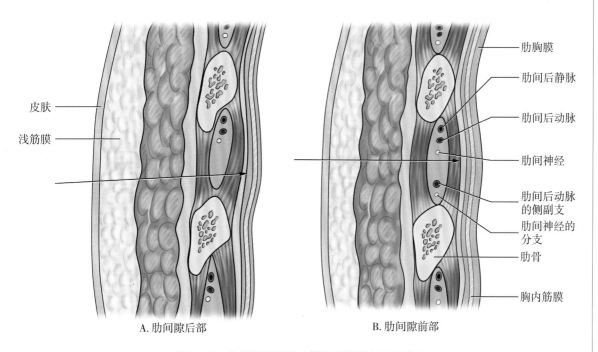

A. 肋间隙后部　　　　　　B. 肋间隙前部

图 5-12　肋间隙的结构（箭头示胸腔穿刺入路）

4. **肋间后静脉** posterior intercostal veins　与同名动脉伴行，向后直接注入奇静脉，或经半奇静脉、副半奇静脉间接注入奇静脉；向前经肋间前静脉注入胸廓内静脉。

肋间动脉、静脉和神经在肋角内侧斜行于肋间隙中部，至肋角的外侧逐渐行入肋沟内，在此自上而下依次排列着静脉、动脉和神经（图 5-12）。因此在肋间隙后部做胸腔穿刺时，进针部位应选在肋角外侧下位肋骨的上缘，可避免损伤肋间血管和神经主干。

**胸横肌** transversus thoracis 在胸前壁内面，起自胸骨下部，行向外上，止于第 2~6 肋。此肌可降肋，助呼气。

（二）胸廓内血管

1. **胸廓内动脉** internal thoracic artery（图 5-13）　起于锁骨下动脉，在胸锁关节稍外方，胸骨侧缘外方 1~2 cm 处，自上而下行于肋软骨和肋间肌的深方，发分支营养胸前壁、心包和膈。在上 6 个肋间隙内发出 2 个**肋间前支** anterior intercostal branches，向外与发自胸主动脉的肋间后动脉吻合，它们分别走行在肋间上、下缘，因此在肋间隙前部做胸膜腔穿刺时，穿刺针应在上、下肋骨之间刺入。

胸廓内动脉自锁骨下动脉发出后，在胸锁关节的外侧下行，横越第 1~6 肋软骨的后面，于第 6 肋间隙分为腹壁上动脉和肌膈动脉 2 个终支。胸廓内动脉的分支有：①**肋间前支** anterior intercostal branches，行于上 6 对肋间隙内，分支营养上 6 对肋间肌和乳房，并与胸主动脉发出的肋间后动脉吻合。②**心包膈动脉** pericardiacophrenic artery，在第 1 肋附近发出，于肺根的前方，在心包与纵隔胸膜之间下行至膈（与膈神经伴行），分支营养心包和膈。③**肌膈动脉** musculophrenic artery，位于肋弓后面，发出肋间前支至下 5 个肋间隙，分支至膈及腹壁诸肌。④**腹壁上动脉** superior epigastric artery，经第 7 肋软骨后方下降，入腹直肌鞘，在腹直肌后方发分支到该肌，并与腹壁下动脉吻合。

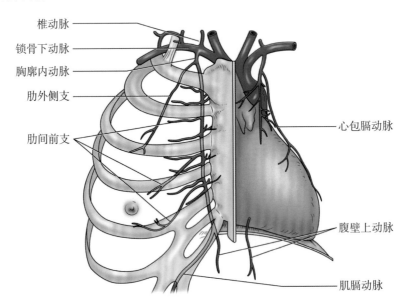

图 5-13　胸廓内动脉及其分支

**2. 胸廓内静脉** internal thoracic veins　与胸廓内动脉伴行，有 2 条，向上合成一干后注入头臂静脉。沿途有肋间前静脉注入。

（三）胸内筋膜

**胸内筋膜** endothoracic fascia 是一层致密的结缔组织膜，贴于胸壁的内面，位于胸骨、肋骨和肋软骨、肋间内肌和胸横肌的深方；被覆在胸椎前面和膈的上面。其上方被肺尖顶入颈根部，可称为胸上筋膜。

**二、胸腔**

**胸腔** thoracic cavity 由胸壁和膈围成。上界为胸廓上口，与颈部相连；下界为膈，借此与腹腔分隔。胸腔的两侧部分为胸膜和肺；中间部分为纵隔，内含心、心包、大血管以及气管、食管、胸腺、淋巴结、神经等重要结构（图 5-14）。

（一）胸膜和胸膜腔

**1. 胸膜的分部与胸膜腔（图 5-14，图 5-15）**　胸膜 pleura 是一薄层浆膜，分为脏、壁 2 层。**脏胸膜** visceral pleura 被覆在肺的表面，陷入叶间裂内。**壁胸膜** parietal pleura 衬于胸壁的内面、纵隔的外侧面和膈的上面。壁胸膜和脏胸膜在肺根下方互相移行，形成重叠的胸膜皱

第五章 胸部

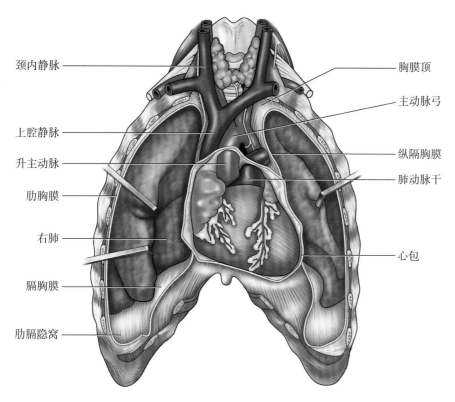

图 5-14 胸腔脏器（胸前壁已切除）

颈内静脉

上腔静脉

升主动脉

肋胸膜

右肺

膈胸膜

肋膈隐窝

胸膜顶

主动脉弓

纵隔胸膜

肺动脉干

心包

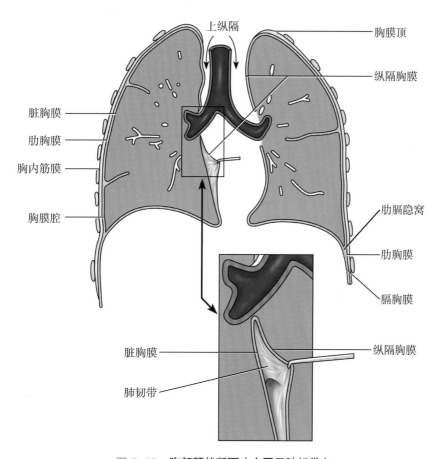

上纵隔

胸膜顶

脏胸膜

肋胸膜

胸内筋膜

胸膜腔

纵隔胸膜

肋膈隐窝

肋胸膜

膈胸膜

脏胸膜

肺韧带

纵隔胸膜

图 5-15 胸部额状断面（小图示肺韧带）

159

襞，称**肺韧带** pulmonary ligament，此韧带紧系于肺和纵隔之间，对肺有固定作用，可以手触摸探查。脏、壁 2 层胸膜间完全封闭的潜在狭窄的腔隙为**胸膜腔** pleural cavity，左右各一，互不相通。胸膜腔内有少量浆液，可减少摩擦。胸膜腔内的压力比外界大气压低，为负压。

壁胸膜按其所在的位置分为 4 部：①**胸膜顶** cupula of pleura，形成穹隆状圆顶，突出胸廓上口至颈根部，覆于肺尖上方，高出锁骨内侧段 1/3 处 2~3 cm。在颈根部进行穿刺或手术时，应特别注意勿损伤胸膜顶，以免造成气胸。②**肋胸膜** costal pleura，贴于肋骨和肋间肌内面。③**膈胸膜** diaphragmatic pleura，覆盖在膈的上面。④**纵隔胸膜** mediastinal pleura，衬在纵隔的两侧。在各部壁胸膜互相转折处，某些部位的间隙即使是深吸气时，肺的边缘也不能深入其间，这些间隙被称为**胸膜隐窝** pleura recesses，主要包括肋胸膜与纵隔胸膜在前方转折处的**肋纵隔隐窝** costomediastinal recess；肋胸膜与膈胸膜在下方转折处的**肋膈隐窝** costodiaphragmatic recess 等。在站立时，在胸膜腔中肋膈隐窝所处的位置最低，因此在胸膜发炎时，渗出液常积聚于此，炎症粘连也常发生在此处。

2. **胸膜的神经**　肋胸膜和膈胸膜的周围部分有**肋间神经** intercostal nerve 分布，对疼痛刺激很敏感，并可沿肋间神经向胸、腹壁放射；膈胸膜中央部分和纵隔胸膜由膈神经分布，疼痛时，沿膈神经放射到颈部、肩部。脏胸膜有内脏神经的肺丛分布，对疼痛不敏感。

3. **胸膜的体表投影（图 5-16）**　胸膜的前界是肋胸膜返折至纵隔胸膜的界线。两侧均起自锁骨内端上方 2~3 cm 处的胸膜顶，向内下方斜行，在第 2~4 胸肋关节互相靠拢，向上、向

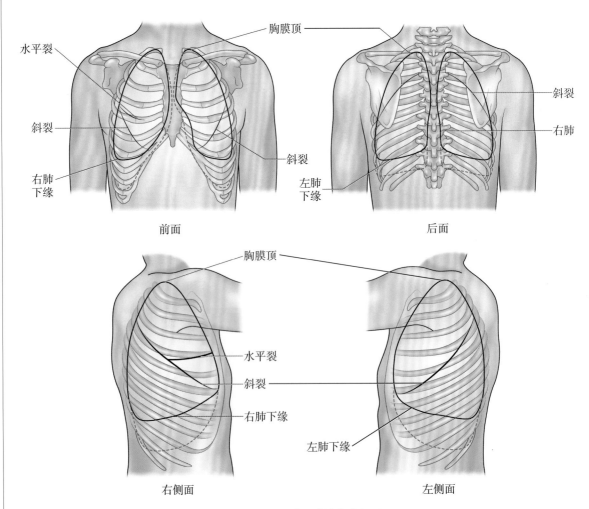

图 5-16　**胸膜和肺的体表投影**

下又各自分离，因而在胸骨后面形成 2 个三角形间隙，上方在胸骨柄的后方为**胸腺区**；下方在胸骨体下段和左侧第 5、6 肋软骨的后方为**心包区**，在心包前形成一个没有胸膜被覆的裸区，临床上可经此区进行心包穿刺。

　　胸膜下界位于肋胸膜至膈胸膜的返折处。右侧起自第 6 胸肋关节，左侧起自第 6 肋软骨。两侧均向外行，在锁骨中线上与第 8 肋相交，在腋中线上与第 10 肋相交，后方终止于第 12 胸椎棘突水平。右侧由于肝的影响，膈的位置较高，所以右侧胸膜下界略高于左侧。

### （二）肺

　　1. **肺的位置和毗邻**　肺 lung 位于胸腔内，纵隔的两侧，左右各一。由于膈的右下方有肝，又因心脏的位置偏左，故右肺较宽，左肺较狭长。肺表面被有平滑、湿润有光泽的脏胸膜。脏胸膜包被出入肺门的结构共同形成肺根。肺根内诸结构的位置有一定的排列规律（图 5-17），自前向后依次为肺静脉、肺动脉和主支气管。自上向下，左右不同。在右肺根，主支气管的下方可见肺动脉，动脉的前方和下方是肺静脉。在左肺根，主支气管的上方是肺动脉，肺静脉分别在支气管的前方和下方。在左、右主支气管周围有细小的支气管动脉。此外，肺门附近还有几个肺门淋巴结。自肺根向下是脏胸膜与纵隔胸膜相互延伸形成的双层胸膜结构，即为肺韧带。

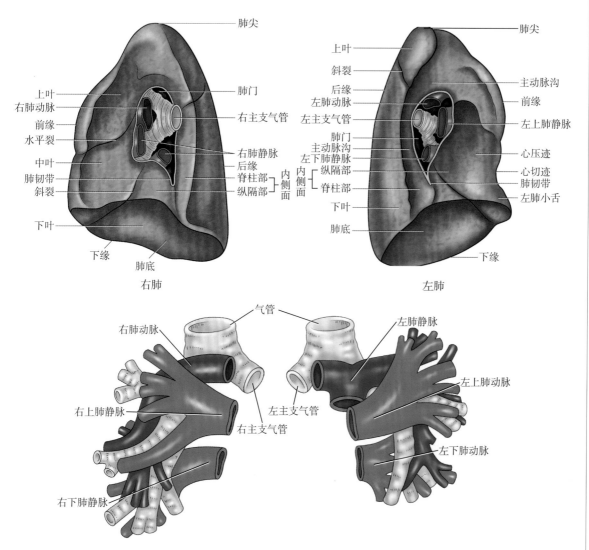

图 5-17　肺门与肺纵隔面

**2. 肺的血管**　肺的血管根据其功能可分为两类：一类是组成肺循环的肺动脉和肺静脉，是肺的功能血管，具有完成气体交换的作用；另一类是属于体循环的支气管动脉和支气管静脉，是肺的营养血管。

**肺动脉干** pulmonary trunk 从右心室发出后分为**左、右肺动脉**至肺门，与支气管伴行入肺，再分支进入肺段，最后形成毛细血管网分布于肺泡壁，进行气体交换，再逐步合成上、**下肺静脉**。右上肺静脉引流右肺上、中叶的血液，左上肺静脉引流左肺上叶的血液；两侧下肺静脉引流各自下叶的血液。

**3. 肺的淋巴结**　肺淋巴结在肺内沿支气管及肺动脉排列，收纳肺内的淋巴管，其输出管注入位于肺门周围的支气管肺门淋巴结或肺门淋巴结。支气管肺门淋巴结的输出管注入到气管支气管淋巴结，这些淋巴结沿支气管、气管排列。在患肺结核或肺部肿瘤时，肺门淋巴结可继发增大。

**4. 肺的神经**　支配肺的交感神经发自脊髓胸 2~5 灰质的侧角，副交感神经为迷走神经的支气管支，它们在肺根前、后方组成肺丛，并发分支随支气管和肺血管的分支入肺，分布于支气管的平滑肌和腺体。肺的感觉神经纤维分布于肺泡、支气管黏膜、肺内结缔组织和脏胸膜，随迷走神经入脑，构成呼吸反射弧的传入部分。

**5. 肺的体表投影**　肺尖的投影与胸膜顶同高。右肺前缘与胸膜大致相同，左肺前缘在第 4 胸肋关节水平折向外下，至第 6 肋软骨中点处移行为下界。两侧肺的下界比胸膜的下界稍高，在各标志线处均比胸膜下界高 2 个肋骨。当平静呼吸时，在锁骨中线与第 6 肋相交，在腋中线上越过第 8 肋，在肩胛线上平第 10 胸椎棘突平面。当深呼吸时，肺的下界可向上、下各移动 3 cm。

# 【实地解剖】

## 一、胸壁

1. 再次辨认胸神经的皮支、胸大肌、胸小肌和前锯肌的起点。然后在胸骨旁肋间隙内和腋中线前方的肋间隙内寻找 1~2 支肋间神经的前皮支和外侧皮支。查看起自剑突和肋软骨的腹直肌；起自下 8 个肋的腹外斜肌，将它们修洁后保留。

2. 用手触摸胸骨，确认胸骨角平对第 2 肋，并依次向下数认肋骨和肋间隙。在第 4 或第 5 肋间隙内进行解剖，观察肋间隙内的结构和层次。观察位于肋间隙内的肋间外肌，肌纤维方向由后上斜向前下方。在胸骨两侧的两肋软骨之间，肋间外肌已移行为肋间外膜。

3. 切开肋间外膜，暴露深方的肋间内肌，注意其纤维方向，恰与肋间外肌相反。从肋骨前端至腋中线，沿肋骨下缘切开肋间外肌，并向下翻，观察肋间内肌的全貌和纤维方向。

4. 打开胸壁，沿腋中线，在上 7 个肋间隙中，将肋间肌剔出约 1 cm 的间隙，以便能将骨剪伸至肋骨的深方，注意用手指将深方的壁胸膜下压，以保护深方的壁胸膜。用骨剪沿腋中线依次剪断第 2~8 肋骨。用骨锯在胸骨柄的中部将胸骨锯断，轻轻掀起胸骨柄，在第 1 肋间隙处剪断胸廓内动脉和静脉，并用手伸入胸前壁与壁胸膜之间，将壁胸膜从胸前壁分离，并将胸膜下压，将胸前壁逐渐翻向腹部。

5. 在已翻向下方的胸前壁内面，观察肋间神经和血管。剔除 1~2 个肋间隙的胸内筋膜，于肋骨下缘的肋沟内，寻认肋间后静脉、肋间后动脉和肋间神经。注意它们之间自上而下依次的排列关系。

6. 同时在胸前壁的内面，辨认胸廓内动脉。它有 2 条伴行静脉，沿胸骨外缘下降，下段后方有起自胸骨下部纤维行向外上的胸横肌，胸廓内动脉下行至第 6、7 肋软骨后方，分为腹壁上动脉和肌膈动脉。腹壁上动脉向下穿膈入腹直肌鞘内；肌膈动脉向外行于肋弓的后面。辨认胸廓内动脉和肌膈动脉在肋间隙内各发 2 个肋间前支，它们分别沿肋间隙的上、下缘走行。

沿胸廓内血管附近分布有胸骨旁淋巴结，解剖时应注意观察。

## 二、胸腔

1. 在已打开的胸腔，观察胸膜、肺和纵隔所在部位。检查胸膜的各部：先在胸膜前壁距肋胸膜与纵隔胸膜交界线约 1 cm 处，自上而下剪开肋胸膜；然后再从其上、下端，横向剪至腋中线，将胸膜翻向外侧，此时胸膜腔已被打开。将手指伸入脏、壁胸膜之间，如有粘连则应轻轻剥离。先查明两侧的胸膜腔，位于壁胸膜和脏胸膜之间，为 2 个独立封闭的腔。摸认覆盖肋及肋间肌内面的肋胸膜、覆盖于膈上面的膈胸膜和覆盖纵隔两侧面的纵隔胸膜，以及在胸廓上口形成圆顶状隆起的胸膜顶。注意肺的前缘和下缘壁胸膜返折处，有较大的胸膜腔间隙，这些间隙称为胸膜隐窝。摸认在左肺前缘心切迹处的肋纵隔隐窝，在两肺下缘外方的肋膈隐窝。然后用手将肺前缘推向外侧，在肺根的下方，在纵隔胸膜和肺的内侧面之间，摸认壁、脏 2 层胸膜互相移行所形成的皱襞，称为肺韧带。

2. 在尸体上观察胸膜前界及下界在体表的投影。

3. 取肺，观察肺的内侧面中部有由出入肺门管道组成的肺根。将纵隔胸膜推向内侧，同时将肺推向外侧，暴露肺根和肺韧带：肺根由出入肺门的支气管、血管、淋巴管和神经外被胸膜构成。先剔除肺根表面的浆膜，依次由前向后切断肺静脉、肺动脉、支气管，并切断肺根下方的肺韧带，将肺取出。在切断肺根时，要注意勿伤及周围的结构，有越过肺根前方的膈神经和越过肺根后方的迷走神经。

4. 将胸腔擦洗干净，再度审视胸腔大势，观察和复习肺的形态和结构。

5. 将肺放回胸腔，观察肺的体表投影。肺的前缘一般与胸膜前界一致；但肺的下缘则比胸膜的下界约高 2 个肋，注意有时尸体肺因萎缩，故比活体肺更高。可参看相关教材和图谱理解肺的体表投影。

# 【临床解剖】

## 一、胸膜腔穿刺术的解剖学基础

### （一）穿刺术的穿经层次

临床上常用该术来抽出胸膜腔内积液或气体进行定性检查，以明确诊断，也用来治疗不同原因引起的气胸、血胸、脓胸、液气胸以及向胸腔内注射药物。

实施胸膜腔穿刺需经皮肤、浅筋膜、深筋膜、肌层、肋间软组织、胸内筋膜和壁胸膜才能进入胸膜腔。

不同穿刺点所经肌层不尽相同，如肩胛线附近 7~8 肋间隙进针处，穿经背阔肌；腋中线附近第 5~7 肋间隙进针处，穿经前锯肌；胸前壁进针穿经胸大肌。

根据胸部标志线和肺及胸膜的体表投影以及胸膜隐窝形成的解剖基础，行胸膜腔穿刺必须强调定位准确和掌握进针深度，否则易损伤血管、胸膜和肺组织。

### （二）肋间隙

穿刺针所经肋间隙的宽窄不一，也可随体位变化而改变。

根据肋间血管神经及其分支行经肋间隙的部位，胸膜腔穿刺宜选在肋角外侧进针。在肋角内侧穿刺时最易损伤肋间血管、神经。

在肩胛线与腋前线范围内穿刺时，在下位肋骨上缘稍上方进针；而在肋间隙前部穿刺时，由于每一肋间隙的前份上、下各有一动脉，应在肋间隙的中间进针。

临床上常选在肩胛线或腋后线第 7~8 肋间隙沿肋骨的上缘进针，接近但不宜紧靠肋骨上缘，以免刺伤肋间血管、神经分出的下支。胸腔积气穿刺点通常选在锁骨中线第 2 或第 3 肋间隙，上、下肋之间进针。

（三）肋膈隐窝

正常情况下，肋胸膜与脏胸膜几乎紧贴，但在肋膈隐窝处间隙较深，是胸膜腔的最低点，即使深吸气时肺缘也不能伸入其内，各种原因引起的胸膜腔积液，液体首先积存于此处。在直立状态下，200 ml 积液还达不到膈顶平面，因此，肋膈隐窝是胸膜腔穿刺抽液的理想部位。

穿刺时，进针不能低于第 9 肋间隙，以防止损伤膈。壁胸膜有肋间神经分布，痛觉十分敏感，故麻醉应逐层浸润直达壁胸膜，胸膜腔穿刺若损伤肋间神经，其疼痛可沿肋间神经向胸壁和腹壁放射。此外，还应注意因胸腔内左右是两侧胸膜腔及肺，中部是纵隔，在胸膜腔穿刺抽液时，抽液速度要慢，且每次抽液不能超过 1000 ml，以防突然发生纵隔移位。

## 二、胸腔镜手术

胸腔镜手术（**视频辅助胸腔镜手术**，video-assisted thoracic surgery，VATS）使用现代摄像技术和高科技手术器械装备，通过胸壁套管或微小切口完成胸内复杂手术的微创胸外科新技术，它改变了胸外科疾病的治疗理念，被誉为 20 世纪胸外科界的重大突破之一，是胸部微创外科的代表性手术，也是未来胸外科发展的方向。1992 年北京大学的王俊教授创立了我国电视胸腔镜和胸部微创外科，自此我国的胸外科进入了微创发展时代。

完全胸腔镜手术仅需做 1~3 个 1.5 cm 的胸壁小孔（切口），无需撑开肋间，大大减少了手术创伤。微小的医用摄像头将胸腔内的情况投射到大的显示屏幕，等于将医生的眼睛放进了病人的胸腔内进行手术。手术视野根据需要可以放大，显示细微的结构，比肉眼直视下更清晰、更灵活。手术切口设计原则：① 第一切口不可过低以免伤及腹腔内器官；② 切口间不可相距太近以免器械互相碰撞；③ 三个切口间呈三角形排列，与病灶呈倒三角形。根据病变的部位、性质和手术方式进行体位选择。

1. **侧卧位**　最常用体位。术中可根据需要进行适当调整。一般做 3 个 1~1.5 cm 长的小切口，将放置胸腔镜的切口选在腋中线至腋后线的第 6 或第 7 肋间，待明确病变部位后再确定另外两个切口的位置，切口间距 10~15 cm，应呈三角形分布。随着技术的成熟和临床医生的不断探索，目前相当比例的胸腔镜手术仅需 2 个切口即可完成，部分简单手术甚至可以通过 1 个切口完成，胸腔镜和各操作器械均通过该切口进入胸腔。

2. **半侧卧位**　仰卧后将一侧的背部垫高 30°~45° 或旋转手术台达到需求的体位。适用于前纵隔、心包、心脏手术。

3. **仰卧位**　同胸骨正中切口体位。适用于前纵隔病变手术和双侧胸内病变二期手术的病例。将放置胸腔镜的切口选在腋前线第 4 或第 5 肋间，其余切口按上述原则安排。

# 第三节　纵　隔　和　膈

## 【局部解剖】

### 一、纵隔的位置和分部

**纵隔** mediastinum（图 5-18，图 5-19）为两侧纵隔胸膜间器官、结构与结缔组织的总称。

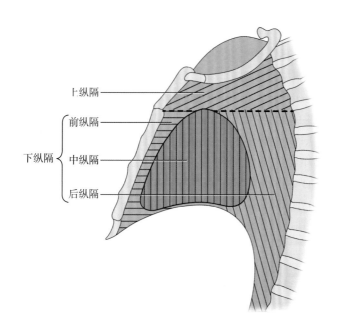

图 5-18　纵隔的分部

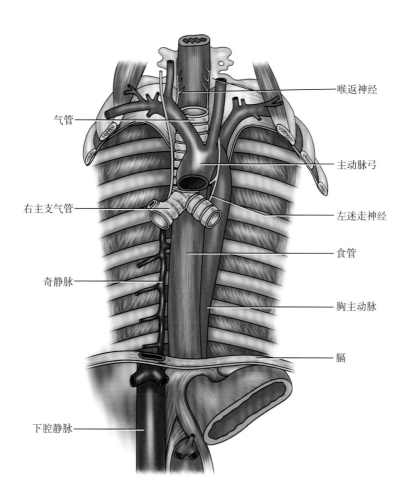

图 5-19　后纵隔的内容物

纵隔的边界前为胸骨，后为脊柱胸段，两侧为纵隔胸膜，上方为胸廓上口，下方到膈。纵隔显著偏左，且下部宽大。纵隔的器官彼此借结缔组织相连。

通过胸骨角和第4胸椎体下缘的水平面，将纵隔分为**上纵隔** superior mediastinum 和**下纵隔** inferior mediastinum 两部分；下纵隔又以心包为中心分为前、中、后3部分，即胸骨和心包之间为**前纵隔** anterior mediastinum。心包与脊柱胸段之间为**后纵隔** posterior mediastinum；前、后纵隔之间，相当于心包的位置为**中纵隔** middle mediastinum。上纵隔包含胸腺（在小儿中存在，在成人则只有胸腺遗迹）、头臂静脉、上腔静脉、主动脉弓及其分支、气管和食管、迷走神经、膈神经、胸导管和淋巴结等。前纵隔内有少量的结缔组织和淋巴结。中纵隔包含心、心包，以及位于心包内的大血管、奇静脉弓、膈神经、心包膈血管及淋巴结。后纵隔包含**胸主动脉** thoracic aorta、**奇静脉** azygos vein、**半奇静脉** hemiazygos vein、**副半奇静脉** accessory hemiazygos vein、迷走神经、主支气管、食管、胸交感干及其分支、**胸导管** thoracic duct 和淋巴结等。

### 二、纵隔的侧面观

#### （一）纵隔的左侧面（图5-20）

左肺根的上方是**主动脉弓** aortic arch，前下方是心包，后方是**胸主动脉** thoracic aorta。主动脉弓上方可见到由它发出的**左颈总动脉**和**左锁骨下动脉**。在这两条动脉之间有左膈神经和左迷走神经下行，它们越过主动脉弓的前面。左膈神经上端位于左迷走神经的外侧，然后交叉至其前方，再向下经左肺根的前方，贴心包侧壁下降到膈。左迷走神经在左肺根的后方至食管，分支吻合成丛。食管被胸主动脉掩盖，只有在主动脉弓上方的一段和心包后下方的一段才能见到。

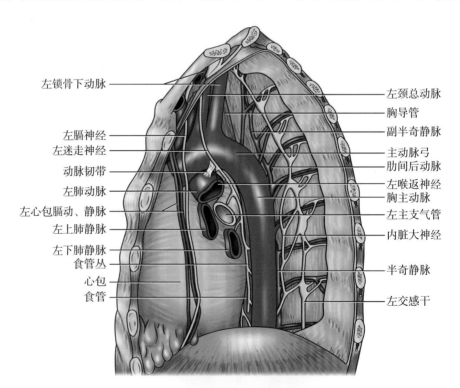

图5-20　**纵隔左侧面观**

#### （二）纵隔的右侧面（图5-21）

在右肺根的上方是奇静脉，前下方是心包。在右肺根和心包的后方，可见到食管。食管的后方有胸导管，食管的右后方有奇静脉。奇静脉紧贴脊柱右前方上行，呈弓状绕行右肺根上

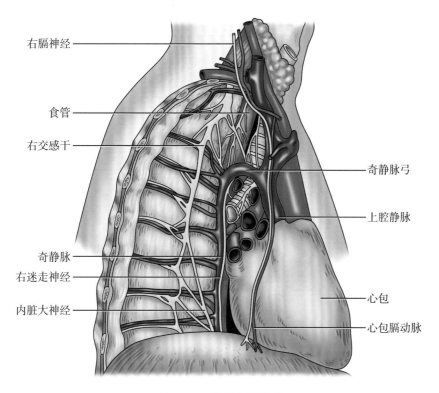

图 5-21　纵隔右侧面观

方，向前注入上腔静脉。上腔静脉紧贴胸前壁垂直下降进入心包。右膈神经经过上腔静脉的右侧，越过右肺根的前方，紧贴心包侧壁下降到膈。上腔静脉的后方，有右迷走神经下行，经奇静脉弓的深面到右肺根后方，分支参加食管丛。在上腔静脉后方的深处，还可见到气管和其后方的食管。

　　纵隔可随呼吸而上下活动。如果两侧胸膜腔内压力不均匀，纵隔则会移向压力小的一侧。如一侧气胸时，空气则进入该侧胸膜腔，肺立即萎缩，胸膜腔内压力由负压变为大气压，纵隔则向对侧移位。纵隔与颈部间隙相通，颈深部的感染可扩展到胸部，造成胸部的感染。由于在纵隔内很多重要的器官密集排列在一起，因而易被增大的器官或肿瘤压迫，造成相应的功能障碍。

### 三、心包

　　**心包** pericardium（图 5-22，图 5-23）包裹于心及各大血管的根部，为近似圆锥形的盲囊。其上界高于心，连接升主动脉、肺动脉、肺静脉和上腔静脉根部的外膜。下面与膈的中心腱相连。前面隔着肺、胸膜与胸骨、肋软骨相毗邻。在左侧第 4~6 肋软骨处，由于左肺心切迹和左侧胸膜的前界向外凹陷，心包在此直接接触胸骨和胸横肌。心包两侧邻接纵隔胸膜，后面有食管和胸主动脉。

　　心包分纤维心包和浆膜心包 2 部分。**纤维心包** fibrous pericardium 较坚韧，与浆膜心包的壁层紧贴。**浆膜心包** serous pericardium 很薄，表面光滑湿润，可分为壁层和脏层 2 层。壁层贴于纤维心包的内面；脏层贴于心外膜。脏、壁 2 层间的间隙，称**心包腔** pericardial cavity，内含少量浆液，起润滑作用，减少心脏搏动时的摩擦。心包对心具有保护和固定作用，正常时能防止心的过度扩大，以保持血容量的恒定。由于纤维心包的伸缩性甚小，如在心包腔内大量积液或慢性心包炎时，脏、壁二层可愈合并增厚，这样会严重地限制心脏的搏动和血液的流通。

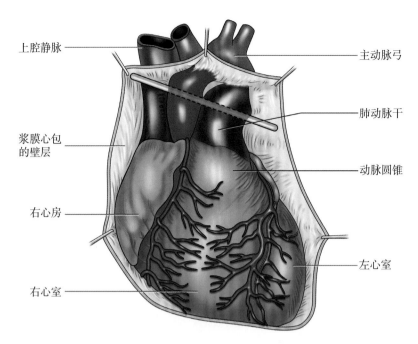

图 5-22　心包（穿进心包横窦的是探针）

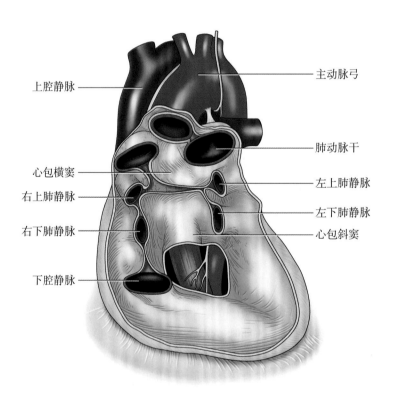

图 5-23　心包后壁内面（示心包斜窦和心包横窦）

在升主动脉、肺动脉干的后方与上腔静脉、左心房之间，有一间隙称**心包横窦** transverse sinus of pericardium，沟通心包腔的后上部及其前部，用手指易于探查。在心脏血管手术时，通常通过心包横窦夹住主动脉和肺动脉以阻断血流，故在临床上甚为重要。另在左心房后面，肺静脉根部之间的间隙为**心包斜窦** oblique sinus of pericardium。

## 四、心

结合解剖纵隔的进程，重点描述心在纵隔内的位置、毗邻关系，并进一步理解心的体表投影。

### （一）心的毗邻

心位于胸腔的中纵隔内，周围包有心包。约 2/3 在身体中线的左侧，1/3 在中线的右侧。前方平对胸骨体和第 2~6 肋软骨，后方平对第 5~8 胸椎。心的两侧及前面大部分被肺和胸膜遮盖；前面只有下方一小部分三角形区域借心包邻接胸骨体下部和第 4~5 肋软骨，临床进行心内注射多在胸骨左缘的第 4 肋间隙进针，这样可不伤及胸膜和肺；后面有食管、迷走神经及胸主动脉等后纵隔的器官；下有膈；上方有连于心的大血管。

### （二）心的体表投影

心在胸前壁的体表投影可用下列 4 点及其连线来确定（图 5-24）：①左上点，在左侧第 2 肋软骨的下缘，距胸骨左缘约 1.2 cm 处；②右上点，在右侧第 3 肋软骨上缘，距胸骨右缘约 1 cm 处；③左下点，在左侧第 5 肋间隙，锁骨中线内侧 1~2 cm 处；④右下点，在右侧第 6 胸肋关节处。左、右上两点间的连线为心的上界，左、右下两点间的连线为心的下界。上述 4 点中，左下点应用最为广泛，该点为心尖所在部位，在活体可于此处观察到或者触到一个搏动较强的区域，这是由于心室收缩时撞击心壁所引起的，称为心尖搏动，该区域一般不超过左锁骨中线。

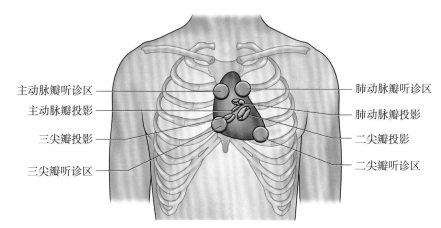

图 5-24　心瓣膜的体表投影及听诊位置

## 五、胸腺

**胸腺** thymus 位于上纵隔的最前方，在胸骨柄的后方。胸腺分为不对称的左、右两叶，呈长扁条状。新生儿胸腺甚为发达，其重量为 10~15 g；随年龄增长，胸腺继续发育，至青春期可达 25~40 g，以后逐渐退化，成人胸腺常被结缔组织代替。

胸腺由淋巴组织构成，与机体的细胞免疫功能密切相关；另外，胸腺具有分泌胸腺素和促胸腺生成素等具有激素作用的活性物质。

## 六、胸部的血管

### （一）肺循环的血管

**1. 肺静脉** pulmonary veins　每侧有 2 条。左、右肺上、下静脉从两侧穿过心包，开口于左心房后壁。

**2. 肺动脉干** pulmonary trunk　为一短粗的干。起自右心室，在升主动脉的前方上升，然后转向左后上方。它在主动脉弓下方，分为左、右肺动脉。**左肺动脉** left pulmonary artery 较短，在胸主动脉和左主支气管前方横行入左肺门，分 2 支进入左肺上、下叶。**右肺动脉** right pulmonary artery 较长，横行向右，经升主动脉和上腔静脉的后方，进入肺门，分 3 支进入右肺上、中、下叶。在肺动脉干分为左、右肺动脉的分权处稍左侧，有一短的纤维性的**动脉韧带** arterial ligament，连到主动脉弓的下缘。它是胚胎时期动脉导管闭锁后的遗迹，该导管出生后不久即关闭，如生后 6 个月尚未闭锁，则为动脉导管未闭，是最常见的先天性心脏病之一。

（二）体循环的静脉

1. **头臂静脉** brachiocephalic veins  左、右各一，在上纵隔大血管中位置最为表浅。左头臂静脉较长，越过主动脉弓分支的前方，自上斜向右下方，与较短几乎垂直的右头臂静脉汇合成上腔静脉。头臂静脉由锁骨下静脉和颈内静脉汇合而成，汇合处所形成的夹角称为**静脉角**。头臂静脉还收集椎静脉、胸廓内静脉和甲状腺下静脉等处的静脉血。

2. **上腔静脉** superior vena cava（图 5-25）  是一短粗的静脉干，由左、右头臂静脉汇合而成。上腔静脉沿升主动脉右缘垂直下降，约在平对第 3 胸肋关节的下缘，注入右心房。在上腔静脉进入心包前，奇静脉注入其后壁。上腔静脉收集头、颈、上肢和胸壁的静脉血。

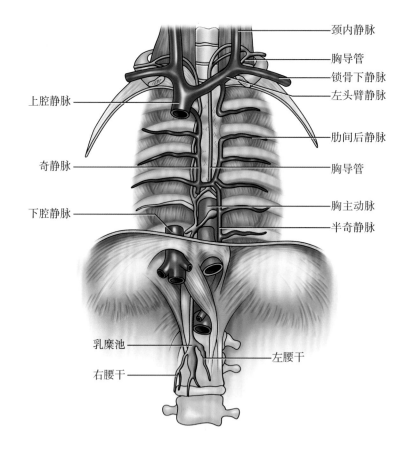

图 5-25  上腔静脉系和胸导管

3. **下腔静脉** inferior vena cava  为人体最大的静脉干，在腹主动脉右侧上行，穿过膈的腔静脉孔到达胸腔，注入右心房。下腔静脉收集下肢、盆部和腹部的静脉血。

4. **奇静脉** azygos vein  起自右腰升静脉，穿膈行于后纵隔，沿胸椎右侧、食管右后方上升，约在第 4 胸椎水平，稍向前弯曲，绕右肺根上方，注入上腔静脉。奇静脉收集肋间后静脉、食管静脉和半奇静脉的血液。

（1）**半奇静脉** hemiazygos vein：起自左腰升静脉，穿膈入胸腔后，沿胸椎体的左侧、胸主动脉后方上行，到第 8、9 胸椎高度，向右横过脊柱前面，注入奇静脉。半奇静脉收集左下部肋间后静脉和副半奇静脉的血液。半奇静脉可以缺如，此时，左肋间静脉则直接注入奇静脉。

（2）**副半奇静脉** accessory hemiazygos vein：收受左上部肋间后静脉的血液，沿胸椎体左侧下降注入半奇静脉，或向右横过脊柱前面，注入奇静脉。

奇静脉在行程中，自前方收集来自后纵隔器官的血液；自后方收集来自椎静脉丛的血液，两侧收集左、右肋间后静脉的血液。下端连于下腔静脉系的腰升静脉，上端直接注入上腔静脉，因此，奇静脉是沟通上、下腔静脉的重要通道之一。当上腔静脉或下腔静脉因某种原因阻塞时，上述通道即成为侧支循环的重要途径。

（三）体循环的动脉

**主动脉** aorta（图 5-26）是体循环的动脉主干，起于左心室的后上方，分为升主动脉、主动脉弓和降主动脉。降主动脉按其所在部位，又分为胸主动脉和腹主动脉。

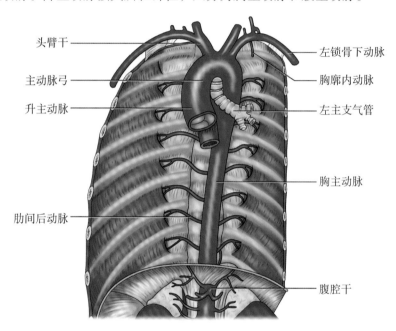

图 5-26　**主动脉的分支**

1. **升主动脉** ascending aorta　位于胸骨后方。在心包内，平对左侧第 3 肋间隙，起自左心室。升主动脉斜向右前上方，达右侧第 2 胸肋关节处，续于主动脉弓。其右侧有上腔静脉，后方有右肺动脉、右肺静脉和右主支气管，起始部的左前方有肺动脉干。

2. **主动脉弓** aortic arch　及分支，主动脉弓位于胸骨柄后面，呈弓状弯向左后方，经食管和气管的左前方，绕经左肺根的上方，弯向后下，到第 4 胸椎处移行于胸主动脉。主动脉弓壁内有压力感受器，具有调节血压的作用。主动脉弓下方有 2~3 个栗状小体，称主动脉小球，属化学感受器。

自主动脉弓的凸侧发出营养头、颈和上肢的动脉，自右向左依次为：

（1）**头臂干** brachiocephalic trunk：从主动脉弓发出后，行向右上方。起始部位在左头臂静脉的深方、气管的前方，右侧与右头臂静脉相毗邻，上段位于气管右侧。头臂干长约 4~5 cm，在右胸锁关节的后方分为右锁骨下动脉和右颈总动脉。

（2）**左颈总动脉** left common carotid artery：起自主动脉弓，起点位于头臂干的左侧。它先位于左头臂静脉的深面、气管的前方，再行至气管左侧，经左胸锁关节后方进入颈部。

（3）**左锁骨下动脉** left subclavian artery：在左颈总动脉的左后方，垂直上升到左胸锁关节高度，进入颈部。

**3. 胸主动脉** thoracic aorta  位于后纵隔内。它的上段位于脊柱左侧，后经左肺根的后方，食管的左侧，逐渐向下向正中线移行，下段位于脊柱前面、食管后方。到第 12 胸椎高度，穿过膈的主动脉裂孔，进入腹腔，续为腹主动脉。

胸主动脉的壁支共有 10 对。有 9 对肋间后动脉，走行于第 3~11 肋间隙中，最下一对走行于第 12 肋下缘，称肋下动脉。

胸主动脉的脏支较细小。① 支气管支，其数目和起始部位不恒定，一般左、右各有 2 支，多数由胸主动脉起始段发出，随支气管入肺。②食管支，在胸主动脉的不同高度发出。

## 七、胸部的神经

### （一）膈神经 phrenic nerve

发自颈丛，在锁骨下动、静脉之间经胸廓上口进入胸腔。右膈神经下行至上腔静脉右侧，越过右肺根的前方，在纵隔胸膜与心包之间下行至膈。左膈神经上段在迷走神经的外侧越过主动脉弓前面，继而越过左肺根的前方，贴心包至膈。膈神经在行程中发出细支到心包和纵隔胸膜。膈神经含有运动和感觉两类纤维，运动纤维到膈肌，感觉纤维来自胸膜和心包。纵隔内的肿瘤可以压迫膈神经引起膈肌麻痹。

### （二）迷走神经 vagus nerve

在胸部，右迷走神经先经头臂干的后外方，然后到气管右侧下行，经右肺根后方，在食管后面分散成丛，在食管下段延为**迷走神经后干** posterior vagal trunk。左迷走神经（图 5-27）在

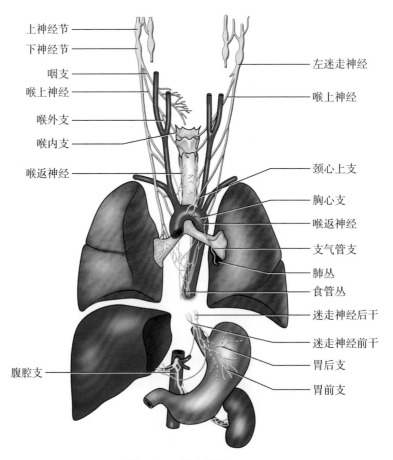

左侧标注（自上而下）：上神经节、下神经节、咽支、喉上神经、喉外支、喉内支、喉返神经、腹腔支

右侧标注（自上而下）：左迷走神经、喉上神经、颈心上支、胸心支、喉返神经、支气管支、肺丛、食管丛、迷走神经后干、迷走神经前干、胃后支、胃前支

图 5-27  **迷走神经**

左颈总动脉和左锁骨下动脉之间下降到胸部，越过主动脉弓的前面，再经左肺根的后方，至食管前面分散成丛，再向下延为**迷走神经前干** anterior vagal trunk。迷走神经前、后干穿过膈的食管裂孔进入腹腔。迷走神经在颈部发出**胸心支**，加入**心丛**至心。根据所学的相关描述，复查确认迷走神经在胸部的各个分支。

（三）交感干 sympathetic trunk

胸部交感干（图5-28）与其上方的颈部和其下方的腰部交感干相连，一般由11个交感干神经节和节间支构成。有时第1胸神经节与颈下神经节合成1个颈胸神经节 cervicothoracic ganglion（星状神经节），位于第1肋颈的前方。上段胸交感干位于肋头的前面，而下段胸交感干则逐渐内移，位于胸椎体的前外侧。胸交感干神经节的分支有：①灰、白交通支，随肋间神经的分布至胸腹壁的血管、汗腺和立毛肌等。②上5个胸神经节发出细支至胸主动脉、气管、支气管，并加入肺丛和心丛。③**内脏大神经** greater splanchnic nerve，与第5~9或第6~9胸交感干神经节相连，是穿过这些神经节的节前纤维，各支向下内合成一干，穿过膈脚，终于腹腔神经节。④**内脏小神经** lesser splanchnic nerve，与第10~12胸交感干神经节相连，也属节前纤维。它行于内脏大神经的外侧，穿膈脚，入主动脉肾神经节。

有时还有**内脏最下神经**，起自胸交感干的末一个神经节，和交感干一起进入腹腔，终止于肾丛。

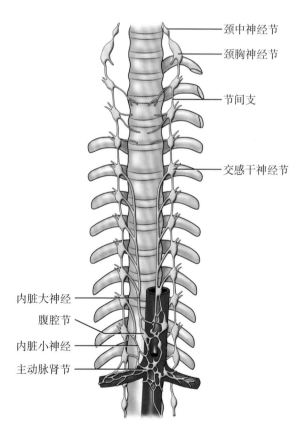

图5-28　胸交感干

（四）自主神经丛

在胸腔内，还有自主（内脏）神经丛：①**心丛** cardiac plexus，由交感干的颈上、中、下神经节和上位胸神经节（$T_{1-5}$）发出的心神经以及迷走神经的心支共同组成，位于心的底部。心丛分浅、深2部：**心浅丛**位于主动脉弓的前下方；**心深丛**在主动脉弓的后面，气管权的前方。

心浅丛与心深丛互相交织，内有**心神经节**（Wrisberg 节），来自迷走神经的副交感神经节前纤维在此交换神经元。心丛的分支围绕冠状动脉组成左、右冠状动脉丛，随动脉分支分布于心肌和血管壁的平滑肌。②**肺丛** pulmonary plexus，在肺根的前、后方，分别成为肺前丛和肺后丛，丛内也有小的神经节。肺丛由胸交感干上部的神经节和迷走神经的支气管支组成，随支气管和肺血管的分支入肺。

### 八、气管和支气管

#### （一）气管 trachea

气管（图 5-29）为后壁略平的圆筒形管道。气管上端平对第 6 颈椎体下缘，向下至胸骨角平面（相当第 4、5 胸椎体交界处）分为左、右主支气管。

根据气管的行程、位置可分为颈、胸 2 段。颈段较短，而且表浅；胸段较长，位于上纵隔后部的正中。前方有胸腺、左头臂静脉、主动脉弓；后方贴靠食管。

#### （二）支气管 bronchi

在胸骨角平面（相当第 4、5 胸椎体交界处），左、右主支气管自气管分出斜行进入肺门（图 5-29）。左、右主支气管分杈处的下方形成一个约 60° 的夹角。右主支气管短粗，长 2~3 cm，它的前方有右肺动脉、上腔静脉和升主动脉。右主支气管为气管的直接延续，与气管延长线间的夹角陡直（22°~25°），所以经气管坠入的异物多进入右侧。左主支气管细长，与气管延长线间的夹角较为倾斜（约 35°~36°）；它的前方有左肺动脉，上方有主动脉弓越过，后方有胸主动脉和食管。

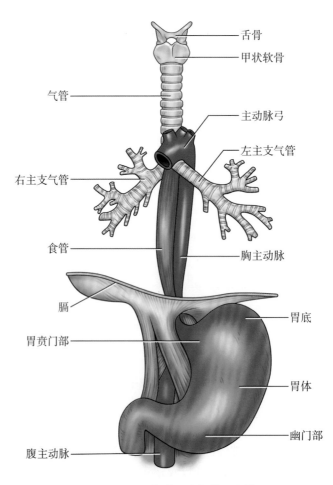

图 5-29　气管、支气管和食管

## 九、食管

### （一）食管的位置和狭窄

**食管** esophagus（图 5-29）前后窄扁，分颈部、胸部、腹部 3 段。其中胸部最长，上起胸廓上口，下至膈的食管裂孔。在第 9 胸椎以上，它贴附脊柱的前面，以下则位于胸主动脉的前方。食管胸部的前面与气管的下部、主动脉弓、主支气管以及心包接触。

食管除随脊柱的颈、胸曲作前、后弯曲外，在左、右方向上也有轻度弯曲。食管胸部在第 4 与第 5 胸椎体交界处，经左主支气管后方，下行于胸主动脉的右侧；穿膈以前在胸主动脉的前面向左斜行，然后穿过膈的食管裂孔续接食管的腹部，终止于胃的贲门。

食管全程有 3 个狭窄部：第 1 个狭窄在食管起始处，正对第 6 颈椎下缘，距中切牙约 15 cm；第 2 个狭窄在与左主支气管交叉处，正对第 4、5 胸椎之间，距中切牙约 25 cm；第 3 个狭窄在膈的食管裂孔处，平对第 10 胸椎，距中切牙约 40 cm。这些狭窄是异物容易滞留的部位，也是肿瘤的好发部位。

### （二）食管的血管

食管颈部由甲状腺下动脉供应；胸部由胸主动脉供应；腹部由胃左动脉分支供应。食管的静脉与动脉伴行。颈部食管静脉注入甲状腺下静脉；胸部食管静脉注入奇静脉；腹部食管静脉注入胃左静脉。故食管静脉丛是肝门静脉系和上腔静脉系吻合之处，当肝门静脉的循环受到阻滞时（如肝硬变），可以通过上述吻合路径建立起侧支循环。在食管静脉曲张时，如破裂，可引起呕血。

### （三）食管的淋巴回流

食管淋巴流向可分为 3 段。食管上段的淋巴管到气管旁和颈外侧淋巴结；中段的淋巴管到气管支气管和纵隔后淋巴结；食管下段的淋巴管大部向下至胃左淋巴结。癌瘤发生在不同部位时，可沿淋巴流向的不同路径转移。

## 十、胸部的淋巴管和淋巴结

胸部的淋巴管和淋巴结可分为胸壁和内脏两部分，此外还有胸导管的胸段等。

### （一）胸导管

**胸导管** thoracic duct 是全身最大的淋巴导管（图 5-25），长 30~40 cm。它的下端起自位于腹部的膨大的乳糜池，经膈的主动脉裂孔入胸腔，沿脊柱的右前方上行。它的右侧有奇静脉，左侧有胸主动脉，前面有食管。胸导管上行至第 4~5 胸椎附近时移向左侧，越主动脉弓的后面，在食管左侧和左纵隔胸膜之间上行至颈根部，在第 7 颈椎处呈弓形弯曲，向外向前注入左静脉角。胸导管在注入静脉之前，接纳左支气管纵隔干、左锁骨下干和左颈干（后二者分别在上肢、头颈部再叙述）。胸导管收纳两下肢、盆部、腹部、左肺、左半心、左上肢、左半头颈部的淋巴。

### （二）胸壁的淋巴管和淋巴结

胸壁的淋巴结包括胸骨旁淋巴结、肋间淋巴结和膈上淋巴结等，收集胸壁浅、深部的淋巴管，它们的输出管分别注入纵隔前、后淋巴结或参与组成支气管纵隔干或直接注入胸导管。胸壁前外侧浅层淋巴结注入腋淋巴结。

### （三）胸腔内的淋巴管和淋巴结

胸腔内的淋巴结，尤其是**纵隔淋巴结** mediastinal lymph nodes 较多，分布广泛，淋巴结的排列不规则，各淋巴结群间也无明显界线，解剖学上与临床上的命名和分组或分群略有不同，本书根据淋巴结所在部位与周围重要器官的解剖关系加以命名和讲解。

**1. 纵隔前淋巴结** anterior mediastinal lymph nodes　位于上纵隔前部和前纵隔内，在大血管、动脉韧带和心包的前方，收纳胸腺、心包、心等器官的淋巴管，其输出管参与组成支气管纵隔干。**纵隔前上淋巴结** anterosuperior mediastinum lymph nodes 位于胸腺后方，大血管附近，可分为左、右两群。

左群一般为 3~6 个淋巴结，但可多达 10 个（图 5-30）。排列于主动脉弓前上壁和左颈总动脉及左锁骨下动脉起始部前面的，称**主动脉弓淋巴结** lymph nodes of aorta arch；位于动脉韧带左侧者称**动脉韧带淋巴结** lymph nodes of arterial ligament。它们收纳左肺上叶、气管和主支气管、心包和心右半的淋巴管，其输出管注入**左支气管纵隔干** left bronchomediastinal trunk，一部分淋巴管注入**颈外侧下深淋巴结** inferior deep lateral cervical lymph nodes。由于主动脉弓淋巴结与左迷走神经、左膈神经以及左喉返神经紧邻，故该淋巴结肿大时可压迫这些神经而引起膈活动异常及声音嘶哑等症状。因左肺上叶肿瘤常可转移到主动脉弓淋巴结，左肺上叶手术时应将其切除。

右群通常有 2~10 个淋巴结。位于上腔静脉和左、右头臂静脉汇合处的前面，主要收纳气管和主支气管、心包和心右半的淋巴管，其输出管注入右支气管纵隔干。

心包前部淋巴管主要注入纵隔下淋巴结（心包前淋巴结），前下部淋巴管注入胸骨淋巴结。心包侧部淋巴管主要注入心包外侧淋巴结，部分淋巴直接回流到纵隔前上淋巴结。心包后部淋巴回流到气管杈淋巴结及纵隔后淋巴结。心包膈部淋巴管注入气管杈淋巴结及纵隔前下淋巴结。

**2. 纵隔后淋巴结**　广义的**纵隔后淋巴结** posterior mediastinal lymph nodes 指上纵隔后部和后纵隔内的淋巴结，包括食管旁淋巴结、支气管肺淋巴结、气管支气管淋巴结和气管旁淋巴结等（图 5-30）。位于心包后面，沿食管胸段、气管和胸主动脉两侧排列。接受食管胸段、胸主动脉、心包和膈的淋巴管，输出管多直接注入胸导管。

（1）**食管旁淋巴结** paraesophageal lymph nodes：沿食管胸段的两侧排列，其左侧部位于食管胸段与胸主动脉之间，通常所谓的纵隔后淋巴结即指此群淋巴结，有 8~12 个。收纳食管胸部、心包、膈后部及肝左叶的淋巴液。其输出管沿途注入胸导管，其余部分注入气管支气管淋巴结。

（2）**支气管肺门淋巴结（肺门淋巴结）** bronchopulmonary lymph nodes：位于肺门，有 3~5

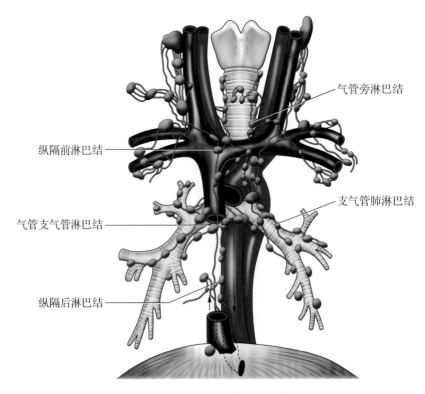

图 5-30　**纵隔淋巴结**

个。收纳肺的浅、深淋巴管，其输出淋巴管注入气管支气管上、下淋巴结。

（3）**气管支气管下淋巴结（气管权淋巴结）**inferior tracheobronchial lymph nodes：有 2~5 个，位于气管权下方，左、右主支气管起始部之间。收纳右肺中、下叶和左肺上叶下部以及食管、心左半的一部分淋巴管，其输出管注入气管支气管上淋巴结。气管支气管下淋巴结是左、右肺淋巴管交汇的部位。

（4）**气管支气管上淋巴结** superior tracheobronchial nodes：位于气管下部和左、右支气管的外侧。两侧各有 3~5 个淋巴结，收纳左、右支气管肺淋巴结和气管支气管下淋巴结的淋巴管，并直接接受右肺上叶和中叶的淋巴管。气管支气管上淋巴结输出管汇入两侧气管旁淋巴结。

（5）**气管旁淋巴结** paratracheal lymph nodes：位于气管胸段两侧，左、右各有 3~5 个淋巴结。它们收纳气管支气管上、下淋巴结的淋巴管，并接受来自食管、咽喉、甲状腺等处的淋巴。气管旁淋巴结输出管沿气管两侧上行，参与组成支气管纵隔干。在气管前面尚有一些小淋巴结称气管前淋巴结，与气管周围的其他淋巴结相交通。

（6）**肺淋巴结**：沿肺内支气管和肺动脉分支排列，输出管注入肺门处的支气管肺淋巴结。

支气管、气管及肺的淋巴结数目多，其淋巴引流的方向为：肺的淋巴管→肺淋巴结→支气管肺淋巴结→气管支气管上、下淋巴结→气管旁淋巴结→左、右支气管纵隔干→胸导管和右淋巴导管。

纵隔淋巴结大小变异很大，CT 对于淋巴结病的诊断是形态诊断，不是病理诊断。淋巴结的大小与其所在部位有一定的关系。测量时，如果位于气管旁、肺门、隆嵴下、食管旁、主动脉弓下区域的淋巴结短径为 1 cm 时，一般认为是淋巴结肿大。

## 十一、纵隔间隙

纵隔间隙为纵隔内各器官之间的窄隙，由疏松结缔组织填充，以适应器官活动和容积的改变，如呼吸时气管的活动和吞咽时食管容量的改变等。

纵隔间隙的结缔组织向上与颈部结缔组织及间隙相延续，向下经主动脉裂孔、食管裂孔等与腹腔结缔组织及间隙相通。当纵隔气肿时，气体可向上扩散到颈部；炎症积液可向下蔓延至腹膜后隙，颈部筋膜间隙的渗血、感染也可向下蔓延至纵隔。

（一）胸骨后间隙

**胸骨后间隙** retrosternal space 位于胸骨与胸内筋膜之间，该间隙的炎症可向膈蔓延，甚至穿过膈扩散至腹膜外脂肪层。

（二）气管前间隙

**气管前间隙** pretracheal space 位于上纵隔内，气管、气管权与主动脉弓之间，向上可与颈部的气管前间隙相通。

（三）气管隆嵴下间隙

**气管隆嵴下间隙** subcarina of trachea space 位于气管分为左、右主支气管的气管权下方，间隙内有一巨结，通常由 3~4 个淋巴结融合而成，为纵隔内最大、最常见的淋巴结。

（四）血管前间隙

**血管前间隙** prevascular space 位于上腔静脉前方，间隙内有 3 个纵隔前淋巴结。

（五）食管后间隙

**食管后间隙** retroesophageal space 位于上纵隔后部与后纵隔内、食管与脊柱之间，内含胸导管、奇静脉和副半奇静脉等结构。该间隙向上通咽后间隙，向下可经膈的裂隙与腹膜后隙相通。

## 十二、膈

**膈** diaphragm（图 5-31）是向上膨隆呈左、右两个穹窿形的扁薄阔肌。它封闭胸廓下口，

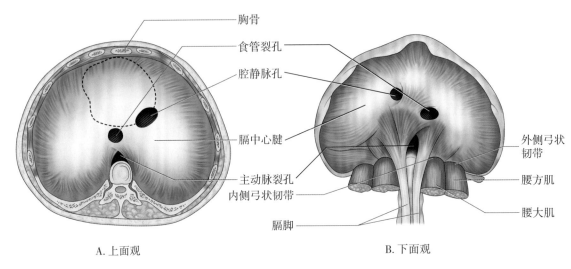

图 5-31 膈

并有主动脉、食管、下腔静脉、胸导管、迷走神经等通过。

膈肌纤维起自胸廓下口的周缘和腰椎的前面，可分 3 部：胸骨部起自剑突后面；肋部起自下 6 对肋骨和肋软骨内面；腰部以左、右 2 个膈脚起自上 2~3 个腰椎体。各部肌束均止于中央的**中心腱** central tendon。在膈的起点处，胸骨部与肋部之间，以及肋部和腰部之间，往往留有三角形的小区域，此处无肌纤维，仅有一些疏松结缔组织和膈筋膜，因而比较薄弱，在病理情况下，腹腔脏器可能经此突入胸腔，形成膈疝。

膈有 3 个裂孔，在第 12 胸椎的前方，左、右 2 个膈脚与脊柱之间是**主动脉裂孔** aortic hiatus，有主动脉和胸导管通过。在主动脉裂孔的左前方，约在第 10 胸椎水平，有**食管裂孔** esophageal hiatus，有食管和迷走神经通过。在食管裂孔的右前上方的中心腱内有通行下腔静脉的**腔静脉孔** vena caval foramen。

**膈的血管**　膈的血液供应很丰富，有成对的膈上动脉、膈下动脉，肌膈动脉和心包膈动脉亦分布于膈。**膈上动脉**起于胸主动脉穿膈处，分布于膈的上面。**膈下动脉**起自腹主动脉最上端，分布于膈的下面。心包膈动脉在第 1 肋附近发自胸廓内动脉，与膈神经伴行，越过肺根前方，分支到膈。肌膈动脉为胸廓内动脉的分支，位于肋弓后面，发出分支到膈。它们在膈肌内形成广泛的吻合。膈的静脉大部分与动脉伴行，分别注入上、下腔静脉。

**膈的神经**　为来自颈丛的膈神经，它由第 3、4、5 颈神经的前支组成。膈神经是混合性的，其运动纤维支配膈肌，感觉纤维则来自膈的中央部分，膈周围部分的感觉纤维经下 5 对肋间神经至脊髓。

## 【实地解剖】

1. 沿膈神经的前、后纵行切开纵隔胸膜，注意保留位于肺根前方的膈神经及伴行血管，保留肺根后方的迷走神经。从肺根向前、向后各作一个水平切口，然后剥下纵隔胸膜。清除纵隔胸膜后，理解纵隔的边界和分部，观察纵隔左、右侧面的结构，以便对纵隔内各器官、结构排列关系的了解。

2. 观察心包，心包的上端附着在升主动脉与肺动脉的根部，下端与膈贴附。在心包两侧，沿膈神经的前方纵向剪开心包，再于心包前面，贴在膈的上面做横切口，与左、右侧的纵行切口连接。向上掀起心包前壁，观察心包及心包腔。用一手指在心包腔内，从左侧伸入肺动脉干和升主动脉的后方，指尖可从升主动脉和上腔静脉之间穿出，手指所通过的间隙，称为心包横窦。将心尖抬起，用手指插入心的后方，探知位于左、右肺静脉之间的间隙，此间隙称为心包斜窦。

3. 在膈的上方切断下腔静脉，使心可以活动，以便于观察和复习其位置和外形。结合骨架，在胸前壁理解心的体表投影。

4. 将胸骨柄及锁骨和第 1 肋的断端掀起，观察位于上纵隔前部的胸腺。儿童时期的胸腺较发达，成年时期退化成形状不规则的脂肪及结缔组织块。

5. 修剔左、右头臂静脉。右头臂静脉纵行；左头臂静脉从左上向右下斜行于胸骨柄后方，左、右头臂静脉汇合成上腔静脉。奇静脉在右侧呈弓形越过右肺根上方后，汇入上腔静脉。在分离这些结构及纵隔内的其他结构时，可遇到一些淋巴结，观察后可予摘除。

6. 在左、右头臂静脉后面，辨认升主动脉、主动脉弓以及发自主动脉弓上的 3 支动脉，自右至左依次为头臂干、左颈总动脉和左锁骨下动脉。观察主动脉弓越过左主支气管后，转向下续为胸主动脉。

7. 辨认肺动脉干和它在主动脉弓凹侧处分成的左、右肺动脉。在左、右肺动脉分权处稍偏左处寻认动脉韧带，它是连接主动脉弓凹侧与肺动脉间的一条短粗的结缔组织索。

8. 在后纵隔处，清除贴在胸主动脉左面的胸膜及结缔组织，观察胸主动脉的行程。它开始位于脊柱的左侧，向下逐渐转至前面，向下穿膈。将位于胸主动脉下部前方的食管提起，观察由胸主动脉发出的 2~3 支至食管的分支。查看起自胸主动脉的肋间后动脉，右肋间后动脉较左侧长，它越过胸椎的前面进入肋间隙。

9. 在后纵隔的右侧，清除其表面的胸膜及结缔组织，将位于脊柱前方的食管拉向左侧，以显露奇静脉。奇静脉沿椎体右前方上行，末端呈弓状，绕右肺根上方，向前注入上腔静脉。查看注入奇静脉的右侧肋间后静脉。将胸主动脉稍向右推，观察在胸椎体左侧，位于下部的半奇静脉和位于上部的副半奇静脉。在第 8~9 胸椎高度，半奇静脉向右横越脊柱前面，注入奇静脉。副半奇静脉则注入半奇静脉或向右直接注入奇静脉。

10. 观察膈神经从胸廓上口至膈的行程。在右侧，于上腔静脉右侧寻认右膈神经，它向下经右肺根前方，纵隔胸膜与心包之间，下行到膈。在左侧，膈神经上段位于左颈总动脉和左锁骨下动脉之间，向下越主动脉弓，经左肺根的前方，下行至膈。

11. 观察迷走神经的行程及分支。右侧：在胸廓上口，右迷走神经位于气管的外侧，下行经右肺根的后方到食管。在越过右锁骨下动脉时发出右喉返神经，它绕至锁骨下动脉的后方，返回向上至颈部。左侧：左迷走神经上端位于左膈神经的内侧，然后交叉于其后方，越主动脉弓，向下经左肺根后方至食管。左迷走神经在越主动脉弓时，发出左喉返神经，它绕至主动脉弓的后方，返回向上，于气管与食管之间的沟内上行。

12. 在主动脉弓下方和动脉韧带的前方，寻认纤细的心浅丛；在主动脉弓后方、气管权前方寻认心深丛，理解其位置即可。

13. 清理右肺根后方的右迷走神经，追寻该神经至食管壁分散成为食管丛。在近膈处，又合为迷走神经前干和后干，在食管前、后与食管一起穿膈。

14. 剥除胸后壁的壁胸膜，在脊柱旁，沿肋头剔清胸交感干。观察胸交感干的神经节和节间支。注意每个神经节一般都有 2 个交通支与肋间神经相连。查看连于第 5~9 或第 6~9 胸交感干神经节的分支，斜向前下，合并为 1 支内脏大神经；连于第 10~12 胸交感神经节的分支，合并为 1 支内脏小神经，它们在脊柱前面向内下，穿膈进入腹腔。

15. 向上翻起心和心包，轻轻地将它的后壁与邻近的结构分离。剥除结缔组织和脂肪时，勿损伤迷走神经，在气管权周围有许多淋巴结，可原位保留。再将头臂干、左颈总动脉、左头臂静脉游离，并推向右侧。观察它们后面的气管、主支气管、食管，理解它们之间彼此间的位置关系。观察气管胸段是由一系列半环形软骨所支撑，前面圆凸，后面平塌。它在第4胸椎体下缘水平，分为左、右主支气管。察看左、右主支气管的行程和毗邻关系；它们先行向下外后进入肺门。注意右主支气管的行程较直，前方有升主动脉、上腔静脉和右肺动脉；左主支气管较长，行程较平，前方有左肺动脉，后方有胸主动脉和食管。在气管的后面，查看食管。食管上段位于胸主动脉的右侧，穿膈之前斜行于动脉前方。

16. 在食管后方，奇静脉和胸主动脉之间寻认胸导管。胸导管颜色较白且壁薄，修剔时须小心勿损伤。它沿脊柱前面上升，到第4、5胸椎处，经主动脉弓的后方，到食管的左侧，在该处小心剔除左侧的纵隔胸膜，寻找上段胸导管，尽量向上、向下将其分离。胸导管的起止点尚不能见到，留待腹部和颈部解剖时观察。此时可借助图谱了解它的全程。

17. 胸部的淋巴结多已剥除，在肺门处寻认支气管肺淋巴结；在气管权处查看气管支气管淋巴结；在气管旁寻认气管旁淋巴结。除以上淋巴结外，其余小淋巴结均不必寻认。

18. 在胸前壁已打开的标本上，结合膈的标本，观察膈的形态、分部和3个裂孔的位置。

# 【 临床解剖 】

## 一、心包穿刺术

### （一）解剖学基础

心包腔为浆膜心包的脏、壁两层围成的狭窄而密闭的腔隙。正常时腔内有少量浆液，可减少心搏动时的摩擦。病理情况下，分泌量增多，则为心包积液。

大量积液可压迫心脏，叩诊时心浊音界扩大，听诊时心音减弱。在心包腔内，心包窦处的间隙较大。如心包横窦，其大小可容一指，是心血管手术阻断血流的部位；在心包斜窦，心包积液常积聚此而不易引流；心包前下窦位于浆膜心包壁层前部与下部移行处所夹的腔，深1~2 cm，不被心所充满，位置较低，心包积液常先积聚于此。

心包穿刺术为急性心包填塞症的急救措施，目的是引流心包积液，降低心包腔内压。此外，也用于抽取心包积液，作生化测定以及涂片做细菌培养或寻找细菌和病理细胞，还可用来注射抗生素等药物，进行治疗。

### （二）穿刺位置和方法

该术的操作是借助穿刺针直接刺入心包腔。

临床上常选左侧剑肋角作为**胸骨下穿刺点**，即在剑突下与左肋缘相交的夹角处行心包穿刺，可较安全地进入心包前下窦，穿刺方向与腹壁角度为30°~45°，针刺向上、后、内进入心包腔。对成人，进针深度3~5 cm。

胸骨下穿刺点穿经结构是：皮肤、浅筋膜、深筋膜和腹直肌、膈肌胸骨部、膈筋膜、纤维心包及壁层浆膜心包，进入心包腔。

根据心和胸膜前界的体表投影，根据下胸膜间区和心包裸区的位置，心包穿刺术还可选**心前区胸骨旁穿刺点**进针，即于左侧第5肋或第6肋间隙，心浊音界左缘内侧向后上方指向脊柱进针，进针深度成人为2~3 cm。此部位操作技术较胸骨下穿刺点的难度小，但常有伤及胸膜的可能，应予注意。

胸骨旁穿刺点穿经结构是：皮肤、浅筋膜、深筋膜、胸大肌、肋间外膜、肋间内肌、胸内筋膜、纤维心包及壁层浆膜心包，进入心包腔。

## 二、纵隔镜检查术

是研究纵隔和肺疾病的一种有创性诊断方法。适用于：①纵隔、肺门、肺疾病的诊断；②估计支气管肺癌手术切除的可能性；③对不能切除的纵隔、胸内病灶或肺功能不允许开胸的病例，获得组织学诊断，作为化疗或放疗的组织学根据；④安放心房起搏器，切断右侧迷走神经以解除晚期肺癌之疼痛。

纵隔镜检查术在气管内插管全麻下进行，于胸骨切迹上、甲状腺峡部下方、双侧胸锁乳突肌间做横切口，沿气管前筋膜，用手指向下分离达隆突处，先用手指触诊，再直视下插入纵隔镜观察和取活检。常规缝合伤口。术后并发症有损伤性大出血、气胸、左喉返神经麻痹、创口感染、肿瘤细胞切口种植等。搭载超声探头的支气管镜问世后，支气管内超声引导下穿刺活检术逐渐在临床开展，目前很多纵隔镜检查取活检的手术可以通过支气管内超声引导下穿刺活检进行，该操作和普通支气管镜检查几乎一样，更为微创。

## 三、手汗症的外科治疗

### （一）解剖学基础

**交感神经链** sympathetic chain 由呈串珠样膨大的交感干神经节和连接"串珠"的节间束纤维构成。其中颈交感干神经节包括颈上节、颈中节及颈下节共 3 对；胸交感干神经节有 10~12 对。最常提及的**星状神经节** stellate ganglion 又称**颈胸神经节** cervicothoracic ganglion，由颈下节和 $T_1$ 节融合而成。依据解剖学原理，治疗手汗症的交感神经链手术，仅需切断胸内交感神经节之间的节间束纤维即能达到使这些器官去交感化的目的，而不需要切除或切断胸交感干神经节，否则非但没有意义，还可能无谓地扩大去交感化的范围，增加手术潜在的并发症。目前公认在上胸段，交感干神经节都位于相应的肋间隙水平，而节间束则位于肋骨水平，所以手术中交感链切断位置应该选择肋骨水平。但随着节段的下移，神经节逐渐下移，较低节段神经节，如 $T_4$、$T_5$ 有时下移至下位肋骨上缘或表面，因此在较低节段做交感神经链切断时，选择切断位置可适当偏下。

从交感干神经节发出的节后神经纤维有三个去向：①返回到相应节段的脊神经，随脊神经分布于头、颈、躯干、四肢的血管、汗腺和立毛肌。这些由交感神经节发出再加入到脊神经中的神经纤维称为灰交通支。②攀附动脉走行，形成植物性神经丛，由丛分支至所支配的器官。③形成交感神经的分支直接到达所支配的器官。交感神经存在定位支配的特点：①来自脊髓 $T_{1~5}$ 节段的交感神经元支配头部、颈部和胸腔内的脏器以及这些区域和上肢的血管、汗腺和立毛肌；②来自脊髓 $T_{5~12}$ 节段的交感神经元支配腹腔实质脏器及结肠左曲以上的消化管。

### （二）手术方法和切断平面

上胸段交感神经链切断手术是治疗手汗症行之有效的方法。手术适应证为明确诊断的中度（出汗时湿透一条手帕）和重度（出汗时手掌呈滴珠状）的手汗症，轻度病例不建议手术。手术采用全身麻醉，通常通过两侧腋下各一个微小切口即可实施手术。

胸腔镜进入胸腔后，先辨认胸腔解剖结构，由于第 1 肋骨，尤其是后肋部分往往被黄色脂肪垫等软组织被覆，故胸膜顶处可以看到的即为第 2 肋骨，交感神经链位于肋骨小头外侧旁与脊柱平行，呈白色索条样，多数直径 2~3 mm，用电凝钩轻触滑动可感知。在第 3 肋骨表面（$T_3$ 切断）或第 4 肋骨表面（$T_4$ 切断）将相应神经干电凝灼断。为了消除可能存在的侧支，保证手术切除效果，应将切开范围向交感干内、外侧做适当延伸，尤其是向外侧延伸至少应达 2 cm，以保证神经主干和侧支均能完整切断。

切断平面选择上，中国手汗症微创治疗专家共识主张 $T_3$ 或 $T_4$ 单节段切断加旁路神经烧灼，不提倡多节段切断。$T_2$ 切断术常会引起严重代偿性多汗，目前多不再建议行此手术。

## 四、冠状动脉的解剖与临床分段

见图 5-32 和表 5-1。

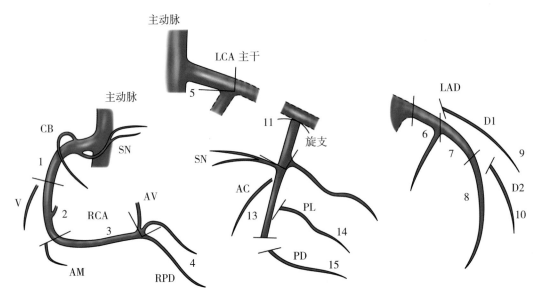

图 5-32　冠状动脉的解剖与临床分段

表 5-1　冠状动脉的分支用语和临床分段

| 解剖名词 | 英文 | 临床用语 | 临床英文用语 | 缩写 | 分段 |
| --- | --- | --- | --- | --- | --- |
| 右冠状动脉 | right coronary artery | 右冠状动脉 | right coronary artery | RCA1，2 和 3 | 1，2 和 3 |
| 右冠状动脉后室间支 | posterior interventricular branch | 后降支 | posterior descending artery | PDA 或 4PD | 4 |
| 左冠状动脉主干 | left coronary artery | 左主干 | left main coronary artery | LM | 5 |
| 前室间支 | anterior interventricular branch | 左前降支或前降支 | left anterior descending artery | LAD6，7 和 8 | 6，7 和 8 |
| 第 1 对角支 | first diagonal branch | 第 1 对角支或中间支 | first diagonal branch | D1 | 9 |
| 第 2 对角支 | second diagonal branch | 第 2 对角支 | second diagonal branch | D2 | 10 |
| 旋支 | circumflex branch | 左回旋支或左旋支 | left circumflex artery | LCx 或 CX1 | 11 |
| 左缘支 | left marginal branch | 钝缘支 | obtuse marginal branch | OM | 12 |
| 旋支 | circumflex branch | 左回旋支或房室沟动脉 | left circumflex artery/atrioventricular groove artery | CX2 或 AVGA | 13 |
| 左室支或左室后支 | left ventricular branch/posterior branch of left ventricle | 左侧支或后外侧支 | left lateral branch/posterior lateral branch | PLB | 14 |

续表

| 解剖名词 | 英文 | 临床用语 | 临床英文用语 | 缩写 | 分段 |
|---|---|---|---|---|---|
| 左冠状动脉后室间支 | posterior interventricular branch | 左冠状动脉后降支 | posterior descending artery | PDA | 15 |
| 右冠状动脉左室后支 | posterior branch of left ventricle | 左室后支 | posterior left branch | PLVB 或 4AV | 16 |
| 右缘支 | right marginal branch | 锐缘支或下缘支 | acute/inferior marginal branch | AMB 或 IMB | |
| 右圆锥支 | right conus branch | 圆锥支 | conas branch | CB | |
| 右房支 | right atrial branch | 右房支 | right atrial branch | RAB | |
| 窦房结支 | sinoatrial node branch | 窦房结支 | sinoatrial node branch | SN | |
| 房室结支 | atrioventricular node branch | 房室结支 | atrioventricular node branch | AV | |
| 右室前/后支 | right anterior/ posterior ventricular branch | 右室支 | right ventricular branch | RVB1，2 和 3 | |
| 中间支 | middle branch | 中间支 | ramus intermedius artery | RI | |
| 室间隔前/后支 | anterior / posterior branch of interventricular septum | 室间隔穿支 | septal perforator branches | SP | |

## 五、纵隔内淋巴结的解剖学分群和临床分区

纵隔内淋巴结较多，分布广泛，两肺及纵隔器官病变或恶性肿瘤转移，可致纵隔淋巴结肿大。纵隔淋巴结排列不甚规则，各淋巴结群间无明显界限，通常包括解剖学分群和临床分区。

（一）解剖学分群

1. **纵隔前淋巴结** anterior mediastinal lymph nodes　在上纵隔前部和前纵隔内，位于出入心的大血管、动脉韧带和心包前方。可分为上、下两群：上群沿大血管前方排列，称纵隔前上淋巴结；下群位于心包前面，称纵隔前下淋巴结或心包前淋巴结。纵隔前淋巴结收集胸腺、心包前部、心、纵隔胸膜、膈前部和肝上面的淋巴，其输出管汇入支气管纵隔干。其中位于主动脉弓周围和动脉韧带周围的淋巴结分别称为主动脉弓淋巴结 lymph node of aortic arch 和动脉韧带淋巴结 lymph node of arterial ligament，它们与左迷走神经、左膈神经和左喉返神经关系密切，若淋巴结肿大，可压迫这些神经，引起膈活动异常和喉返神经麻痹症状（图 5-30）。左肺上叶肺癌常转移至动脉韧带淋巴结。

2. **纵隔后淋巴结** posterior mediastinal lymph nodes　位于上纵隔后部和后纵隔内。其中肺食管旁淋巴结 pulmonary juxtaesophageal lymph nodes 位于食管两侧、胸主动脉前方、心包后方。收集食管胸部、心包后部、膈后部和肝的部分淋巴，其输出管常汇入胸导管（图 5-30）。

3. **心包外侧淋巴结** lateral pericardial lymph nodes　位于心包与纵隔胸膜之间，沿心包膈血管排列。收集心包和纵隔胸膜的淋巴（图 5-30）。

4. **肺韧带淋巴结** lymph node of pulmonary ligament　位于肺韧带两层胸膜之间，收集肺下叶底部的淋巴，其输出管汇入气管支气管淋巴结。肺下叶肿瘤可转移到此淋巴结。

5. **气管支气管淋巴结** tracheobronchial lymph nodes　位于气管杈和主支气管周围，收集肺、主支气管、气管杈和食管的部分淋巴（图 5-30）。其输出管汇入气管旁淋巴结。

**6. 气管旁淋巴结** paratracheal lymph nodes　位于气管周围，收集气管胸部和食管的部分淋巴，其输出管汇入支气管纵隔干。气管、支气管、肺淋巴结数量多，其淋巴引流的走向为：肺淋巴结→支气管肺门淋巴结（又称肺门淋巴结）→气管支气管淋巴结（上组、下组）→气管旁淋巴结→左、右支气管纵隔干→胸导管和右淋巴导管（图 5–30）。

（二）临床分区和分组

临床上将纵隔淋巴结分成 7 区 14 组（图 5–33），7 区包括锁骨上区、上区、主动脉肺动脉区、隆突下区、下区、肺门区（叶间区）、周围区。

1. **锁骨上区**　包括下颈部、锁骨上和胸骨颈静脉切迹淋巴结（第 1 组淋巴结）。

2. **上区**　上纵隔区淋巴结，包括右上气管旁淋巴结（2R）、左上气管旁淋巴结（2L）、血管前淋巴结（3A）、气管后淋巴结（3P）、右下气管旁淋巴结（4R）及左下气管旁淋巴结（4L）共 6 组淋巴结。

3. **主动脉肺动脉区（AP 区）**　包括主动脉弓下淋巴结（第 5 组淋巴结）和主动脉旁淋巴结（第 6 组淋巴结）。

4. **隆突下区**　隆突下淋巴结（第 7 组淋巴结）。

5. **下区**　包括隆突以下食管旁淋巴结（第 8 组淋巴结）和肺韧带淋巴结（第 9 组淋巴结）。第 7~9 组淋巴结为下纵隔区淋巴结。

6. **肺门区（叶间区）**　包括肺门淋巴结（第 10 组淋巴结）和叶间淋巴结（第 11 组淋巴结）。

7. **周围区**　包括肺叶淋巴结（第 12 组淋巴结）、肺段淋巴结（第 13 组淋巴结）和肺亚段淋巴结（第 14 组淋巴结）。

第 10~14 组淋巴结为肺内淋巴结，根据左右可以分为 10L、10R、11L、11R、12L、12R、13L、13R、14L 和 14R。

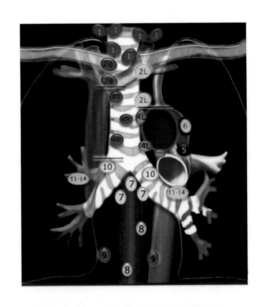

图 5–33　纵隔淋巴结的临床分组

更多增值内容
请扫二维码

（张卫光　程　琳）

## 第一节　腹前外侧壁

### 【局部解剖】

腹前壁的厚薄因人而异，它的层次由浅及深为：皮肤、浅筋膜、深筋膜和肌层、腹横筋膜、腹膜外组织及壁腹膜。腹前壁各层间还有神经、血管、淋巴管等走行。腹前壁中线两旁有一对纵行的腹直肌，两侧是3层宽阔的扁肌（从浅到深为腹外斜肌、腹内斜肌和腹横肌），这些扁肌的下部接近腹股沟处有腹股沟管，内有男性的精索或女性的子宫圆韧带通过。

#### 一、腹部体表标志

##### （一）体表标志

在腹壁上界从中线向两侧可扪得胸骨的剑突、肋弓、第11及12肋游离端。肋弓是确定肝、脾大小的一个标志。同样，在下界可摸到**耻骨联合的上缘**、**耻骨嵴**、**耻骨结节**、**髂前上棘和髂嵴**等。两侧髂嵴最高点的边线，平对第3、4腰椎间，为腰椎麻醉和穿刺的标志，髂嵴又是骨髓穿刺的常用部位。脐位于腹前壁的正中线，其位置一般相当于第3、4腰椎之间的平面。腹前壁与股部的移行处为腹股沟，其深方有腹股沟韧带，附着于髂前上棘和耻骨结节之间。

##### （二）腹部的分区

通常用两条水平线和两条垂直线，将腹部分为9区（图6-1），用以标示腹腔各脏器的大概位置。通过两侧肋弓最低点（第10肋的最低点）和两侧髂前上棘（或两侧髂嵴最高点，或两侧髂结节），做两条水平线，将腹部分为上、中、下三部，经两侧腹股沟韧带中点（或两侧腹直肌外侧缘），做两条垂直线，它们与两条水平线相交，将腹上部分为中间的**腹上区**和两侧的左、右**季肋区**；将腹中部分为中间的**脐区**和两侧的左、右**外侧区**（腰区）；将腹下部分为中间的**腹下区**（耻区）和两侧的左、右**腹股沟区**（髂区）。在临床工作中，为了简便有时用经过脐的水平线和垂直线将腹部分为右上腹、右下腹、左上腹和左下腹四区。

##### （三）腹腔脏器的体表投影

临床上常以腹腔脏器在体表的投影部位，作为该脏器的触诊部位。因此，掌握一些腹腔主要脏器在体

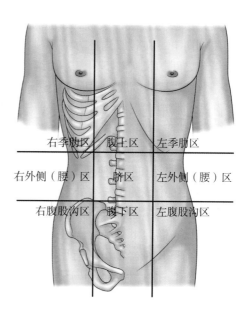

右季肋区　腹上区　左季肋区

右外侧（腰）区　脐区　左外侧（腰）区

右腹股沟区　腹下区　左腹股沟区

图 6-1　腹部分区

表的投影位置具有重要的临床意义。

**肝**　肝大部分位于右季肋区，小部分在腹上区和左季肋区。平静呼吸时，肝上界在右锁骨中线平第5肋间；肝下界平齐右侧肋弓，在腹前正中线处位于剑突基底与脐连线的中点。

若下界在锁骨中线处超出肋弓边缘，则表示肝增大，但在正常人也可整个肝位置下移，此时应注意检查其上界是否同时下移。

**胆囊**　只有胆囊底稍露出于肋弓边缘，位于右腹直肌外侧缘与右肋弓相交处。患胆囊炎时，此处可出现压痛，临床上称 Murphy 征阳性。

**脾**　位于左季肋区，在第9~11肋之间，脾的长轴与第10肋一致，正常时不超出于肋弓。

**胃**　胃是可膨胀、可活动的脏器，位置变化较大。中等程度充盈的胃，大部分在左季肋区，小部分在腹上区。胃与腹前壁接触的部分在肝左叶与左肋弓之间。故临床上胃的触诊点常在腹上区中线稍偏左的部位。

**胃的幽门**　位于两侧第9肋软骨尖（即腹直肌外侧缘与肋弓的相交点）连线中点偏右侧，故幽门病变的触诊点，多位于腹上区正中线偏右侧。

**阑尾**　位置变化不定，只有阑尾根部位置比较固定，根部投影位于两侧髂前上棘连线的右、中 1/3 交界处，称 Lanz 点。

**肾**　位于脊柱两侧，右肾比左肾略低（1~2 cm）。背部的竖脊肌与第12肋间的夹角区为肾区，在肾有病变时，此处可以有压痛或叩击痛。治疗上用的肾囊封闭的穿刺点，也是在此处垂直刺入。

应该注意的是，腹腔脏器的体表投影常随体型、年龄、体位、胃肠道充盈程度以及腹肌紧张情况等而有所差异。

## 二、皮肤和浅筋膜

腹前壁皮肤较薄，富有弹性，与皮下组织连结疏松，只在脐部和正中线处粘连紧密，故伸展性较大，可适应腹腔内压力增大时（如妊娠、腹水等）腹部的过度膨胀。临床常在腹壁取皮瓣，以修补缺损部位。

腹前壁浅筋膜的上半呈一层，脐平面以下可分为浅、深2层：浅层为**脂肪层**，又称 Camper 筋膜，是富有脂肪的皮下组织，其厚薄随人的胖瘦而异，与身体其它部位的浅筋膜相连续；深层为**膜层**，又称 Scarpa 筋膜，富有弹性纤维。浅筋膜的膜层在中线处与白线相连；其两侧向下，在腹股沟下方约一横指处，附着于股部的深筋膜（阔筋膜）；但在耻骨联合与耻骨结节之间的膜层并不附着，而继续向下至阴囊，与会阴部浅筋膜的深层（Colles 筋膜）相延续，致使腹壁浅筋膜的深面与会阴部相交通。

浅筋膜内有皮神经、浅动脉、浅静脉和浅淋巴管。

（一）皮神经

腹前壁的皮神经（图 6-2）是下6对胸神经及第1腰神经前支的皮支。在正中线两旁有第7~11肋间神经和肋下神经（$T_{12}$）的前皮支穿腹直肌浅出。第7~11肋间神经和肋下神经的外侧皮支，在腋中线的延长线处穿腹外斜肌浅出。**髂腹股沟神经**（$L_1$）和**髂腹下神经**（$T_{12}$，$L_1$）均为腰丛的分支：髂腹股沟神经在耻骨结节的外上方浅出，它分布于阴囊（或大阴唇）和股内侧部的皮肤；髂腹下神经的浅出部位在前者的稍上方，它分布于耻骨联合上方的皮肤。

腹前壁皮神经的分布有明显的节段性：$T_6$（或 $T_7$）神经的分布经过剑突；$T_{10}$ 神经的分布经过脐；$T_{12}$ 和 $L_1$ 神经分布于腹股沟韧带及耻骨联合的上方，其余的可依此推算，不过各神经的分布区彼此有一定的重叠。当胸椎或胸髓的某些部位发生病变时，可根据腹壁皮肤感觉障碍的平面来帮助判断病变的部位。

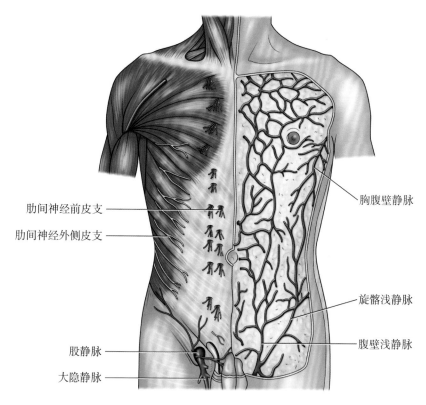

肋间神经前皮支

肋间神经外侧皮支

胸腹壁静脉

旋髂浅静脉

腹壁浅静脉

股静脉

大隐静脉

图 6-2　**腹部皮神经和浅静脉**

### （二）浅动脉

腹前壁的浅动脉（图 6-3）甚细小。来自肋间后动脉、肋下动脉和腰动脉（发自主动脉腹部）的分支供应腹侧壁。来自腹壁上动脉和腹壁下动脉（发自髂外动脉）的分支供应中线附近的腹前壁。腹前壁的下半部还有二条较大的浅动脉，它们均起自股动脉：①**腹壁浅动脉** superficial epigastric artery，越过腹股沟韧带的中、内 1/3 交界处，走向脐区。②**旋髂浅动脉** superficial iliac circumflex artery，循腹股沟韧带斜向上外，分布于髂前上棘附近。腹前壁浅动脉走行于浅筋膜的浅、深二层之间，故采取皮瓣时应保留足够的皮下组织，方能保持其营养的血管。

### （三）浅静脉

腹前壁的浅静脉较为丰富，并彼此吻合成网，尤其在脐区更为发达。脐以上的浅静脉经胸腹壁静脉注入腋静脉，脐以下的经腹壁浅静脉注入股静脉或大隐静脉，从而构成了上、下腔静脉系之间的联系。在脐区浅静脉还与深部的腹壁上、下静脉及**附脐静脉** paraumbilical vein（注入肝门静脉）相吻合。故当门静脉高压时，肝门静脉的血流可经脐周围静脉网与上、下腔静脉系统相交通，而形成脐周围的腹壁静脉怒张，称为"海蛇头"。

### （四）浅淋巴管

腹前壁的浅淋巴管，脐以上者注入腋淋巴结，脐以下者注入腹股沟淋巴结。

### 三、深筋膜

腹前外侧壁的深筋膜很薄弱，包裹各肌表面。

### 四、腹前外侧壁肌及筋膜

腹前外侧壁肌多数扁薄，纤维方向互异，可增强腹壁的力量。筋膜为腹横筋膜。肌和筋膜的深方还有腹膜外组织和壁腹膜。

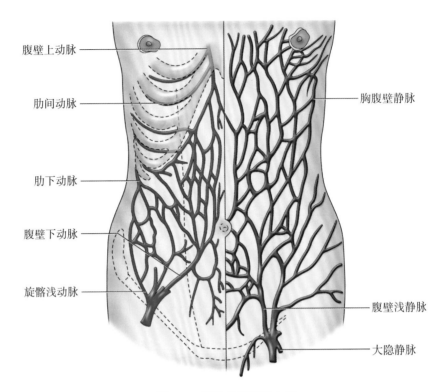

腹壁上动脉

肋间动脉

肋下动脉

腹壁下动脉

旋髂浅动脉

胸腹壁静脉

腹壁浅静脉

大隐静脉

图 6-3　腹前外侧壁的血管

## （一）腹外斜肌

**腹外斜肌** obliquus externus abdominis（图 6-4，图 6-6）位于腹前外侧部的浅层，起始部呈锯齿状，它起于下 8 肋的外面，纤维斜向前下，其后下部止于髂嵴，余部移行为腱膜，经腹直肌前面至正中线处，与对侧的同名腱膜结合。

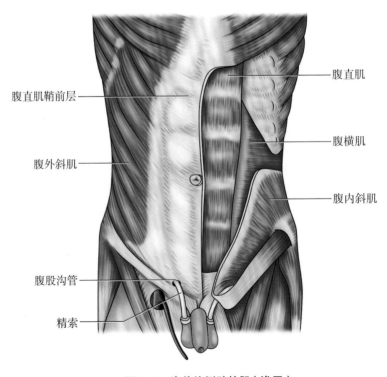

腹直肌鞘前层

腹外斜肌

腹股沟管

精索

腹直肌

腹横肌

腹内斜肌

图 6-4　腹前外侧壁的肌（浅层）

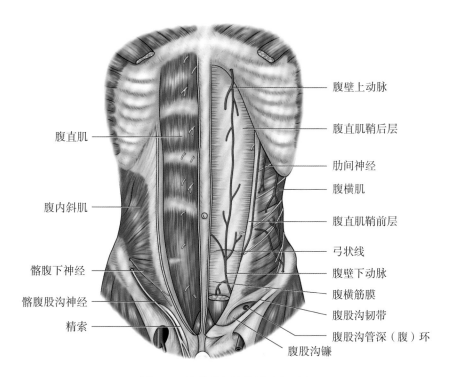

图 6-5 腹前外侧壁的肌（深层）

　　腹外斜肌腱膜的纤维在耻骨结节外上方形成一三角形裂隙，即**腹股沟管浅环**或称皮下环 superficial inguinal ring（图 6-6）。环的内上部称**内侧脚** medial crus，附着于耻骨联合；外下部称**外侧脚** lateral crus，附着于耻骨结节。环的外上方有**脚间纤维**相互交织，以增强两脚。男性浅环有精索（女性为子宫圆韧带）通过。在活体上，浅环的正常大小尚可容纳一小指尖，用小指隔阴囊皮肤向上探查环口，可测定此环的大小和紧张度。腹外斜肌腱膜在浅环处延续为薄膜，被覆于精索的外面，称**精索外筋膜** external spermatic fascia。

　　在腹股沟管浅环的内端有**反转韧带** reflected ligament（图 6-7），它是由外侧脚在附着处分出的部分腱纤维，向内上方反转，经精索后方，终止于白线。

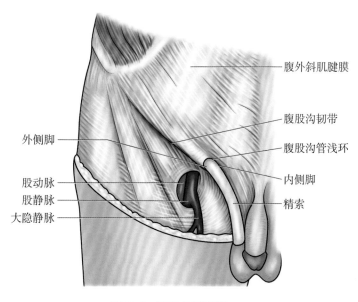

图 6-6 腹外斜肌腱膜

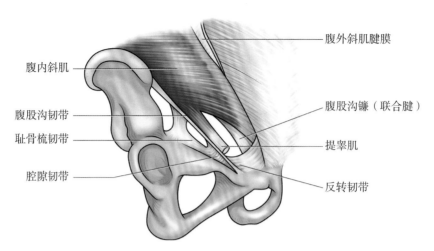

腹内斜肌 —

腹股沟韧带 —

耻骨梳韧带 —

腔隙韧带 —

— 腹外斜肌腱膜

— 腹股沟镰（联合腱）

— 提睾肌

— 反转韧带

图 6-7　腹股沟区的韧带（前外侧观）

腹外斜肌腱膜的下缘向后卷曲加厚成为**腹股沟韧带** inguinal ligament（图 6-6，图 6-7），附着于髂前上棘和耻骨结节之间。此韧带内侧端的一小部分纤维继续向下，并弯向后外至耻骨梳，这样在反折处形成了三角形的**腔隙韧带** Lacunar ligament（也称陷窝韧带），腔隙韧带向外延续为附着在耻骨上的腱纤维，称为**耻骨梳韧带** pectineal ligament（即 Cooper 韧带），这些韧带在疝修补术中都有重要意义。

（二）腹内斜肌

**腹内斜肌** obliquus internus abdominis（图 6-4，图 6-5，图 6-12）　位于腹外斜肌的深面，起于腹股沟韧带的外侧 1/2 或 1/3、髂嵴、胸腰筋膜（腰区的深筋膜，强厚），纤维呈扇形斜向前上方，其后部纤维止于下 3 肋，余部向前延为腱膜，在腹直肌的外侧缘分为 2 层，包夹腹直肌，终止于白线。腹内斜肌下部纤维呈弓状游离缘，跨越精索的上方，至精索内侧延为腱膜，与此处的腹横肌腱膜结合，共同形成**腹股沟镰** inguinal falx，或称**联合腱** conjoint tendon，它绕至精索的后方，沿腹直肌的外缘下降，止于耻骨梳的内侧端和耻骨嵴。在尸体解剖与手术中常见联合腱浅层（腹内斜肌组成部分）为肌性结构，甚少为腱性结构，而其深层（腹横肌组成部分）多为腱性结构。在疝修补缝合联合腱时，必须注意正确应用腱性结构。腹内斜肌最下部的肌纤维伴随精索入阴囊，成为**提睾肌** cremaster，收缩时可上提睾丸。

（三）腹横肌

**腹横肌** transversus abdominis（图 6-4，图 6-5，图 6-12）　在腹内斜肌的深面，较薄弱，它起自下 6 肋、胸腰筋膜、髂嵴和腹股沟韧带的外侧 1/3。肌纤维横行向前向内延为腱膜，经腹直肌后方至白线。腹横肌的下部纤维也参与构成提睾肌和腹股沟镰。

（四）腹直肌

**腹直肌** rectus abdominis（图 6-4，图 6-5）　位于中线两旁，起于胸骨的剑突和第 5~7 肋软骨的前面，向下止于耻骨联合和耻骨嵴。此肌被 3、4 条横行的**腱划** tendinous intersections 分成为多个肌腹，腱划是原始肌节愈合的痕迹。腹直肌的外侧缘稍向外凸，形成所谓的**半月线** linea semilunaris。

（五）腹直肌鞘

**腹直肌鞘** sheath of rectus abdominis 包夹腹直肌，由腹外斜、腹内斜和腹横肌的腱膜构成（图 6-8）。其中腹内斜肌的腱膜在腹直肌的外侧缘分为前、后 2 层：前层会同腹外斜肌的腱膜构成鞘的前层；腹内斜肌的后层腱膜会同腹横肌的腱膜构成鞘的后层。但在脐以下 4~5 cm 处，腹直肌鞘后层完全转至腹直肌的前面，并与鞘的前层愈合，鞘的后层游离缘构成稍向上凸的**弓状线** arcuate line，故弓状线以下腹直肌的后面缺乏鞘的后层，而直接与增厚了的腹横筋膜接触。鞘的前层与腹直肌（尤其在腱划处）牢固结合；鞘的后层与腹直肌连结疏松。

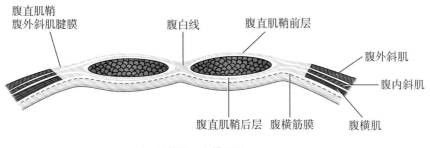

A. 弓状线以上横切面

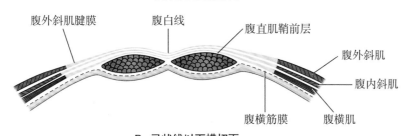

B. 弓状线以下横切面

图 6-8　**腹直肌鞘**

（六）白线

**白线** linea alba 位于腹前壁正中线上，由两侧腹直肌鞘的纤维互相交织而成。此线坚韧而少血管，它上起剑突，下至耻骨联合。线的宽度上、下不同，由剑突至脐渐宽，由脐向下逐渐缩窄成线状。在白线的中部有圆形的腱环，称为**脐环**，容纳萎缩的脐带。此处前面为皮肤，后面只有腹横筋膜和壁腹膜，故是腹前壁的薄弱部位之一，若腹腔内脏由此处膨出，即发生脐疝。

（七）腹横筋膜

**腹横筋膜** transverse fascia（图 6-5）衬附于腹横肌的深面，很薄弱，在腹前壁下份变得较它处坚厚，向下经精索后方附着于腹股沟韧带。腹横筋膜在腹股沟韧带中点上方一横指处，恰在腹壁下动脉的外侧，有一漏斗形突口，即**腹股沟管深（腹）环** deep inguinal ring，精索从中通过，腹横筋膜随之伸延向下，包绕精索而形成**精索内筋膜** internal spermatic fascia。腹横筋膜的下外方附着于髂嵴，并与髂筋膜相续。在腹股沟部腹横筋膜随股血管下降入股部，形成股鞘的前壁；髂筋膜也随股血管下降，形成股鞘的后壁。

（八）腹膜外组织

腹膜外组织为填充于腹横筋膜与壁腹膜之间的疏松结缔组织，含有脂肪，在下腹部特别是腹股沟处较厚。

（九）壁腹膜

壁腹膜为腹壁的最内层，详见后文。

**腹前外侧壁肌的作用**　腹前壁肌共同收缩可以缩小腹腔、协助排便、分娩、咳嗽和呕吐等动作（膈也参与此种活动）。腹腔内脏也借这些肌的张力而维持其正常位置。腹直肌可使躯干前屈，为背部伸肌的拮抗肌。一侧的腹直肌和背部伸肌同时收缩，则使躯干向同侧侧屈。腹前壁肌也可旋转脊柱：腹内斜肌使脊柱转向同侧；当起止点易位时，腹外斜肌使脊柱转向对侧。在用力呼气时，腹前壁肌还可降肋，并挤压腹腔内脏向上使膈上升，以助呼气。

### 五、腹前外侧壁的神经、血管和淋巴管

#### （一）神经

腹前壁肌由第 7~11 肋间神经、肋下神经、髂腹下神经及髂腹股沟神经的肌支支配（图 6-2，图 6-9）。

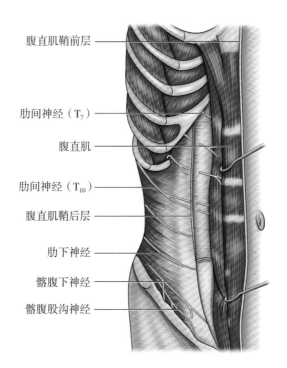

图 6-9　腹前壁的神经

第 7~11 **肋间神经** intercostal nerve 和**肋下神经** subcostal nerve 在胸廓下缘进入腹壁，于腹内斜肌与腹横肌之间向前向下，至腹直肌外侧缘处进入腹直肌鞘，向前再穿腹直肌和鞘的前层浅出，以前皮支终于皮肤。上述神经在行经腹壁外侧时均发出外侧皮支。髂腹下和髂腹股沟神经都发自腰丛，有时此二神经可共干。

**髂腹下神经** iliohypogastric nerve 在髂前上棘前方穿出腹内斜肌，行于腹外斜肌腱膜与腹内斜肌之间，向内至浅环上方穿出腹外斜肌腱膜至浅层。

**髂腹股沟神经** ilioinguinal nerve 与髂腹下神经的走行平行，但居于其下方，在腹前壁穿出腹内斜肌后，沿精索的前外侧行向腹股沟管浅环，穿出浅环成为皮支。

#### （二）动脉

腹前壁的深动脉（图 6-3，图 6-5）中，营养腹直肌的：上部有**腹壁上动脉** superior epigastric artery，系胸廓内动脉的终支之一，行于腹直肌与腹直肌鞘后层之间；下部有**腹壁下动脉** inferior epigastric artery，在腹股沟韧带上方起于髂外动脉，于腹横筋膜和壁腹膜之间走向内上，在弓状线处进入腹直肌鞘，于腹直肌深面向上行走，在脐附近与腹壁上动脉吻合。由于腹壁下动脉的体表投影相当于腹股沟韧带中、内 1/3 交界点与脐的连线，因此，在作腹腔穿刺时，宜在脐与髂前上棘的中、外 1/3 交界处刺入，以免损伤血管。下腹部作经腹直肌切口，在分开或向两侧牵拉肌纤维时，亦应注意勿伤及腹壁下动脉。腹壁外侧部的扁肌由第 7~11 肋间后动脉、肋下动脉和 4 对腰动脉供应，它们在腹内斜肌和腹横肌之间走行，并与腹壁上、下动脉吻合。

（三）静脉

腹前壁的深静脉与同名动脉伴行。

（四）淋巴管

腹前壁上部的深淋巴管入肋间淋巴结或胸骨旁淋巴结，腹前壁中部者入腰淋巴结，腹前壁下部者入髂外淋巴结。

## 六、腹股沟区

（一）腹股沟管

**腹股沟管** inguinal canal（图 6-10，图 6-11，图 6-12）为男性精索（或女性的子宫圆韧带）所通过的一条肌筋膜裂隙，位于腹前壁下部，腹股沟韧带内侧半的上方，约长 4.5 cm，自外上方斜向内下方。依据精索（或子宫圆韧带）在裂隙内上、下、前、后的邻接关系，描述为腹股沟管的 4 个壁和 2 个开口：外口是腹股沟管浅（皮下）环；内口为腹股沟管深（腹）环；前壁为腹外斜肌腱膜，外 1/3 尚有腹内斜肌；下壁为腹股沟韧带；上壁为腹内斜肌和腹横肌的下缘纤维；后壁为腹横筋膜和腹股沟镰，腹股沟镰加强了后壁的内侧部。

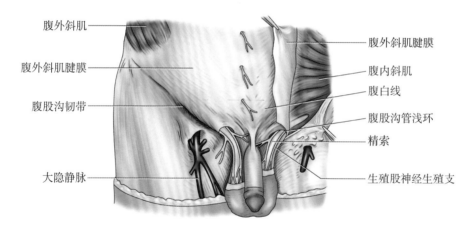

图 6-10　腹股沟管（浅层）

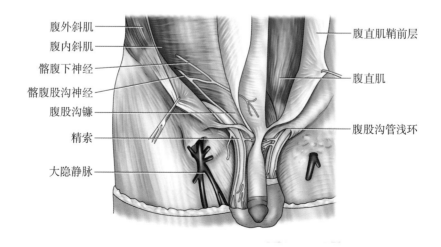

图 6-11　腹股沟管（中层）

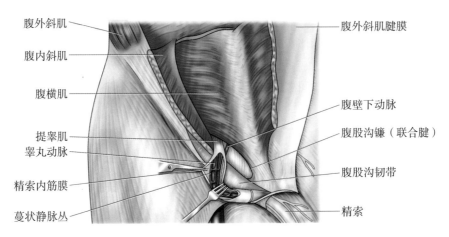

图 6-12　腹股沟管（深层）

腹外斜肌
腹内斜肌
腹横肌
提睾肌
睾丸动脉
精索内筋膜
蔓状静脉丛
腹外斜肌腱膜
腹壁下动脉
腹股沟镰（联合腱）
腹股沟韧带
精索

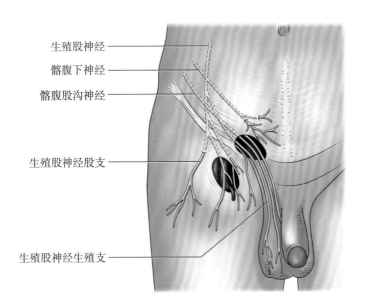

图 6-13　腹股沟区的神经

生殖股神经
髂腹下神经
髂腹股沟神经
生殖股神经股支
生殖股神经生殖支

　　男性腹股沟管内有精索、髂腹股沟神经和生殖股神经的生殖支通行。**精索**为一柔软的圆索，由腹股沟管深环延至睾丸上端，它主要成自输精管及其伴行的血管、神经和淋巴管等，外有被膜包绕这些结构（精索的内容物在阴囊部分详述）。在精索内，血管居前；输精管位于血管的后内方，管壁厚，用手触摸如细绳索状。精索具有 3 层被膜：精索入腹股沟管的深环后，有来自腹横筋膜的精索内筋膜包裹；在腹内斜肌及腹横肌弓状缘以下，又披上提睾肌；当通过浅环时，再由来自腹外斜肌腱膜的精索外筋膜包被。在女性，子宫圆韧带出腹股沟管后，即分散为纤维结构，止于耻骨结节附近和大阴唇的皮下组织中。髂腹股沟神经前已叙述，在腹股沟疝修补手术时，要注意保护此神经及其上方的髂腹下神经。**生殖股神经** genitofemoral nerve（图 6-10，图 6-13）的生殖支，属腰丛的分支，沿精索外侧穿出，经腹股沟管浅环，分布到提睾肌和阴囊肉膜。

　　（二）腹股沟三角

　　**腹股沟三角** inguinal triangle（图 6-14）又名 Hesselbach 三角，位于腹股沟韧带内侧半的上方，腹直肌外侧缘与腹壁下动脉之间。在三角内，深层是腹股沟镰和腹横筋膜（还有反转韧带）；浅层是腹股沟管浅环及其周围的腹外斜肌腱膜。

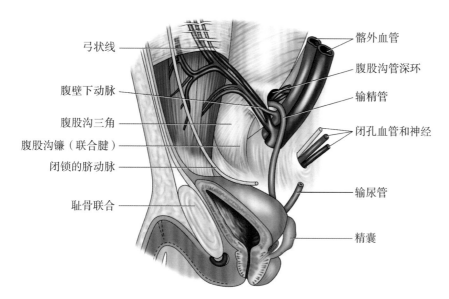

弓状线

腹壁下动脉

腹股沟三角

腹股沟镰（联合腱）

闭锁的脐动脉

耻骨联合

髂外血管

腹股沟管深环

输精管

闭孔血管和神经

输尿管

精囊

图 6-14　**腹股沟三角内面观**

腹股沟管和腹股沟三角均为腹前壁的薄弱处，为疝的好发部位。在一定条件下，如腹内压增高或腹壁张力不足，腹腔内容物就有可能经过这些薄弱处突出腹壁而形成疝。这些疝都是在腹股沟韧带上方突出腹壁，称腹股沟疝。又因具体路径不同，分为腹股沟斜疝和腹股沟直疝二种：经过深环入腹股沟管，再出浅环入阴囊的为腹股沟斜疝；经腹股沟三角出浅环的为腹股沟直疝。这两种疝的突出口位置不同，在腹壁下动脉外侧是斜疝，在内侧是直疝，故腹壁下动脉可作为手术时鉴别腹股沟斜疝和直疝的标志。

（三）股环

**股环** femoral ring（图 6-14）位于腹股沟韧带内侧端的下后方、股静脉的内侧。股环的前壁为腹股沟韧带；后壁为耻骨梳韧带；外侧壁是股静脉；内侧壁为腔隙韧带。股环是股管的上口。此区也是疝的好发部位，腹腔内容物和壁腹膜经股环突入股管，直至隐静脉裂孔突出于皮下，称为股疝。

（四）腹股沟区内面的结构

在腹股沟韧带上方，壁腹膜覆盖腹壁下动脉形成**脐外侧襞** lateral umbilical fold，或称腹壁下动脉襞，在襞的内、外侧，壁腹膜形成 2 个浅凹（图 6-15）：内侧为**腹股沟内侧窝** medial inguinal fossa，相当于腹股沟三角所在，它正对腹股沟管浅环；外侧为**腹股沟外侧窝** lateral inguinal fossa，正对腹股沟管深环。在腹股沟韧带以下，腹股沟内侧窝的下方，壁腹膜也形成一个浅凹，即**股凹** femoral fossa，覆盖在股环的上面。

# 【实地解剖】

1. 自剑突向下循中线切开皮肤，绕过脐的两侧一直割至耻骨联合。自剑突沿肋弓及自耻骨联合沿腹股沟向外各作一切口，把皮瓣自中线翻向外侧，显露出富含脂肪的浅筋膜。

2. 剔除浅筋膜。在脐平面以下，试分辨浅筋膜的浅深两层。留意腹壁的皮神经。注意在耻骨结节的外上方寻认髂腹股沟神经和髂腹下神经。

3. 试查浅筋膜中的浅血管。自腹股沟中点附近解剖出旋髂浅动脉和腹壁浅动脉，前者走向髂前上棘，后者走向脐，二者均有同名静脉伴行。腹前壁的浅静脉一般在正常情况下不易检查，但有时可见到扩张的浅静脉。

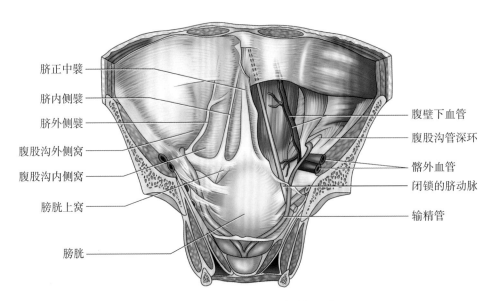

图 6-15　腹前壁内面的皱襞与凹窝

4. 修剔深筋膜，显露深方的腹外斜肌及其腱膜。观察：①腹外斜肌的起止及肌纤维的方向——自外上走向内下。②腹外斜肌与其腱膜移行的部位。查看盖过腹直肌前面至白线处与对侧者结合；腱膜的下缘附着在髂前上棘和耻骨结节之间，卷曲加厚成腹股沟韧带，自其内侧端部分纤维弯向并附着于耻骨梳形成三角形的腔隙韧带（待后解剖，现借助图 6-7 先加以理解）。③在耻骨结节外上方，隐约可见腱膜纤维分开形成的一个三角形裂隙－腹股沟管浅环：环的内上部、外下部分别附着于耻骨联合和耻骨结节；环的外端，另有走向外下的纤维加入编织，以增强环口。从浅环中通出的索状结构为男性的精索或女性的子宫圆韧带。④细查浅环的边缘附着一层薄膜，向下包绕精索表面，此为精索外筋膜，它实是随精索一起降入阴囊的腹外斜肌腱膜。

5. 循半月线外侧浅割腹外斜肌（向下经浅环内侧），平脐下再作一横切口，把肌片尽量翻向外上和外下方，暴露腹内斜肌，清理其表面。观察：①注意该肌大部分纤维自外下走向内上。②查看此肌下缘纤维向外下弓形跨越精索上方，至精索内侧延为腱膜，与此处的腹横肌腱膜结合，合称腹股沟镰，它经精索后方向下至耻骨梳。③透过精索外筋膜隐约可见一些散细肌束包绕精索，此为提睾肌，它是由腹内斜肌（和腹横肌）下缘的部分纤维随精索降入阴囊而形成。④在腹股沟韧带上方，检查与其平行的二条神经：髂腹股沟神经靠下，髂腹下神经在稍上方，有时此二神经先为一干，再分成二支行向内下。

6. 与腹外斜肌同样的切口浅切腹内斜肌。轻揭腹内斜肌，勿伤深方的神经、血管（一般腹内斜肌与其深方更薄的腹横肌不易分开，二者间有腹前壁的神经、血管走行）。清理腹横肌及其浅方的神经血管。观察：①注意腹横肌的纤维方向。②观察腹前壁各神经的走行路径、浅出部位和分布。

7. 腹直肌被腹壁扁肌腱膜形成的腹直肌鞘包裹。沿腹直肌内外缘间的中点作一垂直切口，切开腹直肌鞘的前层，翻向两侧。鞘的前层与腹直肌（尤其在 3~4 条横行的腱划处）结合紧密，必须小心分离，游离腹直肌。从腹直肌的内缘，用手指伸到腹直肌的后面，与腹直肌鞘的后层很容易分离开。横断腹直肌中部，翻向上下两端，暴露鞘的后层。观察：①腹直肌的起止。②在腹直肌的后面，试寻找供应此肌的血管：上份有腹壁上动、静脉；下份有腹壁下动、静脉。③在脐下 4~5 cm 处，腹直肌鞘后层缺如，此处鞘的后层留下一凸向上的游离缘，称为弓状线，此线以下见到的是腹横筋膜。注意腹壁下动脉在弓状线处进入腹直肌鞘。

8. 通过脐下沿腹前壁肌的横切口和中线作一"T"形切口，割透壁腹膜，把肌片翻向下外方，观察腹股沟区内面的结构（注意勿翻动腹腔内容物）：①参考图6-14，辨认由壁腹膜覆盖腹壁下动脉而形成的脐外侧襞。②在腹股沟韧带上方、脐外侧襞的内、外侧各有1个壁腹膜形成的浅凹，分别为腹股沟内、外侧窝，前者恰对腹股沟管浅环，后者恰对腹股沟管深环（待后观察）。③在腹股沟内侧窝的下方、腹股沟韧带之下，另有一浅凹，即股凹，位置恰对股环处。

9. 腹横筋膜紧贴于腹横肌的深面，不必单独分出。现将壁腹膜与腹横筋膜分离开，二层间可见到腹膜外组织。观察：①看清腹壁下动脉、静脉的位置。②在腹股沟韧带上方，恰在腹壁下动脉的外侧，观察腹横筋膜上有一个突口，此即腹股沟管深环，在男性深环有精索通入。由于精索是顶着腹横筋膜下降的，故腹横筋膜直接包在精索内容物的表面，形成精索内筋膜。

10. 将各层恢复原位，观察腹股沟管：①综合查看和验证腹股沟管所谓的"四个壁和两个开口"，注意当观察其后壁时，把精索小心提起，使它与后壁分离开，并牵向下方，就可看清腹股沟管后壁的内侧部为坚韧的腹股沟镰，外侧部为腹横筋膜。②总结和验证精索的3层被膜与腹前壁层次的延续关系。③综合检查腹股沟区的神经。在腹股沟管内有髂腹股沟神经和生殖股神经的生殖支，而髂腹下神经在腹股沟管的上方。在精索内侧找到生殖股神经的生殖支，直追到它出浅环，了解它的来源和分布。其余二神经前已查清。

11. 观察腹股沟三角的位置、边界和结构。

12. 将壁腹膜继续小心向下分离，暴露股环，清理结缔组织，解剖并观察股环的边界：前为腹股沟韧带，后为耻骨梳韧带，外侧为股静脉，内侧为腔隙韧带。股环为股管（见股部解剖）的上口。

## 【临床解剖】

### 一、腹前外侧壁常用手术切口的解剖学要点

1. **正中切口**　正中切口是沿腹白线所做的纵切口，分为上腹正中切口和下腹正中切口，另有全长正中切口，自剑突直到耻骨联合。正中切口的优点在于所经过的腹壁层次少，不损伤腹肌和神经血管，手术探查时可以顾及到腹腔左右两侧的脏器，如需延长切口也比较方便，进腹和关腹比较快。上腹部白线较宽，切开时比较容易找到正确的层次，而下腹部白线较细，有时不易寻找，容易误入两侧的腹直肌内。上腹部正中切口需要向下延长，或下腹部正中切口向上延长时，一般不要切开脐环，而应向左或向右绕脐，绕脐时应注意不宜过大或过小，过大可能会影响腹直肌，过小可能会影响脐环的血供，另外如向右绕脐，需要切断肝圆韧带，应妥善处理肝圆韧带的断端。正中切口是开腹手术最常用的切口，上腹正中切口常用于胃、小肠、胆道、胰腺等手术；下腹部正中切口常用于妇产科手术以及直肠手术等。正中切口的缺点是两侧腹壁的血供到达白线时已为终末，愈合能力较差，术后伤口裂开和远期切口疝的发生率相对较高。

2. **旁正中切口**　旁正中切口一般位于正中线外侧 2 cm 左右，与正中线平行，可根据手术所需决定具体的左右侧和上下位置，常用的有右上、左下及右中部切口，尤其是右中部旁正中切口，最适用于诊断不明确的剖腹探查手术，也有人称之为探查切口。旁正中切口的做法是纵行切开腹直肌前鞘后，提起前鞘内侧缘，将腹直肌向外侧游离，再一并切开腹直肌后鞘和腹膜。注意腹直肌腱划常与腹直肌前鞘和白线愈着，在游离到腱划时要小心游离，此处容易切断腹直肌。在关腹时，腹直肌后鞘和腹膜一并缝合后，腹直肌自然向中线复位，无需固定，然后再缝合腹直肌前鞘。此切口的优点是不损伤肌肉和神经，关闭和愈合较好，由于不经过脐部，故向上和向下延长时更为方便。缺点在于进腹时操作过程较复杂，所需时间长，在腱划处容易

误伤腹直肌。另外，旁正中切口不易充分暴露对侧病变，所以需要术前对手术区域有更准确的预估。右上腹旁正中切口常用于胆道手术及胰腺手术，右中下腹切口常用于右半结肠手术以及剖腹探查手术等，左下腹切口常用于左侧结肠及乙状结肠手术等。

3. **经腹直肌切口**　位置与旁正中切口类似，或更靠外侧。该切口的做法是在切开腹直肌前鞘后，纵行顺肌纤维劈开腹直肌达后鞘，然后再切开后鞘和腹膜。其优点在于操作简便，进腹速度比旁正中切口快，可任意延长，而且对同侧腹腔脏器的显露优于正中切口和旁正中切口。缺点在于腹直肌前后鞘和腹直肌在同一矢状面上被切开，且肌肉内的神经血管受损，导致切口愈合能力差，容易出现术后切口裂开。

4. **肋缘下斜切口**　肋缘下斜切口可位于右侧或左侧肋缘下，亦有双侧肋缘下斜切口，也被称为屋顶切口。该切口可根据需要采用不同的弧度，可以自正中线开始沿肋弓下缘 2~3 cm 并与之平行向外下切开，也可以有一定弧度，甚至可以从剑突开始先向下沿正中线走行一段距离后再向外下延伸，形成"L"形或反"L"形切口。该切口内侧要斜向切开腹直肌前鞘、腹直肌、腹直肌后鞘和腹膜，外侧要切开腹外斜肌、腹内斜肌、腹横肌和腹膜。该切口最主要用于膈下器官的手术，如右侧肋缘下斜切口主要用于肝胆手术，尤其是各种肝部分切除手术最常用的切口。左侧肋缘下斜切口主要用于脾手术及胰体尾手术。其缺点是损伤较大，需要切断腹直肌，而且多数情况下会切断至少 1~2 根肋间神经。

5. **阑尾切口**　又称麦氏切口（McBurney 切口），是脐与右髂前上棘连线的中、外 1/3 交界处作与该线垂直的右下腹部斜切口。主要用于阑尾切除术。该切口在沿切口方向切开腹外斜肌腱膜后，钝性分离腹内斜肌与腹横肌，再切开腹横筋膜及腹膜。该切口一般长度较小，且实际上未切断腹壁肌肉，所以通常创伤较小。缺点在于实际手术区域有限，难以探查其他脏器，延长切口比较困难。

6. **腹股沟区斜切口**　主要用于腹股沟疝手术，该切口是从髂前上棘与耻骨结节连线中点上方 2 cm 处向耻骨结节的斜切口，即腹股沟管深环至浅环的连线。该切口比较方便显露腹股沟管全貌，但不太适合进行腹腔内手术，而且不易延长。所以常用于单纯腹股沟疝手术，如嵌顿疝或绞窄性疝可能需要腹腔内探查时，选择该切口要谨慎。

7. **横切口**　腹前外侧壁的横切口相对少见，常用的有耻骨联合上方的横切口。该切口主要用于剖宫产，其优点在于横切口术后张力较小，伤口裂开发生率低，而且沿皮纹做切口，术后伤口愈合好，瘢痕细隐。

此外，有时在一些比较复杂困难的腹部手术或过于肥胖患者的手术时，纵切口显露不良，此时可能进行额外的辅助性横切口以帮助显露，但这种伤口对腹壁肌肉和血供的影响较大，现已很少使用。

### 二、腹股沟疝的应用解剖要点

1. **与疝形成、鉴别有关的解剖学基础**　由于腹内斜肌及腹横肌的弓状下缘与腹股沟韧带之间有一定的空隙，此处前方的腹外斜肌也移行为较薄的腱膜，故在腹股沟内侧 1/2 部分，腹壁强度较为薄弱，而且此处又有精索或子宫圆韧带通过，这就是腹股沟区是腹外疝最好发部位的原因。随着腹股沟区临床应用解剖的发展，尤其是腹腔镜腹股沟疝手术的逐渐成熟，目前更多学者认可肌耻骨孔这一概念。肌耻骨孔是一个先天性的薄弱区域，内界为腹直肌外缘，外界为髂腰肌，上界为联合肌腱，下界为耻骨梳韧带。肌耻骨孔区域没有肌肉，主要靠腹横筋膜来抵抗腹腔内压力。所以在此区域内如果先天或后天造成进一步的缺损，就会出现疝。腹股沟斜疝、直疝和股疝都是从这一区域突向体表的。腹股沟斜疝是从腹壁下血管的外侧突出，疝囊从深环进入腹股沟管，可以进一步从浅环进入阴囊；腹股沟直疝则是从腹壁下血管的内侧、腹直肌外侧缘和腹股沟韧带组成的区域内突出，该区域也被称为直疝三角。由于直疝不是从深环处突出，所以临床查体判断直疝和斜疝时，可以将疝内容物回纳后，用手指按压深环，让患者站立、咳嗽或屏气以增加腹压，如果疝不复出则为斜疝，疝复出则为直疝。在手术中判断直疝还是斜疝的主要标志是腹壁下血管，直疝的疝环在血管的内侧，斜疝的疝环在血管外侧。除了腹股沟疝外，此区域还可见到股疝，股疝的疝囊是从股环处突出，进入股管。由于股管几乎是垂直的，而且股环四周为腹股沟韧带、腔隙韧带、耻骨梳韧带和股静脉，均比较坚韧，所以股疝的嵌顿发生率是腹外疝中最高的。

**2. 疝修补术的应用解剖要点**　开放式腹股沟疝修补手术一般采用腹股沟区斜切口，切开腹外斜肌腱膜，充分显露腹股沟管，然后寻找疝囊，辨清疝囊与精索之间的关系。传统的腹股沟疝修补手术有两个重要步骤：一是充分游离疝囊至疝环处，然后进行高位结扎，同时对于扩大的疝环口处进行适当的缩小；二是加强腹股沟管的前后壁，主要是后壁。

加强腹股沟管后壁的常用方法有四种：① Bassini 法：临床应用最广泛，是在精索后方将联合腱缝至腹股沟韧带上；② Halsted 法：与 Bassini 法相似，但将腹外斜肌腱膜也在精索后方缝合；③ McVay 法：是将联合腱缝至耻骨梳韧带上，股疝需要采用此方法加固后壁；④ Shouldice 法：是将腹横筋膜自耻骨结节处向上切开直至深环，然后将切开的两叶予以重叠缝合。上述传统的疝修补术将有距离的、来源不同的组织缝合，张力较大，患者术后不适感较大，已较少采用。目前更常用的是无张力疝修补术，是采用各种材质的人工合成网片填充在深环处以及腹股沟管后壁薄弱处，从而达到加强后壁的作用。做法一般是在疝囊高位结扎后将网片分别与联合腱和腹股沟韧带缝合固定。上述各种开放式手术过程中，游离疝囊和精索时要注意保护输精管和精索血管，要注意分辨并保护该区域的神经，如髂腹股沟神经、髂腹下神经等。另外，在加强腹股沟管后壁时，尤其在腹股沟韧带中外侧要注意不要缝合过深，以避免损伤股动静脉。

随着腹腔镜技术的逐渐发展，目前腹腔镜腹股沟疝修补术应用也逐渐广泛。腹腔镜手术更加注重肌耻骨孔的概念，比较重视腹膜前间隙，即腹膜和腹横筋膜之间的间隙，认为在此间隙放置网片全面覆盖肌耻骨孔，能够达到最好的修补效果，而且能够全面覆盖腹股沟管深环、直疝三角和股环，从而达到全面修补腹股沟斜疝、直疝和股疝的效果。常用的腹腔镜腹股沟疝修补手术方式有经腹腔的腹膜前修补（TAPP）和完全腹膜外的腹膜前修补（TEP），无论是哪种术式，术中都要分辨并充分游离出外侧的髂窝间隙（Bogros 间隙）和内侧的耻骨膀胱间隙（Retzius 间隙），术中要充分显露并保护腹壁下血管、输精管和精索血管。输精管、精索血管和腹膜反折之间形成的三角被称为"危险三角"，其内有髂外动静脉走行，注意不要损伤。精索血管外侧为"疼痛三角"，内有神经，是术后腹股沟区慢性疼痛的主要原因，所以 Bogros 间隙游离时要注意解剖层次。此外，游离到耻骨梳韧带时一定要注意"死亡冠"血管。死亡冠是指连接于髂外和髂内系统的变异粗大的闭孔血管吻合支，一旦损伤闭孔端会缩回闭孔内不易止血，可能导致大出血，甚至患者死亡。

# 第二节　结肠上区

## 【局部解剖】

腹腔内有很多重要脏器。腹腔、盆腔脏器的表面以及腹壁、盆壁的内面和膈的下面都覆盖着一层互相连续的腹膜。腹膜围成了腹膜腔。

## 一、腹膜

### （一）腹腔脏器的大势

腹腔脏器的位置在尸体上与活体略有不同，尤其是消化器，这与死亡时该脏器的充盈状态有关。

腹腔的上份有肝，其大部在上右侧，右肋弓的下方露出肝缘。胆囊底露于肝的下方。肝的左下可见胃的一部分，胃的下端触之较硬，它向右与十二指肠的上部相续。在左肋弓深方有脾，一般它不露出左肋弓的边缘。在胃大弯（下缘）处有腹膜形成的大网膜下垂，遮盖了肠曲，它下垂的程度及其所含脂肪的多寡各人不同，查毕把大网膜轻轻翻向上方。在右髂窝处有盲肠，它的后内连有阑尾。盲肠向上续为升结肠，至肝下形成结肠右曲，向左延为横结肠，后者至脾下形成结肠左曲，向下接降结肠，再至位居左髂窝处的乙状结肠。在升、横、降结肠间主要有空、回肠蟠曲，空肠居左上方；回肠居右下方。在腰部脊柱两侧，腹膜外有肾贴附在腹后壁上（图6-16）。

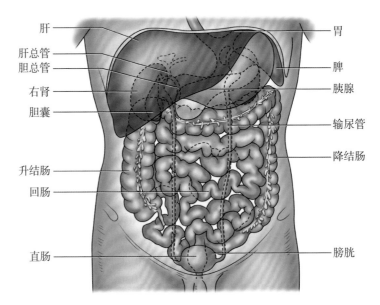

图 6-16　腹腔脏器大势

### （二）腹膜

**1. 腹膜的分部和腹膜腔**　腹膜 peritoneum（图6-17，图6-18，图6-19）是薄而光滑的浆膜，被覆于腹壁和盆壁的内面及腹腔、盆腔脏器的表面。衬覆于腹壁、盆壁的内面和膈的下面的腹膜，称**壁腹膜** parietal peritoneum 或腹膜壁层；覆盖在脏器表面的则称**脏腹膜** visceral peritoneum 或腹膜脏层。脏腹膜和壁腹膜相互移行，二者间所夹的间隙，称**腹膜腔** peritoneal cavity。男性腹膜腔是完全封闭的，女性的则借输卵管、子宫及阴道通于体外，正常情况下，这一通道在子宫颈管处为黏液所封闭，但当感染时有可能经过这一通道扩散至腹膜腔。腹膜腔和腹腔在解剖学上是两个不同而又相关的概念。腹腔是指膈以下、盆膈以上，腹前壁和腹后壁之间的腔，而腹膜腔则指脏腹膜和壁腹膜之间的潜在性腔隙，腔内仅含少量浆液。实际上，腹膜腔是套在腹腔内，腹、盆腔脏器均位于腹腔之内、腹膜腔之外。

**2. 腹膜的功能**　腹膜具有分泌、吸收、保护、支持、修复等功能：①分泌少量浆液（正常情况下维持在100~200 ml），可润滑和保护脏器，减少摩擦。②支持和固定脏器。③吸收腹腔内的液体和空气等。一般认为，上腹部，特别是膈下区的腹膜吸收能力较强，这是因为该部

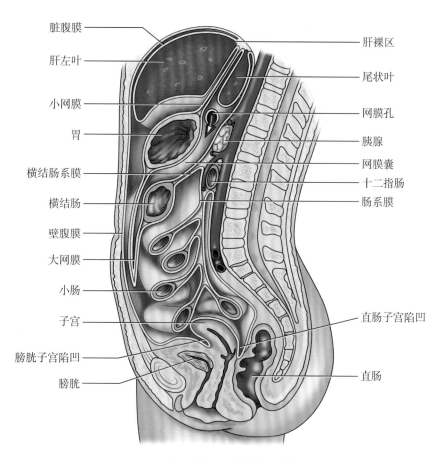

图 6-17　正中矢状面上腹膜及腹膜腔示意图

左侧标注（从上到下）：脏腹膜、肝左叶、小网膜、胃、横结肠系膜、横结肠、壁腹膜、大网膜、小肠、子宫、膀胱子宫陷凹、膀胱

右侧标注（从上到下）：肝裸区、尾状叶、网膜孔、胰腺、网膜囊、十二指肠、肠系膜、直肠子宫陷凹、直肠

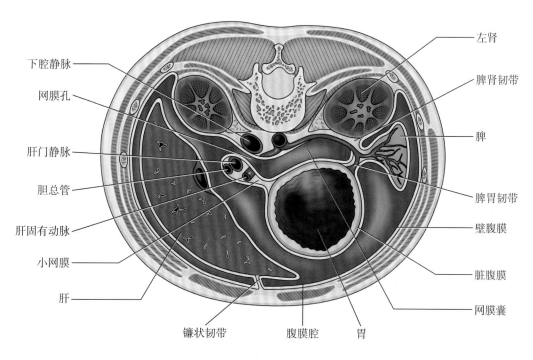

图 6-18　腹部横断面（通过网膜孔的横断面）

左侧标注（从上到下）：下腔静脉、网膜孔、肝门静脉、胆总管、肝固有动脉、小网膜、肝

右侧标注（从上到下）：左肾、脾肾韧带、脾、脾胃韧带、壁腹膜、脏腹膜、网膜囊

下方标注：镰状韧带、腹膜腔、胃

的腹膜面积较大，腹膜外组织较少，微血管较丰富以及呼吸运动的影响较明显。所以腹腔炎症或手术后的病人多采取半卧位，使有害液体流至下腹部，以减缓腹膜对有害物质的吸收。④防御功能。腹膜和腹膜腔内浆液中含有大量的巨噬细胞，可吞噬细菌和有害物质。⑤腹膜有较强的修复和再生能力，所分泌的浆液中含有纤维素，其粘连作用可促进伤口的愈合和炎症的局限化。

3. **腹膜与腹盆腔脏器的关系**（图6-19） 腹膜被覆各脏器的情况不同，可根据腹膜的被覆情况，将腹、盆腔脏器分为三种：①脏器几乎各面都被有腹膜的称为腹膜内位器官；属于此类的有胃、十二指肠的上部、空肠、回肠、盲肠、阑尾、横结肠、乙状结肠、脾、卵巢以及输卵管等。②脏器的3个面（一般为前面和两侧面）或表面的一半以上遮有腹膜的称为腹膜间位器官；属此类的有升结肠、降结肠、直肠上段、肝、胆囊、膀胱和子宫等。③只有一面（多为前面）盖有腹膜的则称为腹膜外位器官，如十二指肠的降部和水平部、直肠中段、胰、肾上腺、肾及输尿管等。

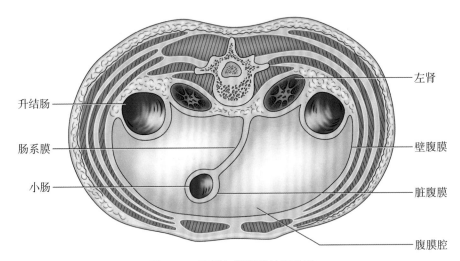

升结肠
肠系膜
小肠
左肾
壁腹膜
脏腹膜
腹膜腔

图6-19 **腹膜与脏器的被覆关系**

了解脏器的腹膜被覆情况，有重要的临床意义。如肾、输尿管、膀胱等的手术常可不通过腹膜腔而在腹膜外进行，以避免腹膜腔的感染和术后脏器的粘连。当对腹膜内位器官进行手术时，则必须通过腹膜腔。因此手术者应对腹腔和腹膜腔有明确的概念。

4. **腹膜形成的结构** 在壁腹膜移行至脏器或脏腹膜自一脏器移行至另一脏器处，腹膜形成了许多名称不同的结构，这些结构不仅对器官起着连接和固定的作用，也是血管、神经等进入脏器的途径。

（1）**韧带**：腹膜形成的韧带指连接腹、盆壁与脏器之间或连接相邻脏器之间的腹膜结构，多数为双层，少数为单层腹膜构成，对脏器有固定作用。有的韧带内含有血管和神经等。

1）**镰状韧带** falciform ligament（图6-20） 是腹前壁上部与肝上面间的双层腹膜结构，呈矢状位，稍偏右侧，自脐延至肝上面。镰状韧带的游离缘肥厚，内含自脐至肝门的脐静脉索（胚胎时脐静脉的遗迹），又称**肝圆韧带** round ligament of liver，由于该静脉在生后常未完全闭塞，近年来临床上利用器械使其复通，借以注射药物进行门静脉造影诊断或进行肝癌化学治疗。

2）**冠状韧带** coronary ligament（图6-20）由膈与肝之间的腹膜移行而成，略呈冠状位，分为前、后2层。前层是腹前壁的腹膜向上至膈的下面，以后再反折至肝上面所形成的腹膜反折。后层是腹后壁的腹膜向上至膈的下面，再反折至肝所形成的腹膜反折。前、后层相隔有一定距离，因此在二者之间有**肝裸区** bare aera of liver，肝组织直接与膈相贴。在肝上面的左、右二端，冠状韧带的前、后层彼此接近，并互相连接，构成**左、右三角韧带** left and right triangular ligament。

3）**胃脾韧带** gastrosplenic ligament（图 6-20，图 6-42）由双层腹膜构成，位于脾门与胃底之间。

4）**脾肾韧带** splenorenal ligament（图 6-42）亦为双层腹膜结构，由左肾前面连至脾门。

5）**膈结肠韧带** phrenicocolic ligament（图 6-21）在脾下端的下外方，为一由结肠左曲连至膈的腹膜皱襞。

6）**胃膈韧带** gastrophrenic ligament 由胃底后面连至膈下全胃切除时，先切除此韧带才可游离胃贲门部和食管。

（2）网膜、网膜囊和网膜孔：

1）**网膜** omentum 是与胃小弯和胃大弯相连的双层腹膜皱襞，其间有血管、神经、淋巴管和结缔组织等。

**大网膜** greater omentum（图 6-17）似一围裙遮盖在小肠和结肠的前方。因此剖开腹前壁后，除在腹腔上部见到肝和胃的一部分以外，在下部仅见小肠的一部分，其余的大部分脏器均被大网膜遮盖。大网膜自胃大弯下垂至骨盆缘，又反折至横结肠。它由 4 层浆膜构成，前、后各 2 层，中有间隙，但各层的下部多愈着在一起。前 2 层上附胃大弯，接续胃前、后面的腹膜；后 2 层上附横结肠，接续横结肠系膜和腹后壁的腹膜。大网膜处于胃大弯和横结肠之间的这一部分，特称**胃结肠韧带** gastrocolic ligament。大网膜有包围炎症病灶而限制炎症蔓延的作用。小儿的大网膜较短，不能包住阑尾，故于阑尾炎穿孔后，易致弥漫性腹膜炎。

**小网膜** lesser omentum（图 6-17，图 6-24）是从肝门移行至胃小弯（上缘）和十二指肠上部之间的双层腹膜结构。可分为两部分：位于肝门与胃小弯之间者称**肝胃韧带** hepatogastric ligament，其内含有胃左右血管，胃上淋巴结及胃的神经等；位于肝门与十二指肠上部之间者称**肝十二指肠韧带** hepatoduodenal ligament。小网膜右侧缘游离，游离缘的后方为网膜孔。在肝十二指肠韧带的两层之间含有肝门静脉、肝固有动脉、胆总管、淋巴结、淋巴管以及神经。胆总管位于最右侧，紧贴小网膜右缘；其左侧为肝固有动脉；肝门静脉则位于二者的后方。

2）**网膜囊和网膜孔**（图 6-17，图 6-18）：**网膜囊** omental bursa 是位于小网膜、胃后面与腹后壁之间的间隙，前后窄扁。网膜囊的后壁是横结肠及其系膜以及衬贴胰、左肾和左肾上腺的腹膜；上壁为肝尾状叶和膈下面的腹膜；前壁是小网膜、胃后面的腹膜和胃结肠韧带；下壁为大网膜前、后层愈着处；左界为脾、胃脾韧带和脾肾韧带；右为**网膜孔** epiploic foramen。网膜孔也称 Winslow 孔，它由肝十二指肠韧带的游离缘（前）、肝尾状叶（上）、十二指肠上部（下）和覆盖于下腔静脉前面的腹膜（后）所围成。正常情况下，此孔可容纳两个手指。网膜囊属于腹膜腔的一部分，故又称为小腹膜腔或腹膜小囊；除网膜囊以外的腹膜腔其余部分，则也称大腹膜腔或腹膜大囊，二者借网膜孔连通。网膜孔是它们之间的唯一通道，当胃后壁溃疡穿孔时，炎症常被局限，成为局限性腹膜炎。但当大量胃内容物流出时，也可经网膜孔流至大腹膜腔。

（3）**系膜**：壁、脏腹膜相互延续移行，形成许多将器官系连固定于腹、盆壁的双层腹膜结构称为系膜，其内含有出入该器官的血管、神经及淋巴管和淋巴结等。主要的系膜有肠系膜、阑尾系膜、横结肠系膜和乙状结肠系膜等。

1）**肠系膜** mesentery（图 6-17，图 6-19）是将空肠及回肠连于腹后壁的双层腹膜，面积广阔呈扇形，肠系膜内除有血管、淋巴管、神经通行外，并有为数较多的淋巴结。肠系膜附着于腹后壁的部分称为**肠系膜根** radix of mesentery，它自第 2 腰椎体左侧斜行到右侧骶髂关节前方。肠系膜根长约 15 cm，但其连于小肠的一侧与空、回肠同长。由于空、回肠具有肠系膜，故活动范围较大。肠系膜的回肠部分较空肠部分长，有时容易发生肠系膜扭转。

2）**横结肠系膜** transverse mesocolon（图 6-20）为连于横结肠和腹后壁之间的双层腹膜，其根部横越左、右肾的中点和十二指肠水平部的前面。

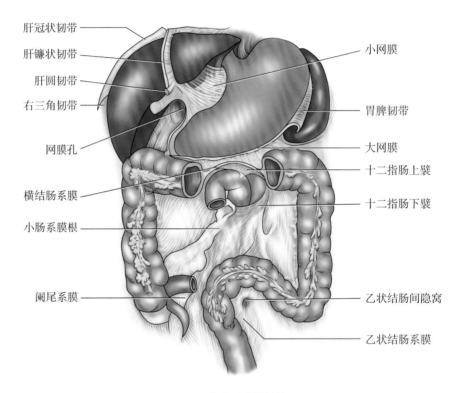

图 6-20　腹膜形成的结构

3）**乙状结肠系膜** sigmoid mesocolon（图 6-20）把乙状结肠固定于腹后壁，其根部附着于左髂窝和骨盆左后壁。

4）**阑尾系膜** mesoappendix（图 6-20）是阑尾与肠系膜下端间的三角形小腹膜皱襞，阑尾动、静脉通过其游离缘中。

（4）腹膜的隐窝和皱襞：腹膜皱襞是腹、盆壁与脏器之间或脏器与脏器之间腹膜形成的隆起，其深部常有血管走行。在皱襞之间或皱襞与腹、盆壁之间形成的腹膜凹陷称隐窝，较大的隐窝称陷凹。

1）隐窝：腹后壁的腹膜隐窝主要有（图 6-20）：**十二指肠空肠隐窝** duodenojeunal recess，在十二指肠空肠曲的左侧。**盲肠后隐窝** retrocecal recess，在盲肠的后方。**乙状结肠间隐窝** intersigmoid recess，在乙状结肠系膜根部的左下方。上述隐窝一般均较浅小，如果隐窝较深，有时小肠等突入隐窝内，可形成内疝。**肝肾隐窝** hepatorenal recess，位于肝右叶下面与右肾之间，网膜孔通连此窝，人仰卧时，此处为腹膜腔最低处，故为腹膜腔内液体易于积聚的部位。

2）腹前壁下部的腹膜皱襞和窝：腹膜覆盖着腹前壁下部的某些结构而形成了五条皱襞和三对浅凹（图 6-15）。五条皱襞为：**脐正中襞** median umbilical fold，位于正中线，从膀胱尖连到脐，内含闭锁的脐尿管（胚胎时期脐尿管的遗迹）。**脐内侧襞** medial umbilical fold，有一对，在脐正中襞的两侧，自脐向下外至膀胱的两侧，内含闭锁的脐动脉（胚胎时期脐动脉的遗迹）。**脐外侧襞** lateral umbilical fold，也是一对，在脐内侧襞的外侧，内含腹壁下动脉，故也称腹壁下动脉襞，它不如前者明显，但临床上可借此分辨斜疝和直疝。

由于上述各襞的存在，在腹股沟韧带上方处形成了 3 对浅凹：**膀胱上窝** supravesical fossa，在脐正中襞的两侧。**腹股沟内侧窝** medial inguinal fossa，在脐内侧襞与脐外侧襞之间，它恰对腹股沟管浅环。**腹股沟外侧窝** lateral inguinal fossa，在脐外侧襞的外侧，正对腹股沟管深环。此外，在腹股沟韧带以下，腹股沟内侧窝的下方，每侧有一个**股凹** femoral fossa 正对**股环**。这些凹窝处多为腹壁的薄弱部位，若腹腔的脏器或结构由薄弱处突出，可形成疝。

3）腹膜陷凹：主要的腹膜陷凹位于盆腔内，为腹膜在盆腔脏器之间移行返折形成（图 6-15）。男性在膀胱与直肠之间有**直肠膀胱陷凹** rectovesical pouch，凹底距肛门约 7.5 cm。女性在膀胱与子宫之间有**膀胱子宫陷凹** vesicouterine pouch，在直肠与子宫之间有**直肠子宫陷凹** rectouterine pouch，后者较深，凹底距肛门约 3.5 cm，与阴道后穹之间仅隔以阴道后壁和腹膜。站立或坐位时，男性的直肠膀胱陷凹和女性的直肠子宫陷凹是腹膜腔的最低部位，故腹膜腔内的积液多聚积于此，临床上可进行直肠穿刺和阴道后穹穿刺以进行诊断和治疗。

（5）**腹膜的神经**：腹膜的神经分布特点是壁腹膜、脏腹膜各有不同的神经分布，它们的感觉性质也不同。壁腹膜由脊神经分布。腹前壁的壁腹膜由第 7~12 胸神经和第 1 腰神经分布。膈中央部分的壁腹膜由膈神经分布；膈的周围部分由第 7~12 胸神经分布。盆壁的壁腹膜由闭孔神经分布。壁腹膜对疼痛刺激感觉敏锐且定位明确。腹膜炎时，压痛明显，出现腹肌反射性紧张或强直。脏腹膜由内脏神经分布，对脏器的牵拉、膨胀及压迫等刺激敏感，但对疼痛定位较差。

（三）腹膜腔的分区

腹膜腔分区（图 6-21 至图 6-23）的局部解剖知识，对于了解腹部感染扩散途径具有意义。横结肠及其系膜横贯腹腔中部，将腹膜腔分为上、下两个区。

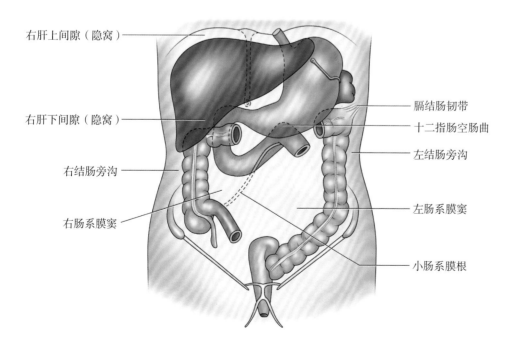

图 6-21　腹膜腔的分区和腹膜间隙

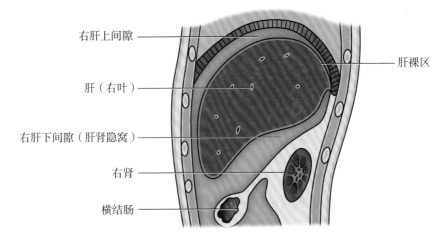

右肝上间隙

肝（右叶）

右肝下间隙（肝肾隐窝）

右肾

横结肠

肝裸区

A. 经右肾的矢状断面

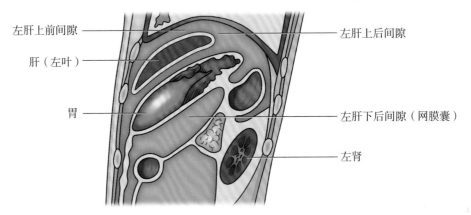

左肝上前间隙

肝（左叶）

胃

左肝上后间隙

左肝下后间隙（网膜囊）

左肾

B. 经左肾的矢状断面

**图 6-22　膈下间隙（矢状面示意图）**

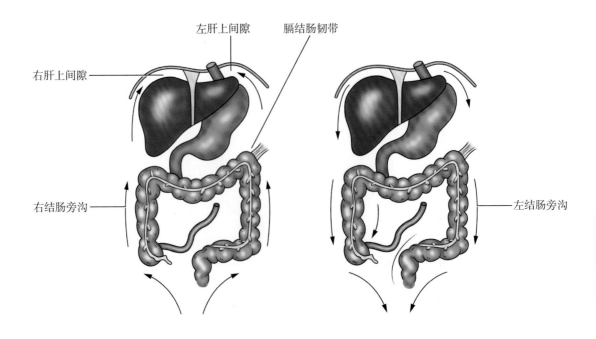

左肝上间隙　　膈结肠韧带

右肝上间隙

右结肠旁沟

左结肠旁沟

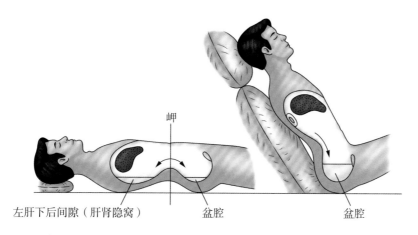

左肝下后间隙（肝肾隐窝）　　盆腔　　　　盆腔

图 6-23　腹膜腔积液的流向

1. **结肠上区**　①**左膈下间隙** left subphrenic space：即左肝上间隙，位于膈与肝左叶前面和上面、胃的前上面、脾的膈面之间，右界为镰状韧带，后为左三角韧带前层。②**右膈下间隙** right subphrenic space：即右肝上间隙，位于膈与肝右叶前面、上面及右侧面之间，左界为镰状韧带，后上界为冠状韧带、右三角韧带前层。③**左肝下间隙**：被小网膜和胃分成左肝下前间隙和左肝下后间隙（网膜囊）。④**右肝下间隙**：上界和前界为肝右叶下面及胆囊；左为网膜孔和十二指肠上部；右侧下续右结肠旁沟；下界和后界为右肾上腺、右肾上份、十二指肠降部、结肠右曲及部分胰头。

2. **结肠下区**　在升、降结肠的外侧有左、右结肠旁沟（或称结肠外侧沟）。**右结肠旁沟** right paracolic sulci 向上通肝上间隙和网膜囊，向下通髂窝和盆腔（图 6-21）。当化脓性阑尾炎穿破时，脓液可沿右结肠旁沟上行，至肝上和肝下间隙，形成膈下脓肿。肝上间隙和网膜囊的脓液，也可循此沟至盆腔。**左结肠旁沟** left paracolic sulci 上端有膈结肠韧带横列，但下方通入盆腔，因而此处脓液只能流入盆腔。在结肠的"口"形空隙内，肠系膜根自左上斜向右下，将此区分为左肠系膜窦和右肠系膜窦。**左肠系膜窦** left mesenteric sinus 下端可直通盆腔，因此该间隙内的脓液可以流入盆腔。**右肠系膜窦** right mesenteric sinus 仅借十二指肠空肠曲与横结肠系膜间的空隙，通至左结肠下间隙，故右肠系膜窦内的积液，初期常局限于此间隙，当积液过多时，才向它处扩散。

## 二、结肠上区的脏器

结肠上区位于膈与横结肠及其系膜之间。结肠上区内有食管的腹部、胃、十二指肠、肝、胆囊、胰、脾等脏器，并有它们的血管、淋巴管、淋巴结和神经等。

### （一）食管的腹部

**食管** esophagus 经膈的食管裂孔进入腹腔，与胃的贲门相接续，其前方接触肝的左叶。食管的腹部仅长 1~2 cm。沿食管的腹部的前、后面有迷走神经前干和迷走神经后干（图 6-30）。食管的腹部的血液供应、神经支配和淋巴回流与胃相同。

### （二）胃

1. **胃的形态和分部**　**胃** stomach 是消化管最膨大的部分，有较强的伸缩力。成人胃容量约为 1500 ml。胃的形状和大小随内容物的多少而有不同。胃特别充满时，可下垂至脐或脐以下，但在极度收缩（如饥饿）时可缩成管状。胃有两壁、两缘和两口（图 6-24）。两壁即前壁和后壁。上缘为凹缘，较短，朝向右上方，称为**胃小弯** lesser curvature of stomach，其最底点有较明显的弯角，叫**角切迹** angular incisure。下缘为凸缘，较长，朝向左下方，称为**胃大弯** greater curvature of stomach。胃与食管连接处的入口，为**贲门** cardia，食管左缘与胃大弯起始处所成的锐角，称为贲门切迹。胃的下端连接十二指肠处的出口称为**幽门** pylorus，此处由于胃壁的环形肌加厚，形成幽门括约肌，故触之较硬，它与十二指肠交界处在表面可见有环形浅沟，可作为二者分界的标志。在活体，幽门与十二指肠交界处的前方还可看到清晰的幽门前静脉，是手术时确认幽门位置的重要标志。

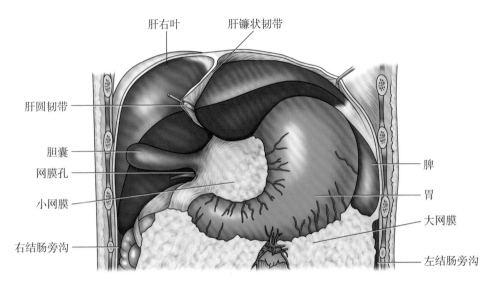

图 6-24　结肠上区

胃可分为四部。靠近贲门的部分叫贲门部，但界域不明确。贲门平面以上，向左上方膨出的部分称为胃底，临床上常称为胃穹。角切迹右侧至幽门的部分称为幽门部，临床上常称为胃窦。在幽门部的胃大弯侧有一不太明显的浅沟，叫中间沟，此沟又将幽门部分为左侧的幽门窦和右侧更为缩窄的幽门管。幽门部和胃小弯附近是溃疡的好发部位。胃底与幽门部之间的部分称为胃体。

2. **胃的位置和毗邻**　胃充满到中等程度时，大部分（3/4）在左季肋区，小部分（1/4）在腹上区（图 6-24，图 6-25）。胃的前壁接触腹前壁、肝左叶的下面和膈（图 6-25）。腹前壁的部分，位于肝左叶与左肋弓之间，是胃的触诊部位。胃的后壁邻接脾、胰、左肾、左肾上腺和横结肠。腹膜与胃后壁关系较密切，故胃后壁溃疡易与胰粘连，并有时可穿入胰中，成为穿通性溃疡。胃底邻接膈和脾。贲门位于第 11 胸椎的左侧，幽门在第 1 腰椎的右侧。胃的位置可因体型、体位、所含内容物的多少和邻近器官的影响等而有所改变。如胃充盈时胃大弯向左下方移动，胃小弯则因胃的贲门部和幽门部固定而不甚活动。

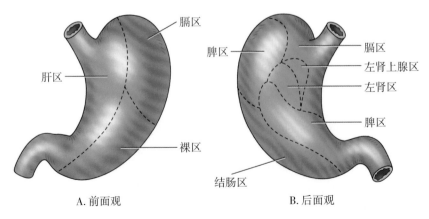

A. 前面观　　　　　　　　　　　　　B. 后面观

图 6-25　**胃的毗邻**

### 3. 胃的血管

（1）胃的动脉　均来自**腹腔干** celiac trunk（也称腹腔动脉）的分支（图 6-26，图 6-27，表 6-1），先沿胃大、小弯形成 2 个动脉弓。再由弓上发出许多小支至胃前、后壁。

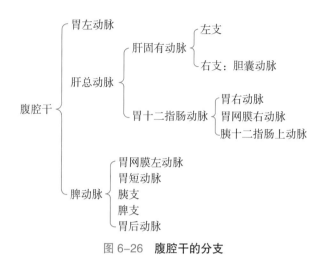

图 6-26　腹腔干的分支

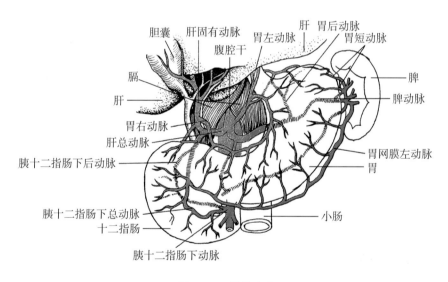

图 6-27　胃的动脉

1）**胃左动脉** left gastric artery：在网膜囊的后面，由腹腔干发出后，行向左上方，至胃的贲门处，发出食管支，然后急转向右，入小网膜中，沿胃小弯向右下走行，与胃右动脉吻合，沿途发出许多分支供应胃小弯附近胃的前、后壁。

2）**胃右动脉** right gastric artery：起自肝固有动脉或肝总动脉，在小网膜中经幽门上缘沿胃小弯向左上行与胃左动脉吻合，它的分支供应胃小弯附近胃的前、后壁以及十二指肠上部。

3）**胃网膜右动脉** right gastroepiploic artery：是胃十二指肠动脉的分支。**胃十二指肠动脉** gastroduodenal artery 经幽门后方下行，至幽门下缘，分为胃网膜右动脉和胰十二指肠上前、后动脉（后述）。胃网膜右动脉在大网膜两层之间沿胃大弯从右向左走行，沿途发出多数小支至胃的前、后壁及大网膜，最终与胃网膜左动脉吻合。

4）**胃网膜左动脉** left gastroepiploic artery：是脾动脉靠近脾门处的分支，通过胃脾韧带进入大网膜两层之间，沿胃大弯向右行走，与胃网膜右动脉吻合。沿途分支分布到胃的前、后壁及大网膜。

5）**胃短动脉** short gastric artery：由脾动脉发出，一般为 3~4 支，走行于胃脾韧带中，分布于胃底的前、后壁。

6）**胃后动脉** posterior gastric artery：出现率约 72%，大多 1~2 支，起于脾动脉或其上极支，上行于网膜囊后壁腹膜后方，经胃膈韧带至胃底后壁。主要分布胃体后壁上份偏小弯侧。胃后动脉还可能供应食管腹段后壁、贲门部后壁或胃底后壁。此动脉在胃、脾、胰的手术中有重要意义。

此外，左膈下动脉也可发 1~2 小支分布于胃底上部和贲门。这些小支对胃大部切除术后残留胃血供的保证有一定意义。

表 6-1　胃的动脉分支分布及各支的来源

| 动脉供应 | 分支来源 | 分布部位 |
| --- | --- | --- |
| 胃左动脉 | 腹腔干 | 胃小弯侧左半胃壁 |
| 胃右动脉 | 肝固有动脉 | 胃小弯侧右半胃壁 |
| 胃网膜左动脉 | 脾动脉 | 胃大弯侧左半胃壁 |
| 胃网膜右动脉 | 胃十二指肠动脉 | 胃大弯侧右半胃壁 |
| 胃短动脉 | 脾动脉 | 胃底的前、后壁 |
| 胃后动脉 | 脾动脉 | 胃体后壁上份偏小弯侧 |

（2）**胃的静脉**（图 6-28）　与同名动脉伴行。**胃左静脉** left gastric vein（也称胃冠状静脉）和**胃右静脉** right gastric vein 注入肝门静脉。胃右静脉还收受位于幽门与十二指肠交界处前方的**幽门前静脉** prepyloric vein。**胃网膜左静脉** left gastroepiploic vein 和**胃短静脉** short gastric vein 流入脾静脉，而**胃网膜右静脉** right gastroepiploic vein 注入肠系膜上静脉。多数人还有胃后静脉，由胃底后壁经胃膈韧带和网膜囊后壁腹膜后方，注入**脾静脉** splenic vein。

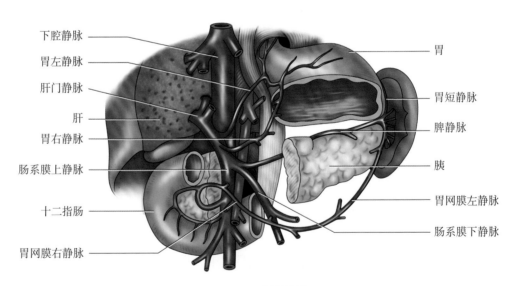

图 6-28　**胃的静脉**

**4. 胃的淋巴回流**　胃的淋巴流向很多（图 6-29）。①胃体小弯侧、胃底右侧部及贲门部的淋巴流向**胃左淋巴结** left gastric lymph node。②幽门部小弯侧的淋巴流入**幽门上淋巴结** suprapyloric lymph nodes。③幽门部大弯侧及胃体大弯侧右半部的淋巴归入**幽门下淋巴结** subpyloric lymph nodes 和**胃网膜右淋巴结** right gastroomental lymph node。④胃体大弯侧左半部和胃底左侧部的淋巴注入**胃网膜左淋巴结** left gastroomental lymph node。幽门上、下淋巴结分别位于幽门的上、下方，其它的均沿同名动脉排列。上述各淋巴结的输出管，最终归入腹腔淋巴结（腹腔干周围）。胃各部淋巴回流虽大致有一定方向，但因胃壁内淋巴管有广泛吻合，几乎任何一处的胃癌，皆可侵及与胃其它部位相关的淋巴结。胃的淋巴管与邻近器官亦有广泛联系，故胃癌细胞可向邻近器官转移。另外，还可通过食管的淋巴管和胸导管末段逆流至左锁骨上淋巴结。

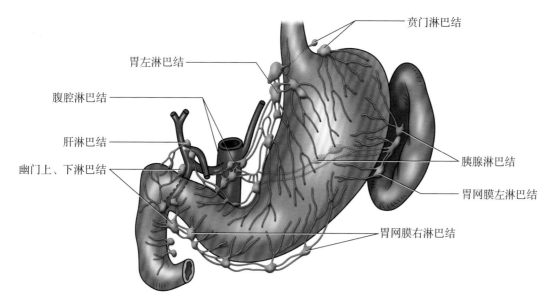

图 6-29　**胃的淋巴引流**

**5. 胃的神经（图 6-30）**　支配胃的神经有交感神经和副交感神经，还有内脏感觉神经。胃的交感神经节前纤维起于脊髓第 6~10 胸节段，穿第 6~8 胸交感干神经节，经内脏大神经至腹腔神经节更换神经元，节后纤维参与形成腹腔丛，丛的分支随腹腔干的分支分布到胃。交感神经抑制胃的分泌和蠕动，增强幽门括约肌的张力，并使胃的血管收缩。副交感神经来自迷走神经。左、右迷走神经在食管壁上形成食管丛，向下又分别形成迷走前干和迷走后干，它们随食管穿膈的食管裂孔入腹腔。迷走前干经食管的腹部的前面，至贲门附近分出

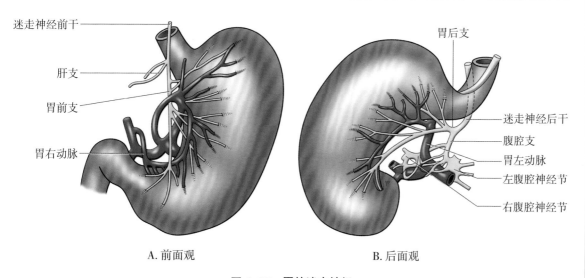

图 6-30　**胃的迷走神经**

**胃前支** anterior gastric branches 和**肝支** hepatic branches。胃前支沿胃小弯前面向右，沿途发出 4~6 个小支，分布到胃前壁，其终支以"鸦爪"形的分支分布于幽门部的前壁。肝支有 1~3 条，参加肝丛。迷走后干经食管的腹部的后面，至贲门附近分为**胃后支** posterior gastric branches 和**腹腔支** celiac branches。胃后支沿胃小弯后面向右，沿途发出小支至胃后壁，终支也以"鸦爪"形分支，分布于幽门部的后壁。腹腔支向右参加腹腔丛，并与交感神经纤维一起伴随动脉分布到腹腔的大部分脏器（如胃、脾、小肠、盲肠、升结肠、横结肠、肝、胰和肾等）。迷走神经各胃支在胃壁神经丛内换元，发出节后纤维，支配胃腺与肌层，通常可促进胃酸和胃蛋白酶的分泌，增强胃的运动。此外，这些脏器的感觉神经纤维随交感及副交感神经走行进入中枢。

（三）十二指肠

1. **十二指肠的位置和毗邻**（图 6-31）**十二指肠** duodenum 是小肠的首段，全长 25 cm 左右。它位于腹腔后壁，贴近脊柱的腰部。除始、末端因全为腹膜所包被而有所活动外，其余部分均固定不动。

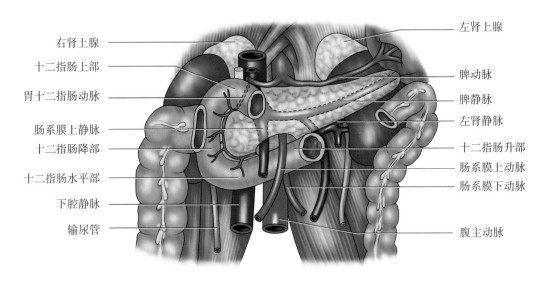

图 6-31　十二指肠的形态、位置和毗邻

右肾上腺
十二指肠上部
胃十二指肠动脉
肠系膜上静脉
十二指肠降部
十二指肠水平部
下腔静脉
输尿管

左肾上腺
脾动脉
脾静脉
左肾静脉
十二指肠升部
肠系膜上动脉
肠系膜下动脉
腹主动脉

十二指肠的形状和位置个人差异很大，一般约呈"C"形，包绕胰头，可分为 4 部：第 1 部是**上部** superior part，在第 12 胸椎与第 1 腰椎交界处起自幽门，水平向右后方，在肝门下方急转向下，形成**十二指肠上曲** superior duodenal flexure。第 2 部为**降部** descending part，起自十二指肠上曲，在第 1、2 腰椎和第 3 腰椎上半的右侧下行，至第 3 腰椎处又急转向左，弯成**十二指肠下曲** inferior duodenal flexuxe 并移行为第 3 部。第 3 部为**水平部** horizontal part，也称下部，在第 3 腰椎平面横行向左，至主动脉腹部前方移行于第 4 部。第 4 部是**升部** ascending part，最短，自主动脉腹部前方斜向左上至第 2 腰椎左侧，再向前下转折续于空肠，转折处形成的弯曲称为**十二指肠空肠曲** duodenojejunal flexure。

十二指肠空肠曲借**十二指肠悬肌** suspensory muscle of duodenum（图 6-32）悬吊固定于腹后壁，它由骨骼肌、结缔组织和平滑肌共同构成，起自膈的右脚，下附于十二指肠空肠曲附近，也称 Treitz 韧带，有悬吊、固定十二指肠空肠曲的作用。

十二指肠上部的前方为胆囊，后方有胆总管、胃十二指肠动脉及肝门静脉经过。降部的前方有横结肠越过，外侧与右肾相接触。十二指肠"C"形的凹槽内容有胰头。在十二指肠降部与胰头之间可有胆总管，此管与胰管会合，开口于十二指肠降部的左后壁。紧贴十二指肠水平

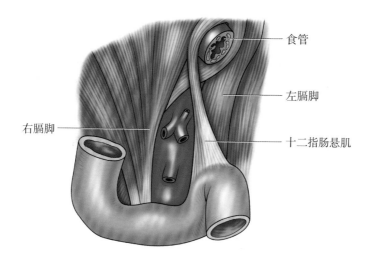

图 6-32　十二指肠悬肌

部的前面，有肠系膜上血管经过。

2. **十二指肠的血管**　动脉（图 6-33）主要来自胰十二指肠上前、后动脉和胰十二脂肠下动脉。**胰十二指肠上前、后动脉** anterior and posterior branches of superior pancreaticoduodenal artery 是胃十二指肠动脉的终支之一，它沿十二指肠与胰头之间的前、后方下行；**胰十二指肠下动脉** inferior pancreaticoduodenal artery 发自肠系膜上动脉（见结肠下区），它也分两支沿十二指肠与胰头之间的前、后方上行，在十二指肠降部内侧与胰十二指肠上前、后动脉吻合成前、后两弓，由弓上发支供应十二指肠壁和胰头等。上述各动脉都有伴行静脉，除与胰十二指肠上后动脉伴行的静脉汇入肝门静脉，其它的均注入肠系膜上静脉。

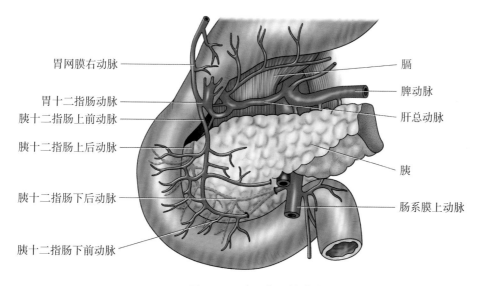

图 6-33　十二指肠的动脉

3. **十二指肠的淋巴回流**　十二指肠上部的淋巴管先注入幽门淋巴结，而后注入围绕腹腔干根部的腹腔淋巴结。十二指肠其余各部的淋巴管注入肠系膜上淋巴结。

4. **十二指肠的神经**　主要来自腹腔丛的肝丛和肠系膜上丛的交感和迷走神经纤维。

（四）肝

1. **肝的位置与毗邻**　肝 liver 大部分位于右季肋区和腹上区，小部分在左季肋区（图6-34）。肝的上界与膈同高，即在右侧锁骨中线上交于第 5 肋间隙。肝的下界除位于腹上区的部分贴靠腹前壁外，其它部分被肋弓遮盖。肝有一定的活动性，当呼吸时可随膈的运动而上下移动。触诊时在右肋弓下一般摸不到肝，但在腹壁松弛或消瘦的人，深吸气时肝的下（前）缘可在肋弓下约 1 cm 处触及，质地柔软，无压痛，亦属正常。小儿的肝一般都露于右肋弓以下，但不超过 2 cm。当判断肝是否肿大时，除观察肝的下界是否越出肋弓以下外，还应注意叩其上界，了解肝上界有无升高或上、下界之间距离有无增大。

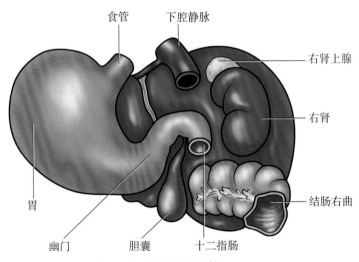

图 6-34　**肝的脏面毗邻**

肝与邻近许多脏器接触。肝的上面隔着膈邻接心、右胸膜腔及右肺。肝左叶后缘靠近左纵沟后端处接触食管。肝左叶下面接触胃前壁。方叶下面接触幽门。肝右叶下面近后缘处邻接右侧肾上腺；肝右叶下面的后内侧部邻接十二指肠，后外侧部邻接右肾，前部邻接结肠右曲。

2. **肝的血管**　进入肝的血管有肝固有动脉和肝门静脉，出肝的血管为肝静脉（图6-35）。

（1）**肝固有动脉 proper hepatic artery**：来自肝总动脉。**肝总动脉 common hepatic artery** 在网膜囊的后面起自腹腔干，沿胰头的上缘向右，至十二指肠上部起始处的上方分为 2 支，即肝固有动脉和胃十二指肠动脉（前述）。肝固有动脉在肝十二指肠韧带内（位于肝门静脉的前方、胆总管的左侧）上行，至肝门附近分为左、右两支，分别进入肝左、右叶。右支在入肝门前多发出一支胆囊动脉（后述）。此外，肝固有动脉尚发出胃右动脉（有时可发自胃十二指肠动脉或肝总动脉）。

（2）**肝门静脉 hepatic portal vein**：由肠系膜上静脉和脾静脉在胰头与胰体交界处后方合成。它在肝十二指肠韧带内，沿胆总管和肝固有动脉的后方向右上方斜行，至肝门分为左、右 2 支入肝左、右叶。肝门静脉输送主要来自消化系统脏器的富含营养的血液入肝，它在肝内反复分支，汇入肝血窦，再经中央静脉最后合成肝静脉出肝。

（3）**肝静脉 hepatic vein**：收集肝固有动脉和肝门静脉运到肝内的全部血液（图6-36）。主要有 3 条大干，分别称为**肝右静脉 right hepatic vein**（来自肝右叶）、**肝中静脉**（来自尾状叶和方叶）和**肝左静脉 left hepatic vein**（来自肝左叶），它们均包埋在肝实质内，在腔静脉沟处注入下腔静脉。此外，尚有十数个肝小静脉直接收集肝的静脉血注入下腔静脉。

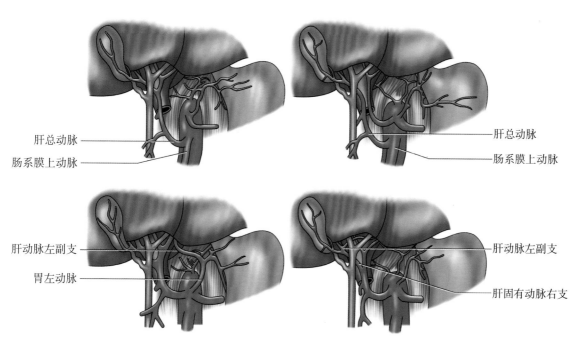

肝总动脉
肠系膜上动脉

肝总动脉
肠系膜上动脉

肝动脉左副支
胃左动脉

肝动脉左副支
肝固有动脉右支

图 6-35　**肝动脉的变异**

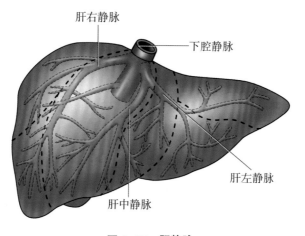

肝右静脉
下腔静脉
肝左静脉
肝中静脉

图 6-36　**肝静脉**

**3. 肝的淋巴回流**　肝的淋巴管注入位于肝门处沿肝的动脉排列的肝淋巴结，而后再入腹腔淋巴结（图 6-37）。

**4. 肝的神经**　来自腹腔丛的肝丛内的交感和迷走神经纤维，并有迷走神经前干发出的肝支直接入肝。有人认为右膈神经也分布感觉纤维至肝（如肝的纤维膜的刺激、牵扯感觉等）。

（五）胆囊和输胆管道

**1. 胆囊和输胆管道形态**　**胆囊** gallbladder 位于肝下面的胆囊窝内（图 6-34）。其上面借结缔组织连附于肝；下面游离，覆以腹膜，并与十二指肠上曲和结肠右曲接触。胆囊可分为胆囊底、胆囊体、胆囊颈和胆囊管 4 部。**胆囊底** fundus of gallbladder 钝圆，是其突向前下的盲端，当充满胆汁时，可在胆囊切迹处微露出于肝的前缘。胆囊底的体表投影在右锁骨中线或右腹直肌外缘与右肋弓相交处（约交于第 9 或第 10 肋软骨）附近，并随呼吸升降。当胆囊炎时，此处有压痛。**胆囊体** body of gallbladder 构成胆囊的主体部分，与底无明显分界，它在肝门右端

215

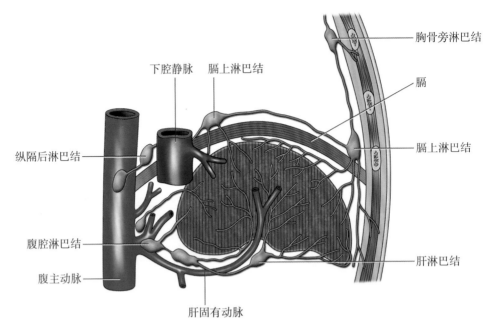

图 6-37　肝的淋巴回流（矢状面）

附近续为胆囊颈。**胆囊颈** neck of gallbladder 狭细，常以直角向左下弯转续接胆囊管。**胆囊管** cystic duct 走在肝十二指肠韧带内，与其左侧的肝总管汇合成胆总管。

　　输胆管道是将肝所分泌的胆汁输送至十二指肠的管道。左、右半肝内的小胆管逐步汇合，分别合成**肝左管** left hepatic duct 和**肝右管** right hepatic duct，两管出肝门后很快合成**肝总管** common hepatic duct，在肝十二指肠韧带中下行，并以锐角与胆囊管汇合，共同形成胆总管。**胆总管** common bile duct 有一定舒缩功能，它在肝固有动脉右侧、肝门静脉前方下行于肝十二指肠韧带中，向下经十二指肠上部的后方，至胰头与十二指肠降部间（也可能行经胰头后方的沟内）进入十二指肠降部的左后壁，在此处与胰管汇合，形成稍膨大的总管，称**肝胰壶腹** hepatopancreatic ampulla（又称 **Vater 壶腹**），开口于十二指肠大乳头的顶端。在肝胰壶腹周围有环形平滑肌包绕，称为**肝胰壶腹括约肌** sphincter of hepatopancreatic ampulla，也称 **Oddi 括约肌**。在胆总管末段乃至胰管末端周围，亦常有少量平滑肌包绕形成的括约肌。

　　2. **胆囊动脉** cystic artery　　多发自肝固有动脉的右支，经胆囊三角分布到胆囊（图 6-35，图 6-38）。胆囊三角（又称 **Calot 三角**）是由肝总管、胆囊管及其上方的肝共同围成的一个三角形区域，胆囊动脉的起始部的位置多数在此三角中，故做胆囊手术时可在胆囊三角中寻找胆囊动脉加以结扎。但是胆囊动脉的起点、走行和分支也常有变异。

　　3. **胆囊静脉**　　直接注入肝门静脉。

　　4. **胆囊的淋巴回流**　　胆囊的淋巴管注入肝淋巴结。

　　5. **胆囊的神经**　　来自腹腔丛的肝丛。

（六）胰

　　1. **胰的位置和毗邻**　　胰 pancreas（图 6-39）是人体内仅次于肝的大腺体，也是在消化过程中起重要作用的消化腺。它的位置较深，在胃的后方，相当于第 1、2 腰椎水平，在十二指肠降部和脾门间横位于腹后壁。活体胰的质地柔软，呈灰红色，重 82~117 g。胰呈长棱柱状，可分为头、颈、体、尾 4 部分。**胰头** head of pancreas 较宽大，位于第 2 腰椎右侧，被十二指肠的 "C" 形凹槽所包绕，胰头下份有向左突出的**钩突** uncinate process。胰头右后方与十二指肠降部间有胆总管下行，有时此管可部分或全部包埋在胰的实质内。**胰颈** neck of pancreas 是位

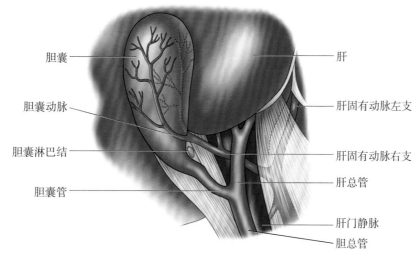

图 6-38　胆囊的动脉和胆囊三角

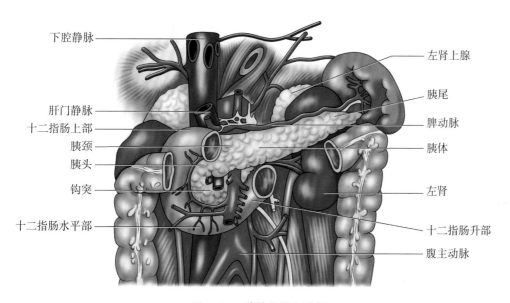

图 6-39　胰的位置和毗邻

于胰头与胰体之间的狭窄扁薄部分，长 2~2.5 cm，胃幽门位于其上方。在胰头或胰颈的后方，肠系膜上静脉与脾静脉合成肝门静脉，它向右上行于胰头后方。所以，当胰头病变（如胰头癌）肿大时，可能压迫十二指肠或胆总管，影响胆汁的排出，产生阻塞性黄疸；还可能压迫肝门静脉，影响肝门静脉系血液回流，产生一系列症状乃至腹水。**胰体** body of pancreas，占胰的大部，约位于第 1 腰椎水平，前面隔网膜囊与胃后壁相邻，后面由右向左横过下腔静脉、主动脉腹部及左肾上腺和左肾的前方。**胰尾** tail of pancreas 钝圆缩细，伸向左上至左季肋区，抵达脾门。胰只有前面和下面被有腹膜，后面以结缔组织固定于腹后壁。胰与胃之间隔以腹膜间隙（网膜囊），故在胰手术时，需要切开胃结肠韧带进入网膜囊后，才能暴露胰。

　　**胰管** pancreatic duct　在胰的实质内（靠近后面），它自胰尾沿胰的长轴右行，沿途汇集各小叶的导管，最后穿入十二指肠壁，与胆总管汇合，共同开口于十二指肠大乳头。在胰头上部，常有**副胰管** accessory pancreatic duct，它由胚胎时背胰导管近侧部分遗留而来，开口于十二指肠小乳头。

　　**2. 胰的血管**　胰头大部由**胰十二指肠上前动脉** anterior branches of superior pancreaticoduodenal artery、**胰十二指肠上后动脉** posterior branches of superior pancreaticoduodenal artery、**胰十二指肠下前动脉** anterior branches of inferior pancreaticoduodenal artery 和**胰十二指肠下后动脉** posterior branches of inferior pancreaticoduodenal artery 供应；胰体和胰尾则由脾动脉在沿胰的上缘走行时，沿途发出的若干胰支供应。胰的静脉主要回流至肝门静脉。其中胰体和胰尾的静脉先入脾静脉，胰头的一部分静脉先入肠系膜上静脉然后汇入肝门静脉（**图 6-40**）。

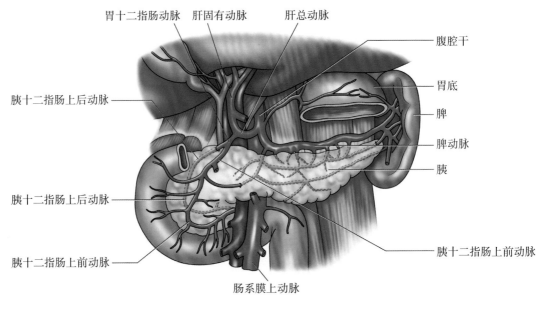

图 6-40　**胰的动脉**

3. **胰的淋巴回流**　胰头的淋巴管入幽门淋巴结，胰体和胰尾的淋巴管入沿脾动脉排列的胰淋巴结和脾淋巴结。上述淋巴结输出管注入腹腔淋巴结。

4. **胰的神经**　来自腹腔丛的肝丛、脾丛和肠系膜上丛。

（七）脾

1. **脾的形态、位置和毗邻（图 6-41）**　脾 spleen 位于左季肋区，在第 9~11 肋之间，脾

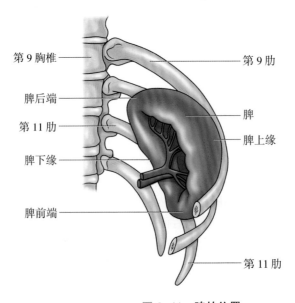

图 6-41　**脾的位置**

的长轴与第 10 肋一致。正常时，在肋弓下不能触及。活体脾为暗红色，质软而脆，若受到暴力打击容易破裂。脾的大小和重量随脾内所存血量的多寡而改变，成人脾重 110~200 g。脾可分为膈、脏两面，前、后两端和上、下两缘。**膈面** diaphragmatic surface 平滑隆凸，朝向外上，与膈相贴。**脏面** visceral surface 凹陷，近中央处为**脾门** hilus of spleen，是脾的血管、神经、淋巴管的出入之处。脏面的前上部与胃底相贴为**胃面** gastric surface；后下部与左肾和左肾上腺邻靠为**肾面** renal surface；近下端处与结肠左曲相贴为**结肠面** coliac surface。前端较锐，下部有 2~3 个切迹，称为**脾切迹**，脾肿大时，可作为触诊脾的标志。后端较钝厚。上缘钝圆，朝向内，下缘较阔，向前外方，其下方紧邻膈结肠韧带。脾的表面除脾门处以外，均被腹膜包被。

2. **脾的血管** 脾动脉 splenic artery（图 6-42），粗而迂曲，为腹腔干最大的分支。它在网膜囊后面沿胰的上缘自右向左，经脾肾韧带至脾门，分成数个脾支入脾。脾动脉沿途发出许多胰支，分布于胰体和胰尾。另外，由脾动脉的末端或脾支还发出胃短动脉和胃网膜左动脉（前述）。**脾静脉** splenic vein 于脾门处由数支静脉集合而成，经胰的后方、脾动脉的下方横行向右，除收集同名动脉分支分布区域的静脉血外，还可有肠系膜下静脉注入。脾静脉在胰头与胰体交界处后方与肠系膜上静脉汇合成肝门静脉。

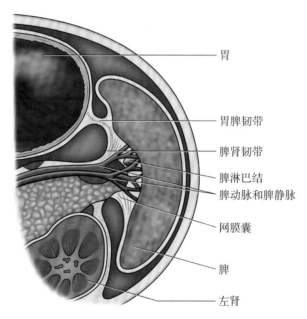

图 6-42 脾的血管和韧带（水平断面）

3. **脾的淋巴回流** 脾的淋巴管注入在脾门附近沿脾动脉排列的脾淋巴结，再入腹腔淋巴结。

4. **脾的神经** 来自腹腔丛的脾丛。

# 【实地解剖】

## 一、腹膜

1. 从脐到剑突循中线剪开腹前壁各层，脐至耻骨联合的腹前壁前已切开，尽量把腹前壁翻向外上和外下方。以下各步的观察，要求动作轻柔，不要过度翻动脏器，切勿扯坏脏器周围的腹膜，严忌强行牵拉、撕扯等粗暴操作，以免影响后续部分学习内容的解剖。

2. 初步探查腹腔内一些主要脏器的大致配布。

3. 察看薄而光滑的腹膜。覆盖于脏器表面的是脏腹膜；在腹壁内面见到的是壁腹膜；它们互相延续。介于此二层之间的间隙为腹膜腔。

4. 检查腹膜在肝周围形成的韧带。在肝的上面与腹前壁之间连有矢状位的镰状韧带；其游离缘肥厚，称肝圆韧带。在镰状韧带两侧，将手探至肝与膈之间向后受阻，即触及连于肝与膈之间的冠状韧带的前层。冠状韧带两侧的游离缘，是此韧带前后两层相遇处，为左、右三角韧带。绕此向后就能摸到冠状韧带的后层。

5. 检查腹膜在脾周围形成的韧带。连于脾和胃之间的有胃脾韧带。用手从左肾前面与脾之间探入，触到的是脾肾韧带。此外在脾的下方，还有膈结肠韧带，它自结肠左曲连至膈。

6. 检查网膜、网膜囊和网膜孔。大网膜前已观察，它在胃的下缘与横结肠之间的部分特称胃结肠韧带。连于肝与胃的上缘之间的腹膜为肝胃韧带，连于肝与十二指肠上部之间者为肝十二指肠韧带，二者合称为小网膜。在小网膜右侧游离缘后方可找到一孔，即网膜孔，将示指伸入此孔，体会在小网膜和胃的后方存在一个间隙，此为网膜囊。在胃下缘下方约 1 cm 处横割胃结肠韧带，注意勿损伤其中的血管，将手自胃和横结肠之间伸入网膜囊，可探查它的边界。按教材"网膜囊和网膜孔"一节内容理解它们的位置、边界及与腹膜腔的关系。

7. 提起小肠，可见腹膜形成的肠系膜把它连于腹后壁。以同样方法观察横结肠系膜、乙状结肠系膜和阑尾系膜。

8. 观察腹膜的隐窝、陷凹和皱襞。

9. 了解结肠上、下分区情况，依次辨认各区间隙的位置和沟通。

## 二、结肠上区

1. 观察食管的腹部。食管前、后面的迷走前干和迷走后干待后与胃的神经一起解剖。

2. 观察胃的形态、分部、位置和毗邻。借助标本，观察胃壁的构造。

3. 为了解剖方便，沿右侧腋中线剪断第 9~10 肋，向下切开腹侧壁各层直达腹部横切口的右端，再沿肋弓（两侧）切断膈的附着点，将胸前壁连同上半部分的腹前壁翻向左侧。尽量将肝向上推起，充分暴露小网膜。

4. 解剖胃的血管、淋巴结和神经。

注意：腹腔内的血管都走行于网膜、韧带、系膜的二层腹膜之间或壁腹膜之外，因此，解剖过程中，只需剖开表面一层腹膜，即可达到暴露的目的，切勿使血管完全游离，这样可避免扯断血管和扰乱其位置关系。另外，还应注意：静脉与动脉伴行；淋巴管较细不必寻找，淋巴结沿血管排列，要注意观察，并尽量保留于原位；神经则常攀附血管成丛。

复习腹腔干的分支的概况，然后按以下步骤解剖：①沿胃大弯下方剥除大网膜的前层，暴露沿胃大弯走行的胃网膜左、右动脉，前者从左向右，后者从右向左，彼此吻合，它们发分支至胃和大网膜。沿胃网膜左、右动脉排列的可有胃网膜左、右淋巴结。②剥开胃脾韧带的前层，寻认 1~2 支分布到胃底的胃短动脉。③循胃小弯剥除小网膜的前层，暴露沿胃小弯走行的胃左、右动脉，前者自左向右，后者自右向左，彼此吻合。它们发分支至胃和食管等。在伴行静脉中，要特别注意与胃左动脉伴行的胃左静脉，注意保留切勿损坏，此静脉汇入肝门静脉（待后解剖）。沿胃左、右动脉排列的可有胃左、右淋巴结。④紧贴食管的腹部的前面找出迷走前干，它的分支主要沿胃小弯前面下行，稍稍剥离，将干轻轻提起，查看其分支的分布情况。游离食管的腹部的右缘，稍向左翻起，在其后面寻找迷走后干，它的分支情况不需暴露。

5. 将胃左动脉反向追至贲门处，由于它转入网膜囊后面而起于腹腔干，故剔除部分网膜囊后壁的腹膜，追踪胃左动脉发自腹腔干处，暴露腹腔干。腹腔干为起自腹主动脉的一个短干，随即分为 3 支，除已验证了的胃左动脉以外，还有一支向左为脾动脉，另一支向右为肝总动脉，后二支动脉暂不解剖，现只要暴露出此二支的始端即可。

6. 观察十二指肠的形态、位置和毗邻。注意：①横结肠越过十二指肠降部的前方，故十二指肠有一部分在结肠下区内。②附着于十二指肠空肠曲和膈的右脚之间的十二指肠悬肌不需剥露，只要用手隔着腹膜触摸，了解其位置即可。③学习毗邻时，有些结构尚未解剖，可先初步了解，随着解剖的深入逐步得到证实。

7. 观察肝的位置和毗邻。观察胆囊的形态、位置和毗邻。

8. 在十二指肠上部的上方、靠近小网膜右缘处，剥开肝十二指肠韧带的前层腹膜暴露出胆总管。沿胆总管继续向上暴露直至肝门。查看输胆管道：自肝门出来的肝左管和肝右管很快合为肝总管，向下再与胆囊管汇合成胆总管，经十二指肠上部后方下行。注意：除肝左、右管以外，有时还可见到从肝发出汇入上述输胆管道任何部分的副肝管。然后，纵行切开十二指肠降部右侧的腹膜，向左翻起降部，在十二指肠降部与胰头之间（或胰头后方）找到胆总管的下段。

9. 在胆总管左侧寻找肝固有动脉，修洁此动脉并向上追至肝门处。查看肝固有动脉至肝门附近分为左、右 2 支，分别进入肝左、右叶。在胆总管和肝固有动脉二者的后方，寻找粗大的肝门静脉，它上行至肝门也分为二支进入肝左、右叶。

10. 观察由肝总管、胆囊管及其上方的肝共同围成的一个三角形区域，此为胆囊三角。在胆囊三角中寻找胆囊动脉，它一般自肝固有动脉的右支发出，经过胆囊三角分布到胆囊。

11. 在十二指肠降部前壁作一纵切口，翻开肠壁，寻找十二指肠大乳头及其上的开口，注意十二指肠大乳头的上方有无十二指肠小乳头。

12. 沿幽门管的长轴切开幽门管和十二指肠始部的前壁，辨认环行的幽门瓣和幽门括约肌。

13. 循肝固有动脉向下追查肝总动脉，剔除部分网膜囊后壁的腹膜，一直追至它发自腹腔干处。寻认：肝总动脉在十二指肠上部的上方分为肝固有动脉和胃十二指肠动脉；胃右动脉的发出部位变化较多，它多数发自肝固有动脉；但也可发自胃十二指肠动脉或肝总动脉等；胃十二指肠动脉经十二指肠上部后方下行，至幽门下缘分为胃网膜右动脉和胰十二指肠上前、后动脉，前者已解剖，后者细小，走行于十二指肠与胰头之间的前、后方，向下与胰十二指肠下动脉（是肠系膜上动脉的一个分支，待后解剖）吻合。除伴行静脉以外还应注意沿这些动脉排列的淋巴结和神经丛。至此可总结肝总动脉的各个分支及它们的分布。

14. 胃大弯下方的胃结肠韧带，在探查网膜囊时已横行割开，必要时可把切口再扩大一些（勿损伤血管等），将胃大弯向上翻起，暴露网膜囊的后壁。然后按教材内容观察胰的形态、位置和毗邻，并借助离体标本观察胰管。

15. 观察脾的形态（结合标本）、位置和毗邻。在胰的上缘附近，剔除网膜囊后壁的腹膜，寻找脾动脉，它沿胰的上缘向左，经脾肾韧带两层腹膜间至脾，它的分支除前已解剖的胃短和胃网膜左动脉以外，还发分支去脾和胰。

16. 从胰的上缘把胰稍向前下翻起，在胰的后方找到脾静脉，它在脾动脉的下方横行，向左可追至脾门，向右追踪至胰头与胰体交界处的后方，在此它与肠系膜上静脉汇合成肝门静脉。注意另有肠系膜下静脉注入脾静脉或肠系膜上静脉（或二者汇合处），要注意保留，待后详细观察。

17. 沿脾动脉向右直追踪至它发自腹腔干处。总结、复查腹腔干的各个分支及它们的分布。

# 【临床解剖】

## 一、腹部疾病患者所取体位的解剖学基础

在腹部，液体的扩散与各间隙之间的交通情况有关。腹部手术后或腹膜腔内积液时病人需取半卧位。当取半卧位时，渗出物分别沿右结肠旁沟、左结肠旁沟或左肠系膜窦下方开口引流至盆腔陷凹内，通常汇集于直肠膀胱陷凹或直肠子宫陷凹内，这些渗出物易于通过肛门指诊、阴道后穹隆指诊或穿刺等方法发现，穿刺或切开引流方便、安全。另外，脓液聚集于盆腔，不仅减少了脓液与腹膜的接触面积，而且由于该处腹膜吸收能力较差，可减缓中毒症状。因此，半卧位对腹膜腔渗出物的引流、处理及并发症的预防均有重要意义。取半卧位时，枕头不宜过高，以免使患者颈部过于前屈而感到不适。腹部术后患者腹部不可过度前屈，以保持缝合口良好的组织对合和早期愈合。半卧位时受压重的骨性突起是坐骨结节、骶正中嵴及跟结节应予以注意，以防发生压疮。

## 二、胃的血液供应与胃壁适量切除

胃有丰富的血液供应，沿胃小弯有胃左、胃右动脉，沿胃大弯有胃网膜左、右动脉，胃底部有胃短动脉，这些血管的分支，在胃壁吻合丰富，因此手术中对一些动脉的结扎不致造成胃壁坏死。胃网膜左、右动脉相互吻合所构成的动脉弓，沿胃大弯行走，由此弓发出分支，以相等的距离垂直分布到胃壁，唯在胃网膜左、右动脉相接处，所发两分支间的距离较大，该处可看作为胃大弯的中点。临床作胃大部切除术时，利用此点可作为胃壁适量切除的依据。胃短动脉和胃网膜左动脉的分支，行向胃壁的方向不同，两组分支之间在胃壁形成一个"无血管区"，也可利用这一点与胃左动脉分支点的连线来估计胃壁适量切除的依据。

## 三、胃的分部和胃周淋巴结分组

### （一）胃的分部和分区

胃分为贲门部、胃底、胃体和幽门部（又分幽门窦／胃窦、幽门管）。临床上还可将胃分上部（C）、中部（M）和下部（A）3 区，即 C 区是胃底贲门区（胃上部），M 区是胃体区（胃中部），A 区是胃幽门区（胃下部）。当病变累及两个或三个区时，可先写主要的分区，再写被侵及的分区，如 MC、AM、CE、AD。如胃上部癌变延及食管下部，以 CE 表示，如胃下部癌变转运至十二指肠，以 AD 表示。胃大弯和胃小弯又等分为 3 份：贲门胃底 U（upper）、胃体 M（middle）、幽门 L（lower）。

### （二）胃周淋巴结的解剖学分群及淋巴引流

**胃周的淋巴结**包括：贲门淋巴结、胃左淋巴结、胃右淋巴结、胃网膜左淋巴结、胃网膜右淋巴结和幽门淋巴结等（图 6-43）。其中，贲门淋巴结又分为贲门前淋巴结、贲门后淋巴结和贲门左淋巴结 3 组；胃左淋巴结又包括胃上淋巴结、胃胰淋巴结；胃网膜左淋巴结又称左胃下淋巴结；胃网膜右淋巴结又称右下淋巴结；幽门淋巴结又分为幽门上淋巴结和幽门下淋巴结；胰十二指肠淋巴结分胰十二指肠前上／后上淋巴结和胰十二指肠前下／后下淋巴结。

**胃的淋巴引流**主要有 4 个方向：①胃底右侧部、贲门部和胃体小弯侧的淋巴注入胃左淋巴结；②幽门部小弯侧的淋巴注入幽门上淋巴结；③胃底左侧部、胃体大弯侧左侧部的淋巴注入胃网膜左淋巴结、胰淋巴结和脾淋巴结；④胃体大弯侧右侧部和幽门部大弯侧的淋巴注入胃网膜右淋巴结和幽门下淋巴结。各淋巴引流范围的淋巴管之间存在丰富的交通。

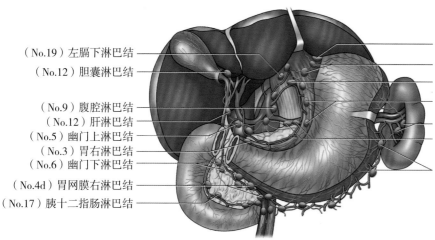

（No.19）左膈下淋巴结
（No.12）胆囊淋巴结

（No.9）腹腔淋巴结
（No.12）肝淋巴结
（No.5）幽门上淋巴结
（No.3）胃右淋巴结
（No.6）幽门下淋巴结
（No.4d）胃网膜右淋巴结
（No.17）胰十二指肠淋巴结

贲门左淋巴结（No.2）
贲门前淋巴结（No.2）
胃胰淋巴结（No.7）
胃左淋巴结（No.7）
脾淋巴结（No.10）
胰上淋巴结（No.11）

胃网膜左淋巴结（No.4sb）

图 6-43　**胃周淋巴结（括号内为推进的临床分组）**

### （三）胃周淋巴结的临床分组

胃周淋巴结的临床分组详见表 6-2 和图 6-44。

表 6-2　胃周淋巴结的临床分组

| 部位 | 淋巴结（临床分组） |
| --- | --- |
| 贲门和胃小弯周围 | No.1：贲门右淋巴结<br>No.2：贲门左淋巴结<br>No.3：胃小弯淋巴结 |
| 胃底和胃大弯周围 | No.4sa：胃短血管淋巴结<br>No.4sb：胃网膜左血管淋巴结<br>No.4d：胃网膜右血管淋巴结 |
| 幽门部周围 | No.5：幽门上淋巴结<br>No.6：幽门下淋巴结 |
| 腹腔干周围 | No.7：胃左动脉淋巴结<br>No.8a：肝总动脉前淋巴结<br>No.8p：肝总动脉后淋巴结<br>No.9：腹腔干淋巴结 |
| 脾门和脾血管周围 | No.10：脾门淋巴结<br>No.11p：脾动脉近端淋巴结<br>No.11d：脾动脉远端淋巴结 |
| 肝十二指肠韧带内 | No.12a：肝十二指肠韧带内沿肝动脉淋巴结<br>No.12b：肝十二指肠韧带内沿胆管淋巴结<br>No.12p：肝十二指肠韧带内沿肝门静脉后淋巴结 |
| 胰头和腹主动脉周围 | No.13：胰头后淋巴结<br>No.14v：肠系膜上静脉淋巴结<br>No.14a：肠系膜上动脉淋巴结<br>No.15：结肠中血管淋巴结<br>No.16a1：主动脉裂孔淋巴结<br>No.16a2：腹腔干上缘至左肾静脉下缘之间腹主动脉周围淋巴结<br>No.16b1：左肾静脉下缘至肠系膜下动脉上元之间腹主动脉周围淋巴结<br>No.16b2：肠系膜下动脉上缘至腹主动脉分叉之间腹主动脉周围淋巴结<br>No.17：胰头前淋巴结<br>No.18：胰腺下缘淋巴结 |

| 部位 | 淋巴结（临床分组） |
| --- | --- |
| 其他部位 | No.19：膈下淋巴结 |
| | No.20：膈肌食管裂孔淋巴结 |
| | No.110：下胸部食管旁淋巴结 |
| | No.111：膈上淋巴结 |
| | No.112：中纵隔后淋巴结 |

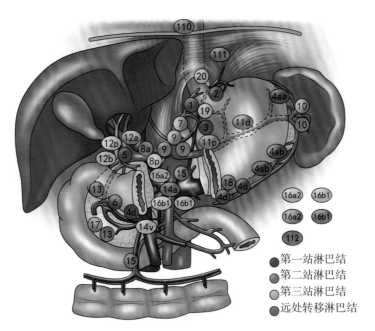

图 6-44　胃周淋巴结及胃癌的淋巴转移

　　虽然上述淋巴结分组来自于胃癌手术淋巴结清扫的分组，但目前已成为结肠上区的淋巴结标准分组方法，不仅胃癌手术，在胰腺癌、胆管癌等其他肿瘤手术时也按此分组。

　　上述各组淋巴结在不同部位的胃癌根据其发生转移的先后顺序可分为一、二、三站，以N1、N2、N3 表示，还有一些淋巴结被认为是 N4，也被认为是远处转移，如 14a、15、16 组淋巴结等。手术中清除第一、二、三站淋巴结的手术，分别称为 D1、D2、D3 手术。想要获得根治性手术的效果，需要满足 D≥N，例如胃癌患者出现了 N2 站淋巴结转移，则手术至少也要清除第二站淋巴结。不同部位的胃癌其淋巴结分站也有不同，例如 5 组和 6 组淋巴结在幽门部胃癌为 N1 站，而在胃底贲门部胃癌则为 N2 站。2 组淋巴结在胃底贲门部胃癌为 N1 站。在胃体部癌为 N2 站，在幽门部胃癌则为 N3 站。

# 第三节　结肠下区

## 【局部解剖】

### 一、结肠下区的脏器

　　结肠下区中有小肠和大肠，并有它们的血管、淋巴管、淋巴结和神经等。

（一）小肠

小肠 small intestine 中的十二指肠已在结肠上区叙述，在此仅描述空肠和回肠。

1. **空、回肠的位置**：**空肠** jejunum 和**回肠** ileum 迂曲回旋，占据结肠下区的大部。左上部的空肠占其近端 2/5，起自十二指肠空肠曲；右下部的回肠占其远端 3/5，在右髂窝处终于盲肠。空、回肠全部为腹膜所包被，并借腹膜形成的**肠系膜** mesentery 附于腹后壁。肠管与系膜相连处叫系膜缘，其相对侧称为对系膜缘（或独立缘）。肠系膜呈扇形，其根部即**肠系膜根** radix of mesentery 较短，自第 2 腰椎左侧向右下斜行至右骶髂关节前方处（图 6-20），长约 15 cm。分布到空、回肠的血管、淋巴管和神经，经肠系膜根进入肠系膜的 2 层腹膜之间。

有 2%~3% 的个体，在回肠末端距回盲瓣 30~100 cm 的范围内，可见肠壁的对系膜缘处存在一囊状突出部，称 Meckel 憩室，它是胚胎时期卵黄囊管未完全消失而形成的（图 6-45）。憩室发炎时，可产生类似阑尾炎的症状。有时此囊以索状结构连于脐，可成为肠扭转甚至肠绞窄的原因。

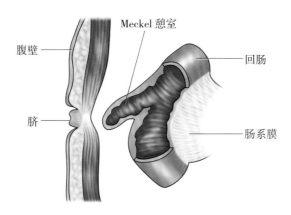

图 6-45 Meckel 憩室示意图

2. **空、回肠的血管** 它们的动脉（图 6-46）来自**肠系膜上动脉** superior mesenteric artery，此动脉在胰的后方起自主动脉腹部，经十二指肠空肠曲的右侧、肠系膜上静脉的左侧，越过

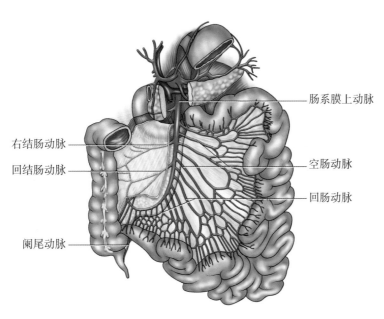

图 6-46 空肠和回肠的动脉

225

十二指肠水平部的前方，进入小肠系膜根而斜行至右髂窝。肠系膜上动脉发出的分支有胰十二指肠下动脉、空肠动脉和回肠动脉、回结肠动脉、右结肠动脉以及中结肠动脉。

　　**空肠动脉** jejunal artery 和**回肠动脉** ileal artery，共有 10~20 支。它们自肠系膜上动脉的左侧壁发出（图 6-46），在肠系膜中行向空、回肠，营养全部有系膜的小肠。每条动脉先分为 2 支，与其邻近的动脉分支吻合形成第 1 级动脉弓，弓的分支再吻合成 2 级弓、3 级弓，最多可达 5 级弓。一般在空肠的近侧段只见 1 级弓，愈向回肠末端，弓的级数愈多。这种弓形吻合，保证肠管在运动和变换位置时都能得到血液供应。自末级动脉弓上发出的分支，垂直分布至空、回肠壁，它们在肠壁内的吻合并不丰富。做空、回肠部分切除吻合术时，除肠系膜作扇形切断外，对肠管的切断，应较系膜扇形更多切除一些对系膜缘，以保证吻合的肠端有充分的血液供应（图 6-47）。空、回肠的静脉与动脉相应而回流至肠系膜上静脉。

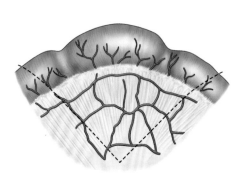
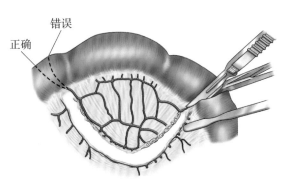

A. 肠系膜和空、回肠应切除范围（虚线表示）　　　　B. 切除肠管的正确切线和错误切线

图 6-47　空、回肠切除正确切线示意图

　　**3. 空、回肠的淋巴回流**　空、回肠的淋巴管注入位于肠系膜内的**肠系膜淋巴结** mesenteric lymph nodes（图 6-48），它们沿空、回肠动脉排列，数目众多，这些淋巴结的输出管最后注入位于肠系膜上动脉根部周围的肠系膜上淋巴结。

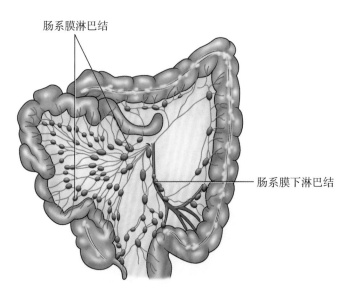

图 6-48　肠系膜淋巴结

　　小肠的毛细淋巴管以盲端起自小肠绒毛，吸收来自肠腔内的脂肪后，使淋巴呈乳糜样，故

小肠的淋巴管又称乳糜管，它注入肠系膜淋巴结。

**4. 空、回肠的神经** 有交感和副交感神经分布，分别来自腹腔丛的肠系膜上丛和迷走神经纤维。

**5. 空、回肠的鉴别** 外科手术中打开腹膜腔后，可借下列各点鉴别空肠和回肠。①空肠盘曲在左上腹部、横结肠系膜左侧部的下方；回肠主要位于右下腹部，并有小部分位于盆腔内。②空肠管径大、壁厚、色稍红；回肠管径较小、壁较薄、色稍白。③空肠的系膜附于腹后壁的上部并位于主动脉腹部的左方；回肠的系膜的附着处则较低，且位于主动脉腹部的右侧。④空肠的系膜内的血管形成1~2级的弓状吻合，自末级弓发出较长但数量较少的分支至肠壁；回肠的系膜内的血管则形成3级或4级，甚至更多级的弓状吻合，末级弓发出较多短的分支到达肠壁。⑤空肠侧的肠系膜内，仅在根部沉积有脂肪；回肠侧的肠系膜内，从根部到肠壁都沉积有脂肪。

（二）大肠

**大肠** large intestine 大肠的盲肠、阑尾、结肠位于结肠下区，直肠及肛管位于盆部及会阴部。

**1. 盲肠** cecum 是大肠的起始部，一般位于右髂窝内，有时高位可达髂窝上方，甚至肝右叶下方，有时可低至盆腔。它的长度为6~8 cm，大部分被腹膜包裹，有一定的活动性。盲肠后壁有时无腹膜，直接贴靠髂窝不能活动，在少数情况下，盲肠和升结肠都有系膜，则有较大的活动性。盲肠上连升结肠，左接回肠，并附有阑尾，后邻腰大肌，髂肌和股神经等。盲肠壁上有3条结肠带，它们在肠壁上的会聚点，即阑尾根部附着之处，手术时常沿结肠带寻找阑尾。

临床上通常将回肠末端、盲肠和阑尾通称为**回盲部**，此处是肠套叠、肠结核和肿瘤的好发部位。

**2. 阑尾** vermiform appendix 阑尾的根部连于盲肠的后内壁，末端为盲端而游离。阑尾全部包有腹膜，并连有阑尾系膜。系膜多呈三角形，其中有血管、神经和淋巴管，身体肥胖时可含较多脂肪。系膜一般较阑尾短，因而使阑尾呈屈曲状。阑尾开口于回盲瓣下方的盲肠壁上。成人阑尾的腔细，开口窄小，粪石或蛔虫一旦进入则不易排出。小儿阑尾开口较大，故阑尾易梗阻发炎，但阑尾壁较薄，如发炎时则易于穿孔，应及早手术。老年人阑尾腔有时闭塞。

阑尾一般位于右髂窝内，但其位置因人而异，变化很大（图6-49）。可位于回肠前或后、盲肠下方、盲肠后方以及向内下接近小骨盆缘；其中以盲肠后位最多，盆位次之，盲肠下位和回肠前、后位均较少见，还有少数人因胚胎发育过程中盲肠下降的异常，可使盲肠和阑尾高达

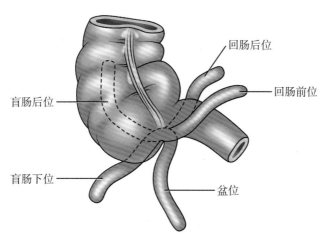

图 6-49 常见的各种阑尾的位置

肝下或低至盆腔内；如果胚胎发育过程中肠旋转异常，则盲肠可达腹中线附近，甚或可能停留在左下腹。有的阑尾可部分或完全位于壁腹膜的后面。此外还会有盲肠壁浆膜下阑尾的可能。由于个体阑尾位置不同，周围毗邻关系亦有不同，所以阑尾炎时可能出现不同的症状和体征。虽然阑尾位置变化大，但 3 条结肠带均在阑尾根部集中，故沿结肠带向下追踪，是寻找阑尾的可靠方法。

阑尾根部的投影，一般位于两侧髂前上棘连线的右、中 1/3 交界处，称 Lanz 点。因阑尾的位置变化较大，患阑尾炎时最明显的压痛点可在 Lanz 点，也可在右侧髂前上棘和脐连线的中、下 1/3 交界处的**麦氏点**（McBurney's point）。如阑尾为盲肠后位而贴于腰大肌时，临床检查，可嘱患者股后伸使腰大肌被动紧张，挤压发炎的阑尾而引起疼痛（腰大肌试验阳性）。如为盆位阑尾，则腹痛和压痛部位较低，能刺激膀胱、直肠而引起相应症状，肛门指诊可能有压痛，但应与右侧输卵管炎相鉴别。如盲肠和阑尾在肝下，则腹痛及压痛可在右上腹，应与胆囊炎相鉴别。

3. **升结肠、横结肠、降结肠和乙状结肠**　升结肠后面接触腰方肌和右肾，内侧面接触腰大肌，外侧面接触腹侧壁，前面接触部分小肠和腹前壁。横结肠上方接触肝右叶的下面和胃大弯，下方接触小肠，后方邻接胰和十二指肠，前方遮以大网膜。结肠左曲较右曲稍高，它接触左肾的下部和脾的脏面的下份。降结肠的毗邻关系与升结肠大致相似。

4. **大肠的血管**

（1）**动脉**（图 6-47）：大肠（至直肠）的动脉有两个来源：盲肠、阑尾、升结肠和横结肠的动脉来自肠系膜上动脉；结肠左曲以下部分的来自肠系膜下动脉。

肠系膜上动脉的分支很多，其中胰十二指肠下动脉、空肠动脉和回肠动脉已在小肠部分叙述。**肠系膜上动脉**供应大肠的分支（图 6-50）多半发自其右侧壁，自下而上有：

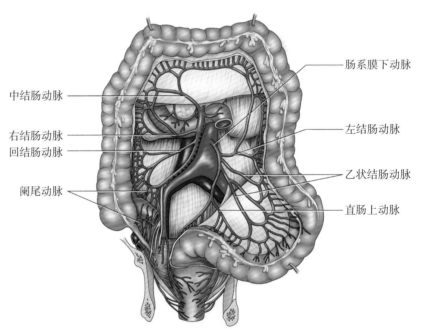

图 6-50　**大肠的动脉**

1）**回结肠动脉** ileocolic artery：起自肠系膜上动脉右侧壁的下部，在壁腹膜之后，斜向右下，至盲肠附近分支分别供应升结肠下份、盲肠和回肠末端；此外，还发阑尾动脉供应阑尾。**阑尾动脉** appendicular artery 经回肠末端的后方进入阑尾系膜，沿系膜边缘行走分支到阑尾

（图 6-51）。阑尾动脉与回结肠动脉分支间吻合较少，阑尾发炎易使动脉栓塞而引起阑尾坏疽。

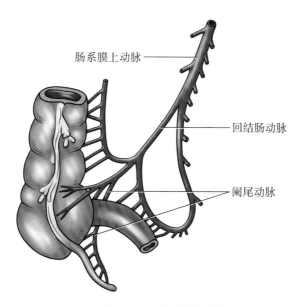

肠系膜上动脉 ——

—— 回结肠动脉

—— 阑尾动脉

图 6-51　回盲部的动脉

2）**右结肠动脉** right colic artery：在回结肠动脉的上方起自肠系膜上动脉的右侧壁（有时可与回结肠动脉共干），在壁腹膜的后方向右，越过下腔静脉和睾丸动、静脉以及输尿管而供应升结肠。它的分支与回结肠动脉和中结肠动脉吻合。

3）**中结肠动脉** middle colic artery：在胰的下方发自肠系膜上动脉主干，在稍偏右侧处进入横结肠系膜内，分左、右两支供应横结肠。它与右结肠动脉以及肠系膜下动脉发出的左结肠动脉吻合。在做结肠后胃肠吻合术时，应偏左侧切开横结肠系膜，以免伤及中结肠动脉。

结肠左曲、降结肠和乙状结肠由肠系膜下动脉的分支供应。

**肠系膜下动脉** inferior mesenteric artery（图 6-50）大约平第 3 腰椎高度，在十二指肠水平部的下方起自腹主动脉的前壁，它在壁腹膜后方斜向左下，越过左髂总动静脉而续为直肠上动脉，进入盆腔。

肠系膜下动脉的分支有：①**左结肠动脉** left colic artery，在壁腹膜后方，向左上行，分支营养结肠左曲附近和降结肠，它与中结肠动脉、乙状结肠动脉吻合。②**乙状结肠动脉** sigmoid artery，常为 2~3 支，向左下进入乙状结肠系膜至乙状结肠。它们彼此间互相吻合，且与左结肠动脉、直肠上动脉吻合。③**直肠上动脉** superior rectal artery，是肠系膜下动脉直接延续的终支，在乙状结肠系膜两层间下行入盆腔，将在小骨盆中叙述。

（2）**静脉**：大肠（到直肠上部）的静脉伴行相应的动脉分别归入肠系膜上静脉和肠系膜下静脉，最后都经**肝门静脉**入肝。故阑尾炎所致的静脉炎，可以沿阑尾静脉（图 6-52）经回结肠静脉、肠系膜上静脉、肝门静脉至肝的路径上行扩散，引起**肝脓肿**。

**5. 大肠的淋巴回流**　直肠的淋巴回流在小骨盆中叙述。大肠其它部分的淋巴管，均汇入沿大肠各动脉排列的同名淋巴结（图 6-53）。

盲肠、阑尾、升结肠、横结肠的淋巴先分别汇入回结肠淋巴结、右结肠淋巴结、中结肠淋巴结，这些结的输出管再注入位于肠系膜上动脉根部周围的肠系膜上淋巴结；而结肠左曲及降结肠、乙状结肠的淋巴管先分别汇入左结肠淋巴结、乙状结肠淋巴结，它们的输出管再汇入位于肠系膜下动脉根部周围的肠系膜下淋巴结。

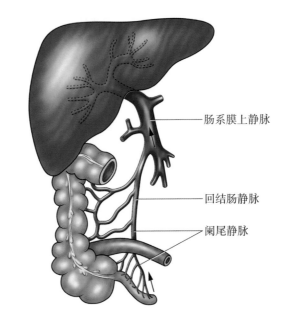

肠系膜上静脉

回结肠静脉

阑尾静脉

图 6-52　阑尾的静脉

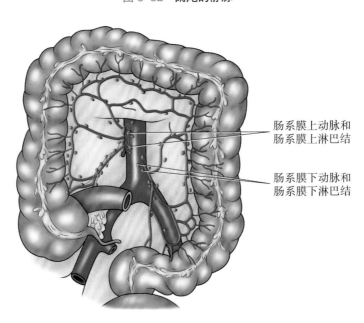

肠系膜上动脉和
肠系膜上淋巴结

肠系膜下动脉和
肠系膜下淋巴结

图 6-53　大肠的淋巴结

6. **大肠的神经**　直肠的神经在小骨盆中叙述。盲肠、阑尾、升结肠、横结肠的神经都来自腹腔丛的肠系膜上丛和迷走神经纤维；结肠左曲、降结肠、乙状结肠的交感神经来自肠系膜下丛，副交感纤维来自骶部的副交感神经。

## 二、肝门静脉系

**肝门静脉系**　由肝门静脉及其属支共同组成。

**肝门静脉** hepatic portal vein（图 6-54）为一短而粗的静脉干，长 6~8 cm，它收集食管的腹部、胃、小肠、大肠（到直肠）、胰、胆囊和脾的静脉血。肝门静脉由肠系膜上静脉和脾静脉在胰头与胰体交界处的后方汇合而成，斜向右上方，经十二指肠上部的后方进入肝十二指肠韧带内，沿胆总管和肝固有动脉的后方上行至肝门处分为左、右支，分别进入肝左、右叶，在肝内反复分支，汇入肝血窦（肝内毛细血管网），再经中央静脉最后合成肝静脉。由此可见肝门静脉的特点是两端都连接毛细血管。肝门静脉及其属支的另一特点是无静脉瓣，故当肝门静脉内压力升高时，血液易发生倒流。

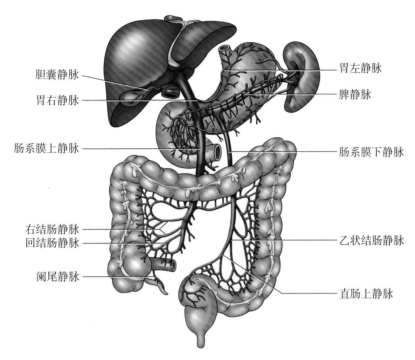

图 6-54　肝门静脉及其属支

肝门静脉系的主要功能在于将肠道吸收的营养物质输送到肝，在肝内进行合成、解毒和储存（肝糖原）。肝门静脉可视为肝的功能血管。根据国人的资料，肝门静脉合成形式可有 3 种类型：①由肠系膜上静脉和脾静脉合成，而肠系膜下静脉注入脾静脉，占 51.2%；②由脾静脉、肠系膜上静脉和肠系膜下静脉共同合成，占 15.3%；③由脾静脉和肠系膜上静脉合成，肠系膜下静脉注入肠系膜上静脉，占 32.7%。

（一）肝门静脉的主要属支

**1. 肠系膜上静脉** superior mesenteric vein　沿同名动脉右侧经小肠系膜根上行，与脾静脉汇合成肝门静脉。它除收集同名动脉分布区域的静脉血以外，还收受胃十二指肠动脉分布区域的静脉血。

**2. 脾静脉** splenic vein　是在脾门由数支静脉集合而成的较大静脉干，位于胰后而伴行于脾动脉下方。它除收集同名动脉分布区域的静脉血以外，还可有肠系膜下静脉注入。

**3. 肠系膜下静脉** inferior mesenteric vein　收集同名动脉分布区域的静脉血，在肠系膜下动脉左侧上行至胰的后方注入脾静脉。肠系膜下静脉有时注入肠系膜上静脉，或注入肠系膜上静脉与脾静脉的汇合处。

**4. 胃左静脉** left gastric vein　也称**胃冠状静脉**，它与胃左动脉伴行，收集胃左动脉分布区域的静脉血，向右注入肝门静脉。胃左静脉在贲门处与食管下部的静脉有吻合，后者注入**奇静脉**和**半奇静脉**，借此，肝门静脉可与上腔静脉系交通。

**5. 胃右静脉** right gastric vein　是较小的静脉，与同名动脉伴行，收受同名动脉分布区域的静脉血。胃右静脉在注入肝门静脉前常接受**幽门前静脉** prepyloric vein，在活体上，幽门前静脉是手术时确定幽门的标志。

**6.** **胆囊静脉** cystic vein  与胆囊动脉伴行，收集胆囊壁的静脉血，注入肝门静脉的右支。

**7.** **附脐静脉** paraumbilical vein  为数条细小静脉，起于脐周静脉网，沿肝圆韧带走行，注入肝门静脉。

（二）肝门静脉系与腔静脉系的吻合及其侧支循环

肝门静脉系与上、下腔静脉系之间有丰富的吻合（图6-55）。在正常情况下吻合支细小，血流量少，均按正常方向分别回流至所属静脉系。当肝门静脉高压症（如肝硬变）时，肝门静脉回流受阻，血流可经吻合支进入腔静脉系而形成侧支循环，显示了静脉系具有潜在的代偿能力。此时吻合支变得粗大弯曲，形成静脉曲张，曲张的静脉一旦破裂，常引起大出血。

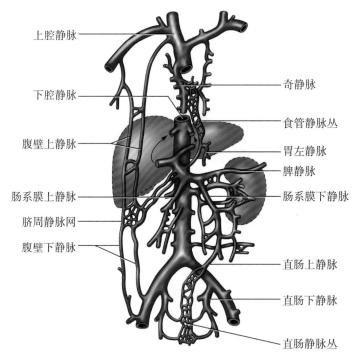

图6-55  肝门、腔静脉吻合

肝门、腔静脉系之间的吻合主要有：

**1.** **食管静脉丛**  肝门静脉系的胃左静脉与腔静脉系的食管静脉在食管下段和贲门附近形成吻合。肝门静脉受阻时，血液可经胃左静脉、食管静脉丛、食管静脉、奇静脉入上腔静脉，可形成食管和胃底静脉曲张，若破裂则引起大呕血。

**2.** **直肠静脉丛**  肝门静脉系肠系膜下静脉的直肠上静脉，在直肠下端的直肠静脉丛处，与腔静脉系的直肠下静脉和肛静脉吻合。形成侧支循环后，肝门静脉血经脾静脉、肠系膜下静脉、直肠上静脉、直肠静脉丛、直肠下静脉、肛静脉、髂内静脉、髂总静脉至下腔静脉。此时，直肠静脉丛的血管曲张，往往形成痔，若破裂则引起便血。

**3.** **脐周围静脉网**  肝门静脉系的附脐静脉在脐周围与腔静脉系的腹壁的深、浅静脉吻合。当形成侧支循环时，肝门静脉血可经附脐静脉和脐周围静脉网经腹壁的深静脉（腹壁上、下静脉）和浅静脉（胸腹壁静脉及腹壁浅静脉），向上最后至上腔静脉，向下最后至下腔静脉。此时，腹壁静脉曲张，可见曲张的浅静脉在脐周形成"海蛇头"样体征。

**4.** **腹膜后静脉丛**  肝门静脉系的脾静脉、肠系膜上静脉、肠系膜下静脉以及升、降结肠和十二指肠、胰、肝等脏器的小静脉，在腹膜后与腔静脉系的属支（如腰静脉，低位肋间后静脉、膈下静脉、肾静脉、睾丸或卵巢静脉等）吻合，当肝门静脉受阻时，均可形成侧支循环。

**5. 椎静脉丛** 肝门静脉系的小静脉通过腰静脉等与椎外静脉丛和椎内静脉丛吻合，通过肋间后静脉、奇静脉、半奇静脉等至腔静脉系。

## 【实地解剖】

1. 将空、回肠和肠系膜翻向左侧，部分剖开并钝性剥离肠系膜的右层腹膜观察。循肠系膜根向上，寻找在十二指肠水平部与胰头之间穿出、并越过十二指肠水平部的前方下行的肠系膜上动脉，其右侧有伴行的肠系膜上静脉。

2. 寻找自肠系膜上动脉始段的右侧壁发出的胰十二指肠下动脉，它沿胰头与十二指肠水平部之间的前、后方走行向右，至十二指肠降部内侧转行向上，与胰十二指肠上前、后动脉吻合。

3. 自肠系膜上动脉的左侧壁发出多支空、回肠动脉，它们在肠系膜内反复分支和吻合，形成一系列的动脉弓，自最后一级动脉弓发出分支到空、回肠。

4. 注意伴随动脉的静脉和神经丛，在肠系膜内辨认沿空、回肠动脉排列的肠系膜淋巴结。

5. 观察盲肠、阑尾、结肠各部的位置、毗邻、连续关系和腹膜的被覆情况。

6. 将空、回肠翻向左侧，观察**回结肠动脉**、**右结肠动脉**及它们的伴行静脉。回结肠动脉是肠系膜上动脉右侧壁下部发出的一个分支，分支分布到回盲部和升结肠下部；其发出的**阑尾动脉**，行经阑尾系膜边缘的 2 层腹膜之间，分布到阑尾。右结肠动脉在回结肠动脉的上方（有时二者可共干）起自肠系膜上动脉右侧壁，分支分布到升结肠。同时要注意沿这些血管排列和行走的淋巴结和神经丛。

7. 将横结肠翻向上方，观察中结肠动、静脉。**中结肠动脉**也起于肠系膜上动脉，分支分布到横结肠。注意沿血管分布的淋巴结和神经丛。

8. 将空、回肠翻至右侧，观察：①**肠系膜下动脉**，约在十二指肠水平部下缘处起自腹主动脉，向左下斜行，终支入盆腔，续为**直肠上动脉**（待盆腔部分解剖）。②**左结肠动脉**，为肠系膜下动脉的分支，分布到降结肠及结肠左曲附近。③**乙状结肠动脉**，发自肠系膜下动脉，经乙状结肠系膜至乙状结肠。常有 2~3 支。④**肠系膜下静脉**，收集同名动脉供应范围的静脉血，注意它与同名动脉并不伴行，它向上注入脾静脉或肠系膜上静脉（或二者汇合处）。同时要注意沿上述血管分布的淋巴结和神经丛。

9. 循肠系膜上静脉继续向上追踪，将胰头与胰体交界处尽量自腹后壁游离，查看肠系膜上静脉在此与脾静脉汇合成**肝门静脉**。查看肝门静脉主干的位置、毗邻和属支，理解肝门静脉系与腔静脉系的吻合及其侧支循环。

## 【临床解剖】

### 阑尾的应用解剖要点

**1. 阑尾炎的解剖因素** 阑尾为管状器官，远端为盲端，其管腔狭窄，而且阑尾系膜短于阑尾本身，阑尾容易呈蜷曲状态，这就导致食物残渣等异物进入阑尾腔内后不易排出，容易诱发感染。此外，阑尾壁黏膜和黏膜下层有丰富的淋巴组织，易诱发炎症，发炎的阑尾壁肿胀进一步加重阑尾腔梗阻，从而造成阑尾炎症不易自行好转。阑尾动脉是回结肠动脉的终末支，血运障碍时容易导致阑尾坏死穿孔。

**2. 阑尾炎临床表现的解剖基础**

（1）转移性右下腹痛 阑尾炎的典型症状为转移性右下腹痛，即阑尾炎初期腹痛常表现为

233

脐周痛或上腹部痛，这是由于阑尾膨胀或阑尾肌层牵拉后痛觉信息通过内脏传入神经纤维传入第 10 胸节脊髓，对痛觉定位不准确，表现为脐周牵涉痛。而随着炎症进一步发展，脓性分泌物穿透浆膜甚至阑尾坏疽穿孔后可刺激局部的壁层腹膜，传入脊神经，对疼痛定位准确，表现为右下腹阑尾所在处的疼痛。查体时右下腹固定压痛也是此原因。

（2）辅助检查体征　阑尾炎有时查体时会有辅助性阳性体征。腰大肌试验是指病人左侧卧位，右大腿后伸，引起右下腹痛为阳性，这说明阑尾位于腰大肌前方或盲肠后位。闭孔内肌试验是指病人仰卧位，右髋和右大腿屈曲，被动向内旋转，引起右下腹痛为阳性，说明阑尾靠近闭孔内肌。

3. **阑尾切除术中寻找阑尾的途径**　传统的开腹阑尾切除术一般根据患者术前腹痛的部位决定具体切口，但以麦氏切口最为常用，如阑尾炎症较重，出现阑尾周围脓肿或弥漫性腹膜炎等情况时，可采用右侧经腹直肌切口或右旁正中切口，以方便探查。阑尾位置多变，尖端指向不同，所以有时术中寻找阑尾并不容易。阑尾根部与盲肠关系比较恒定，所以可沿升结肠向下找到盲肠，沿结肠带向下寻找汇集处即为阑尾根部，然后再判断阑尾的走行和尖端的位置。但由于麦氏切口通常较小，所以有时寻找阑尾就需要很长时间。

随着腹腔镜微创技术的逐渐成熟，目前阑尾切除术更多采用腹腔镜方式。腹腔镜手术在探查方面明显优于开腹手术，能直观清晰地看到腹腔全貌，容易寻找阑尾。

4. **与阑尾切除术有关的解剖学**

（1）阑尾切除术的要点是妥善处理阑尾系膜尤其是阑尾动脉，妥善处理阑尾残端。在阑尾炎症明显时，系膜肿胀严重，阑尾动脉有时不易发现，此时如果处理不当，阑尾动脉断端可能回缩，更加难以寻找，导致出血不易控制，被迫延长手术切口，甚至术中术后大出血等。阑尾残端一般不超过 0.5 cm，并妥善包埋，如残留过长可能导致以后发生阑尾残株炎。

（2）特殊位置的阑尾炎可能需要特殊处理，如盲肠后位或盲肠外侧位的阑尾炎，为充分显露阑尾，需要切开升结肠外侧腹膜，将盲肠和升结肠向内侧翻转，才能充分显露阑尾。游离升结肠后方时要注意走行在 Toldt 间隙内，不要过深切开肾周筋膜，这样能避免损伤右侧输尿管。

（3）如阑尾根部炎症严重或者根部坏死穿孔，可以一并切除阑尾根部周围的部分盲肠，尽量不要影响到回盲瓣。如形成阑尾周围脓肿，有时只能行回盲部切除，但由于需要做肠吻合，且患者失去了回盲瓣结构，可能对肠道功能产生影响，故一般不轻易进行该术式。

（4）如阑尾炎症不重，应注意探查其他器官，要探查距回盲部 100 cm 内的回肠和升结肠，明确有无 Meckel 憩室炎或结肠憩室炎。对于女性患者，还要探查右侧卵巢及输卵管。

## 第四节　腹膜后间隙与腹后壁

## 【局部解剖】

**腹膜后间隙**位于腹后壁的壁腹膜与腹内筋膜之间。**腹内筋膜**为衬附于腹、盆腔内面的深筋膜的总称。腹膜后间隙内含大量疏松结缔组织，并有肾、肾上腺、输尿管、腹主动脉、下腔静脉以及神经和淋巴结等重要结构。肾和输尿管属泌尿系统器官，肾上腺为内分泌器官。

### 一、肾

（一）肾的位置和毗邻

**肾** kidney（图 6-56，图 6-57）位于腹腔的后上部、脊柱的两侧，紧贴腹后壁。肾的长轴

上端倾向脊柱；下端倾向下外方。右肾上方与肝相邻，所以位置低于左肾。左肾上端平第 11
胸椎，下端平第 2 腰椎，第 12 肋横过其后面的中部；右肾上端平第 12 胸椎，下端平第 3 腰
椎，第 12 肋越过其后面的上部。肾可随呼吸略有上、下移动，其移动范围多不超过 1 个椎
体。临床上常将竖脊肌外侧缘与第 12 肋的夹角区称为**肾区**，当肾有病变时，叩击或触压此区，
常可引起疼痛。肾的位置可有个体差异，一般女子者低于男子，儿童低于成人，新生儿几达
髂嵴。

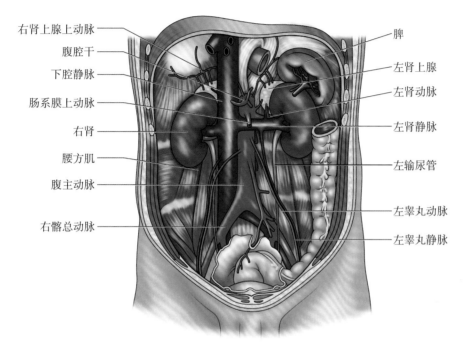

图 6-56　**肾的位置和毗邻**

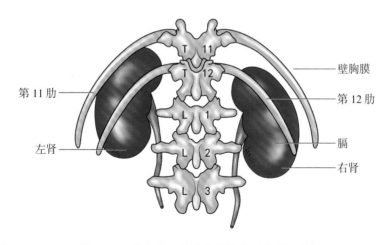

图 6-57　**肾与肋、椎骨的位置关系（后面观）**

　　肾的后面贴近腰方肌、腰大肌外缘和膈，其上 1/3 仅借膈与胸膜腔相隔。肾的前面盖有腹
膜，邻接的腹腔脏器左、右肾不同。此外，两肾的上端和内侧缘的一部（特别是左肾）还承载
肾上腺。

（二）肾的被膜
　　肾的被膜由外向内依次为肾筋膜、脂肪囊和纤维囊（图 6-58）。

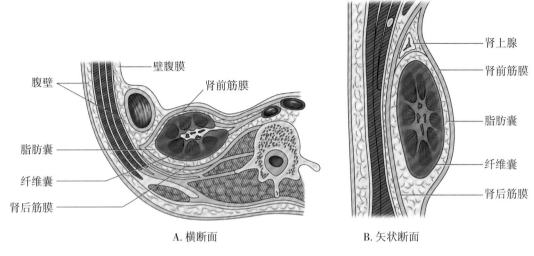

A. 横断面　　　　　　　　B. 矢状断面

图 6-58　肾的被膜和胸腰筋膜

**1. 肾筋膜** renal fascia　由腹膜外组织移行而来（认为是腹横筋膜的延续），并不呈明显的膜状，只是疏松结缔组织的密集；它形成一囊，包裹肾、肾上腺以及围绕二者的脂肪组织。肾筋膜分前、后 2 层；向上、向外侧，两层互相融合。向下，在肾的下方两层分离形成 1 个裂隙，填以脂肪，其间有输尿管通过，当脂肪减少时，易造成肾下垂。肾筋膜向内，前层延伸至腹主动脉和下腔静脉的前面，与大血管周围的结缔组织及对侧肾筋膜前层相续连；后层与腰大肌的筋膜相融合。自肾筋膜深面发出许多结缔组织小束，穿过脂肪囊连至纤维囊，对肾起固定作用。

**2. 脂肪囊** adipose capsule　特指肾筋膜与纤维囊间的脂肪组织，在肾的边缘处脂肪较多，并与肾窦内的脂肪组织相延续。脂肪囊对肾起弹性垫样的保护作用。因脂肪囊的密度与肾实质不同，在 X 线像上能使肾外形对比显影；临床上行肾囊封闭时，药液即注入此囊内。

**3. 纤维囊** fibrous capsule　为肾固有膜，紧包于肾实质的表面，薄而坚韧，由致密结缔组织和少数弹力纤维构成，当肾破裂或肾部分切除时，缝合即靠此层。正常时纤维囊不难剥离，但有病变时常与肾实质发生粘连。肾的被膜以及腹内压、邻近脏器、肾血管和腹膜等对肾都起固定作用。

（三）腹膜后间隙

1972 年，著名的腹部放射学家 Meyers 结合 18 世纪末 Cerota 等学者的描述，明确提出**腹膜后间隙**以肾筋膜为中心分为三个间隙，即肾旁前间隙、肾旁后间隙和肾周间隙（图 6-59），从而促进腹膜后隙疾病影像诊断水平的不断提高。

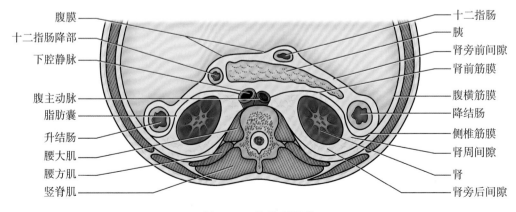

图 6-59　腹膜后间隙

1. **肾旁前间隙** anterior pararenal space　位于腹后壁腹膜与肾前筋膜和侧椎筋膜之间。**侧椎筋膜** lateroconal fascia 由肾前、肾后筋膜在肾外侧融合而成，它向外侧经升或降结肠的后方附于结肠旁沟的腹膜。间隙内有胰、十二指肠、升/降结肠等器官。

2. **肾周间隙** perirenal space　位于**肾前筋膜** anterior renal fascia 与**肾后筋膜** posterior renal fascia 之间。间隙内有肾上腺、肾、肾血管、输尿管和肾脂肪囊等器官和结构。

3. **肾旁后间隙** posterior pararenal space　位于肾后筋膜、侧椎筋膜与腹内筋膜之间。间隙内只有肾旁脂体，而无任何器官。

（四）肾的血管、淋巴管和神经

1. **肾动脉** renal artery　相当粗大，平第 2 腰椎处起于腹主动脉，在肾静脉后方水平走向两侧，分 4~5 支经肾门入肾（图 6-60）。左肾动脉发起处略高于右侧。右肾动脉较左侧者略长，向右经下腔静脉后方入肾。肾动脉在入肾门之前发出 1 小支至肾上腺，称为肾上腺下动脉。

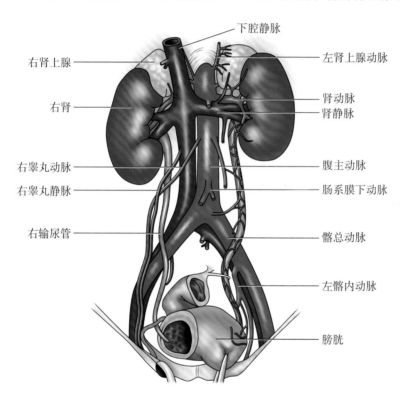

图 6-60　**肾、肾上腺、输尿管的动脉和静脉**

肾动脉以每侧 1 支为最多见，有时可有 2 支或 3 支。除肾动脉及其分支自肾门入肾外，有时可有 1~2 条**副肾动脉**，不经肾门，直接在肾的上部或下部穿入肾实质。

肾动脉（一级支）入肾门之前，多分为前、后两干（二级支），由前、后干再分出**肾段动脉**（三级支）。在肾窦内，前干走行在肾盂的前方，发出上段动脉、上前段动脉、下前段动脉和下段动脉。后干走行在肾盂的后方，入肾后延续为后段动脉。每条段动脉均有独立供血区域：上段动脉供给肾上段；上前段动脉供给肾前面中、上部及相应肾后面外侧份；下前段动脉供给肾前面中、下部及相应肾后面外侧份；下段动脉供给肾下端；后段动脉供给肾后面的中间部分。每一段动脉所供给的肾实质区域成为**肾段** renal segment。因此，肾段共有 5 个，即上段、上前段、下前段、下段和后段。各肾段动脉之间无吻合，如某一动脉阻塞，血流受阻时，相应供血区域的肾实质可发生坏死。肾段的存在为肾局限性病变的定位及肾段或肾部分切除术提供了解剖学基础。

237

2. **肾静脉** renal vein 从肾门开始，是由 3~5 支集合而成的粗短静脉干，经肾动脉前方横行向内，注入下腔静脉（图 6-60）。

左肾静脉较长，还接受左睾丸静脉（或左卵巢静脉）和左肾上腺静脉。

3. **肾的淋巴回流** 肾的淋巴管注入位于腹主动脉和下腔静脉周围的腰淋巴结。

4. **肾的神经**来自腹腔丛的肾丛。

## 二、输尿管

**输尿管** ureter（图 6-60）位于腹膜的后方，自肾盂向下通入膀胱。输尿管先位于腹部，后进入盆腔，最后斜穿膀胱壁开口于膀胱。因此，临床上常将输尿管分为：腹段、盆段和壁内段。输尿管的腹段沿腰大肌的前面下降，渐次转向内侧，在睾丸（或卵巢）动脉的后方交叉而过，继续向下越过小骨盆缘；在此右侧输尿管经右髂外动脉起始部的前方，左侧者经左髂总动脉末端的前方进入盆腔。盆段和壁内段将在小骨盆中叙述。

输尿管全程中有 3 处比较狭窄：1 个在肾盂移行于输尿管处，另 1 个在越过小骨盆入口处，最后 1 个在进入膀胱处。结石易滞留于这些狭窄部位，引起剧烈疼痛。

有时在一侧或两侧见到双输尿管。这种畸形有时是全长的，即每个输尿管有一输尿管口；有的是部分的，在不同部位又汇成 1 个输尿管。

## 三、肾上腺

**肾上腺** suprarenal gland（图 6-60）是人体重要内分泌腺之一，位于腹膜之后，肾的上内方，与肾共同包在肾筋膜内（但借脂肪囊的脂肪与肾隔开）。肾上腺左、右各一，左侧近似半月形，它的前方有胰、网膜囊和胃，后方为膈；右侧者呈三角形，它的前方有肝右叶，前内侧有下腔静脉，后方为膈。新鲜肾上腺为黄色，重约 12 g。肾上腺外包被膜，其实质可分为外层的皮质和内层的髓质。

肾上腺的动脉为肾上腺上、中、下动脉，分别来自膈下动脉、主动脉腹部和肾动脉。肾上腺静脉一般左、右各 1 支，左肾上腺静脉入左肾静脉，右肾上腺静脉入下腔静脉。肾上腺的淋巴管入腰淋巴结。肾上腺的神经主要来自内脏大、小神经的节前纤维，经腹腔丛至肾上腺，大部分终于髓质。

## 四、腹主动脉

**腹主动脉** abdominal aorta 或称主动脉腹部，位于腹膜后、脊柱的前方，稍偏左侧，向上经膈的主动脉裂孔续于胸主动脉，向下至第 4 腰椎水平分为左、右髂总动脉（图 6-61）。腹壁薄的人，在腹部检查时，有时可摸到腹主动脉的搏动。腹主动脉的前方有脾静脉、胰、左肾静脉、十二指肠和小肠系膜根跨过，其右侧有下腔静脉、左侧有左交感干伴行。

**腹主动脉的分支**有壁支和脏支两种。脏支又分为成对和不成对的两类（图 6-62）。

（一）壁支

营养膈和腹壁。

1. **膈下动脉** inferior phrenic artery 成对，起自腹主动脉的最上部（或腹腔干），分布于膈的下面，它还发出肾上腺上动脉至肾上腺。

2. **腰动脉** lumbar artery 共 4 对，发自腹主动脉的后壁，横行向外，循第 1~4 腰椎体的前面及侧面进入腰大肌和腰方肌的后方，再向前转入腹肌之间。它的分支供应腰部和腹侧壁的肌和皮肤，并有分支进入椎管，营养脊髓及其被膜。

3. **骶正中动脉** median sacral artery 不成对，在腹主动脉分为左、右髂总动脉处发出，向

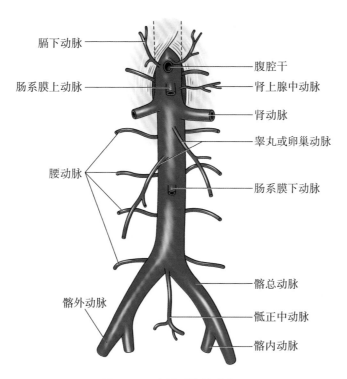

图 6-61 **腹膜后隙的动脉**

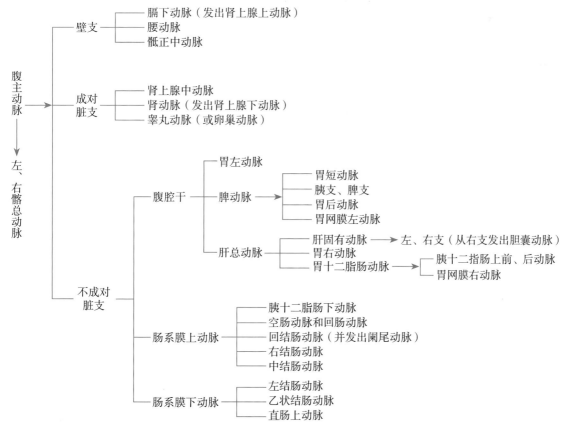

图 6-62 **腹主动脉的分支**

下降入盆腔，营养邻近组织。

**（二）成对的脏支**

营养肾上腺、肾、睾丸或卵巢等。

1. **肾上腺中动脉** middle suprarenal artery　在胰的后面，于第 1 腰椎水平起自腹主动脉的侧壁，向外至肾上腺，并与肾上腺上动脉和肾上腺下动脉吻合。

2. **肾动脉** renal artery　相当粗大，平第 2 腰椎处起于腹主动脉（左肾动脉起始处略高于右侧），水平走向两侧，分 4~5 支经肾门入肾。右肾动脉较左侧者长，经下腔静脉后方至右肾。肾动脉在入肾门之前还发出肾上腺下动脉至肾上腺。

3. **睾丸动脉** testicular artery　细而长，于肾动脉的稍下方起自腹主动脉的前壁，在腹膜后沿腰大肌的前面斜向下外，参与精索的组成，经腹股沟管，分布于睾丸实质和附睾，故亦称精索内动脉。

在女性则为**卵巢动脉** ovarian artery，它行至小骨盆缘处进入卵巢悬韧带内下降，分布于卵巢和输卵管壶腹，并有分支与子宫动脉的卵巢支吻合。

**（三）不成对的脏支**

自上而下是腹腔干、肠系膜上动脉和肠系膜下动脉。它们的分支分布到腹腔内的消化管和消化腺以及脾。

1. **腹腔干** celiac trunk　或称**腹腔动脉**，短而粗，在膈下动脉、主动脉裂孔的稍下方，发自腹主动脉的前壁，立即分为胃左动脉、肝总动脉和脾动脉 3 支。

2. **肠系膜上动脉** superior mesenteric artery　在胰后、腹腔干的稍下方（约平第 1 腰椎高度），起自腹主动脉的前壁，向下经十二指肠水平部的前方进入小肠系膜根，斜向右下，至右髂窝附近。

3. **肠系膜下动脉** inferior mesenteric artery　平第 3 腰椎发自腹主动脉的前壁，在腹膜后方行向左下方，至左髂窝进入乙状结肠系膜根内，并沿其下降入盆腔，移行为直肠上动脉。

## 五、髂总动、静脉

**（一）髂总动脉**

1. **髂总动脉** common iliac artery　左、右各一，于第 4 腰椎水平自腹主动脉分出，沿腰大肌的内侧斜向外下，至骶髂关节处分为髂内和髂外动脉（图 6-60，图 6-61）。

2. **髂内动脉** internal iliac artery　短而粗，向下进入盆腔，分支营养盆腔脏器、盆壁、臀肌、会阴和外生殖器。

3. **髂外动脉** external iliac artery　自髂总动脉分出后，沿腰大肌内侧缘下行，经腹股沟韧带的深方至股前部，续为股动脉。髂外动脉在腹股沟韧带上方发出**腹壁下动脉** inferior epigastric artery 等分支。腹壁下动脉经腹股沟管深环内侧行向上内，至腹直肌。

**（二）髂总静脉**

**髂总静脉** common iliac vein（图 6-60，图 6-63）短而粗，由髂内和髂外静脉在骶髂关节处汇合而成，居髂总动脉的背内侧。髂内、外静脉与同名动脉伴行，收受同名动脉分布区的静脉血。髂外静脉为股静脉的直接延续，并有腹壁下静脉等注入。

## 六、下腔静脉

**下腔静脉** inferior vena cava（图 6-60，图 6-63）是人体最大的静脉干，由左、右髂总静脉在第 4 腰椎处会合而成。下腔静脉在主动脉腹部的右侧上行，经肝下面的腔静脉沟，穿膈的腔静脉孔到胸腔，开口于右心房。它收集下肢、盆腔、腹腔脏器、盆壁和腹壁的静脉血。

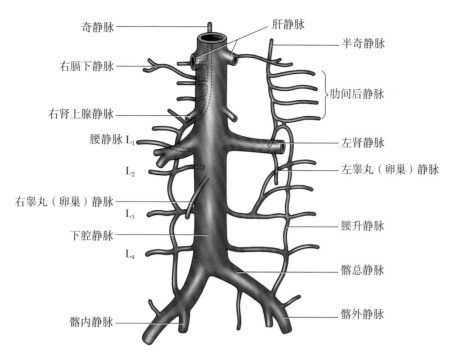

图 6-63　**下腔静脉及其主要属支（1）**

下腔静脉的主要属支（图 6-64）有：膈下静脉、右肾上腺静脉（左侧的注入左肾静脉）、肾静脉、右睾丸或卵巢静脉（左侧的注入左肾静脉）、腰静脉和肝静脉等。除肝静脉外，其它的静脉与同名动脉伴行。腹腔内消化系统脏器如胃、小肠、大肠（到直肠上部）、胰和胆囊以及脾的静脉血，借助于肝门静脉的属支（脾静脉、肠系膜上静脉、肠系膜下静脉）汇流入肝，最后经肝静脉注入下腔静脉。

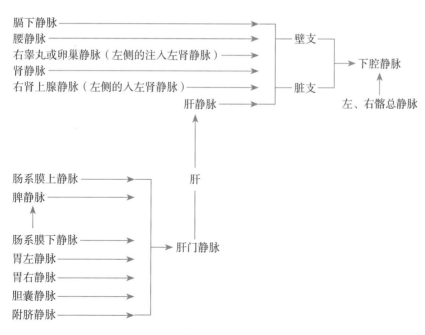

图 6-64　**下腔静脉及其主要属支（2）**

### 七、腹膜后间隙的淋巴结

在腹后壁的大血管周围有许多淋巴结和淋巴管。

（一）主要的淋巴结群（图 6-65）

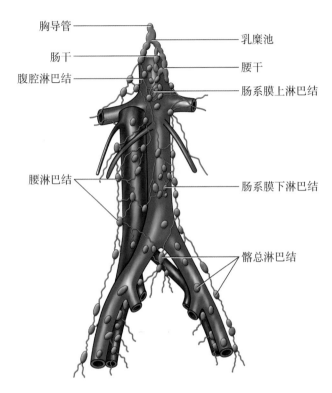

胸导管 —— 乳糜池

肠干 —— 腰干

腹腔淋巴结 —— 肠系膜上淋巴结

腰淋巴结 —— 肠系膜下淋巴结

—— 髂总淋巴结

图 6-65　腹膜后间隙的淋巴结

1. **髂总淋巴结** common iliac lymph nodes　位于髂总动脉附近，它接受髂内、髂外淋巴结的输出管，收集下肢、盆壁和盆腔脏器的淋巴。其输出管注入左、右腰淋巴结。

2. **腰淋巴结** lumbar lymph nodes　数目较多（有 30~50 个），位于腹主动脉及下腔静脉的周围，它们收纳髂总淋巴结的输出管及腹后壁的深淋巴管，此外腹腔成对脏器如肾、肾上腺、睾丸或卵巢的淋巴管亦注入腰淋巴结。其输出管在大血管两侧组成左、右**腰干** lumbar trunk 入乳糜池。

3. **腹腔淋巴结** celiac lymph nodes　位于腹腔干周围，它接受胃左、胃右、胃网膜左、胃网膜右、幽门、肝、胰和脾淋巴结的输出管，收集胃、肝、胰、脾及十二指肠上部的淋巴。

4. **肠系膜上淋巴结** superior mesenteric lymph nodes　位于肠系膜上动脉根部周围，它接受肠系膜、回结肠、右结肠和中结肠淋巴结的输出管，收集大部分十二指肠、空肠、回肠、盲肠、阑尾、升结肠和横结肠的淋巴。

5. **肠系膜下淋巴结** inferior mesenteric lymph nodes　位于肠系膜下动脉根部周围，它接受左结肠、乙状结肠和直肠上淋巴结的输出管，收集结肠左曲、降结肠、乙状结肠和直肠上部的淋巴。

腹腔淋巴结和肠系膜上、下淋巴结的输出管共同组成 1 个**肠干** intestinal trunk，注入乳糜池。

（二）乳糜池

**乳糜池** cisterna chyli 由左、右腰干和 1 个肠干合成（图 6-65），此池位于脊柱前面，在第

11 胸椎到第 1 腰椎之间，膈的右脚的后方。乳糜池大多呈梭形膨大，也有的呈淋巴管丛。乳糜池向上续为胸导管，经膈的主动脉裂孔入胸腔。

### 八、腹膜后间隙的神经

#### （一）腰丛

**腰丛** lumbar plexus 位于腰大肌深面（图 6-66），除发出小的肌支至髂腰肌和腰方肌外，主要有下列分支。

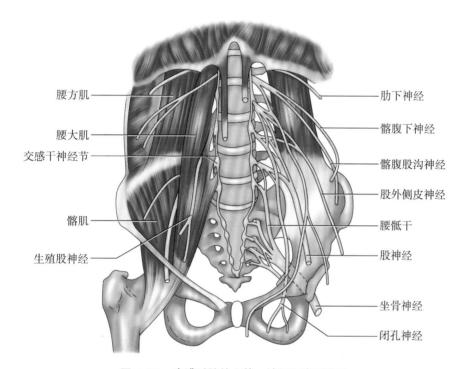

图 6-66 **腹膜后隙的血管、神经和腹后壁肌**

1. **髂腹下神经** iliohypogastric nerve  自腰大肌外侧缘走出，沿腰方肌的前面行向外下，在髂嵴上方，穿入腹内斜肌和腹横肌之间，继而在腹内、外斜肌间前行，终支在腹股沟管浅环上方浅出。此神经发出皮支至臀外侧部和浅环上方的皮肤，肌支支配腹肌。

2. **髂腹股沟神经** ilioinguinal nerve  在髂腹下神经的下方，行走方向与前者略同。它在髂前上棘处穿入腹内斜肌和腹横肌间，终支自浅环浅出，分支分布于附近的皮肤和腹肌。

髂腹下与髂腹股沟神经有时以共干起于腰丛。此二神经是腹股沟区的重要神经，在腹股沟疝修补术中，要注意勿予损伤，以免造成其分布区的功能障碍。

3. **生殖股神经** genitofemoral nerve  自腰大肌前面穿出，向下分为 2 支：①**股支**，在髂外动脉的外侧下降，分布于腹股沟韧带下方的皮肤。②**生殖支**，在髂外动脉的前面下行，经腹股沟管至阴囊肉膜，并支配提睾肌。在女性，随子宫圆韧带至阴唇的皮肤。

4. **股外侧皮神经** lateral femoral cutaneous nerve  自腰大肌外侧缘走出，斜越髂肌表面，在髂前上棘的内侧经腹股沟韧带深方至股部，分布于股外侧面的皮肤。

5. **股神经** femoral nerve  是腰丛中最大的分支，发出后先在腰大肌与髂肌之间下行，约在腹股沟中点稍外侧处，穿过腹股沟韧带深面的肌腔隙到达股部。

6. **闭孔神经** obturator nerve  自腰大肌内侧缘走出后，即入小骨盆。沿小骨盆侧壁前行，穿闭膜管出小骨盆，主要支配股内收肌群，并分布于股内侧面的皮肤。

（二）交感干的腰部

由 4~5 个交感干神经节（有时只有 1~2 个大神经节）及其节间支组成（图 6-67）。

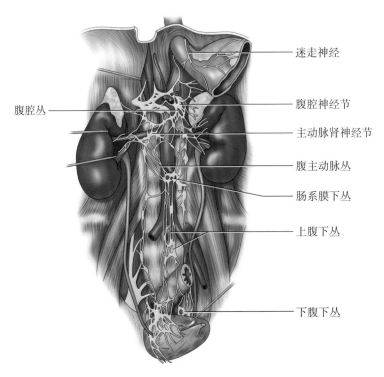

图 6-67　腹部的内脏（植物）神经丛

腰交感干位于脊柱与腰大肌之间的沟中；向上和向下分别与交感干的胸部和骶部相延续；后方有腰动脉横过。右侧腰交感干被下腔静脉所掩盖；左侧的与腹主动脉的左缘相邻。

腰交感干各神经节发出：①**灰交通支**，连接相应的脊神经；**白交通支**，只见于 $T_1$~$L_3$。②自节上发出分支至腹主动脉丛和上腹下丛等。腰交感干神经节的数目和位置多有变异，但在第 2 腰椎及第 4 腰椎水平的两个节较恒定，后者相当第 4 腰交感干神经节，多位于髂总动脉之后，可作为临床寻找的标志：一般在下肢血栓闭塞性脉管炎时，切除第 2、3、4 腰交感干神经节及其分支，以缓解疼痛。腰交感干与腰部淋巴管的位置相近，易于混淆，手术时必须辨认清楚。交感干比较坚韧，位置较深，紧贴椎体，提起时可见明显的与脊神经相连的交通支，这可与淋巴管相区别。

（三）腹腔丛

**腹腔丛** celiac plexus 位于腹腔干和肠系膜上动脉根部的周围（图 6-67），是人体最大的内脏（植物）神经丛。丛内有大的椎前神经节，即成对的**腹腔神经节** celiac ganglia。腹腔神经节围绕腹腔干的根部，接受内脏大神经的节前纤维。每侧的腹腔神经节皆在网膜囊的后方、腹腔干与肾上腺之间。右侧的腹腔神经节为下腔静脉掩盖；左侧者前方有胰和脾动脉。腹腔神经节的下外端往往特别突出，称**主动脉肾神经节** aorticorenal ganglia，它接受内脏小神经的节前纤维。上述二节发出的分支伴迷走神经的分支合成腹腔丛。腹腔丛伴随腹主动脉的分支构成许多副丛，如肾上腺丛、肾丛、胃丛、肝丛、胰丛、脾丛和肠系膜上丛等，分别沿同名血管分支到达各脏器。各丛内也常有神经节存在，如肠系膜上丛内的肠系膜上神经节。由腹腔神经节和主动脉肾神经节发出的纤维大部分是节后纤维，但还有少量穿节而过的节前纤维，它们在丛内的神经节（如肠系膜上神经节）换神经元，节后纤维随血管分布到脏器。

右侧标注（图内）：
迷走神经
腹腔神经节
主动脉肾神经节
腹主动脉丛
肠系膜下丛
上腹下丛
下腹下丛

左侧标注（图内）：
腹腔丛

（四）腹主动脉丛

**腹主动脉丛** abdominal aortic plexus 是腹腔丛向下包绕腹主动脉，并接受腰交感干神经节的分支组成（图 6-67）。此丛分出肠系膜下丛（副交感纤维来自脊髓骶部），沿同名动脉分支至结肠左曲以下到直肠上部的大肠。腹主动脉丛向下，一部分纤维参加上腹下丛的组成；另一部分沿髂总动脉和髂外动脉而形成丛，并随动脉延入下肢。

（五）上腹下丛

**上腹下丛** superior hypogastric plexus 延自腹主动脉丛，并接受腰交感干神经节发出的分支（图 6-67）。此丛位于第 5 腰椎体的前方、两侧髂总动脉之间，向下延入下腹下丛。

## 九、腹后壁

腹后壁在中线上是由 5 个腰椎及它们的椎间盘形成，外侧以腋后线的延长线为界，上方是第 12 肋，下方到髂骨的上部。

（一）腹后壁肌

主要有腰大肌、髂肌和腰方肌等。

1. **腰大肌** psoas major　位于腰椎体和横突之间，起于腰椎体、椎间盘的侧面与横突根部，纤维行向外下方，经腹股沟韧带的深方，下至髋关节的前面，止于股骨的小转子。

2. **髂肌** iliacus　起于髂窝，呈扇形，向下变窄，行于腰大肌的外侧，并与腰大肌相合，共同止于小转子。

髂肌和腰大肌合称**髂腰肌** iliopsoas，此肌可屈和外旋股部；下肢固定时，使骨盆和躯干前屈。腰大肌由一个单独的筋膜鞘包被，向下与髂肌的筋膜相连续，故腰椎结核所产生的脓液，可沿此鞘蔓延到髂窝内（在髂筋膜下），更可向下到股内侧部（髂腰肌的止点处）形成脓肿。因感染引起的髂窝脓肿，脓液亦可顺髂腰肌筋膜到股内侧部形成脓肿。

3. **腰方肌** quadratus lumborum　在腰大肌外侧，起于髂嵴，止于第 12 肋和第 1 至第 4 腰椎的横突。此肌可降至第 12 肋和侧屈脊柱。

（二）腹内筋膜

**腹内筋膜** endoabdominal fascia 衬附在整个腹、盆腔的内面。各部筋膜的名称与其所覆盖的肌名相同。如膈筋膜贴附在膈的下面；腰筋膜被覆在腰方肌的前面；髂筋膜贴附在髂肌和腰大肌的表面；腹横筋膜衬在腹横肌、腹直肌鞘后层和腹直肌下部（弓状线以下）的内面；腹内筋膜向下延入小骨盆，改称盆筋膜。

## 【实地解剖】

1. 剥离结肠左、右曲处的腹膜，将横结肠拉向下方。将肝尽量推向上方，十二指肠降部和空、回肠推向左方，可暴露出右肾及肾上方的右肾上腺；翻胃向上，轻割脾肾韧带，再把脾、胰和连属的血管上推，可暴露出左肾和左肾上腺。在暴露肾的过程中，观察肾的位置和毗邻。

2. **肾的被膜**。切开肾和肾上腺前面的腹膜，观察包裹肾、肾上腺及二者周围脂肪组织的**肾筋膜**，此膜不甚明显，是由疏松结缔组织密集而形成。肾筋膜深方的脂肪组织，即为脂肪囊。切开肾筋膜和脂肪囊显露出肾，贴包在肾实质表面的是薄而坚韧的纤维囊。

3. 显露肾内侧缘中央的肾门。解剖出、入肾门的诸结构（合称**肾蒂**）：从前向后主要有**肾静脉、肾动脉和肾盂**；此外，伴随肾血管的还有神经、淋巴管等，但不必仔细解剖。把肾静脉暴露到它注入下腔静脉处。注意左侧肾静脉有左肾上腺静脉和来自睾丸（或卵巢）的静脉注入。

把肾静脉稍向下拉，在其后方追踪肾动脉至它发自主动脉腹部处。肾动脉还发一小支到肾上腺。注意有无不经肾门而进入肾实质的**副肾动脉**。肾盂向下移行为输尿管。

4. 将肾向内侧翻起，观察肾后面的被膜，并验证肾后面的毗邻关系。

5. 小心暴露肾上腺，注意勿伤肾上腺的动脉和静脉，留待与腹膜后大血管一并解剖。观察肾上腺的位置、形态和毗邻。

6. 循肾盂向下解剖出输尿管，直至小骨盆上口处；观察其行程和毗邻。

7. 修洁腹主动脉和下腔静脉，同时要注意保留腹主动脉周围的神经丛和淋巴结。

8. 暴露和观察腹主动脉的位置、行程；毗邻及其主要的分支主干。查看腹主动脉在第4腰椎水平分为左、右髂总动脉，后者至骶髂关节处又分为髂内和髂外动脉。同时暴露出伴行的髂内、髂外和髂总静脉。观察下腔静脉的位置和行程，复查下腔静脉的主要属支。

9. 暴露腹膜后隙中主要淋巴结群，观察它们的位置，理解其收受和输出；然后将膈的右脚与其附着处分离开，牵拽主动脉腹部，于主动脉腹部和膈的右脚的后方寻找**乳糜池**，并尽量向上追踪其与**胸导管**的延续关系。

10. 暴露和观察腹膜后隙的神经：①解剖腰丛的分支：先在第12肋下方找到肋下神经，然后依次找出腰丛的各分支，注意这些分支与腰大肌的关系。在肋下神经下方；从腰大肌外侧缘发出的腰丛分支由上而下依次有：**髂腹下神经**及髂腹股沟神经（有时二者可共干发出）、股外侧皮神经和股神经（股神经粗大，恰在腰大肌和髂肌之间）。细长的生殖股神经由腰大肌前面穿出；将腰大肌内侧缘与髂总血管分开，其深面即闭孔神经，再在其内侧寻找粗大的腰骶干，此干下行加入骶丛。②把腰大肌内侧缘与腰椎分开找出交感干，查看干上的交感节。③暴露和观察腹部几个主要内脏神经丛：腹腔丛围绕腹腔干和肠系膜上动脉的根部；腹主动脉丛包绕主动脉腹部；上腹下丛位于第5腰椎体前面、两侧髂总动脉之间。④在腹腔丛中找到大而坚韧的**腹腔神经节**。它的下外端特别突出；即为**主动脉肾神经节**（有时不易区分）。观察完毕后，将腹腔神经节翻向内侧，显露较粗的内脏大神经，该神经从胸部穿膈的左（或右）脚入腹腔神经节。

# 【临床解剖】

## 一、肾囊封闭及肾穿刺术的应用解剖

肾囊封闭是指将普鲁卡因、利多卡因等局麻药物注射至肾脂肪囊，用于急性肾绞痛等止痛治疗，但目前已较少应用。肾穿刺活检是诊断各种肾疾病的重要检查手段，临床上对于肾盂积水患者有时需要行肾造瘘术，对于一些肾结石患者需要行经皮肾镜治疗，这些情况均需要进行肾穿刺。成功实施肾囊封闭和各种肾穿刺术的前提是熟练掌握肾的解剖。肾的位置一般从第12胸椎中部直至第3腰椎的下部，右肾低于左肾。在进行穿刺时应重点关注此区域。目前一般在超声或CT引导下进行肾穿刺。

肾脂肪囊内充满脂肪，结构疏松，穿刺进入肾脂肪囊时有落空感，而且由于肾受呼吸的影响可以上下波动，故穿刺针进入肾脂肪囊后可随患者呼吸上下摆动。进行肾囊封闭操作时，穿刺针进入此间隙后即可注射药物。如进行肾穿刺，则穿刺针需要继续前进，穿刺进入肾实质后可出现胶皮样阻力感，有时回抽会有血液，这是因为肾实质内血运丰富。目前常用超声或CT引导下进行穿刺，可明确穿刺针到的部位。

## 二、肾手术入路的应用解剖

肾手术的常用入路包括完全腹膜外入路和经腹腔入路，以前者更常用。开放式腹膜外入路手术常用经腰部的斜切口，依次切开皮肤、皮下浅深筋膜、背阔肌、腹外斜肌、腹内斜肌、腹横肌、胸腰筋膜。在游离肾周区域时要注意层次，手术区域上部要注意识别胸膜返折，避免切开胸膜腔，如术中需要切断腰肋韧带则更要注意。此外还要注意肾与腹部脏器之间的关系，右肾手术要注意升结肠、十二指肠及肝，左肾手术要注意降结肠、胰腺、脾等。经腹腔入路的肾手术主要用于肾病变范围大、与腹腔内脏器关系密切或与大血管关系密切的情况。由于该入路需要游离相应的腹腔内脏器，而且从前向后游离，肾的位置较深，故目前临床较少使用。随着腹腔镜技术的逐渐发展和成熟，目前大多数肾手术均可通过腹腔镜在腹膜外间隙完成，手术中注意不要损伤后腹膜，避免出现腹腔内积气的情况。

（杨晓梅　张大方）

更多增值内容
请扫二维码

盆部 pelvis 与会阴 perineum 位于躯干的下部，其骨性基础为骨盆。骨盆的内腔为盆腔，向上续接腹腔，下方由会阴的软组织封闭。盆部和会阴含消化、泌尿和生殖系的末端以及外生殖器。由于男、女生殖系的差异，这两部分器官的形态、位置、毗邻均大不相同。

## 第一节　盆　　部

### 【局部解剖】

#### 一、体表标志

在体表腹前正中线的下端可触及**耻骨联合上缘**，位于耻骨联合上缘外侧突出的结构是**耻骨结节**，腹股沟韧带内侧端附着于此。在躯干后下部可以清楚地确定骶骨和尾骨。在臀区范围内可以触到**坐骨结节**。在男性可于阴囊根部后方摸到耻骨联合**下缘**和**耻骨弓**，在女性可通过阴道检查确定。

#### 二、骨盆的肌、筋膜和筋膜间隙

盆壁内面及骨盆出口均有肌覆盖。盆壁及盆内脏器表面被覆一层与腹内筋膜和会阴筋膜相连续的筋膜称为**盆筋膜** pelvic fascia。盆筋膜在盆腔内构成一些间隙。

（一）骨盆肌和盆膈

骨盆肌包括**闭孔内肌** obturator internus muscle、**梨状肌** piriformis muscle、**肛提肌** levator ani muscle 和**尾骨肌** coccygeus muscle（图 7-1）。盆底肌由肛提肌、尾骨肌组成。盆底肌及覆盖其上、下表面的筋膜构成**盆膈** pelvic diaphragm（图 7-2）。盆底肌上表面的筋膜称为**盆膈上筋**

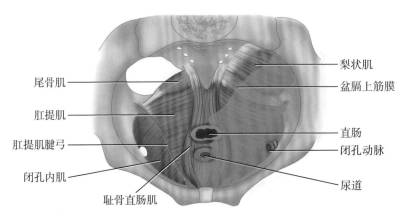

尾骨肌
肛提肌
肛提肌腱弓
闭孔内肌
耻骨直肠肌

梨状肌
盆膈上筋膜
直肠
闭孔动脉
尿道

图 7-1　盆底肌（上面观）

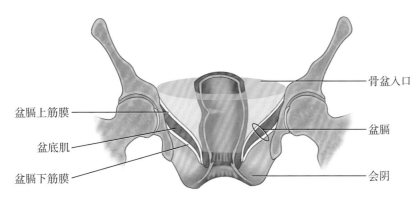

图 7-2　盆膈示意图

膜 superior fascia of pelvic diaphragm，下表面的筋膜称为**盆膈下筋膜** inferior fascia of pelvic dia-
phragm。盆隔封闭骨盆出口的大部分，仅在两侧肛提肌前内缘之间留有一狭窄的裂隙，称**盆膈
裂孔** hiatus of pelvic diaphragm，由下方的**尿生殖膈** urogenital diaphragm 封闭。

（二）盆筋膜

**盆筋膜** pelvic fascia 与腹内筋膜相连续，分布较复杂，可分为盆壁筋膜和盆脏筋膜。

1. **盆壁筋膜** parietal pelvic fascia　又称**盆筋膜壁层** parietal layer of pelvic fascia，覆盖盆壁、
盆壁肌的内面。盆壁筋膜按其不同部位有不同名称（图 7-3）。

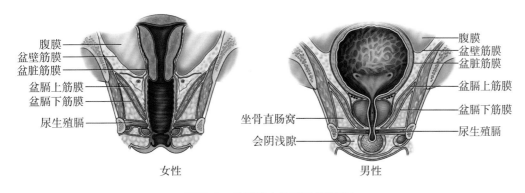

图 7-3　盆筋膜（盆腔冠状断面）

2. **盆脏筋膜** visceral pelvic fascia　又称**盆筋膜脏层** visceral layer of pelvic fascia，是一层覆
盖和支持盆腔脏器的疏松结缔组织，但在有些部位较为致密形成鞘、囊或韧带。在盆腔脏器穿
经盆膈和尿生殖膈处，由盆壁筋膜向上反折包裹前列腺，形成**前列腺囊**或**前列腺鞘**，包裹直肠
的筋膜为**直肠筋膜鞘**。有些筋膜增厚形成韧带，这些韧带根据它们的附着部位命名，如男性的
**耻骨前列腺韧带**；女性的**子宫骶韧带（骶子宫颈韧带）**等，这些韧带有维持脏器正常位置的
作用。

（三）盆筋膜间隙

在盆壁筋膜与盆脏筋膜之间，或相邻的盆脏筋膜之间形成多个潜在的**盆筋膜间隙** pelvic
fascial space；间隙内充满脂肪组织，并有血管神经通过。掌握这些解剖学间隙有利于临床手术
中对脏器的分离，但是在病理情况下，脓血和渗液也易在此类间隙内潴留。

较为重要的盆筋膜间隙有：

1. **耻骨后隙** retropubic space　亦称膀胱前隙（Retzius 间隙），位于耻骨联合与膀胱之间，
其内充以疏松结缔组织与脂肪。当耻骨骨折时，可在此间隙中发生血肿。如损伤膀胱前壁或尿

道起始部，尿液可渗入此间隙内。如间隙内有积液，在耻骨联合上方作正中切口，可达此间隙，以进行引流。

**2. 骨盆直肠间隙** pelvorectal space 又称**直肠旁间隙** pararectal space。位于腹膜和盆膈之间，此间隙界线为：上界为直肠旁窝的腹膜，下界为盆膈，内侧界为直肠筋膜鞘，外侧界为髂内血管鞘及盆侧壁，前界在男性为膀胱和前列腺，女性为子宫颈下部、阴道上部和**子宫阔韧带** broad ligament of uterus，后界为直肠与**直肠侧韧带** rectal lateral ligament（由盆膈上筋膜和闭孔内肌筋膜包裹直肠下动、静脉及盆内脏神经和淋巴结等构成）。此间隙容积较大，若有脓肿，局部症状不明显，常因忽略对此间隙的检查而被误诊，做直肠指诊可协助得到正确诊断。

**3. 直肠后间隙** retrorectal space 位于骶骨前面盆壁筋膜与直肠脏筋膜之间，下为盆膈；两侧借直肠侧韧带与骨盆直肠间隙相隔，向上与腹膜后间隙相通；腹膜后间隙充气造影术即经尾骨旁进针，将空气注入直肠后间隙，而后上升到腹膜后间隙。此间隙如发生感染，可向腹膜后间隙扩散。

### 三、男性盆腔脏器

男性盆腔脏器的排列，前为膀胱和前列腺，后为直肠。在左侧骶髂关节处，乙状结肠系膜根越过骨盆入口，向下斜至骶骨前面。在第3骶椎水平，乙状结肠续为直肠。

（一）男性盆腔脏器与腹膜的关系

腹前壁的腹膜向下至小骨盆腔，覆盖于空虚膀胱的上面和后面。腹膜自膀胱后壁反折至直肠，被覆直肠上、中1/3的前面及上1/3的两侧，继续向上又延为腹后壁的腹膜。在膀胱与直肠之间形成**直肠膀胱陷凹** rectovesical pouch，它是腹膜腔最低部位，因而腹膜腔的渗出液或脓液常聚集在此陷凹中。膀胱上面的腹膜向两侧延伸形成**膀胱旁窝** paravesical fossa，窝的外侧界有一隆起的腹膜皱襞为**输尿管襞** fold of ureter，内有输尿管，做直肠切除术时，应避免损伤输尿管（图7-4）。

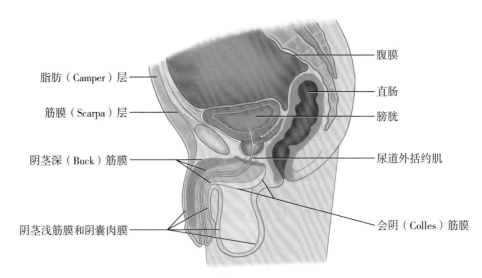

图7-4 **男性盆腔及腹膜被覆（正中矢状断面）**

（二）膀胱

**1. 膀胱的位置** 成年人的膀胱位于小骨盆腔的前部，其前方为耻骨联合；后方有精囊、输精管壶腹和直肠（图7-4）。当膀胱空虚时，膀胱尖不超过耻骨联合上缘；膀胱充盈时则可高出此界，此时由腹前壁折向膀胱上面的腹膜也随之上移，使膀胱前下壁直接与腹前壁相接触

（图 7-5）。因此，当膀胱充盈时，沿耻骨联合上缘进行膀胱手术或膀胱穿刺术，可不进入腹膜腔，也不会损伤腹膜。

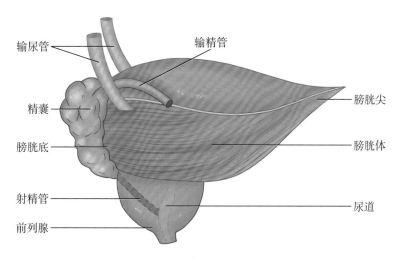

图 7-5 膀胱的形态

新生儿膀胱呈梭形，因骨盆发育未全，故膀胱的位置很高，几乎完全位于腹腔内。以后随年龄的增长和骨盆腔的发育，膀胱逐渐下降，约至青春期才达成人位置。老年人因盆底肌收缩力减退，承托力减弱，膀胱位置更低。

2. **膀胱的毗邻** 膀胱前下壁接触耻骨联合后面，其间有结缔组织和密布的静脉丛。膀胱的外下壁，借疏松结缔组织与肛提肌邻接。膀胱的后下壁即膀胱底（图 7-6），在男性与精囊、输精管壶腹接触，稍上借疏松结缔组织与直肠邻接。膀胱颈邻接前列腺（图 7-5）。膀胱上面覆有腹膜，邻近回肠。

3. **膀胱的血管、淋巴回流和神经**

（1）**膀胱的动脉** 膀胱上动脉 superior vesical artery 起自髂内动脉的脐动脉，分布至膀胱尖和体的大部分；**膀胱下动脉** inferior vesical artery 起自髂内动脉前干分布至膀胱底、精囊、前列腺和输尿管盆部（图 7-6）。

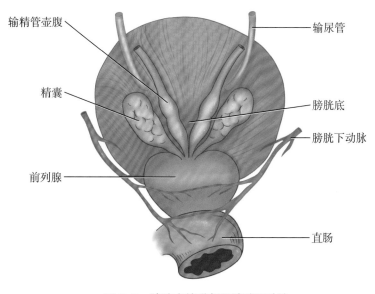

图 7-6 膀胱底的毗邻及膀胱下动脉

（2）**膀胱的静脉**　主要位于膀胱底，形成**膀胱静脉丛** vesical venous plexus，围绕精囊、输精管、输尿管的末端。此静脉丛汇成膀胱静脉，最后注入髂内静脉。

（3）**膀胱淋巴回流**　膀胱的淋巴管主要汇入髂内、髂外淋巴结。

（4）**膀胱的神经**　膀胱的交感神经来自下腹下丛。副交感神经的节前纤维来自盆内脏神经，通过下腹下丛到达膀胱壁，在壁内神经节交换神经元后支配膀胱肌。膀胱的大部分传入感觉纤维经盆内脏神经传入到中枢神经。有些传入纤维经下腹下丛伴随交感神经到达腰 1、2 脊髓节段。交感神经有使逼尿肌松弛、膀胱括约肌闭合的作用。副交感神经则可使逼尿肌收缩、膀胱括约肌松弛。

（三）尿管盆部

输尿管自肾盂起始后，沿腰大肌前面下降，到小骨盆入口的边缘处，开始为**输尿管盆部** pelvic part of ureter（图 7-6）。右侧输尿管越过右髂外动脉起始部的前方；左侧输尿管越过髂总动脉末端的前方，进入盆腔。它先沿盆腔侧壁向后下，渐转向前内，在膀胱底外上角处，向内下斜穿膀胱壁，开口于膀胱内面的输尿管口。输尿管穿膀胱壁的部分称**壁内段** intramural part of ureter，长约 1.5 cm。若壁内段过短或其周围肌组织发育不良，可出现尿液回流现象。输尿管有三处生理性狭窄：其起始端的狭窄已在腹后壁叙述，其余二个狭窄位于越过小骨盆入口与髂血管交叉处和壁内段。这些狭窄是结石易滞留的部位。

输尿管的下端由膀胱下动脉的分支分布。静脉汇入同名静脉。其淋巴管注入髂总、髂内或髂外淋巴结。输尿管下部由下腹下丛分布。

（四）前列腺和精囊

**前列腺** prostate 在膀胱下方，包绕尿道的起始部（图 7-5 至图 7-7），表面包有筋膜，称**前列腺囊** capsule of prostate。囊与前列腺之间有前列腺静脉丛。前列腺上方与膀胱、精囊和输精管壶腹相接触。前方为耻骨联合。下方与尿生殖膈接触。后方贴近直肠前壁，因此，活体可经直肠触查前列腺。

传统解剖上一般将前列腺分为五叶，即**前叶、中叶、后叶**及两个**侧叶**。前叶，是位于尿道以前的部分，其小。中叶，居于尿道后方、射精管的前方，此叶突向上后方。当其肥大时，可向前压迫尿道，影响排尿。在中叶前部，邻近**尿道嵴** urethral crest 处，有**前列腺小囊** prostatic utricle，它是子宫的遗迹。后叶，恰在射精管及其开口的下方，此叶较少肿大。侧叶，位于尿道外侧，左、右各一。所占体积最大，是肿瘤的好发部位。所谓前列腺增生，多为中叶和侧叶的增生，因受被囊的限制常向内压迫尿道，致使排尿困难。可施前列腺切除术，前列腺切除后，应保留完整的囊，后者可代替尿道前列腺部的功能。

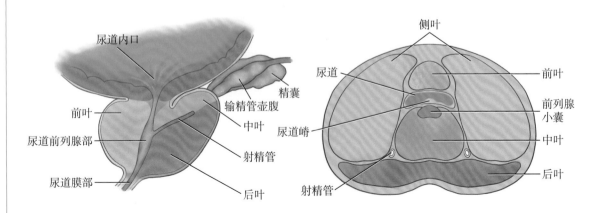

图 7-7　前列腺的分区

前列腺腺体部分的组织学分区（图7-8）包括①移行区：围绕尿道前列腺部近侧段的两侧，占腺体实质的5%，是良性前列腺增生的好发部位。②中央区：位于尿道前列腺部近侧段的后方，占腺体实质的25%，很少发生良性和恶性病变，当前列腺增生时该区萎缩。③外周区：位于前列腺的后方、两侧及尖部，占腺体实质的70%，为前列腺癌的好发部位。此外，还有位于腺体和尿道前方的非腺性组织的纤维肌性基质，临床上可经此区手术入路，进行前列腺增生的切除术。

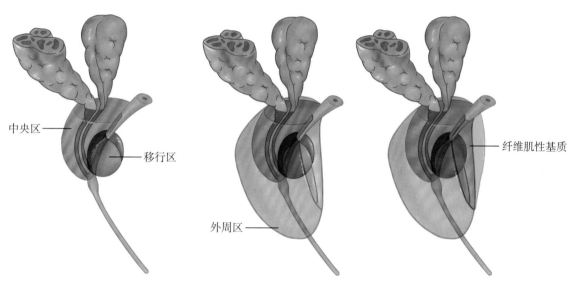

中央区
移行区
纤维肌性基质
外周区

图7-8 前列腺的组织学分区

小儿的前列腺甚小，主要由肌和结缔组织构成，腺部不甚明显。性成熟期腺部迅速成长。老年腺部退化，常见腺内结缔组织增生，形成前列腺肥大。

**精囊** seminal vesicle 位于膀胱底之后，输精管壶腹的外侧，为长椭圆形，表面凹凸不平，下端细小为精囊的排泄管，与输精管末端汇合成为射精管（图7-6，图7-7）。精囊分泌的液体能稀释精液，使精子易于活动。

（五）输精管盆部和射精管

1. **输精管** ductus deferens 输精管为输精的肌性管道，壁厚而坚韧，触摸如绳索。它起自附睾尾，在精索内向上经腹股沟管入腹腔，向后内行，进入小骨盆腔，称为**输精管盆部** pelvic part of ductus deferens。输精管盆部沿小骨盆外侧壁行向后下，再转向内，跨越输尿管末端的前上方，至膀胱底的后面。输精管末端扩大成梭形的**输精管壶腹** ampulla of ductus deferens，向下逐渐细小，在前列腺上缘处与精囊的排泄管汇合，形成**射精管** ejaculatory duct（图7-7）。射精管长约2cm，穿入前列腺，开口于尿道前列腺部。

2. **输精管、精囊和前列腺的血管、淋巴和神经**

（1）**动脉**：输精管盆部由膀胱上或膀胱下动脉发出的输精管动脉分布。精囊由输精管动脉、膀胱下动脉和直肠下动脉分支分布。前列腺由阴部内动脉、膀胱下动脉和直肠下动脉分支分布。

（2）**静脉**：输精管盆部、精囊和前列腺的静脉注入膀胱前列腺静脉丛，经膀胱静脉注入髂内静脉。

（3）**淋巴回流**：输精管盆部、精囊和前列腺的淋巴管注入髂内、髂外淋巴结和髂总淋巴结。

（4）**神经**：输精管盆部的神经主要来自下腹下<u>丛</u>。前列腺丛的分支至前列腺、精囊和射精管。

（六）直肠和肛管

1. **位置**　直肠位于小骨盆腔内，它的前方与膀胱、精囊、输精管和前列腺相邻；后方与骶骨、尾骨相邻。在第 3 骶椎处上接乙状结肠。它在骶、尾骨前面下行，穿过盆膈续接为**肛管** anal canal。直肠和肛管的行程在矢状面上有两个弯曲，上方的称**直肠骶曲** sacral flexure of rectum，距肛门 7~9 cm，凸向后侧，与骶骨前面的曲度一致；下方的称**直肠会阴曲** perineal flexure of rectum，距肛门 3~5 cm，凸向前。当进行直肠镜、乙状结肠镜检查时，必须注意此弯曲，以免损伤肠壁。此外，直肠在冠状切面内还有三个侧曲，但不恒定，一般中间较大的一个弯曲凸向左方，上、下两个弯曲凸向右方。

在**肛管**内面黏膜中的**齿状线** dentate line 或**梳状线** pectinate line 是一重要的解剖学标志。齿状线以下的环状区域由未角化的复层扁平上皮被覆，表面呈微蓝色，光滑而略有光泽，称为**肛梳** anal pecten。肛梳的下缘有一环状的**白线** white line 或称 linea alba，Hilton 线。此线恰为肛门内、外括约肌的分界线，活体指检时，此处可能触知一环状浅沟，称括约肌间沟。白线至齿状线的距离约 1 cm，距**肛门** anus 1~1.5 cm。齿状线上、下的黏膜、动脉、静脉、淋巴的回流以及神经来源等均不相同，在解剖或临床上都具有重要意义：①齿状线以上为单层柱状上皮；线以下为复层扁平上皮。②齿状线以上为自主神经分布；线以下为躯体神经分布。③线上、下的动脉来源和静脉回流不同。线以上的静脉回流到门静脉系；线以下回流到腔静脉系。④线以上的淋巴回流到骨盆的淋巴结；线以下的淋巴则回流到腹股沟淋巴结。故齿状线是具有重要临床意义的标志线。

肛门内括约肌、直肠纵行肌、肛门外括约肌的浅、深部以及肛提肌的**耻骨直肠肌** puborectalis（图 7-9，图 7-10）共同构成一围绕肛管的强大肌环，称**肛门直肠环**，即围绕肛管形成的 U 型带。活体上，直肠指诊时可以摸到。肛门直肠环在括约肛门、控制排便方面有重要作用，手术中不慎被完全切断时，可致大便失禁。

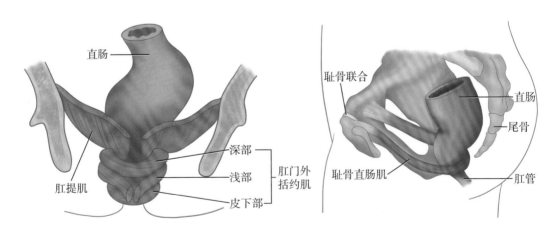

图 7-9　肛提肌和肛门外括约肌的模式图（前面观）　　图 7-10　耻骨直肠肌的模式图

2. **直肠、肛管的血管、淋巴及神经**

（1）**动脉**：直肠由直肠上动脉、直肠下动脉和肛动脉供应（图 7-11），彼此间有丰富的吻合。①**直肠上动脉** superior rectal artery 为肠系膜下动脉的终支，经乙状结肠系膜二层之间下降，在直肠上端后面分为 2 支，循直肠两侧下行，供应直肠齿状线以上的部分。②**直肠下动脉** inferior rectal artery 起自髂内动脉或阴部内动脉，为一细小分支，在直肠侧韧带内行向内下

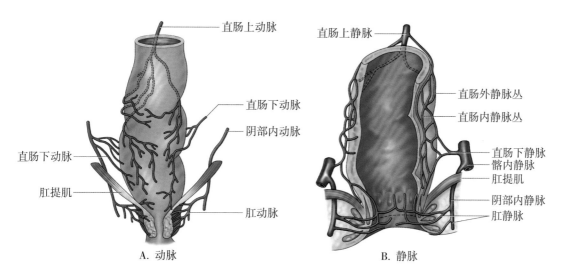

图 7-11 直肠的血液供应

方，在肛提肌与直肠侧壁相连处进入直肠，分布于直肠下部。③**肛动脉** anal artery 在坐骨肛门窝内，发自阴部内动脉，分布到肛管（齿状线以下）及肛门内、外括约肌。

（2）静脉：直肠的静脉有直肠上静脉、直肠下静脉和肛静脉（图 7-11），这些静脉来自直肠静脉丛。根据直肠静脉丛所在位置分为直肠内、外静脉丛。**直肠内静脉丛** internal rectal venous plexus 在黏膜下组织内，**直肠外静脉丛** external rectal venous plexus 在肌层外面，两丛互相吻合。直肠静脉丛的回流路径有三：经直肠上静脉注入肠系膜下静脉；经直肠下静脉注入髂内静脉；经肛静脉入阴部内静脉，最后入髂内静脉。直肠丛的静脉易发生曲张，发生在齿状线以上者称内痔；在齿状线以下者称外痔；在齿状线上下同时发生曲张，即形成混合痔。当肝门静脉系受阻时，直肠静脉丛就容易曲张扩大形成痔。这是由于血液通过吻合路径建立起侧支循环。其路径为：肝门静脉系血向下经肠系膜下静脉→直肠上静脉→直肠静脉丛→直肠下静脉和肛静脉→髂内静脉→髂总静脉→下腔静脉。如直肠静脉丛发生曲张，可破裂引起出血。

（3）淋巴：直肠的淋巴回流以齿状线为界，可分为上、下二组（图 7-12）。上组为齿状线以上淋巴管，其中的一部分沿直肠上血管向上，注入**直肠旁淋巴结** pararectal lymph nodes，经

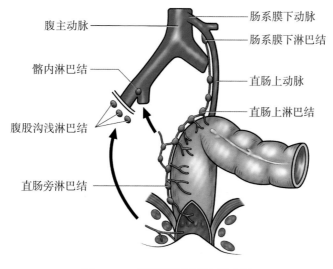

图 7-12 直肠的淋巴回流模式图

乙状结肠系膜淋巴结，再到肠系膜下淋巴结；另一部分淋巴管走向两侧，沿直肠下血管行走，注入盆腔内的髂内淋巴结和骶淋巴结。下组为齿状线以下的淋巴管，经会阴部注入腹股沟浅淋巴结。故直肠癌可沿上述路径广泛转移。

（4）神经：肛管齿状线以上部分由自主神经分布。交感神经来自肠系膜下丛和下腹下丛；副交感神经来自盆内脏神经。肛管齿状线以下部分由阴部神经的分支**肛神经**支配。

### 四、女性盆腔脏器

女性盆腔脏器的排列，前为膀胱和尿道，后为直肠，中间为子宫、阴道、输卵管和卵巢（图7-13）。

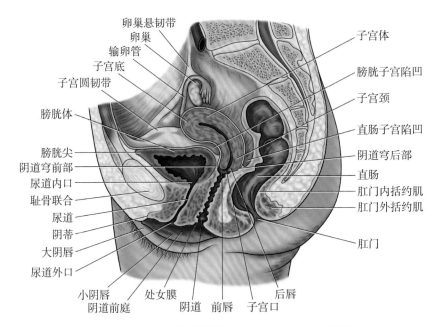

图 7-13　**女性盆腔脏器及腹膜被覆（正中矢状切面）**

（一）女性盆腔脏器与腹膜的关系

腹前壁的腹膜向下至小骨盆腔，覆盖膀胱上面和后面一部分，向后覆盖子宫大部分。腹膜在子宫与膀胱间形成**膀胱子宫陷凹** vesicouterine pouch。腹膜自子宫向两侧覆盖卵巢和输卵管；向下覆盖阴道最上部，然后反折至直肠，被覆直肠中 1/3 前面和上 1/3 的前面及两侧，继续向上延为腹后壁的腹膜。在子宫与直肠之间形成**直肠子宫陷凹** rectouterine pouch，它是女性腹膜腔的最低部位（图7-13）。

（二）膀胱

女性膀胱的容量一般比男性的小，它与腹膜的关系大致与男性相同，膀胱的后壁与子宫、阴道贴近。

（三）输尿管盆部

在髂总或髂外动脉的前方越过骨盆入口，沿骨盆侧壁向下，位于卵巢的后下方，再转向内行于子宫阔韧带基底部至子宫颈外侧约 2 cm 处（恰在阴道穹侧部的上方），有子宫动脉从输尿管前上方越过。行子宫切除术结扎子宫动脉时，慎勿损伤输尿管。

（四）卵巢

卵巢成对，位于盆腔内，相当于髂内、外动脉所夹的卵巢窝内。后缘为游离缘；前缘为**卵巢系膜缘** border of mesovarium，借卵巢系膜连于阔韧带后层，有血管、神经在此经卵巢门进入卵巢。上端为输卵管端，近输卵管腹腔口，以**卵巢悬韧带** suspensory ligament of ovary 连于骨盆侧壁；此韧带是腹膜皱襞，内有卵巢血管、淋巴管和神经。它是寻找卵巢血管的标志，临床上称**骨盆漏斗韧带** pelvic infundibular ligament。下端为子宫端，借**卵巢固有韧带** proper ligament of ovary（由结缔组织和平滑肌组成，又称**卵巢子宫索** cord of ovariouretus），连于子宫底，表面覆以腹膜，形成一腹膜皱襞。

卵巢由卵巢动脉和子宫动脉的卵巢支分布（图 7–14）。在卵巢窝后缘处，卵巢动脉与输尿管甚为靠近，手术中在此结扎卵巢动脉时，注意不要误将输尿管结扎在内。

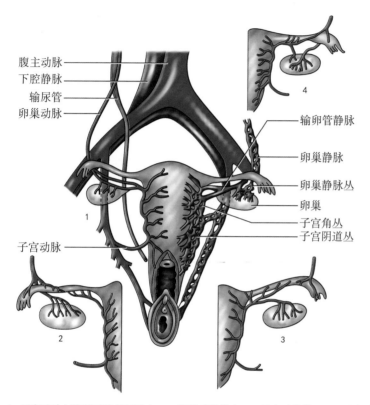

腹主动脉
下腔静脉
输尿管
卵巢动脉

输卵管静脉
卵巢静脉
卵巢静脉丛
卵巢
子宫角丛
子宫阴道丛

子宫动脉

1. 子宫动脉与卵巢动脉共同供血；2. 卵巢动脉供血；3. 子宫动脉供血；4. 子宫动脉与卵巢动脉分区域供血

图 7–14　**卵巢的动脉的血供**

静脉自卵巢门穿出，在卵巢系膜内构成卵巢静脉丛，然后汇集成卵巢静脉。卵巢淋巴管沿卵巢血管行走，注入腰淋巴结，并有淋巴管经子宫阔韧带终于髂内淋巴结。卵巢的神经来自沿卵巢动脉的卵巢丛。

（五）输卵管

输卵管是一对弯长的喇叭形管道，连于子宫底的两侧（图 7–15）。它包在子宫阔韧带的上缘内，常与卵巢合称为子宫附件。

左侧输卵管与乙状结肠相邻；右侧输卵管与阑尾和右侧输尿管的第 2 个狭窄处靠近。因此，右侧输卵管炎、输尿管结石和阑尾炎的疼痛部位甚为近似，应仔细鉴别。

输卵管的动脉来自子宫动脉和卵巢动脉。二者间互相吻合。静脉一部分入卵巢丛，一部分入子宫阴道丛。输卵管的淋巴管主要与卵巢和子宫上部的淋巴管入腰淋巴结。输卵管的神经来自子宫阴道丛和卵巢丛。

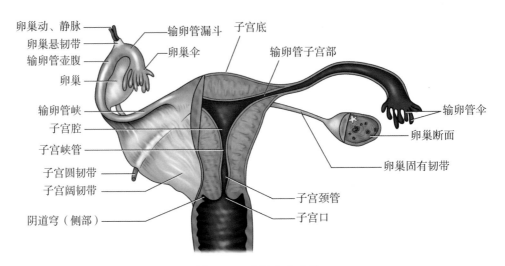

图 7-15　女性内生殖器

### （六）子宫

**1. 子宫的位置**　子宫位于小骨盆腔内，在膀胱与直肠之间（图 7-15）。它有相当的活动性，膀胱和直肠的充盈可影响其位置。因子宫与直肠相邻，所以可经直肠检查子宫。

**2. 子宫的固定装置**　成年人的子宫正常姿势是轻度的前倾前屈位。前倾是指整个子宫向前倾斜，子宫的长轴与阴道的长轴相交形成一个向前开放的钝角，稍大于 90°。人体直立时，子宫体伏于膀胱上面。前屈是指子宫体与子宫颈不在一条直线上，两者间形成一个向前开放的钝角。但子宫有较大的活动性，当膀胱充盈而直肠空虚时，子宫底向上使子宫伸直。若二者都充盈时，可使子宫上移。

子宫在体内的正常位置和姿势借助于结缔组织形成的韧带及封闭小骨盆下口的组织来维持（图 7-15，图 7-16）。

（1）**子宫阔韧带** broad ligament of uterus：由子宫侧缘伸展达骨盆侧壁，由两层腹膜组成，呈额状位。向内移行为子宫前、后面的脏腹膜。上缘为游离缘，内包有输卵管；下缘和外侧缘移行于盆壁腹膜。子宫阔韧带的前叶覆盖子宫圆韧带，后叶覆盖卵巢和卵巢固有韧带。前、后叶之间的疏松结缔组织内还有血管、神经、淋巴管等。子宫阔韧带可限制子宫向两侧移位。

**子宫阔韧带可分三部**（图 7-17）：①卵巢系膜 mesovarium，为卵巢前缘与阔韧带后缘间的

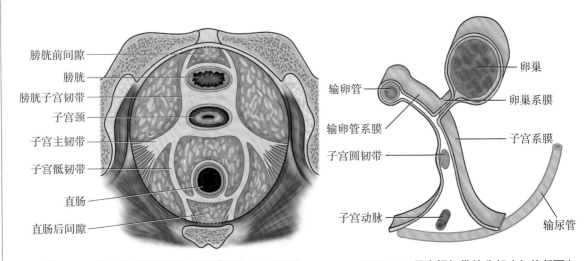

图 7-16　子宫的固定装置和盆筋膜间隙（上面观）　　图 7-17　子宫阔韧带的分部（矢状断面）

双层腹膜皱襞，其内有卵巢血管通过。②输卵管系膜 mesosalpinx，为输卵管与卵巢系膜根之间的部分，内有输卵管的血管。③子宫系膜 mesometrium，为子宫阔韧带的其余部分，其中有子宫动、静脉等。

（2）**子宫圆韧带** round ligament of uterus：由平滑肌和结缔组织组成。起自子宫前面的两侧、输卵管子宫口的下方，在阔韧带前叶的覆盖下循骨盆侧壁行向前上，通过腹股沟管，分成多个纤维束，止于阴阜和大阴唇。它是维持子宫前倾位的主要结构。

（3）**子宫主韧带** cardinal ligament of uterus：亦称子宫颈旁组织。位于阔韧带的基部，是从子宫颈两侧缘延至骨盆侧壁的大量纤维结缔组织束和平滑肌纤维的总称。它保持子宫位置不向下脱垂。

（4）**子宫骶韧带** uterosacral ligament：由平滑肌和结缔组织构成，起自子宫颈上部的后外面。向后绕过直肠的两侧，止于第 2、3 骶椎前面。韧带表面有腹膜覆盖形成的弧形皱襞。此韧带牵引子宫颈向后上。它与子宫圆韧带互相配合，维持子宫的前倾前屈位置。

此外，盆底肌和周围的结缔组织及直肠和阴道对子宫位置的固定也起很大作用。如上述固定装置薄弱或损伤，可致子宫位置异常或引起不同程度的子宫脱垂，严重者可脱出阴道以外。

新生儿的子宫高于小骨盆入口，子宫颈较子宫体粗而且长，子宫底扁平，壁较薄。到性成熟期以前不久，子宫开始急骤生长，子宫体增长，壁增厚，子宫底尤为显著。到性成熟期，子宫体和颈的长度几乎相等。孕妇的子宫随胎儿的增大而增大。经产妇子宫的各径均较宽大，子宫腔的形状由三角形变成卵圆形，子宫口凹凸不平。绝经期后，子宫缩小，壁也变薄。

**3. 子宫的血管、淋巴回流和神经**

（1）**子宫的动脉**：主要为**子宫动脉** uterine artery（图 7-18），它自髂内动脉发出后，在输尿管外侧沿骨盆侧壁向内下方行走，经阔韧带基底部，在子宫颈外侧约 2 cm 处，越过输尿管前上方，子宫手术中处理子宫动脉时，注意不要伤及输尿管。在接近子宫颈处，子宫动脉发出阴道支至阴道上部，动脉主干在阔韧带两层间，沿子宫两侧弯曲上行至子宫底，分支营养子宫、输卵管和卵巢，并与卵巢动脉吻合。

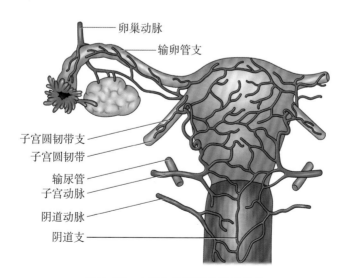

图 7-18　**女性内生殖器的动脉分布**

（2）**子宫的静脉**：在子宫阔韧带两层之间，子宫颈及阴道两侧有**子宫阴道静脉丛** uterovaginal venous plexus，接受子宫、阴道、输卵管的血液，汇合成**子宫静脉** uterine vein，最后注入髂内静脉。

（3）**子宫的淋巴回流**：子宫的淋巴回流比较广泛（图7-19）。子宫底和子宫体上部的大部分淋巴管，伴随卵巢血管上行，与来自卵巢、输卵管的淋巴管汇合，经卵巢悬韧带，注入**腰淋巴结** lumber lymph nodes；部分淋巴管沿子宫圆韧带入**腹股沟浅淋巴结** superficial inguinal lymph nodes。子宫体下部和子宫颈的淋巴管向两侧注入**髂内、髂外淋巴结** internal and external iliac lymph nodes，小部分至**骶淋巴结** sacral lymph nodes；子宫的淋巴管与膀胱、直肠的淋巴管有吻合，由于这些吻合，当发生子宫癌时，可以在骨盆内广泛转移。

（4）**子宫的神经**：来自盆丛中的子宫阴道丛，入子宫肌层和内膜。

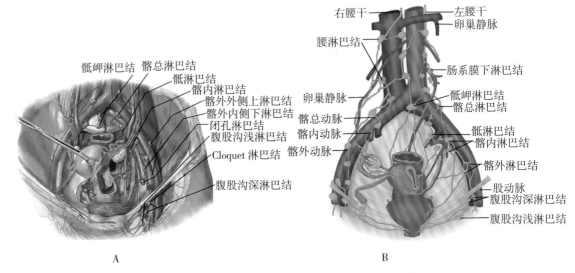

图7-19　**子宫的淋巴回流**

**（七）阴道**

阴道连接子宫和外生殖器。阴道后壁邻近直肠，前壁邻接膀胱和尿道。

阴道上部由子宫动脉的阴道支分布（图7-18），中部由膀胱下动脉的分支分布，下部由直肠下动脉及肛动脉的分支分布。各分支间互相吻合。阴道两侧的静脉丛，参加**子宫阴道静脉丛** uterovaginal venous plexus，再经子宫静脉入髂内静脉。阴道的淋巴管一部分入髂内、髂外淋巴结，一部分入腹股沟浅淋巴结。阴道的神经来自**子宫阴道丛** uterovaginal plexus。

**（八）直肠和肛管**

女性直肠和肛管的形态、结构、血管、淋巴回流和神经分布与男性基本相同；仅在直肠前方的毗邻有不同。女性直肠上部的前方与子宫和阴道上部相邻，中隔直肠子宫陷凹；下部与阴道直接接触（图7-13）。

**五、骨盆的血管、淋巴结和神经**

**（一）动脉**

**1. 髂内动脉** internal iliac artery　是一短粗的干，自髂总动脉分出后，沿腰大肌的内侧缘，向下进入小骨盆，在坐骨大孔上缘分为前、后2个干（图7-20）。后干发出分支营养盆壁；前干除发出壁支外，主要营养盆腔脏器和外生殖器。

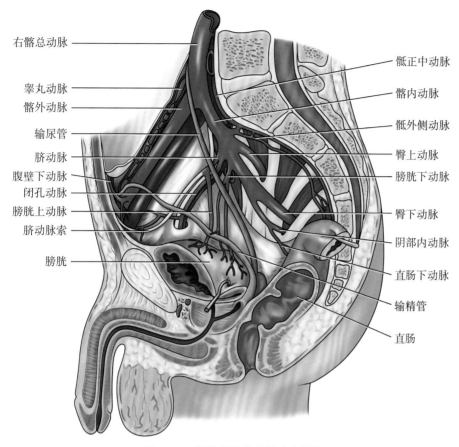

右髂总动脉

睾丸动脉
髂外动脉
输尿管
脐动脉
腹壁下动脉
闭孔动脉
膀胱上动脉
脐动脉索
膀胱

骶正中动脉
髂内动脉
骶外侧动脉
臀上动脉
膀胱下动脉
臀下动脉
阴部内动脉
直肠下动脉
输精管
直肠

图 7-20　**男性盆腔的血管（右侧）**

（1）**壁支**

1）**闭孔动脉** obturator artery：沿骨盆侧壁向前下方，穿闭膜管至股内侧部，营养附近诸肌和髋关节。闭孔动脉在穿闭膜管以前分出耻骨支至耻骨上支内面，与腹壁下动脉的耻骨支吻合。有时闭孔动脉起自腹壁下动脉或直接起自髂外动脉，相当粗大，称为变异闭孔动脉，出现率占 16%~20%。由于它在股环附近经过，故行股疝手术时应注意，以免误伤，导致大出血。

2）**臀上动脉** superior gluteal artery：出梨状肌上孔至臀部，营养臀部肌。

3）**臀下动脉** inferior gluteal artery：出梨状肌下孔至臀部，营养臀部肌。

4）**髂腰动脉** iliolumbar artery：自髂内动脉起始部发出，向外上方斜行，在腰大肌深方分支营养髂肌、腰大肌、腰方肌和髋骨，并有分支入椎管分布脊髓。

5）**骶外侧动脉** lateral sacral artery：起点在髂腰动脉下方，沿骶骨盆面的侧部下降。分支营养邻近的肌（梨状肌、肛提肌等）。并有分支经骶前孔进入骶管至脊髓。它与骶正中动脉吻合。

（2）**脏支**

1）**阴部内动脉** internal pudendal artery：与臀下动脉一起出梨状肌下孔、又经坐骨小孔至坐骨肛门窝。它在坐骨肛门窝内发出的分支，在会阴部详述。

2）**直肠下动脉** inferior rectal artery：起于髂内动脉或阴部内动脉，为一细小分支，行向内下方，分布于直肠下部和肛提肌（图 7-21）。在男性还发出细支至精囊腺和前列腺；在女性则有小支至阴道。该动脉与直肠上动脉、肛动脉吻合。

3）**子宫动脉** uterine artery：由髂内动脉发出，已在前面子宫一节内叙述。

4）**脐动脉** umbilical artery：是胎儿时期的动脉干，出生后其远侧段闭锁形成脐内侧韧带，近侧段管腔未闭，与髂内动脉起始段相连，发出 2~3 支**膀胱上动脉** superior vesical artery，分布于膀胱中、上部。

5）**膀胱下动脉** inferior vesical artery：在男性分布于膀胱底、精囊和前列腺。在女性分布到膀胱和阴道。

**2. 髂外动脉** external illiac artery　沿腰大肌内侧缘下行，在腹股沟韧带中点深面至股前部移行为股动脉。在女性，卵巢血管和子宫圆韧带跨过其前方。

**3. 直肠上动脉**　为肠系膜下动脉的终支，分布到直肠上部和中部（图 7-21）。它与乙状结肠动脉和直肠下动脉吻合。

**4. 骶正中动脉**　为单支，自腹主动脉分为左右髂总动脉处发出，沿骶、尾骨前面下行，营养附近组织（图 7-21）。

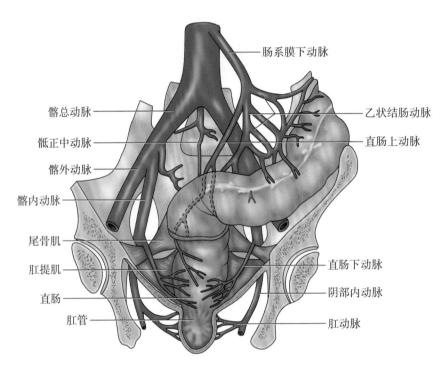

图 7-21　**直肠的动脉**

（二）静脉

**1. 髂内静脉** internal iliac vein　位于小骨盆侧壁，在髂内动脉后内方。它由盆部静脉合成，至骶髂关节前方与髂外静脉汇合成髂总静脉。

髂内静脉的属支分为壁支和脏支。壁支与同名动脉伴行，包括髂腰静脉、骶外侧静脉、闭孔静脉、臀上静脉、臀下静脉，收集同名动脉分布区的静脉血。脏支起自脏器周围的静脉丛，丛的名称按所围绕的脏器而定，如膀胱静脉丛、子宫阴道静脉丛、直肠静脉丛等。它们最后汇入髂内静脉。

（1）**膀胱静脉丛** vesical venous plexus：在男性为**膀胱前列腺静脉丛** vesicoprostatic venous plexus，是骨盆内最大的静脉丛，围绕膀胱和前列腺。此丛前接阴部静脉丛，后接**直肠静脉丛** rectal venous plexus，收集膀胱、前列腺、精囊和输精管等处的静脉血，注入髂内静脉。在女性，此丛称为**膀胱阴道静脉丛** vesicovaginal venous plexus，位于膀胱底部两侧，收集膀胱、尿道和阴道的静脉血。

（2）**直肠静脉丛** rectal venous plexus：位于直肠后方及两侧，下部最发达。

（3）**阴部静脉丛** pudendal venous plexus：位于耻骨联合后方，在男性收集阴茎静脉血；在女性收集阴蒂静脉血。阴部静脉丛与膀胱静脉丛交通，经膀胱静脉注入髂内静脉。

（4）**子宫阴道静脉丛** uterovaginal venous plexus：在子宫阔韧带两层之间，子宫颈及阴道两侧，与膀胱阴道静脉丛，直肠静脉丛等相交通。子宫阴道静脉丛的血液经子宫静脉注入髂内静脉。

（5）**阴部内静脉** internal pudendal vein：起于阴部静脉丛，与动脉伴行，收集阴囊、阴茎（男性）、阴唇（女性）、会阴及肛门处的静脉血，与臀下静脉吻合后，注入髂内静脉。

（6）**骶前静脉丛** presacral venous plexus：是由骶外侧静脉和骶正中静脉的属支构成。此丛位于骶骨前面和骶前筋膜之间，与直肠外静脉丛有联系，并通过骶前孔与骶管内的椎内静脉丛交通。在直肠切除术中，分离直肠时，要十分谨慎，避免在骶前筋膜后剥离，以免损伤骶前静脉丛与椎内静脉丛的交通支。这些交通支如被撕裂，常造成危及生命的出血。

2. **骶正中静脉** median sacral vein　起于骶前静脉丛，与骶正中动脉伴行，入左髂总静脉或下腔静脉。

（三）淋巴结

1. **髂内淋巴结** internal iliac lymph nodes（图 7-19）　沿髂内动脉及其分支排列。收纳大部分骨盆壁和脏器的淋巴管。如膀胱、直肠、子宫、前列腺、精囊腺的淋巴管。

2. **髂外淋巴结** external iliac lymph nodes　沿髂外动脉排列。收纳腹股沟浅、深淋巴结的输出管，以及膀胱、前列腺或子宫颈、阴道上段的部分淋巴管。

3. **骶淋巴结** sacral lymph nodes　沿骶正中动脉和骶外侧动脉排列。收纳骨盆后壁及直肠等处淋巴管。

髂内、髂外和骶淋巴结的输出管最后注入在髂总动脉周围的**髂总淋巴结** common iliac lymph nodes。

（四）神经

盆部的神经分别来自腰丛的闭孔神经、骶丛和自主神经（图 7-22）。

1. **闭孔神经** obturator nerve（L$_{2-4}$）　从腰丛发出后，自腰大肌内侧走出，即入小骨盆。沿骨盆侧壁向前，经闭膜管至大腿。

2. **骶丛** sacral plexus　由腰骶干和第 1~4 骶神经的前支组成。位于骨盆侧壁，紧贴梨状肌的前面，借盆壁筋膜与其前方的髂内血管和输尿管隔开。由骶丛发出的主要分支有：

（1）**臀上神经** superior gluteal nerve（L$_{4-5}$，S$_1$）：伴臀上动、静脉经梨状肌上孔出骨盆，至臀部。

（2）**臀下神经** inferior gluteal nerve（L$_5$，S$_{1-2}$）：伴随臀下动、静脉至梨状肌下孔出骨盆，至臀部。

（3）**阴部神经** pudendal nerve（S$_{2-4}$）：伴随阴部内动、静脉，出梨状肌下孔后，绕坐骨棘的后方，经坐骨小孔至坐骨肛门窝。分支至会阴部的皮肤、肌和阴茎或阴蒂等（详见会阴部）。

（4）**坐骨神经** sciatic nerve（L$_{4-5}$，S$_{1-3}$）：是全身最粗大的神经。经梨状肌下孔至臀部，再至下肢。

（5）**股后皮神经** posterior femoral cutaneous nerve（S$_{1-3}$）：出梨状肌下孔至臀部，再向下分布于股后侧和腘窝的皮肤。

骶丛还有至梨状肌、闭孔内肌、肛提肌、尾骨肌的分支。

3. **盆部自主神经** 包括骶交感干、盆内脏神经和盆丛。

（1）**骶交感干** sacral sympathetic trunk：是交感干的骶段，沿骶前孔内侧下行，由 4 个骶交感神经节和节间支构成（图 7-22）；向上续连于腰交感干，两侧骶交感干下端融合为单个**尾神经节** coccygeal ganglion（**奇神经节** ganglion impar）。两侧骶交感干之间有横支相连并有分支参加盆丛。骶交感神经节只有灰交通支与骶神经和尾神经相连。

（2）**盆内脏神经**：简称**盆神经**，是第 2~4 骶髓节段副交感低级中枢发出的节前纤维，随第 2~4 骶神经前支到盆部之后，即离开骶神经前支而组成的（图 7-22）。盆内脏神经加入盆丛，随盆丛分支分布到盆部脏器附近或脏器壁内交换神经元。节后纤维支配结肠左曲以下的消化管和盆腔脏器。

（3）**盆丛**：又称**下腹下丛**，由**上腹下丛**延续到直肠两侧，并接受骶交感干节后纤维和盆内脏神经的副交感节前纤维，共同构成盆丛（图 7-22）。此丛伴随髂内动脉的分支组成**直肠丛、膀胱丛、前列腺丛及子宫阴道丛**等。

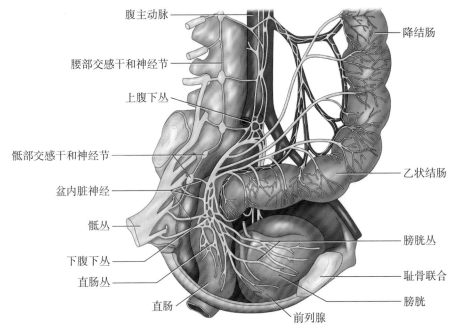

图 7-22 **盆部的自主神经**

## 【实地解剖】

1. **盆腔脏器排列的观察** 从男性和女性的盆腔内移出有系膜的小肠和乙状结肠，按本章关于"盆腔脏器的位置安排"的描述，透过腹膜辨认脏器，观察在正中矢状面上排列的脏器和位于冠状面的脏器。

2. **盆腔脏器与腹膜的关系** 观察盆腔内的腹膜与脏器的关系，辨认腹膜在脏器之间返折所形成的陷凹，以及腹膜形成的皱襞和系膜。观察完男女盆腔内腹膜后，小心撕去盆侧壁的腹膜，暂时保留脏器表面的腹膜和子宫阔韧带的两层腹膜。

3. **追查输尿管、输精管或子宫圆韧带** ①输尿管在左髂总动脉下段和右髂外动脉起始部的前方找到左、右输尿管，向下追踪至膀胱底。在男性，观察它与输精管盆部的位置关系；在女性，追至子宫颈外侧时注意勿损伤其前方跨过的子宫动脉。②输精管或子宫圆韧带的解剖　在腹股沟管深环处找到输精管（男）或子宫圆韧带（女），向后追踪输精管至膀胱底，追踪子宫圆韧带至子宫角。

**4. 锯切盆部**　从乙状结肠与直肠交接处向上推挤内容物，间隔 1 cm 用线绳双重结扎乙状结肠的下段。于两结扎绳之间切断乙状结肠，并切断乙状结肠系膜在盆腔内的附着，将乙状结肠推向上方。平第 4、5 腰椎间水平锯断躯干。

**5. 探查盆筋膜间隙**　①耻骨后间隙：将膀胱尖提起并拉向后，手指或刀柄插入膀胱与耻骨联合后面之间，探查两者之间有大量的疏松结缔组织、脂肪，此即潜在的耻骨后间隙。②直肠后间隙：手指或刀柄伸入直肠与骶前筋膜之间，钝性分离直肠向前，查证两者之间有疏松结缔组织，此即潜在的直肠后间隙。

**6. 盆部血管和淋巴结的解剖观察**　①髂总和髂外血管的解剖：自腹主动脉分叉处起，向下沿血管走行修洁髂总和髂外血管至腹股沟管深环内侧，保留跨越髂外血管前面的输尿管、输精管、子宫圆韧带和卵巢血管。找到沿髂总和髂外血管排列的淋巴结后可除去。②生殖腺血管的解剖：在髂外血管外侧找到睾丸血管，修洁它们直至到深环。在女尸卵巢悬韧带的深面剖露出卵巢血管，向下追踪至卵巢和输卵管，再向上查看卵巢血管的起点和汇入点。③直肠上血管的解剖：在残余的乙状结肠系膜内修洁出直肠上血管，向下追踪到第 3 骶椎前方，证实它分为两支行向直肠两侧壁。④骶正中血管的解剖：在骶骨前面正中线上，寻找并修洁细小的骶正中动脉及沿血管排列的骶淋巴结。⑤髂内血管的解剖：自髂总动脉分叉为髂外和髂内动脉处，向下清理髂内动脉至坐骨大孔上缘，再修洁其壁支和脏支。壁支有闭孔动脉、臀上动脉、臀下动脉、髂腰动脉和骶外侧动脉，脏支有脐动脉、膀胱下动脉、直肠下动脉和阴部动脉，女性还有子宫动脉。壁支清理至已剖出的远段接续，脏支清理至入脏器处。注意女性子宫动脉与输尿管的交叉关系。髂内动脉分支常有变异，应细心辨认。各动脉的伴行静脉、脏器周围的静脉丛和髂内淋巴结可观察后结扎清除，注意保留神经丛。

**7. 盆腔神经的解剖观察**　①于腰大肌内侧缘与第 5 腰椎、骶岬之间的深面寻找腰骶干。沿腰骶干向下，清理出位于髂内动脉深面、梨状肌前面的骶丛，追踪参与此丛的骶神经前支至骶前孔。在腰大肌下部的内侧缘和外侧缘找出闭孔神经和股神经，前者追至闭膜管，后者追至肌腔隙。②在第 5 腰椎前方、中线两侧用尖镊分离出自腹主动脉丛向下延续的上腹下丛，向下跟踪至直肠两侧的盆丛（下腹下丛）。提起盆丛，清理观察第 2~4 骶神经前支各发一条细小的盆内脏神经，加入盆丛。在骶前孔内侧清理骶交感干和位于尾骨前方的奇神经节。

# 【临床解剖】

## 一、膀胱穿刺术的应用解剖

膀胱穿刺术适用于急性尿潴留导尿失败，或禁忌导尿而又无条件施行耻骨上膀胱造口者，也可用于经穿刺抽取膀胱尿液作检验或细菌培养。穿刺时，患者取仰卧位。穿刺点在耻骨联合上缘正中部，穿经皮肤、皮下组织、筋膜、白线、腹横筋膜、膀胱前壁达膀胱腔。进针应垂直，深 2~3 cm。针尖勿向后下穿刺，以免刺伤耻骨联合后方的静脉丛；也勿向后上穿刺，以免损伤腹膜。待有尿液抽出后再缓缓进针少许。对大量尿潴留者，不宜将尿液快速排空，应持续 1~2 h 缓慢排出，使膀胱内压逐渐降低，以免膀胱内压骤然下降而引起虚脱或膀胱内出血。现在临床上，常在超声引导下，根据患者的胖瘦，行膀胱穿刺术。

## 二、宫颈癌根治术的应用解剖

**1. 保护神经的解剖要点**  ①保护盆丛：盆丛位于脏器旁组织的最内层，紧贴脏器，因此切开腹膜在盆腹膜下间隙稍加分离，即可将脏器旁结构推向脏器侧。②保护盆内脏神经：宫颈癌根治术要切除骶子宫韧带和子宫主韧带。骶子宫韧带与盆内脏神经关系密切，如保留部分盆内脏神经，则不宜过多切除骶子宫韧带。③保护子宫侧缘神经束：可先在距宫颈侧缘约 3 cm 处，即在神经束的外侧，分离切除主韧带，然后在神经束的内侧分离与韧带的联系。

**2. 保护输尿管的解剖要点**  ①处理卵巢悬韧带时对输尿管的保护：输尿管在腰大肌中点稍下方行于卵巢动静脉后方，且与其呈锐角交叉。在包绕卵巢血管的阔韧带前叶处纵行切开腹膜，进入腹膜后间隙，先在卵巢血管后内侧找到输尿管，手术中可根据输尿管的蠕动来清楚辨认输尿管，然后在输尿管的外侧纵行切开腹膜，即可见呈束状的卵巢血管，进行分离结扎。②游离切断子宫膀胱韧带时对输尿管的保护：输尿管穿入子宫膀胱韧带两层之间的行程段称为输尿管隧道。打开隧道游离输尿管是根治手术是否彻底的关键，勿误伤、误扎输尿管。因子宫动脉在输尿管前方跨过，解剖时可将子宫动脉断端拉向内侧，分离输尿管后找到子宫动脉。

**3. 淋巴结清扫的范围和应用解剖要点**  清扫淋巴结则由远而近、由外到内按顺序清扫，包括髂总（下部）、髂外、髂内、髂间、闭孔和腹股沟淋巴结。在盆侧壁清扫闭孔淋巴结时，应注意保护沿盆壁自后前行的闭孔神经和闭孔动、静脉。根据病程情况，再考虑清扫骶前、髂总和腰淋巴结。

## 三、直肠手术的应用解剖

**1. 注意直肠上段的血供**  乙状结肠动脉末支与直肠上动脉之间大多缺乏边缘动脉弓，有的甚至缺乏肠壁间吻合。在需要切断部分乙状结肠血管时，应注意血管分支变化，其结扎部位应选在乙状结肠动脉末支与直肠上动脉分支之上，使血液经乙状结肠动脉末支通往直肠上动脉，才能保证乙状结肠直肠曲和直肠上段的血供，避免肠管缺血、坏死。

**2. 保留直肠下段的长度**  保留直肠至少在齿状线上 2 cm，最好在 4 cm 以上，且能与近侧肠管吻合。这样，既保留了肛管和肛提肌，也保留了直肠下段的便意感受器及其排便反射。

**3. 保护输尿管**  输尿管盆段在腹膜外沿盆侧壁下行，在腹膜返折处与直肠侧韧带邻近。直肠癌腹会阴联合切除术，在钳夹和切断直肠侧韧带前，应将输尿管进入膀胱的一段向前内侧拉开，以免损伤。左侧腹段输尿管在乙状结肠系膜根部与肠系膜下血管靠近，当切断、结扎该血管时，亦应将输尿管显露并向外侧推开。

**4. 直肠肛管癌根治术的淋巴结切除**  淋巴转移是直肠癌主要的扩散途径。根据淋巴回流途径，直肠肛管癌根治术要求将直肠及其周围上、中、下三路淋巴结转移区彻底清除，对腹股沟淋巴结有肿大而肝等远处无转移者，可做腹股沟淋巴结整块切除。直肠癌的淋巴结切除范围应按照淋巴结侵犯范围和癌肿的恶性程度来决定。

# 第二节  会  阴

会阴 perineum 指盆膈以下封闭骨盆下口的所有软组织结构，其边界呈菱形，与骨盆下口相对应（图 7-23）。前界为耻骨联合下缘，后界为尾骨尖，两侧为耻骨下支、坐骨支、骶结节韧带和坐骨结节。会阴以两侧坐骨结节前缘的连线为界，分为两个三角区。前方为**尿生**

殖区，被尿生殖膈封闭，男性有尿道通过，女性有尿道和阴道穿过。后方为**肛区**，被盆膈封闭，有肛管通过。成年男性会阴部皮肤有色素沉着，在正中线有一色深的线，称**会阴缝** perineal raphe。会阴缝向前延续于**阴囊缝**和**阴茎缝**。会阴皮下组织中富含脂肪，具有弹性垫的作用。临床上所称的会阴，是狭义的会阴，是指女性的阴道前庭后端或男性的阴囊根至肛门之间结构，属盆底的一部分。产妇分娩时，会阴承受的压力较大，易造成撕裂，要注意对会阴的保护。

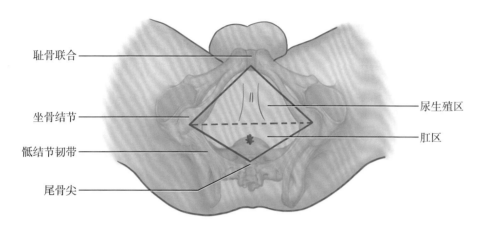

图 7-23　会阴的分界和分区（模式图）

## 【局部解剖】

### 一、肛区

#### （一）皮肤和浅筋膜

肛门周围的皮肤以肛门为中心，形成放射状皱襞，富含汗腺和皮脂腺，在成年男性长有肛毛。浅筋膜为富含脂肪的疏松结缔组织，充填于肛管两侧的坐骨肛门窝内（图 7-24）。

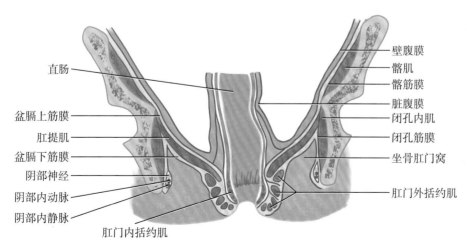

图 7-24　盆腔后部冠状面

（二）深筋膜

为臀筋膜的延续，贴附于坐骨肛门窝的各壁（图 7-24）。衬于肛提肌和尾骨肌下面的筋膜，称**盆膈下筋膜** inferior fascia of pelvic diaphragm。覆盖在肛提肌和尾骨肌上面的筋膜，称**盆膈上筋膜** superior fascia of pelvic diaphragm，是盆壁筋膜的一部分。盆膈上、下筋膜和其间的肛提肌、尾骨肌共同组成**盆膈** pelvic diaghragm，封闭肛区，其中有肛管穿过。

（三）肌

1. **肛提肌**　为一对宽薄的肌，封闭骨盆下口。其起自耻骨体盆面、坐骨棘和张于二者之间的肛提肌腱弓（由闭孔筋膜上缘增厚而成），两侧纤维向下、后、内侧方向，汇合成漏斗状，止于会阴中心腱、直肠壁、尾骨和肛尾韧带，在女性尚有部分纤维止于阴道壁。肛提肌按肌束的起止走向分为三部分，即：**髂尾肌** iliococcygeus、**耻骨直肠肌** puborectalis 和**耻尾肌** pubococcygeus（图 7-25）。

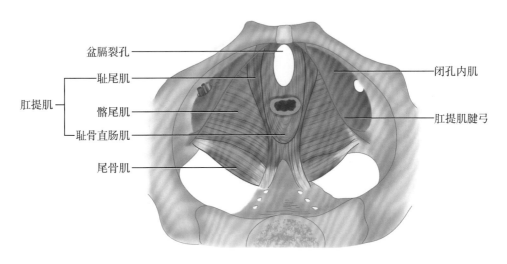

图 7-25　肛提肌（上面观）

肛提肌的主要作用是增强和提起盆底，承托盆腔脏器。有些纤维呈裥状从后面套绕直肠，可协助肛门内、外括约肌紧缩肛门，在女性，还有协助阴道括约肌缩小阴道口的作用。此肌由骶丛的肌支支配。

2. **尾骨肌** coccygeus muscle　是一对薄弱的三角形肌，已退化。位于髂尾肌之后，上缘与梨状肌相接，后外侧面与骶棘韧带融合（图 7-25）。起自坐骨棘盆面和骶棘韧带，向后内侧呈扇形扩展，止于第 5 骶椎和尾骨外侧缘。尾骨肌构成盆膈后方的一小部分。收缩时，可使尾骨向前外侧运动。若两侧肌同时收缩，则可使尾骨向前移动。中年以后，骶尾关节通常骨化成不动关节，故尾骨肌失去运动关节的作用。

3. **肛门外括约肌**　见直肠和肛管。

（四）坐骨肛门窝

**坐骨肛门窝** ischioanal fossa：又称坐骨直肠窝，居肛管两侧，呈尖朝上、底向下的楔形间隙（图 7-26）。窝内充满大量脂肪组织，称坐骨肛门窝脂体 adipose body of ischioanal fossa，起弹性垫作用，排便时利于肛管充分扩张。肛管感染可蔓延至此，形成坐骨肛门窝脓肿。如治疗不及时，积蓄脓液可向肛管后或前方蔓延至对侧坐骨肛门窝，或向上穿过肛提肌至盆腔，如溃穿皮肤则导致肛瘘（图 7-26）。

坐骨肛门窝的外侧界为闭孔内肌、闭孔筋膜及坐骨结节内面；内侧界为肛门外括约肌、肛提肌、尾骨肌和盆膈下筋膜；前界为尿生殖膈后缘；后界为臀大肌下缘和骶结节韧带。尖向上方，由盆膈下筋膜与闭孔筋膜会合而成。窝底为肛门两侧的皮肤。

在坐骨肛门窝的外侧壁，有阴部神经和阴部内血管经过，并发出肛神经和肛动脉。

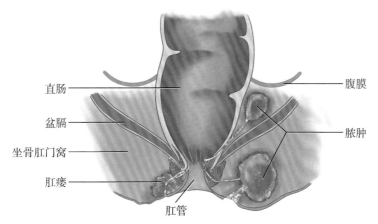

**图 7-26 肛管直肠周围脓肿和肛瘘**

（五）会阴中心腱

**会阴中心腱** perineal central tendon 又称会阴体 perineal body，是位于会阴缝的深部、两侧会阴肌之间的纤维性中隔（图 7-27），会阴部许多肌附着于此，有加固盆底的作用。会阴在女性较男性发育为好，更具有弹性，在分娩时有重要意义。

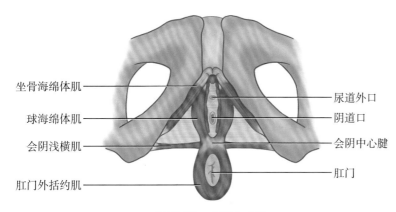

**图 7-27 会阴中心腱**

（六）阴部管

**阴部管** pudendal canal，即 Alcock 管，是坐骨肛门窝外侧界闭孔内肌筋膜于坐骨结节下缘上方分为二层而构成的管。管内有阴部内血管和阴部神经通行。施行会阴部手术时，可于阴部管处进行神经阻滞麻醉。

## 二、男性尿生殖区

（一）皮肤和浅筋膜

皮肤被以阴毛，富有汗腺及皮脂腺。浅筋膜分两层，浅层为脂肪层，与腹壁浅筋膜浅层相续；深层为膜性层，即**会阴浅筋膜** superficial fascia of perineum，或称 Colles 筋膜，较薄，覆盖于会阴浅层肌和各海绵体的浅面，向前续于阴囊肉膜、阴茎浅筋膜和腹前壁浅筋膜深层，向两侧附着于耻骨下支和坐骨支及坐骨结节，后缘与会阴深筋膜愈合。

（二）深筋膜

会阴深筋膜的外侧缘附着于耻骨下支和坐骨支，分为两层，贴附于会阴深横肌和尿道膜部括约肌的上、下面，分别称**尿生殖膈上筋膜** superior fascia of urogenital diaphragm 和**尿生殖膈下筋膜** inferior fascia of urogenital diaphragm。尿生殖膈上、下筋膜的后缘与会阴浅筋膜融合；前缘合并成**会阴横韧带** transverse ligament of perineum。会阴横韧带与耻骨弓状韧带之间的空隙内有阴茎的血管和神经通过。尿生殖膈上、下筋膜与会阴深横肌和尿道括约肌共同构成**尿生殖膈** urogenital diaphragm，封闭尿生殖区，尿生殖膈有尿道通过。尿生殖膈与盆膈封闭整个骨盆下口，具有加强盆底，协助承托盆腔脏器的作用。

在会阴浅筋膜与尿生殖膈下筋膜之间围成一个向上开放的间隙，称**会阴浅隙** superficial perineal space（图 7-28），内有阴茎脚、尿道球、尿生殖区浅层肌以及阴部内动脉和阴部神经的分支。此间隙向前上方经阴茎两侧可通达腹前壁，在临床上具有重要意义。如尿道在会阴浅隙破裂，尿液溢入此隙，可循阴囊肉膜深部蔓延至阴茎浅筋膜与阴茎深筋膜之间，进而上升至腹前壁的浅筋膜深层与腹部固有筋膜之间。尿液浸入会阴部、阴囊、阴茎和腹前壁的疏松组织中，可继发感染和坏死。

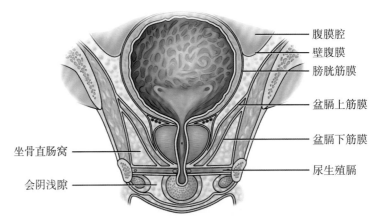

图 7-28　**男性盆腔前部冠状面模式图**

在尿生殖膈上、下筋膜与两侧坐骨下支和耻骨下支之间所封闭的间隙，称**会阴深隙** deep perineal space（图 7-29）。其内有会阴深横肌、尿道括约肌、尿道膜部、尿道球腺和阴部内血管等结构。尿道膜部破裂时，尿液存留于会阴深隙中。

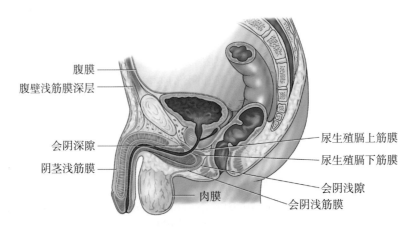

图 7-29　**男性尿生殖膈和会阴浅、深隙**

（三）肌

尿生殖区的肌分浅、深二层。浅层肌位于尿生殖膈下筋膜的浅层，分别是会阴浅横肌、球海绵体肌和坐骨海绵体肌（图 7-30）。深层肌位于两侧耻骨下支和坐骨支之间，前方为尿道括约肌，后方为会阴深横肌（图 7-31）。

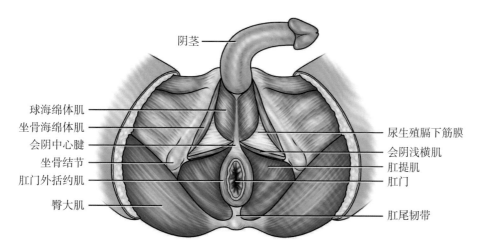

图 7-30　**男性会阴肌（浅层）**

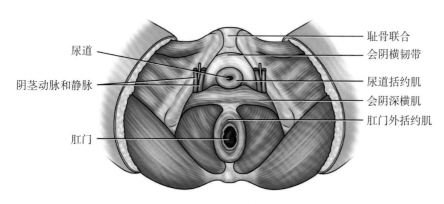

图 7-31　**男性会阴肌（深层）**

**1. 会阴浅横肌** superficial transverse muscle of perineum　成对，有时缺如。位于会阴皮下脂肪组织的深层。起自坐骨结节内面的前部，肌纤维向内侧止于会阴中心腱。其中有一部分肌纤维可跨越正中线与对侧的同名肌、肛门外括约肌及球海绵体肌相连续。两侧共同收缩时，可固定会阴中心腱。

**2. 球海绵体肌** bulbocavernosus　包绕尿道球和尿道海绵体的后部。起自于会阴中心腱和尿道球下面的中缝，止于阴茎深筋膜背侧及尿道海绵体背侧。收缩时，可压迫尿道海绵体、阴茎背静脉，助排尿、射精和阴茎勃起。

**3. 坐骨海绵体肌** ischiocavernosus　覆盖于阴茎脚的浅面，起自坐骨结节，止于阴茎脚下面和阴茎白膜侧面。收缩时，压迫阴茎海绵体根部，阻止静脉血回流，参与阴茎勃起，又称**阴茎勃起肌**。

**4. 会阴深横肌** deep transverse muscle of perineum　成对，位于会阴浅横肌的深层。起自坐骨支及耻骨下支结合部邻近的阴部管，肌束横行于两侧坐骨支之间，在中线互相交错，部分止于会阴中心腱。收缩时可加强会阴中心腱的稳固性。肌束内藏有尿道球腺。

271

**5. 尿道括约肌** sphincter of urethra　在会阴深横肌的前方，围绕尿道膜部，通常处于收缩状态，可随意控制排尿。

尿生殖区的肌均由阴部神经的分支会阴神经分布。

### 三、女性尿生殖区

女性尿生殖区基本结构与男性相似。它由尿生殖膈所封闭，有尿道和阴道穿过。在女性，尿道括约肌包绕尿道和阴道，故称**尿道阴道括约肌** urethrovaginal sphincter。此肌有紧缩尿道和阴道的作用，并可压迫前庭大腺。**球海绵体肌** bulbocavernosus 环绕阴道口并覆盖前庭球、前庭大腺及阴蒂海绵体表面，又名**阴道括约肌** vaginal sphincter。此肌收缩时，可缩小阴道口并助阴蒂勃起。**坐骨海绵体肌** ischiocavernosus 又名**阴蒂勃起肌**，较男性者薄弱。覆盖阴蒂脚的表面，收缩时可阻碍阴蒂内的静脉血回流，协助阴蒂勃起（图 7-32，图 7-33）。

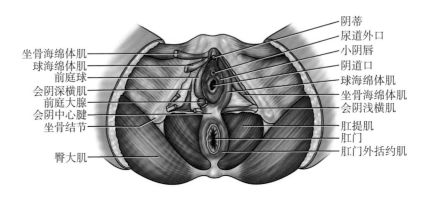

图 7-32　女性会阴肌（浅层）

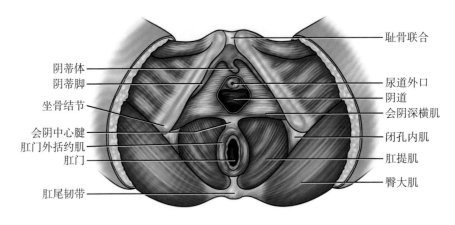

图 7-33　女性会阴肌（深层）

### 四、男性外生殖器

男性外生殖器包括阴茎和阴囊。阴囊内藏睾丸和附睾。尿道球腺位于会阴深横肌中，开口于尿道。故将睾丸、附睾和尿道球腺的解剖关系在此一并叙述。

（一）阴囊

**阴囊** scrotum 为一囊袋状结构，内藏睾丸、附睾和精索及其被膜（图 7-34，图 7-35）。其壁由皮肤和肉膜构成，位于阴茎根和会阴区之间。阴囊的皮肤薄而柔软，富于伸展性，覆以少量阴毛，有明显的色素沉着，中线上有阴囊缝 scrotal raphe。皮肤的深层为**肉膜** dartos coat，是阴囊的浅筋膜，缺乏脂肪组织，主要为平滑肌，并含有致密结缔组织以及弹性纤维。肉膜在正中线向深部发出**阴囊中隔** septum of scrotum，将阴囊腔分为左、右两部，分别容纳两侧的内容物。肉膜平滑肌纤维的收缩与舒张受环境温度调节，通过改变阴囊壁的厚度，调节阴囊内的温度，以利于睾丸内精子的生存和发育。

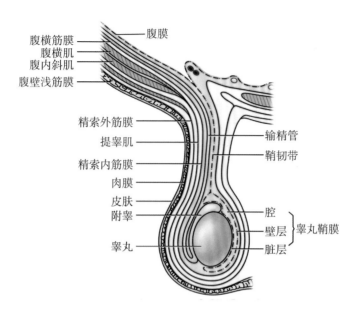

图 7-34　阴囊结构

阴囊的动脉有**阴囊后动脉** posterior scrotal artery（来自阴部内动脉）、**阴囊前动脉** anterior scrotal artery（来自阴部外动脉）、**精索外动脉**（来自腹壁下动脉）。静脉网汇成静脉，与同名动脉伴行，注入阴部内静脉和大隐静脉。阴囊的淋巴管注入腹股沟浅淋巴结。阴囊的神经来自髂腹股沟神经、生殖股神经的生殖支以及会阴神经的阴囊后神经。

（二）睾丸、附睾的血管、淋巴和神经

供应睾丸的动脉称**精索内动脉** internal spermatic artery（或称**睾丸动脉** testicular artery）出自腹主动脉；输精管由膀胱下动脉发出的**输精管动脉** deferential artery 分布。睾丸和精索被膜由发自腹壁下动脉的**精索外动脉** external spermatic artery 分布。

睾丸和附睾的静脉在精索内汇合成**蔓状静脉丛**，此丛向上逐渐合成为**睾丸静脉**，最后，右侧的注入下腔静脉，左侧注入肾静脉。输精管的静脉血先注入膀胱静脉丛，最后注入髂内静脉。

睾丸和附睾的淋巴管伴血管上行，入腰淋巴结。睾丸的神经来自肾丛和腹主动脉丛；附睾的神经来自上腹下丛及盆丛。

（三）精索

**精索** spermatic cord 始自腹股沟管**深环**（腹环），向内下方进入腹股沟管，经**浅环**（皮下环）进入阴囊，终于睾丸后缘（图 7-34，图 7-35）。**精索**为圆索状结构，主要内容为输精管、睾丸动脉和蔓状静脉丛；此外还有输精管动、静脉，神经丛、淋巴管、腹膜鞘突上段闭锁后的残余组织等，它们外包被膜。输精管位于精索的后内部，圆硬如绳。睾丸动脉和蔓状静脉丛与输精管伴行。精索由皮下环至睾丸间的一段，活动度较大，在活体上容易摸到。精索在通过腹股沟管时，下方有髂腹股沟神经和生殖股神经的生殖支、上方有髂腹下神经伴行。若静脉迂曲扩张，即形成**精索静脉曲张**。

（四）睾丸和精索的被膜

阴囊肉膜的深方为睾丸和精索所共有的被膜（图 7-34，图 7-35）。最外层为**精索外筋膜**
external spermatic fascia，起自腹股沟浅环的边缘，为腹部深筋膜和腹外斜肌腱膜的直接延续，
与肉膜连结疏松。深方为**提睾肌** cremaster，提睾肌肌纤维来自腹内斜肌和腹横肌下部的肌纤
维，其随精索通过腹股沟管皮下环，向下包绕精索、睾丸和附睾。提睾反射和射精前的睾丸
上提，都是通过此肌收缩而完成的。再深方为**精索内筋膜** internal spermatic fascia，是腹横筋
膜的延续，为睾丸被膜中最坚韧者，愈近腹股沟管深环则愈疏松。最内层为**睾丸鞘膜** tunica
vaginalis of testis，来源于腹膜，呈双层囊状包围睾丸和附睾。该膜可分壁、脏两层：**壁层**
parietal layer 贴于精索内筋膜的内面，至睾丸后缘处移行为脏层；**脏层** visceral layer 覆盖于睾
丸表面（睾丸后缘除外）及附睾的一部分。脏、壁两层在睾丸后缘，借睾丸系膜相移行。两层
之间为**鞘膜腔** cavity of tunica vaginalis，内含少量浆液，适于睾丸在阴囊内活动。鞘膜腔可因炎
症而使浆液分泌增多，形成鞘膜积液。

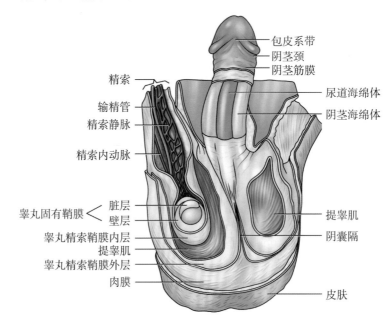

图 7-35　**睾丸及精索被膜**

**睾丸下降**：睾丸和附睾在胚胎初期位于腹腔后壁，以后随胚胎的发育逐渐下降，胚胎第
2 月末，睾丸沿体壁背侧向下伸展，至第 3 月末达髂窝。第 4~7 月时，降至腹股沟管深环处。
至第 8 月降入阴囊（图 7-36）。在睾丸下降之前，从睾丸下端至阴囊底有一结缔组织带，称睾

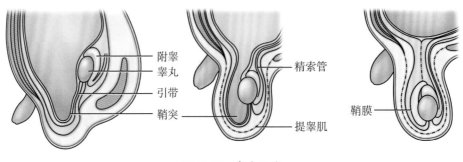

图 7-36　**睾丸下降**

丸引带。睾丸下降可能由于引带缩短的牵引所致，引带最后缩短、消失。在胚胎的较早时期，相当于成人的腹股沟管内口处，腹膜向外突出成一囊袋，称腹膜鞘突。此突不断延伸，沿腹股沟管通过腹壁，经耻骨前方伸入阴囊。腹前壁各层也随之向外膨出，形成睾丸和精索的被膜。睾丸下降后，腹膜鞘突和体腔相通的部分闭锁，形成**鞘韧带** vaginal ligament。其下部不闭锁，围绕睾丸形成睾丸鞘膜，残留的腔隙即为鞘膜腔。如腹膜鞘突不闭锁，可形成先天性鞘膜积液或腹股沟斜疝。精索就是随睾丸下降的输精管、血管、神经，外包数层被膜而成。

出生后，如果睾丸未降入阴囊，而停滞于腹腔或腹股沟管内，称为隐睾。因腹腔内温度较高，不适合精子发育，可引起不育症。

（五）阴茎

阴茎 penis（图 7-37）的皮肤呈棕褐色，薄而柔软，富于伸展性，无皮下脂肪组织。皮肤在阴茎头和颈处与深层贴附紧密，其余部分的皮肤借阴茎浅筋膜与阴茎深筋膜疏松相连，所以活动度很大。阴茎皮肤自颈处向前反折游离，形成包绕阴茎头的双层环形皮肤皱襞，称为**阴茎包皮** prepuce of penis，并在阴茎颈处反折移行为阴茎头的皮肤。包皮内、外层的前端相互移行，形成的游离缘围成**包皮口** orifice of prepuce。包皮内层与阴茎头皮肤之间为**包皮腔** cavity of prepuce，其内易积存包皮垢，主要由包皮腺的分泌物、脱落的上皮和尿垢所形成。在阴茎头腹侧中线上，连于尿道外口与包皮之间的皮肤皱襞称**包皮系带** frenulum of prepuce。幼儿的包皮较长，包着整个阴茎头，包皮口也小。随着年龄的增长，包皮逐渐退缩，包皮口也逐渐扩大。在成人如果阴茎头仍被包皮包裹，则为包皮过长。若包皮口狭小，而不能向阴茎头后方翻转时，则为**包茎** phimosis。包皮过长或包茎可使包皮腔积垢，由于长期刺激，易引起发炎，甚至诱发阴茎癌，故需切除过长的包皮。施包皮环切手术时，注意勿伤及包皮系带。

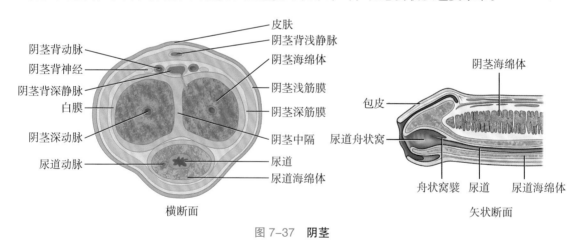

图 7-37 阴茎

阴茎的被膜由浅向深依次为阴茎浅筋膜、阴茎深筋膜和白膜。**阴茎浅筋膜** superficial fascia of penis，即 Colles 筋膜，主要由疏松结缔组织构成，内含少量平滑肌纤维，无脂肪。阴茎浅筋膜自阴茎根部向周围分别移行于阴囊肉膜、会阴浅筋膜、腹前壁浅筋膜。在其深方为**阴茎深筋膜** deep fascia of penis，又称 Buck 筋膜，前端始于阴茎颈，后方移行为邻区的深筋膜。**白膜** tunica albuginea 为一层坚厚的纤维膜，富于伸展性，分别包裹在每个海绵体的外面。

**1. 阴茎的动脉** 阴茎的动脉非常丰富。皮肤由阴囊前、后动脉分布。尿道海绵体由**尿道球动脉** urethral bulbar artery 和**尿道动脉** urethral artery 分布，并与阴茎背动脉吻合。阴茎海绵体由**阴茎深动脉** deep artery of penis 和**阴茎背动脉** dorsal artery of penis 分布，并且彼此吻合。阴茎背动脉行于阴茎背侧沟内，分支营养阴茎海绵体及阴茎的被膜。其末端与对侧的同名动脉吻合成弓，由弓发出分支营养阴茎头及包皮。

2. **阴茎的静脉**：皮肤的血液经**阴茎背浅静脉**，行于阴茎皮下，注入阴部外静脉。阴茎头和阴茎海绵体的血液经小静脉汇入**阴茎背深静脉**。其中一些小支由阴茎背面穿出，另一些则由阴茎海绵体的腹侧面穿出，它们均汇入阴茎背深静脉。阴茎背深静脉经耻骨弓韧带和尿生殖膈前缘之间进入盆腔，分为左、右二支，入前列腺丛和阴部丛。阴茎背深静脉于耻骨联合下缘附近与阴部内静脉吻合。阴茎深静脉收集阴茎海绵体的血液注入阴部内静脉。

3. **阴茎的淋巴**　阴茎的淋巴管分浅、深2组：浅淋巴管收集皮肤、皮下组织及阴茎筋膜的淋巴，注入腹股沟浅淋巴结。深淋巴管收集阴茎头、阴茎海绵体的淋巴，注入腹股沟深淋巴结，再入髂外淋巴结。故阴茎癌患者必须检查腹股沟淋巴结是否有癌转移。阴茎的淋巴管还可直接注入髂内淋巴结。

4. **阴茎的神经支配**　阴茎的感觉神经主要为阴茎背神经。阴茎背神经自阴部神经分出后，经耻骨弓状韧带下方，至阴茎背部，在阴茎背动脉的外侧达阴茎头，分布于阴茎皮肤和海绵体等。进行包皮环切手术时，多在阴茎根部施行阻滞麻醉。阴茎的勃起是由来自副交感的盆内脏神经支配，如果此神经损伤，则发生阳痿。

### （六）男性尿道

**男性尿道** male urethra 除有排尿功能外，还有排精作用。起于膀胱的尿道内口，止于阴茎头的尿道外口，长16~22 cm，管径0.5~0.7 cm。

男性尿道可分为**壁内部、前列腺部、膜部**及**海绵体部**4部分（图7-38）。

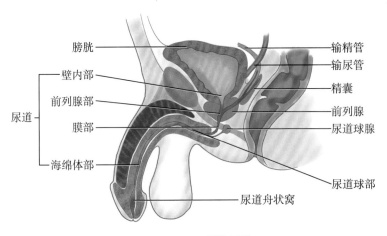

图 7-38　**男性尿道**

1. **壁内部**　起始于尿道内口，是尿道穿过膀胱壁的部分，长约0.5 cm，被尿道内括约肌环绕。

2. **前列腺部**　是尿道穿过前列腺的部分（图7-39）。上接壁内部，下接膜部，全长约2.5 cm。自前列腺底进入，向前下方斜穿前列腺，从前列腺尖穿出。此段尿道的直径在前列腺中部最大，下端最狭窄。尿道前列腺部的后壁上有一条纵行的嵴，称为尿道嵴。尿道嵴中部有一条纺锤状隆起，称为精阜，长约1.5 cm，高及宽度为0.3~0.5 cm。精阜中央有一个盲囊的开口，盲囊被称为前列腺小囊，长约0.6 cm，是副中肾管远端退化残留，无生理功能。前列腺小囊发育因人而异，有时没有或不明显。射精管开口于前列腺小囊两侧。尿道嵴两侧的凹陷被称为前列腺窦。

3. **膜部**　是尿道穿过尿生殖膈的部分，位于前列腺和尿道球之间，长约1.2 cm，是尿道最狭窄的部分。膜部位于耻骨联合后下方约2.5 cm处，被尿道膜部括约肌和会阴深横肌环绕，尿道膜部括约肌和会阴深横肌又被称为尿道外括约肌，呈戒指状，其收缩时，尿道被拉向后方会阴中心腱，尿液不能被排出。膜部虽然狭窄，但壁薄，扩展性强。在骑跨伤和器械导尿时易受损。

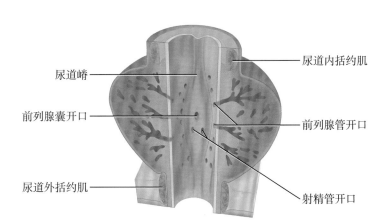

图 7-39　**尿道前列腺部**

**4. 海绵体部**　是尿道贯穿海绵体的部分，位于膜部和尿道外口之间，全长约 15 cm。起始端位于尿道球内，称为尿道球部。尿道球部内腔大，称为尿道壶腹，尿道球腺开口于此。尿道海绵体部在阴茎头的末端存在膨大，称为尿道舟状窝，向外至尿道外口管径又逐渐缩小。尿道舟状窝的上壁有瓣状黏膜，称为舟状窝瓣。尿道外口位于阴茎头，矢状位裂口，长约 0.6 cm。

男性尿道全长存在三个狭窄，分别是尿道内口、尿道膜部和尿道外口。尿道膜部最狭窄，其次是尿道外口和尿道内口。存在三个膨大，分别是尿道前列腺部、球部和舟状窝。舟状窝最大，其次为球部和前列腺部。

阴茎非勃起状态时，尿道存在两个弯曲，分别是耻骨前弯和耻骨下弯。耻骨前弯位于耻骨联合前下方，由尿道海绵体构成。将阴茎提起至与腹壁呈 60°角，耻骨前弯消失，尿道形成凹向上的大弯曲，可将导尿管、膀胱镜等器械送入膀胱。耻骨下弯位于耻骨联合的下方，由尿道前列腺部、膜部、尿道海绵体部起始端构成，形成凹向前上方的弯曲。此段尿道位置固定，无论阴茎是否勃起都不会改变形状。

## 五、女性外生殖器

### （一）阴阜

**阴阜** mons pubis 为耻骨联合前面的皮肤隆起，富有皮脂腺及汗腺，皮下脂肪也比较发达（图 7-40）。性成熟以后长有阴毛，其分布区呈倒三角形。

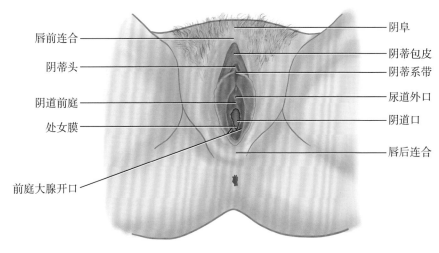

图 7-40　**女性外生殖器**

（二）阴唇

包括大、小阴唇。

1. **大阴唇** greater lip of pudendum　为一对纵长、隆起而具有弹性的皮肤皱襞（图7-40）。在发生学上与男性的阴囊相当。左右大阴唇的前、后端互相连合，形成**唇前连合** anterior labial commissure 和**唇后连合** posterior labial commissure。两大阴唇间的裂隙，称**女阴裂** pudendal cleft。大阴唇的皮肤有汗腺、皮脂腺及色素沉着；成年后，其外侧面的皮肤有稀疏的阴毛附生。内侧面皮肤细薄平滑，类似黏膜，含有皮脂腺，但无阴毛。大阴唇皮下含有大量脂肪组织，并含有弹性纤维和少量平滑肌纤维。此外，还有子宫圆韧带的纤维束止于大阴唇前上部的皮肤下。

2. **小阴唇** lesser lip of pudendum　位于大阴唇内侧的一对纵行皮肤皱襞，皮下缺乏脂肪组织，但含有大量弹性纤维和少量的平滑肌及丰富的静脉丛（图7-40）。小阴唇外表面呈暗蓝色，与大阴唇内侧面相接触。内侧面滑润，富有皮脂腺，近似黏膜。左右小阴唇的前端分成内、外两条皱襞。外侧皱襞于阴蒂上方左右连合，围绕阴蒂，构成**阴蒂包皮** prepuce of clitoris；内侧皱襞左右会合附着于阴蒂头的下面，为**阴蒂系带** frenulum of clitoris。未产妇小阴唇的后端左右连接，形成横行**阴唇系带** frenulum of pudendal labia，为阴道前庭的后界。经产妇女的阴唇系带多由于分娩而被撕裂。

（三）前庭球

**前庭球** bulb of vestibule　相当于男性的尿道海绵体，呈马蹄铁形，分为中间部和外侧部（图7-41）。外侧部较大，位于大阴唇的皮下。中间部细小，位于尿道外口和阴蒂之间的皮下。

（四）阴蒂

**阴蒂** clitoris 位于唇前连合的后方，内含一对**阴蒂海绵体** cavernous body of clitoris，后端名**阴蒂脚** crus of clitoris，附着于耻骨下支和坐骨下支的骨膜（图7-40，图7-41）。左右阴蒂海绵体脚在中线处连合成**阴蒂体** body of clitoris，其游离端称**阴蒂头** glans of clitoris，突出于阴蒂包皮下面。阴蒂头下面以阴蒂系带连于小阴唇。阴蒂海绵体的构造与阴茎海绵体类似。阴蒂头和阴蒂皮肤，富有神经末梢，感觉敏锐。

（五）阴道前庭

**阴道前庭** vaginal vestibule 为左、右小阴唇之间的裂隙（图7-40，图7-41）。前端达阴蒂，后端至阴唇系带。阴道前庭的中央有**阴道口** vaginal orifice，附有**处女膜** hymen 或处女膜痕。尿道外口较小，位于阴道口的前方，阴蒂的后下方，为短的矢状裂隙，周缘隆起呈乳头状。尿

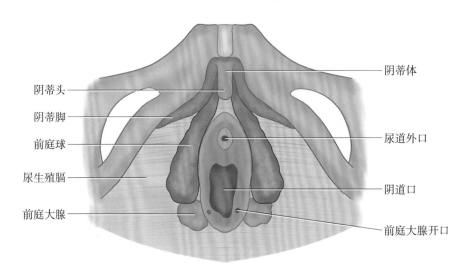

**图7-41　阴蒂、阴道前庭和前庭大腺**

阴蒂头
阴蒂脚
前庭球
尿生殖膈
前庭大腺
阴蒂体
尿道外口
阴道口
前庭大腺开口

道外口后外侧，有尿道旁腺管口。此外，在阴道口的后外侧，左右各有一个前庭大腺导管的开口。阴道口后侧与阴唇系带间有一小陷窝，名**舟状窝** navicular fossa。此窝在未产妇显著，经产妇多不明显。

### （六）前庭大腺

**前庭大腺** greater vestibular gland 又称 Bartholin 腺，与男子的尿道球腺相当，为两个豌豆或黄豆大小的腺体，位于阴道口两侧，前庭球的后内侧，与前庭球相接（图 7-41）。其深部依附于会阴深横肌，表面盖以球海绵体肌（阴道括约肌）。导管向内前方斜行，开口于阴道前庭、阴道口两侧。其分泌物黏稠，有滑润阴道的作用。如因炎症使导管阻塞，可形成囊肿。

## 六、会阴的血管、淋巴和神经

男、女性的会阴部的血管和神经相似。

阴部内动脉和阴部神经伴行（图 7-42），穿梨状肌下孔出盆腔。绕过坐骨棘和骶棘韧带的

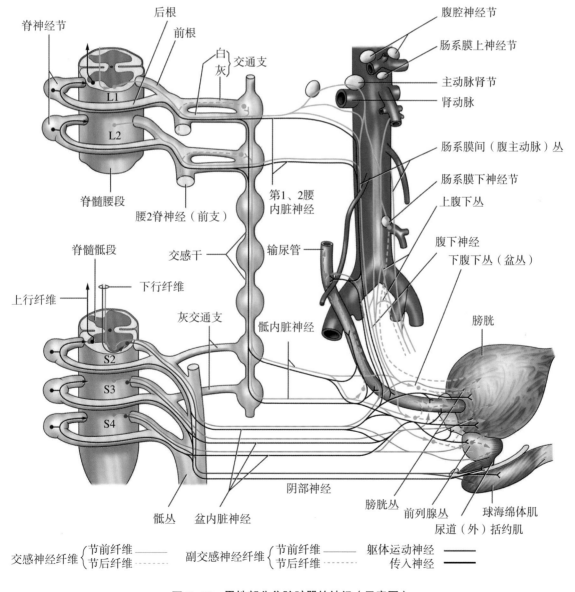

图 7-42　男性部分盆腔脏器的神经（示意图）

后方，经坐骨小孔入阴部管，沿坐骨肛门窝外侧壁前行，在坐骨结节上方，发出 2~3 支肛动脉和肛神经，分布到肛门。它们的主干向前分布到尿生殖区和外生殖器，主要分支在男性为阴茎背动脉和阴茎背神经；在女性为阴蒂背动脉和阴蒂背神经。阴部内静脉与同名动脉伴行，注入髂内静脉。

（一）阴部内动脉

阴部内动脉的分支有：①**肛动脉**，分布到肛门内、外括约肌和肛管。②**会阴动脉**，至会阴肌及阴囊或大阴唇。③**阴茎背动脉**，至阴茎。在女性为**阴蒂背动脉**，至阴蒂。

（二）淋巴回流

会阴和外生殖器的淋巴管入腹股沟淋巴结，其淋巴液主要经腹股沟淋巴结回流。

（三）阴部神经

阴部神经的分支有：①**肛神经**，到肛门的皮肤和肛门外括约肌。②**会阴神经**，分布于会阴诸肌和阴囊或大阴唇的皮肤。③**阴茎背神经**或**阴蒂背神经**为会阴神经的终支，至阴茎或阴蒂的背面，主要分布于阴茎或阴蒂的皮肤以及包皮。

临床常采用阴部神经阻滞麻醉进行会阴部手术。阻滞时以坐骨棘为标志；将示指、中指伸入阴道或直肠，摸到坐骨棘，注射针自坐骨结节稍内侧刺入，沿此手指的方向刺到坐骨棘内下方，注入麻醉药（图 7-43）。

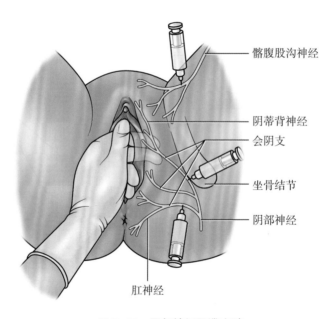

图 7-43　阴部神经阻滞麻醉

## 【实地解剖】

1. **男性先进行阴茎和阴囊的解剖操作**　女性在平分盆部和会阴之前，观察阴阜、大阴唇、小阴唇、阴蒂、阴道前庭、阴道口和尿道外口等。

2. **解剖阴茎**　①皮肤切口：从耻骨联合前方沿正中线向阴茎背作纵行切口至包皮，阴茎皮肤薄，切口不宜过深。②剖查浅筋膜和阴茎背浅静脉：向两侧剥离皮片，观察阴茎浅筋膜包裹阴茎，并向上与腹壁浅筋膜层相延续。游离出浅筋膜内的阴茎背浅静脉，追踪至它汇入股部浅静脉。③剖查深筋膜：沿皮肤切口切开浅筋膜并翻向两侧，观察阴茎深筋膜包裹阴茎的三条海绵体，并向上连于阴茎悬韧带。④剖查阴茎背深静脉、阴茎背动脉和神经：同样沿皮肤切口切开深筋膜并翻向两侧，寻找阴茎背面正中线上的阴茎背深静脉，以及两侧的阴茎背动脉和神经。追踪阴茎背深静脉到它通过耻骨弓状韧带与会阴横韧带之间的间隙进入盆腔。同时证实血管神经的深面为包裹海绵体的白膜。⑤横断阴茎体：在阴茎体的中份，横行切断阴茎的三条海绵体，留尿道面的皮肤连接两端阴茎。在横断面上观察白膜、海绵样结构和尿道。将近侧端的尿道海绵体从阴茎海绵体上分离，证实两阴茎海绵体被阴茎中隔紧密连接，不能分离。

**3. 解剖阴囊**　①切开皮肤和肉膜：自腹股沟浅环向下，沿阴囊前外侧作5~6 cm的纵行切口至阴囊底部，同时切开皮肤和肉膜，证实皮肤与肉膜紧密连接，不易分离。将皮肤和肉膜翻向切口两侧，沿肉膜的深面向正中线探查其发出的阴囊中隔。②解剖精索及被膜：依相同切口由浅入深依次切开精索的被膜：精索外筋膜、提睾肌及其筋膜和精索内筋膜，复习精索被膜与腹前壁的层次关系。分离查证精索的组成结构：输精管、蔓状静脉丛、睾丸动脉和神经等。触摸输精管，其质地坚实。③剖查睾丸鞘膜腔：纵行切开鞘膜的壁层，观察鞘膜的壁层和脏层，以及两层间的鞘膜腔，用手指探查证实两层在睾丸后缘相移行。④观察睾丸和附睾的位置和形态。

**4. 正中矢状面平分盆部和会阴**　用刀背画准膀胱、直肠、女性子宫和骨盆的正中线；用粗细适当的金属探针自尿道外口插入尿道至膀胱内，标志阴茎和男、女性尿道的正中线，沿正中线锯开盆部、会阴、阴囊和阴茎。清洗直肠和膀胱。

**5. 观察尿道**　正中矢状面上辨认男性尿道的分部、狭窄、膨大和弯曲，女性尿道的毗邻关系。

**6. 解剖肛门三角**　①皮肤切口：绕肛门作弧形切开周围皮肤，从坐骨结节向内横行切开皮肤至锯断面，剥离坐骨结节连线后的残余皮肤。②剖查坐骨直肠窝的血管和神经：钝性清除肛门外、坐骨结节内侧的脂肪组织，显露坐骨直肠窝，勿向前过多剥离，以免破坏尿生殖三角结构。分离出横过此窝的肛血管和肛神经，追踪至肛门。在坐骨结节内侧面上方2 cm处，前后方向切开闭孔筋膜上的阴部管，分离出管内走行的阴部内血管和阴部神经。向后追踪至坐骨小孔，向前分离至它们发出会阴和阴茎（蒂）支。③清理坐骨直肠窝的境界：保留已解剖出的血管神经，进一步清理窝内的脂肪，显露窝的各壁、尖和前后隐窝，观察肛提肌、尾骨肌下面的盆膈下筋膜。④解剖肛门外括约肌：清除肛门外括约肌表面的筋膜，辨认其皮下部、浅部和深部。

**7. 解剖尿生殖三角**　①皮肤切口：绕阴囊（女性阴裂）作弧形切口，并清除会阴区残留皮肤和皮下脂肪，暴露会阴浅筋膜。②解剖会阴浅筋膜：男性从阴囊前外侧皮肤和肉膜切口移出睾丸、附睾、精索和被膜，手指或刀柄深入切口的深面。女性可将小指或刀柄从正中矢状锯断面伸入会阴浅筋膜深面。向外侧、前、后方探查会阴浅筋膜的附着和延续。③剖查会阴浅隙：在尿生殖区后缘横行切开会阴浅筋膜，将会阴浅筋膜翻向外侧，在坐骨结节内侧分离出阴部内血管和阴部神经发出的会阴血管和神经，追踪它们的分支至阴囊（唇）。清除浅隙内的结缔组织，显露覆盖两侧的坐骨海绵体肌、正中线上的球海绵体肌和后方的会阴浅横肌。剥离坐骨海绵体肌和球海绵体肌暴露阴茎（蒂）脚和尿道球（前庭球和前庭大腺）。在尿生殖三角的后缘中点清理会阴中心腱，观察附着此处的肌。④显露尿生殖膈下筋膜：将尿道球（前庭球和前庭大腺）自附着处清除，将两阴茎（蒂）脚附着处切断。翻起时注意观察阴茎（蒂）深血管自深面进入阴茎（蒂）海绵体。清除会阴浅横肌后，显露深面的尿生殖膈下筋膜。⑤剖查会阴深隙结构：沿尿生殖膈下筋膜的后缘和前缘切开筋膜，翻筋膜向外。清理后份的会阴深横肌和前份的尿道括约肌（尿道阴道括约肌），在坐骨支附近寻找阴茎（蒂）背血管，在会阴深横肌浅面寻找尿道球腺。⑥显露尿生殖膈上筋膜：清除部分尿道括约肌（尿道阴道括约肌）纤维，显露深面的尿生殖膈上筋膜。

# 【临床解剖】

## 一、尿道损伤后尿外渗的途径

当尿道断裂在尿生殖膈以上时，则尿渗入骨盆腹膜间隙内。如尿道膜部破裂，尿液渗入会阴深隙内，由于会阴深隙与周围不相交通，尿液不易向其他部位扩散。会阴部外伤（如骑跨伤）致使尿道球部破裂时，尿液即外渗至会阴浅隙内。由于此隙的两侧及后方为筋膜附着所限，其前方因会阴浅筋膜与阴囊肉膜、阴茎浅筋膜和腹前壁 Scarpa 筋膜续连，故会阴浅隙这种开口向前上的解剖学结构特点，使外渗的尿液只可向前上扩散到阴囊肉膜深面、阴茎浅筋膜深面，甚至腹前壁浅筋膜深层的深面。女性的会阴浅筋膜很薄弱，虽然向前上也与腹前壁的浅筋膜深层续连，但浅隙不像男性那样具有尿外渗的重要意义。当尿道海绵体部损伤时，尿液渗出仅限于阴茎范围之内。

## 二、肛瘘的应用解剖

**1. 肛瘘的形成原因及类型**　肛窦为直肠内的小隐窝，开口向上，底部有肛腺的开口，故窦内常常存积粪屑，容易引起肛窦炎和肛腺炎。因肛腺向上开口，感染后引流不畅，易向周围组织蔓延。直肠肛管周围有 5 个间隙，为脂肪所填充，组织疏松，富有淋巴及血管。当肛窦炎和肛腺炎时，感染可向这些间隙扩散，发展为直肠肛管周围脓肿。脓肿向直肠、肛管或皮肤破溃或切开皮肤排脓后可形成肛瘘。此外，盆腔或腹内的感染性疾病亦可发生直肠、肛管周围感染，使直肠、肛管或皮肤溃破。瘘管的原发性内口（多为直肠瘘感染入口）位于肛管或直肠内；继发性外口（破溃或切开处）通达皮肤。不完全性肛瘘只有外口；完全性肛瘘可有 1 个或 2 个以上外口和内口。主要瘘管若引流不畅，感染化脓，还可发生支瘘管。

**2. 肛瘘手术的要点**　肛瘘自然愈合很少，手术是主要疗法。手术要完全、彻底，并尽量减少损伤肛门功能。肛瘘常用的术式有肛瘘切除术、瘘管切开术和肛瘘挂线疗法。手术的关键是保护肛门外括约肌和肛直肠环。对肛直肠环上方、括约肌上方或复杂性肛瘘必须切断括约肌者，应分期手术并采用不同的术式。如第一期手术切开括约肌浅部、皮下部和切除肌层外瘘管；待创面愈合后再二期手术，将剩余部瘘管、括约肌深部和肛直肠环切开或挂线。同时注意切断肛门外括约肌时，其切口只限于一处并与肌纤维垂直。

## 三、盆腔脏器脱垂手术的解剖要点

盆腔器官脱垂（POP）是指一个或多个盆腔组织下降。2001 年美国国立卫生研究院（NIH）提出，盆腔器官脱垂是指任何阴道节段的前缘达到或超过处女膜缘外 1 cm 以上。盆底重建手术通过吊带、网片和缝线将阴道穹隆和子宫骶韧带悬吊固定于骶骨前或骶棘韧带等可承力的部位，可经阴道、经腹腔镜或经腹完成，是非宫颈延长的重度子宫脱垂的有效治疗方式。

已有许多种手术方法治疗阴道脱垂，倘若采用经腹手术，势必操作复杂且并发症多，患者恢复时间较长。近年来开展的骶棘韧带阴道固定术以骶棘韧带作为悬吊物，将阴道上端直接缝于该韧带，来达到治疗的目的。如果缝合位置准确，术后能够形成适当瘢痕，往往阴道上端固定牢固，阴道轴线接近正常位置。由于手术经阴道施行，操作简便，并发症较少，患者也易于接受。通常作为治疗子宫切除术后阴道脱垂与塌陷、重建阴道功能的主要方法之一。骶棘韧带与其周围的血管神经束关系密切，术中稍有不慎可引起出血或神经损伤。所以，确定一个缝合安全区是手术的关键步骤。一般来说，从梨状肌上孔穿行的臀上血管神经束和从梨状肌下孔穿行的臀下血管神经束、坐骨神经、股后皮神经等距骶棘韧带位置较远，不易损伤。但从梨状肌下孔穿行的阴部内动、静脉、阴部神经与韧带关系密切，术中应予高度重视。

由于阴部血管神经束最内缘不超过棘尖连线的前外 1/2 区，因此棘尖连线的后内 1/2 区是理想的缝合安全区。术时可以示指经阴道触摸坐骨棘，中指经直肠触摸尾骨尖，进行定位（图 7-44）。骶棘韧带内面被覆尾骨肌和部分肛提肌。如果缝合较浅，将阴道壁仅缝于菲薄的肌层而不能达到牢固悬吊的目的，使手术失败。缝合深度不够的主要原因在于对损伤骶棘韧带周围的血管神经束有所顾虑，和对骶棘韧带的邻接没有充分估计。由于缝合安全区已被确定，所以应适当加深缝合深度。术中可用 Alis 钳钳夹骶棘韧带后再施行缝合，以提高手术的成功率。

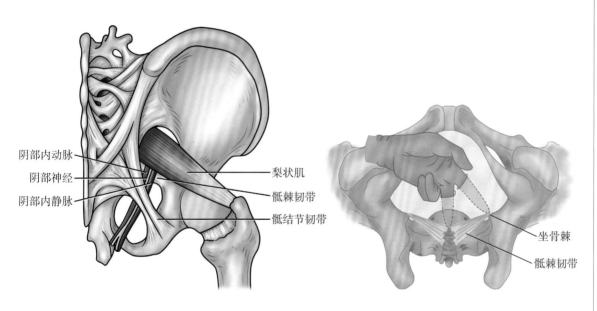

阴部内动脉
阴部神经
阴部内静脉
梨状肌
骶棘韧带
骶结节韧带
坐骨棘
骶棘韧带

图 7-44　坐骨棘与骶棘韧带

（陈春花）

更多增值内容
请扫二维码

# 第八章 颈部

颈 neck 的上界为下颌底、下颌支后缘、乳突、上项线和枕外隆凸的连线，下界是自胸骨柄上缘、锁骨上缘、肩胛骨的肩峰至第 7 颈椎棘突的连线。颈部又可分为固有颈部和项部两部分。两侧斜方肌前缘之间和脊柱颈段前方的部分称为固有颈部，即一般所指的颈部，又以胸锁乳突肌为界，分为颈前区、胸锁乳突肌区和颈外侧区；斜方肌前缘以后部分称为项部。

## 一、体表标志

见图 8-1。

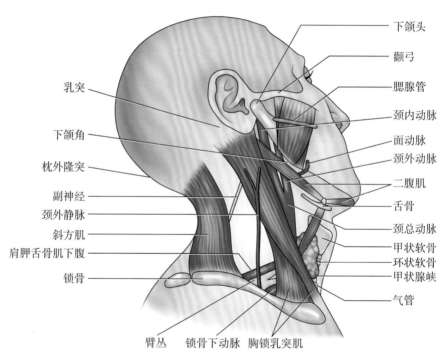

图 8-1　头颈部的体表解剖

颈部最重要的肌性体表标志是**胸锁乳突肌**，当头转向一侧，可见此肌成一纵行隆起，自胸骨和锁骨的内侧端延至乳突，分界颈前区和颈外侧区。

在胸骨颈静脉切迹的上方可见到和摸到**胸骨上窝**，是触诊气管的部位。在锁骨中 1/3 的上方，胸锁乳突肌后方有**锁骨上大窝**，在窝中可摸到**锁骨下动脉**、**臂丛**和第 1 肋。

在颈前正中线上，于中点处摸认**甲状软骨**，其前上部在男性特别突出，称为**喉结**。喉结上缘为甲状软骨切迹，是颈部正中线的重要标志。甲状软骨平齐第 4~5 颈椎，在它的上方是**舌骨体**，平齐第 3 颈椎，沿舌骨体向后可摸认出**舌骨大角**。甲状软骨下方为**环状软骨**，它平对第 6 颈椎及其横突结节，这个水平也相当于喉和气管、咽和食管的分界；在环状软骨以下可触及气管软骨环。

**甲状腺**分为 2 个侧叶和连在其间的峡部，峡部位于第 2~4 气管软骨环的前方，侧叶在喉的下部和气管上部的两侧。屈颈时，覆盖甲状腺表面的肌肉放松，可触摸甲状腺，它随吞咽而上下移动。

## 二、颈部浅层

颈部浅层包括皮肤及其深方的浅筋膜。

（一）皮肤

颈前外侧部的皮肤较薄，活动性也大，皮纹横行，故颈部手术多做横切口。

（二）浅筋膜

颈部浅筋膜是一薄层，包绕颈部。在颈前、侧部者浅筋膜较薄弱，内含颈阔肌。浅筋膜内还有浅静脉、浅淋巴结和皮神经，它们都位于颈阔肌深面。

1. **颈阔肌** platysma（图 8-2） 为一薄层皮肌。它起于覆盖胸大肌和三角肌上部的皮肤和筋膜，其前部纤维向上附于下颌底，后部纤维越过下颌骨至面部，与口角的肌肉交织在一起。颈阔肌受面神经的颈支支配，作用为向下牵引口角。虽然此肌很薄，但在颈部的伤口或手术中，须将切断的颈阔肌缝合，以免形成较宽的瘢痕。

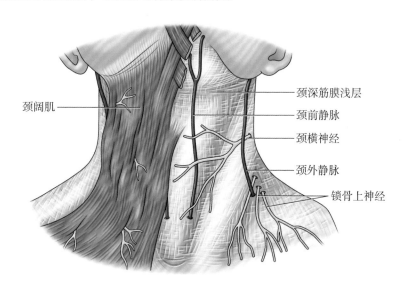

图 8-2 颈部浅层示颈阔肌和皮神经（左侧颈阔肌已剥除）

2. **颈部浅静脉**（图 8-3） 颈部浅静脉中最大的是：①**颈外静脉** external jugular vein，在下颌角处由前、后 2 支静脉汇合而成。前支是下颌后静脉的后支，后支为耳后静脉（下颌后静脉在腮腺下端浅出，其来源见头部）。颈外静脉越过胸锁乳突肌的浅面向后下方斜行，至该肌后缘和锁骨中点上方约 2.5 cm 处，穿深筋膜注入锁骨下静脉。当静脉压升高时（如心力衰竭或上腔静脉为肿瘤压迫梗阻时），颈外静脉全程怒张，明显可见。②**颈前静脉** anterior jugular vein（图 8-3），是颈外静脉的属支，起自颏下，在颈前正中线两侧下降，至胸骨柄上方转向外侧，一般经胸锁乳突肌深方注入颈外静脉。在胸骨颈静脉切迹上方，两侧的颈前静脉常形成吻合，称**颈静脉弓** jugular venous arch。颈前静脉有时仅有 1 条，位于前正中线附近。

3. **颈丛的皮支** 覆盖斜方肌表面的项部皮肤为颈神经 2~5 的后支所支配，分布于颈前部和外侧部皮肤的神经是颈丛的皮支（图 8-3）。它们在胸锁乳突肌后缘的中点处穿深筋膜浅出，颈部浅表手术多在此做局部阻滞麻醉。

颈丛的皮支有：①**枕小神经** lesser occipital nerve（图 8-3），浅出后绕过副神经，沿胸锁乳突肌后缘上行，至枕部皮肤。②**耳大神经** great auricular nerve（图 8-3），跨过胸锁乳突肌后缘，伴随颈外静脉后方上行，并分为数支，分布于覆盖下颌角、腮腺和耳廓突面的皮肤。③**颈横神经** transverse nerve of neck 自胸锁乳突肌后缘中点处越过此肌向前，分布于下颌骨和胸骨柄间的皮肤区。④**锁骨上神经** supraclavicular nerve，行向外下方，分为前、中、后 3 支，至颈下部、胸壁上部和肩部皮肤。

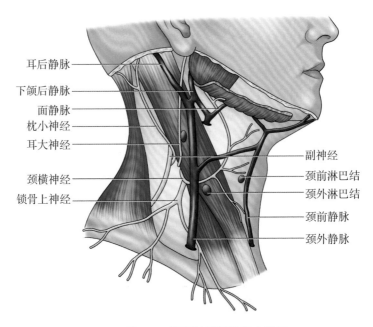

图 8-3　颈部的浅静脉和皮神经

**4. 颈外侧浅淋巴结和颈前浅淋巴结**　颈外侧浅淋巴结 superficial lateral cervical lymphnodes 或称颈浅淋巴结，在胸锁乳突肌浅面，沿颈外静脉排列（图 8-3），收受颈部和耳后的淋巴管，输出管注入颈外侧深淋巴结。**颈前浅淋巴结** superficial anterior cervical lymph nodes 沿颈前静脉排列，淋巴结较小且不恒定，收受颈前浅层淋巴管，输出管注入颈深淋巴结（图 8-12）。

### 三、颈部的分区和三角

为了叙述和解剖的方便，常将颈部按局部分为数个区域（图 8-4）。以胸锁乳突肌为标志，其前方和后方分别称为颈前区和颈外侧区。**颈前区** anterior region of neck 也称颈前三角，其边界是胸锁乳突肌的前缘、颈前正中线和下颌骨的下缘。颈前区又借舌骨分为**舌骨上区**和**舌骨下区**。**颈外侧区** lateral region of neck 也称颈后三角，边界是胸锁乳突肌后缘、斜方肌前缘和锁骨中 1/3 上缘。胸锁乳突肌本身所占据的区域称为**胸锁乳突肌区** sternocleidomastoid region。

在颈前区内，舌骨上区中有二腹肌的前、后腹与下颌骨下缘围成的**下颌下三角** submandibular triangle，又称二腹肌三角，容纳下颌下腺。左、右二腹肌前腹和舌骨体围成**颏下三角** submental triangle。在舌骨下区中，颈前正中线、胸锁乳突肌前缘和肩胛舌骨肌上腹围成**肌三角** muscular triangle，内有气管和甲状腺等。在肌三角的后上方，胸锁乳突肌前缘、肩胛舌骨肌上腹和二腹肌后腹围成**颈动脉三角** carotid triangle，是颈总动脉分叉为颈内和颈外动脉的位置。

在颈外侧区内，借斜行的肩胛舌骨肌下腹将其分为上方的**枕三角** occipital triangle 和下方的**锁骨上大窝** greater supraclavicular fossa，又称肩胛舌骨肌锁骨三角。枕三角内有位置浅表的副神经；锁骨上大窝的深方有锁骨下动脉。

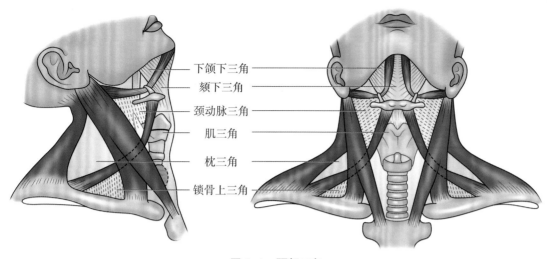

下颌下三角

颏下三角

颈动脉三角

肌三角

枕三角

锁骨上三角

图 8-4　颈部三角

### 四、颈深筋膜

颈部的深筋膜包绕并支持颈部肌肉、血管和脏器，成自疏松结缔组织，但在某些部位深筋膜加厚形成致密的纤维层。这些致密的部分是：颈深筋膜的浅层、气管前层、椎前层和颈动脉鞘。

#### （一）颈深筋膜浅层

**颈深筋膜浅层** supeficial layer of deep cervical fascia 又称封套筋膜，环绕颈部。颈深筋膜浅层后部附于项韧带，向前延续包裹斜方肌和胸锁乳突肌，至颈前正中线与对侧者融合形成颈白线（图 8-5）。颈深筋膜浅层在前面附着于舌骨，在舌骨上方覆盖口底，向上连至下颌骨下缘，并构成下颌下腺和腮腺的筋膜鞘。颈深筋膜浅层在舌骨下方距胸骨柄 3~4 cm 处分为浅、深两叶，包绕舌骨下肌群，向下附于胸骨柄和锁骨的前、后缘，并在胸骨柄上方形成**胸骨上间隙**（图 8-6），内有颈静脉弓、颈前静脉下段、胸锁乳突肌胸骨头、淋巴结及脂肪组织等。

#### （二）颈深筋膜中层

又称颈内筋膜或脏器筋膜，包绕颈部脏器（喉、气管、咽、食管和甲状腺等）。

1. **气管前层** pretracheal layer　位于舌骨下肌群的深面，覆盖气管前面和两侧，上方附于舌骨和甲状软骨，向下延入胸腔与纤维心包融合，在两侧与颈动脉鞘相连。气管前层包裹甲状腺，形成此腺的鞘膜，将腺体连接于喉部。气管前层与颈部气管之间为**气管前间隙**（图 8-6），内有甲状腺最下动脉、甲状腺下静脉和甲状腺奇静脉丛等，小儿还有胸腺上部、左头臂静脉和主动脉弓等。

2. **颈动脉鞘** carotid sheath　为颈深筋膜向两侧形成的结构，包裹颈总和颈内动脉、颈内静脉及迷走神经（图 8-5）。

3. **颊咽筋膜** buccopharyngeal fascia　覆盖于咽侧壁及后面和颊肌外面。上方附于颅底，向下形成食管后面的筋膜。

#### （三）颈深筋膜深层

又称**椎前层** prevertebrar layer 或**椎前筋膜**，覆盖椎前肌、斜角肌和项部深肌，向上附于颅底，向下进入胸腔与脊柱的前纵韧带相融合（图 8-5，图 8-6）。

椎前层与颊咽筋膜之间的潜在间隙称为**咽后间隙**，其延伸至咽外侧壁的部分为**咽旁间隙**。**咽后间隙**的脓肿可使咽部膨出，患者吞咽发音困难，感染并可蔓延至纵隔。椎前层与颈椎间形成**椎前间隙**。颈椎结核脓肿多积于此间隙，并经腋鞘扩散至腋窝。当脓肿溃破后，可经咽后间隙向下至后纵隔。

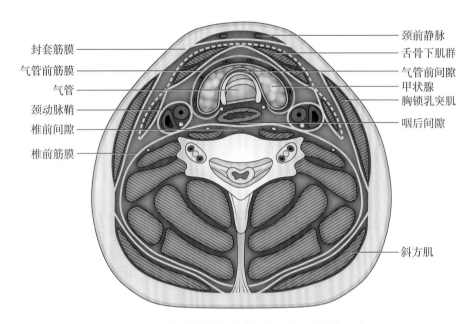

图 8-5 颈部的筋膜与筋膜间隙示意图（横断面）

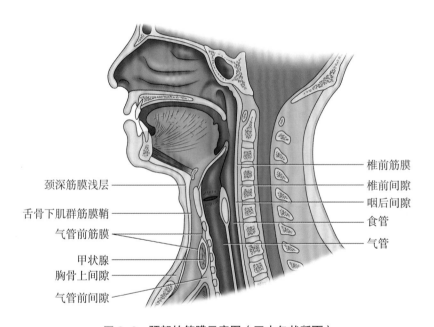

图 8-6 颈部的筋膜示意图（正中矢状断面）

# 第一节 颈 前 区

## 【局部解剖】

颈前区 anterior region of neck 也称颈前三角，其边界是胸锁乳突肌的前缘、颈前正中线和下颌骨的下缘。颈前区又借舌骨分为**舌骨上区**和**舌骨下区**。

## 一、舌骨上区

舌骨上区包括颏下三角和下颌下三角，这两个三角都由舌骨上肌群围成。

### （一）舌骨上肌群

舌骨借肌肉与颅和甲状软骨等相连，这些肌肉对舌骨起稳定和运动作用。运动舌骨的肌分为舌骨上肌群和舌骨下肌群，位于舌骨和下颌骨间的是舌骨上肌群（图 8-7，图 8-8），它包括 4 对小肌。

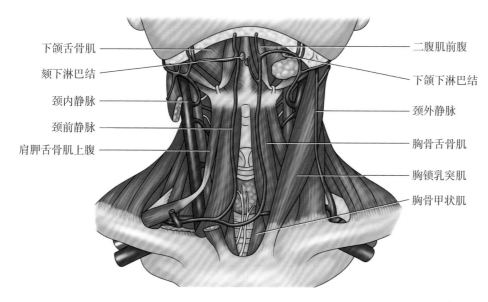

图 8-7　颈前区的肌（右侧胸锁乳突肌已切断）

**1. 二腹肌** digastric　有前、后 2 个肌腹。后腹起自颞骨乳突的内侧面，斜向前下方，前腹起自下颌骨中线两侧，斜向后下方。前、后两腹以中间腱连接，而中间腱借筋膜系于舌骨体和大角结合处。

**2. 茎突舌骨肌** stylohyoid　伴行于二腹肌后腹的上方和内侧，起自颞骨茎突，止于舌骨体和大角的连接处。

**3. 下颌舌骨肌** mylohyoid　宽而薄，在二腹肌前腹的深方，起自下颌骨体的内面，部分纤维行向内下，止于舌骨体。左右下颌舌骨肌借腱性组织在中线上愈合，组成口腔的底。

**4. 颏舌骨肌** geniohyoid　在下颌舌骨肌的上方，是中线两侧的一对窄条肌肉，起自颏棘，止于舌骨体，增强口底。

舌骨上肌群的神经支配各肌不一，二腹肌前腹和下颌舌骨肌由下颌舌骨肌神经（三叉神经下颌神经的分支）支配；二腹肌后腹和茎突舌骨肌由面神经支配；颏舌骨肌由第 1 颈神经前支支配。

舌骨上肌群的主要功能是上提舌骨，协助吞咽。当舌骨固定时，可拉下颌骨向下，张口。

### （二）颏下三角和下颌下三角

颏下三角内主要有**颏下淋巴结** submental lymph nodes，它位于下颌舌骨肌浅面（图 8-8），收受下唇中部及舌尖的淋巴，输出管注入下颌下淋巴结和颈外侧深淋巴结。

下颌下三角内主要容纳下颌下淋巴结和下颌腺，**下颌下淋巴结** submandibular lymph nodes 有数个，位于下颌下腺的浅面，大部分在腺体的鞘膜内。此群淋巴结接受眼、鼻、牙、唇、舌、下颌下腺及舌下腺的淋巴。当这些区域感染时，常引起下颌下淋巴结肿大，并可在下颌骨下缘触知。下颌下淋巴结的输出管注入颈外侧深淋巴结。

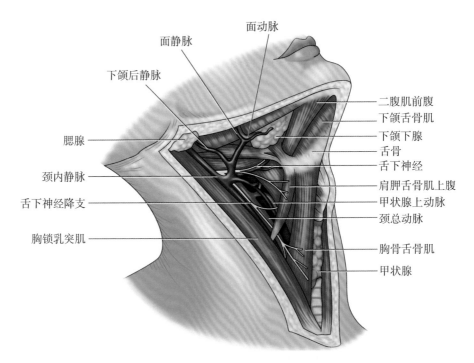

图 8-8　颏下三角、下颌下三角和颈动脉三角

　　**下颌下腺** submandibular gland 是黄褐色的大唾液腺之一，颈深筋膜的浅层形成它的鞘膜。下颌下腺包括浅、深 2 部，两部间是连续的（图 8-8）。大的浅部位于下颌下三角的前部，下颌骨体与下颌舌骨肌之间；小的深部经下颌舌骨肌后缘绕至此肌的深方，位于下颌舌骨肌与舌骨舌肌之间的间隙中。下颌下腺管自腺体的深面发出，开口于舌下阜。

（三）面动脉和面静脉

　　**面动脉** facial artery 在颈动脉三角起自颈外动脉，经二腹肌后腹的深面进入下颌下三角，通过下颌下腺的深方，在咬肌前缘处越过下颌骨下缘与面静脉伴行进入面部。面动脉在咬肌前缘处可触到其搏动。**面静脉** facial vein 收集面部皮肤、肌肉和黏膜的静脉血，它越过下颌下腺浅面时与下颌后静脉的前支汇合，向下在舌骨水平注入胸锁乳突肌深方的颈内静脉（图 8-8）。

## 二、舌骨下区的肌三角

　　舌骨下区由肌三角和颈动脉三角构成。

　　肌三角由胸锁乳突肌、肩胛舌骨肌上腹和颈前正中线围成。在此三角中有舌骨下肌群、甲状腺和甲状旁腺、咽、喉、气管和食管等。

（一）舌骨下肌群

　　位于颈前部舌骨下方的中线两侧，喉、气管、甲状腺的前方，共 4 对小肌，排成浅、深两层（图 8-7）。

　　1. **肩胛舌骨肌** omohyoid　分为下腹、中间腱和上腹。下腹附于肩胛骨上缘，斜向前上止于中间腱；上腹自中间腱开始，向上止于舌骨体；中间腱借筋膜袢系于锁骨。

　　2. **胸骨舌骨肌** sternohyoid　起自胸骨柄后面，止于舌骨体下缘。

　　3. **胸骨甲状肌** sternothyroid　位于胸骨舌骨肌的深方，起自胸骨柄的后面，止于甲状软骨的斜线。

4. **甲状舌骨肌** thyrohyoid　起自甲状软骨斜线，止于舌骨体和大角。

在舌骨下肌群中，支配甲状舌骨肌的神经自颈神经 1 的前支发出，加入舌下神经行走一段，在跨过舌骨大角处分出，进入此肌。支配其他三肌的神经出自**颈袢** ansa cervicalis 的分支，来自颈袢的分支多在这三个肌的下 1/3 处进入各肌。颈袢成自颈神经 1~3 的分支，位于颈动脉鞘处。

舌骨下肌群主要下拉舌骨，胸骨甲状肌拉喉向下。

（二）甲状腺

**甲状腺** thyroid gland 具有 2 层被膜，内层是甲状腺的真被膜，即纤维囊包裹着腺组织，并伸入腺实质内，将腺体分隔成若干小叶。外层是来自颈深筋膜的气管前层，称为甲状腺鞘膜（临床上常称为假被膜）。这两层膜之间借疏松结缔组织相连，有进入腺体的血管穿行。

1. **甲状腺的位置和毗邻**　甲状腺借深筋膜牢固贴附在喉下部和气管上部，因而可随吞咽而上下移动。其侧叶的上端紧贴甲状软骨的后上部，圆钝的下端平齐第 5~6 气管软骨环；侧叶的凸面贴附有舌骨下肌群；侧叶的内侧面环抱着气管、环状软骨和咽、食管的外侧面。甲状腺峡部通常平齐第 2~4 气管软骨环，当甲状腺侧叶肿大时，可使舌骨下肌群被牵拉而变薄，甚至不易辨认。肿大的甲状腺可能向下扩展，达到胸骨后面。侧叶过分肿大可压迫喉和食管，致使呼吸、吞咽和发音困难。

2. **甲状腺的血管和淋巴**　甲状腺的动脉供应来自成对的甲状腺上、下动脉和单个的甲状腺最下动脉（图 8-9，图 8-10），后者有无不定。

（1）**甲状腺的动脉**　①甲状腺上动脉 superior thyroid artery 是颈外动脉的第 1 个分支，平对甲状软骨稍上方发出，行向内下分支入甲状腺侧叶的上极。甲状腺上动脉发出喉上动脉与喉上神经内支伴行，穿甲状舌骨膜入喉（图 8-9），营养喉黏膜和喉肌。②**甲状腺下动脉** inferior thyroid artery 是锁骨下动脉的甲状颈干的分支之一，在颈总动脉后方上行，约至环状软骨弓水平行向内下，经颈总动脉和迷走神经的后方至甲状腺后缘分支进入腺体（图 8-10，图 8-11）。③**甲状腺最下动脉** thyroid ima artery 其出现率约为 10%，起自头臂干或主动脉弓（图 8-16），大小变化很大。若此动脉存在，它上行于气管的前方，至甲状腺峡部的下缘。在甲状腺手术或气管切开术时都应予以注意。

（2）**甲状腺的静脉**（图 8-9）　①甲状腺上静脉 superior thyroid vein 收集甲状腺上极处的血液，与同名动脉伴行，注入颈内静脉。②**甲状腺中静脉** middle thyroid vein 有无不定，常自侧叶中、下 1/3 交界处走出，注入颈内静脉。③**甲状腺下静脉** inferior thyroid vein 收集甲状腺下极处的静脉血，注入头臂静脉。

甲状腺的血管在腺体表面或在被膜下的腺体实质中吻合成丰富的血管网。此外，还有小动脉来自食管、喉、气管等处至甲状腺。因此，在甲状腺次全切除手术中，虽然甲状腺主要血管已结扎，还会有血液渗出。

（3）**甲状腺的淋巴**　主要注入颈外侧深淋巴结，少数注入气管旁淋巴结。

（三）甲状旁腺

**甲状旁腺** parathroid gland 一般有两对，形状和大小约如稻米粒，活体上为棕黄色，位于甲状腺被膜和鞘膜之间（图 8-10）。按甲状旁腺的位置，分为上对和下对。上对较下对位置更为恒定，位于甲状腺侧叶后面上、中 1/3 交界处；下对常位于侧叶后面的下端。每个甲状旁腺都有一支供应它的小动脉，这支小动脉常是寻找甲状旁腺的向导。有的甲状旁腺也可埋藏在甲状腺组织中，或在附近的气管上。甲状旁腺分泌的激素能调节钙和磷的代谢，维持血钙平衡。甲状腺手术中，若将大部分甲状旁腺切除，可发生钙代谢失常，产生手足搐搦症。

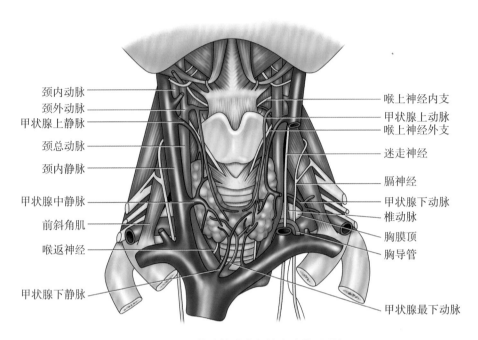

颈内动脉

颈外动脉

甲状腺上静脉

颈总动脉

颈内静脉

甲状腺中静脉

前斜角肌

喉返神经

甲状腺下静脉

喉上神经内支

甲状腺上动脉

喉上神经外支

迷走神经

膈神经

甲状腺下动脉

椎动脉

胸膜顶

胸导管

甲状腺最下动脉

图 8-9　甲状腺的动脉和静脉（前面观）

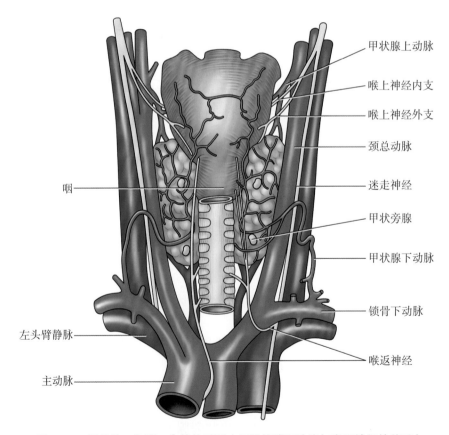

咽

左头臂静脉

主动脉

甲状腺上动脉

喉上神经内支

喉上神经外支

颈总动脉

迷走神经

甲状旁腺

甲状腺下动脉

锁骨下动脉

喉返神经

图 8-10　甲状腺、气管、食管的后面（示甲状腺下动脉与喉返神经的关系）

（四）喉上神经和喉返神经

两者均为迷走神经支配喉的分支，其中的感觉纤维传导喉黏膜的感觉冲动，运动纤维支配喉肌。

1. **喉上神经** superior larygeal nerve　自迷走神经的下神经节发出，在颈内动脉内侧沿咽壁下行，在舌骨大角处分为内支和外支（图 8-9，图 8-11）。内支较大，为感觉性，与喉上动脉一同穿甲状舌骨膜入喉，分支至会厌、舌根以及声门裂以下的喉黏膜，司黏膜的感觉。外支较细，与甲状腺上动脉伴行，在距侧叶上极约 1 cm 处与动脉分开，弯向内，经甲状腺侧叶的深方进入环甲肌。

当甲状腺手术结扎甲状腺上动脉时，应紧贴腺的上极进行，以免伤及喉上神经外支。双侧喉上神经内支损伤，喉部感觉丧失，食物或分泌物易流入喉和气管，可发生呼吸刺激和肺炎。外支损伤后，环甲肌麻痹，发音变弱，容易疲乏。因环甲肌正常活动可使甲状软骨后倾，紧张声带。

2. **喉返神经** recurrent laryngeal nerve　左、右起源处不同，左侧的绕过主动脉弓向上，右侧的绕过锁骨下动脉向上，一般行于食管和气管间的沟中，在甲状腺侧叶的深方与甲状腺下动脉相交叉，上至咽下缩肌下缘入喉，为喉下神经 inferior laryngeal nerve。喉下神

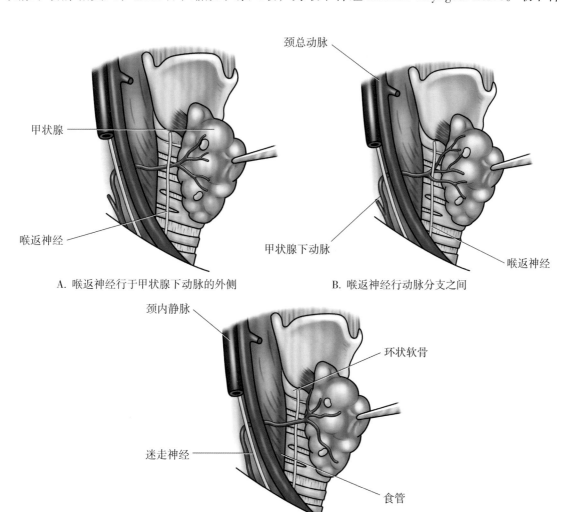

A. 喉返神经行于甲状腺下动脉的外侧　　　　　B. 喉返神经行动脉分支之间

C. 喉返神经行动脉内侧

**图 8-11　喉返神经与甲状腺下动脉的位置关系**

经入喉时，一般分前、后 2 支，喉下神经的运动纤维分布环甲肌以外的所有喉肌，感觉纤维分布于声门裂以下的喉黏膜。此外，喉返神经还发出心支入心丛，以及至气管和食管的小支。

喉返神经在颈部与周围结构的关系甚为重要，并且常有变异，应注意以下几点：①喉返神经不都位于食管气管沟中，特别是右侧的可能在沟外 1 cm 处。②喉返神经与甲状腺之间的位置关系可有不同。约在甲状腺中部 1/3 处，喉返神经有的可紧贴甲状腺，甚至常有一小段穿过腺组织。③喉返神经可在入喉之前就已分支，然后穿入喉内。这种喉外分支的位置可在甲状腺以下，或在甲状腺中部以下或以上。④喉返神经在甲状腺侧叶深方上行时，与甲状腺下动脉的关系密切。神经或在动脉的前方（外侧），或在动脉的后方（内侧），或在动脉分叉之间。若喉下神经在喉外已分支，则一部分可在动脉之前，另一部分在动脉之后（图 8-10，图 8-11）。鉴于这种较复杂的位置关系，在甲状腺切除术时，为了避免损伤喉返神经，结扎甲状腺下动脉，宜靠近颈总动脉的内侧。若一侧喉返神经受损，开始声嘶无力，无呼吸困难。若两侧喉返神经受损，则发音嘶哑，类似耳语，可发生严重的呼吸困难。

（五）气管颈部和食管颈部

**气管颈部**上端起自环状软骨下缘，在胸骨颈静脉切迹平面向下移行为气管胸部。气管颈部共有 6~8 个气管软骨环。它们前方有甲状腺峡部，后有食管，气管与食管间两侧的沟内有喉返神经。气管颈部两侧有甲状腺侧叶，并邻接颈部大血管，越靠近胸骨上缘，这些大血管与气管的距离越近。因此，在做气管切开术时要保持切口的正中位，以免伤及大血管。

**食管颈部**和胸部的分界平对胸骨颈静脉切迹。食管颈部位于气管后方，颈深筋膜椎前层的前方，它在下降过程中稍向左偏，因此其左缘较接近甲状腺。

## 三、舌骨下区的颈动脉三角

颈动脉三角由胸锁乳突肌前缘、二腹肌后腹和肩胛舌骨肌上腹围成，此三角和胸锁乳突肌区，含有颈动脉鞘、颈外动脉的分支和淋巴结等，故放入下节与胸锁乳突肌区一起解剖。

## 四、颈上部和颈前区的淋巴结及淋巴引流

颈部淋巴结数目较多，除收纳头、颈部淋巴之外，还收集胸部及上肢的部分淋巴。

（一）颈上部的淋巴结

沿头、颈交界处排列，位置表浅，分为 5 组（图 8-12）。

1. **下颌下淋巴结** submandibular lymph nodes　位于下颌下腺附近，收纳眼、鼻、唇、牙、舌及口底的淋巴，汇入颈外侧上、下深淋巴结。

2. **颏下淋巴结** submental lymph nodes　位于颏下三角内，收纳颏部、下唇中部、口底及舌尖等处的淋巴，注入下颌下淋巴结及颈内静脉二腹肌淋巴结。

3. **枕淋巴结** occipital lymph nodes　位于枕部皮下，斜方肌起点的浅面，收纳项部和枕部的淋巴，注入颈外侧浅、深淋巴结。

4. **乳突淋巴结** mastoid lymph nodes　位于耳后，胸锁乳突肌上端浅面，收纳颞、顶、乳突区及耳郭的淋巴，注入颈外侧浅、深淋巴结。

5. **腮腺淋巴结** parotid lymph nodes　位于腮腺表面及实质内，收纳面部、耳郭、外耳道等处的淋巴，注入颈外侧浅淋巴结及颈深上淋巴结。

（二）颈前区的淋巴结

颈前区的淋巴结又称**颈前淋巴结** anterior cervical lymph nodes，位于颈前正中部，舌骨下方，两侧胸锁乳突肌和颈动脉鞘之间，分为颈前浅淋巴结和颈前深淋巴结（图 8-12）。

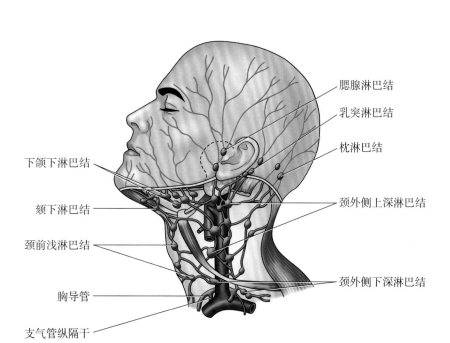

图 8-12　头颈部的淋巴结

**1. 颈前浅淋巴结** superficial anterior cervical lymph nodes　沿颈前静脉排列，收纳舌骨下区的浅淋巴，其输出管注入颈外侧下深淋巴结或锁骨上淋巴结。

**2. 颈前深淋巴结** deep anterior cervical lymph nodes　分布于喉、甲状腺和气管颈部的前方及两侧，包括喉前淋巴结、甲状腺淋巴结、气管前淋巴结和气管旁淋巴结，收集甲状腺、喉、气管颈部、食管颈部等处淋巴，其输出管注入颈外侧上、下深淋巴结。

## 【实地解剖】

### 一、颈部的层次

1. 参照标本，在活体上摸认头颈部的主要体表标志（图 8-1）。

2. 用木枕将肩垫高，使头尽量后仰。

3. 自颏下至胸骨柄上缘沿颈前正中线作一纵切口。自切口上端沿下颌底向外后，经下颌角和耳廓下方切至乳突。再自纵切口下端向外沿锁骨上缘切至肩峰（在解剖胸部时已沿此线剥开皮肤）。注意切口要浅，不要切及颈阔肌。在此肌的浅面自中线向两侧剥离皮肤，至斜方肌的前缘。

4. 按教材内容观察颈阔肌，然后将此肌自起点处揭起并向上翻至下颌体下缘。游离颈阔肌时，注意勿伤紧贴其深面的皮神经和浅静脉等。

5. 在胸锁乳突肌浅面暴露颈外静脉，向上追踪至下颌角，向下追踪至它穿入深筋膜处。沿颈外静脉排列有颈外侧浅淋巴结，原位保留。在颈前正中线两侧寻找颈前静脉，观察其如何汇入颈外静脉。

6. 在胸锁乳突肌后缘中点附近，寻找穿深筋膜浅出的皮神经：①枕小神经，沿胸锁乳突肌后缘行向后上至枕部；②耳大神经，经胸锁乳突肌上段表面上行趋向下颌角和耳廓；③颈横神经，越过胸锁乳突肌横行向前；④锁骨上神经，浅出后分为前、中、后 3 支下行越过锁骨前面和斜方肌浅面。暴露枕小神经时，注意勿伤在胸锁乳突肌后缘浅出的副神经。

7. 颈深筋膜的各层要随着由浅入深地逐步解剖才能全部见到，在此先对它们有一个一般了解，待进一步解剖时再详细观察。图 8-5 是平对第 6 颈椎的颈部横切面，可借此了解深筋膜被覆、形成物及筋膜间隙的概况。

8. 颈部浅层的结构观察完毕后，进一步清除浅筋膜，暂勿切断皮神经和皮静脉，此时颈部某些肌的轮廓即可看清。按教材内容辨认各肌，并观察它们围成的三角。

## 二、颈前区

1. 在颏下三角寻找小的颏下淋巴结，原位保留。修洁此三角的深筋膜，查看二腹肌前腹和构成此三角底而位于前腹深方的下颌舌骨肌。

2. 下颌下三角内有下颌下腺，它由颈深筋膜浅层所形成的鞘膜包裹。剔除腺浅面的筋膜，观察此腺。注意腺表面或附近有数个下颌下淋巴结，原位保留。面静脉常越过下颌下腺浅面，与下颌后静脉的前支汇合后，注入颈内静脉。将静脉分离清楚。修洁二腹肌后腹和茎突舌骨肌，观察茎突舌骨肌止端被二腹肌中间腱穿过。将下颌下腺轻轻向下牵拉，查看面动脉，它经腺体深方至咬肌前缘处越过下颌骨体的下缘，与面静脉伴行至面部。位于下颌舌骨肌深方的颏舌骨肌待后观察。

3. 肌三角内容较多，其中的甲状腺是颈部最常进行手术的部位，解剖时应特别注意。解剖肌三角，特别是追踪血管和神经时，常要超越此三角范围。颈深筋膜浅层包裹舌骨下肌群，查看后，沿颈前区中线用镊尖提起筋膜，轻轻纵行划破，将舌骨下肌群的两层分开。位于浅层的是胸骨舌骨肌和肩胛舌骨肌上腹。把胸骨舌骨肌提起即见深方的胸骨甲状肌和甲状舌骨肌，将肌周围的筋膜稍稍清理，查看舌骨下肌群。

4. 解剖甲状腺。将胸锁乳突肌向外牵拉，最好以拉钩固定。因支配舌骨下肌群的神经多自肌的下 1/3 处进入肌，为了暂存这些肌支，在胸骨舌骨肌和肩胛舌骨肌上腹的上、中 1/3 间横断二肌，分别向上、下方翻起。将刀柄伸入胸骨甲状肌的深面，轻轻使之与甲状腺分离，在中、上 1/3 交界处剪断该肌，翻向两侧，即见甲状腺被颈深筋膜的气管前层所包绕。剖开此层筋膜即可观察包有被膜的甲状腺。在观察甲状腺的过程中，要逐步暴露其血管，注意不要剪断。

5. 自甲状腺侧叶上极向上剥离筋膜，寻找甲状腺上动、静脉，并追踪动脉发自颈外动脉，静脉汇入颈内静脉。解剖出穿甲状舌骨膜的喉上动、静脉，向上观察它们发自甲状腺上动、静脉。解剖上述血管时，注意不要损伤与它们伴行的神经。

6. 解剖发自迷走神经的喉上神经。寻出喉上神经外支，它与甲状腺上动脉进入上极前的一段相伴行，但常位于动脉的内侧或后方。向下追踪它至环甲肌；喉上神经内支较粗大，与喉上动脉伴行，并一起穿入甲状舌骨膜入喉。

7. 约在甲状腺侧叶的中、下 1/3 交界处，查看有无甲状腺中静脉，若有则向外查看其注入颈内静脉。在甲状腺侧叶与颈总动脉间的间隙中，寻找甲状腺下动脉。它自颈总动脉后方向内至甲状腺中部的后缘，再趋向腺的下极。追寻它至甲状腺侧叶下端分数支入腺。向外侧追寻至颈鞘后方，它的起点可能尚观察不到。解剖动脉时，注意勿伤与其关系密切的喉返神经。

8. 将甲状腺侧叶的后部尽量向前内方牵拉，在气管和食管间的沟中寻找喉返神经。一般它在沟中上行，在甲状腺侧叶的深方与甲状腺下动脉交叉，常分前、后二支入喉。注意喉返神经在进喉前的分支情况，观察它与甲状腺下动脉的位置关系。

9. 查看有无甲状腺最下动脉。它应在气管前方上行至甲状腺峡部。观察甲状腺下静脉。它常有数条，或集成单干，自甲状腺下极经气管前方注入头臂静脉。

10. 在标本上观察甲状旁腺。

## 【临床解剖】

### 一、颈丛神经阻滞麻醉

颈丛神经阻滞麻醉是临床上常用的麻醉方法之一，是指将局部麻醉药注入颈丛神经干 / 丛周围使其所支配的区域产生麻醉效果的方法。实施该麻醉方法时，患者仰卧位，头偏向对侧，经皮肤穿刺至第 4 颈椎横突，注射麻药阻滞颈丛神经。此时麻醉颈丛神经的深支与浅支。膈神经属于颈丛深支，因此，注射麻药应避免浓度过高或剂量过大，否则会对膈肌功能造成影响，同时，整个过程应密切观察呼吸，紧急情况及时处理。该麻醉过程有时可出现 Horner 征，在密切观察下可暂不予处理。颈丛深支阻滞麻醉时应严防局麻药注入椎动脉或椎管，造成局麻药中毒或椎管内麻醉。于胸锁乳突肌后缘中点注射麻药，可阻滞颈丛神经浅支。

### 二、颈外动脉结扎

颈总动脉在颈动脉三角范围内仅有皮肤、颈浅筋膜及其包被的颈阔肌，以及颈深筋膜浅层覆盖，很易在此触及该动脉的搏动。颈外动脉起自颈总动脉，其结扎时手术切口也主要在颈动脉三角范围进行。为了使结扎的血管变浅，应使患者仰卧，肩垫高，头转向对侧，弯向后。沿胸锁乳突肌前缘，切开皮肤及颈阔肌。在颈阔肌深面可见颈外静脉与胸锁乳突肌前缘相交叉，将其剪断结扎，继续在深面切开颈深筋膜浅层。此时可暴露颈鞘，一般在颈内静脉前方打开颈鞘，将颈内静脉拉向后方，暴露颈动脉。辨识清楚颈内、外动脉后，在甲状腺上动脉与舌动脉之间结扎颈外动脉。

### 三、甲状腺全切术的手术解剖

甲状腺全切术主要针对甲状腺恶性肿瘤，将双侧甲状腺腺叶与甲状腺峡部完整切除的手术。患者取仰卧位，肩部垫高，颈部后伸。在胸骨上切迹上 1~2 横指处，沿皮纹方向做弧形领式切口，长约 5 cm，逐层切开皮肤、皮下组织和颈阔肌，在颈阔肌深面分离皮瓣，上至甲状软骨切迹，下至胸骨切迹，两侧越过胸锁乳突肌前缘；牵拉开上下皮瓣，暴露并打开颈白线，充分游离暴露双侧甲状腺。首先处理右侧甲状腺及峡部，沿气管前间隙游离峡部甲状腺，并在靠左侧的位置离断峡部甲状腺，然后沿右甲状腺上极向下、向内分离并摘除右侧甲状腺及峡部。在甲状腺上极注意保护喉上神经以及甲状旁腺，下极处也需保护甲状旁腺。摘除腺体时注意分离保护喉返神经。采用超声刀等器械凝闭或结扎切断与腺体相连的血管。同法切除左侧甲状腺。然后清扫淋巴结，范围上至舌骨下缘，下至胸骨上窝，内至气管内侧，外至颈总动脉，全程显露并保护喉返神经。手术过程一定要注意右侧喉返神经后方淋巴结及喉前淋巴结的清扫，注意双侧甲状旁腺的保护。摘除甲状腺及淋巴组织后，充分止血，关闭伤口。

## 第二节　颈动脉三角、胸锁乳突肌区和颈外侧区

## 【局部解剖】

颈动脉三角由胸锁乳突肌前缘、二腹肌后腹和肩胛舌骨肌上腹围成，此三角和胸锁乳突肌区，含有颈动脉鞘、颈外动脉的分支和淋巴结等。在颈外侧区中，神经和血管的来源多与胸锁

乳突肌区有关，故在此一并解剖。

### 一、颈动脉三角、胸锁乳突肌区的结构

#### （一）胸锁乳突肌

**胸锁乳突肌** sternocleidomastoid 起自胸骨柄和锁骨的内侧端，斜向上方，止于颞骨乳突和枕骨上项线的外侧（图 8-8）。此肌一侧收缩，使头屈向同侧，面转向对侧并上仰。两侧同时收缩，可探头。如仰卧起身时，抬头的动作。胸锁乳突肌受副神经支配，来自第 2 颈神经的一分支也直接进入此肌。一般认为前者属于特殊内脏运动纤维，后者属本体感觉纤维。一侧胸锁乳突肌若是短小，可发生斜颈畸形，大多数斜颈是由于产伤，肌纤维撕伤致使伤侧肌变短。

#### （二）颈动脉鞘

**颈动脉鞘** carotid sheath 由颈深筋膜增厚形成，自颅底延至颈根部（图 8-5）。此筋膜鞘包绕颈总和颈内动脉（居内侧）、颈内静脉（居后外侧）和迷走神经（居动脉、静脉之间）。鞘的浅面为胸锁乳突肌、胸骨舌骨肌和胸骨甲状肌所掩盖，肩胛舌骨肌亦越过此鞘。鞘的后面贴附于颈深筋膜的椎前层。

#### （三）颈外侧深淋巴结

颈外侧深淋巴结又称**颈深淋巴结** deep cervical lymph nodes。沿颈内静脉排列，上自颅底，下达颈根部（图 8-12）。此群淋巴结可直接接受某些器官组织的淋巴，也通过腮腺、下颌下和颏下淋巴结等间接接受许多区域的淋巴。通过颈外侧深淋巴结收集全部头颈的淋巴，其输出管形成**颈干** jugular trunk，右侧的归入右淋巴导管，左侧的注入胸导管。

颈外侧深淋巴结以肩胛舌骨肌下腹为界分为上、下 2 群。上群称颈外侧上深淋巴结，下群称颈外侧下深淋巴结，详见颈外侧区和颈根部淋巴结。

#### （四）颈部的主要动脉和静脉

**1. 颈总动脉** common carotid artery 右侧的在右胸锁关节后方起自头臂干，左侧的起自主动脉弓（图 8-10）。颈总动脉经胸锁关节后方上行，至甲状软骨上缘水平分为颈内和颈外动脉。颈总动脉上部位置较浅，为胸锁乳突肌所掩盖，平甲状软骨向外可摸到动脉的搏动。下部位置较深，还被胸骨舌骨肌和胸骨甲状肌覆盖。

颈总动脉分为颈内和颈外动脉处，有两个重要结构：颈动脉窦和颈动脉小球。**颈动脉窦** carotid sinus 是颈总动脉末端或颈内动脉起始处的局部膨大部分。此处血管外膜较厚，舌咽神经的感觉纤维在此形成许多感觉末梢，可感受血液压力。当血压增高时，窦壁扩张，刺激压力感受器，可反射性地引起心跳减慢，末梢血管扩张，血压下降，使血压保持在一定的水平。**颈动脉小球** carotid glomus 位于颈总动脉分叉处的后方，为棕红色小体，外有纤维被囊。颈动脉小球成自上皮样细胞和血管窦，是一种化学感受器，感受血液中二氧化碳分压、氧分压和氢离子的浓度变化。当血液中二氧化碳分压增高或氧分压降低时，可反射性地使呼吸加深加快。

颈总动脉除分为颈内和颈外动脉外，无其他分支。

**2. 颈内动脉** internal carotid artery 在甲状软骨上缘水平起自颈总动脉，上升到达颅底，通过颈动脉管入颅，分布于脑和眶等处（图 8-13）。颈内动脉在颈部没有分支。

**3. 颈外动脉** external carotid artery 自颈总动脉分出后，先在颈内动脉的内侧，继而转至它的外侧，经二腹肌后腹和茎突舌骨肌的深面上行，在下颌颈的后方进入腮腺，分为颞浅和上颌动脉两个终支（图 8-13）。颈外动脉的分支较多，主要有：①**甲状腺上动脉** superior thyroid artery 起自颈外动脉的起始处，伴行于喉上神经外支垂直下降，至甲状腺侧叶的上极。它除发出腺支外，还发出**喉上动脉**，伴喉上神经内支穿甲状舌骨膜入喉。②**舌动脉** lingual artery 平对舌骨大角处起自颈外动脉的前面，在舌骨舌肌后缘的深面进入舌内。舌动脉供应舌、口腔

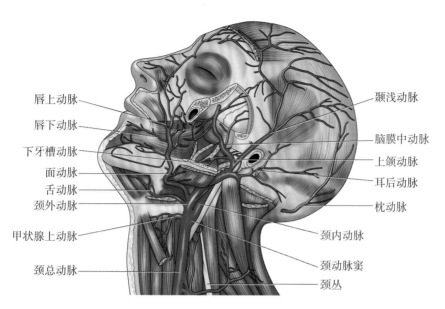

唇上动脉

唇下动脉

下牙槽动脉

面动脉

舌动脉

颈外动脉

甲状腺上动脉

颈总动脉

颞浅动脉

脑膜中动脉

上颌动脉

耳后动脉

枕动脉

颈内动脉

颈动脉窦

颈丛

图 8-13　面部及颈部的动脉

底的黏膜和舌下腺等。③**面动脉** facial artery 在舌骨大角上方起自颈外动脉的前面，在二腹肌后腹的深面，此动脉弓形向上到达下颌下腺的深方。面动脉的分支将在面部解剖。④**枕动脉** occipital artery 平对面动脉起自颈外动脉的后面，靠近起点处有舌下神经越过。枕动脉在二腹肌后腹深方向上，最后在斜方肌和胸锁乳突肌止点之间处浅出，供应项部肌肉和枕项部的皮肤。⑤**耳后动脉** posterior auricular artery 在枕动脉的稍上方，走向后上，分布于耳后部、腮腺和乳突小房。颈外动脉的两个终支（颞浅和上颌动脉）详见颞下窝。

4. **颈内静脉** internal carotid vein　接受脑、颜面和颈部的静脉血。它起自颈静脉孔，经此孔续接颅内的乙状窦，向下包裹在颈动脉鞘内，在锁骨内侧端的后方与锁骨下静脉汇合成为头臂静脉（图 8-9，图 8-10）。颈内静脉的上端膨胀，称为颈静脉上球。颈内静脉颅外的属支较多，在颈部的属支有：①**面静脉**离开面部越过下颌下腺的浅面，与下颌后静脉的前支汇合，然后注入颈内静脉。②**舌静脉**与面静脉汇合，也可直接注入颈内静脉。③**甲状腺上静脉**离开甲状腺上极注入颈内静脉。④**甲状腺中静脉**在甲状软骨水平注入颈内静脉。

## 二、颈外侧区的神经

### （一）副神经

**副神经** accessory nerve 出颅后分为两支（图 8-14）：内支和外支。内支实际上是颅根的纤维，随即加入迷走神经，参与支配咽喉肌；外支是脊髓根的纤维，越过颈内静脉的外侧，经二腹肌后腹的深方下行，穿入胸锁乳突肌的深面，部分纤维支配此肌，其余纤维自此肌后缘中点上方穿出，进入颈外侧区，潜入斜方肌的深面，支配此肌。

副神经的内支是随迷走神经分布的，临床上通常所指的副神经损伤只限于其外支。副神经外支在枕三角处位置浅表，其周围有淋巴结排列。在此区摘除淋巴结时要避免损伤副神经。副神经受损时，可影响旋转头颈和耸肩。

### （二）迷走神经

**迷走神经** vagus nerve 自颈静脉孔出颅后，在干上有膨大的**上神经节** superior ganglion 和**下神经节** inferior ganglion（结状神经节）。主干在颈动脉鞘内，位居颈内静脉和颈内、颈总动脉之间下行（图 8-15），经胸廓上口入胸腔，进而穿膈的食管裂孔进入腹腔。

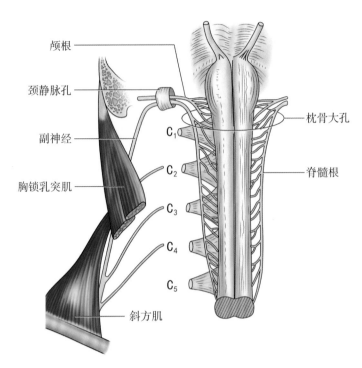

颅根

颈静脉孔

副神经

胸锁乳突肌

枕骨大孔

脊髓根

C₁

C₂

C₃

C₄

C₅

斜方肌

图 8-14  副神经模式图

迷走神经在颈部的分支有**脑膜支**、**耳支**、**咽支**、**颈上心支**、**颈下心**以及**喉上神经**等。①**喉上神经** superior laryngeal nerve 起自下神经节，在颈内动脉内侧沿咽缩肌下行，至舌骨大角处分为内、外两支。**外支**细小，支配环甲肌；**内支**伴喉上动脉一同穿甲状舌骨膜入喉，分支分布于会厌、舌根及声门裂以上的喉黏膜。②**颈上心支**和**颈下心支**，自喉上神经起点的下方分出，伴颈总动脉下行，与颈交感节发出的心神经合成心丛。③迷走神经在颈部还有较小的分支：**脑膜支**分布至硬脑膜；**耳支**至外耳道和耳廓后面皮肤；**咽支**支配咽肌和腭肌。

**喉下神经** inferior laryngeal nerve：迷走神经在胸部的一个重要分支是**喉返神经** recurrent laryngeal nerve，左、右喉返神经的起点和走行不同。左侧绕主动脉弓下后方上行，右侧绕锁骨下动脉上行。喉返神经回返向上，行于颈部食管和气管之间的沟中，至咽下缩肌下缘入喉，称**喉下神经** inferior laryngeal nerve，分布于喉肌（环甲肌除外）和声门裂以下的喉黏膜。喉返神经还发出心支入心丛。

（三）舌下神经

**舌下神经** hypoglossal nerve（图 8-15）自枕骨舌下神经管出颅，在颈内动脉和颈内静脉间下行，当到达二腹肌后腹下缘时，转向前内方，越过颈内、外动脉前方，向前经二腹肌中间腱的深方至下颌舌骨肌的后缘，潜入深部，支配舌内肌和部分舌外肌（茎突舌骨肌、舌骨舌肌和颏舌肌）。

（四）颈袢

在舌下神经的行程中，有来自第 1 颈神经的纤维加入，与它伴行。这部分纤维除直接由舌下神经分出，支配甲状舌骨肌和颏舌骨肌外，其余纤维在二腹肌后腹下方离开舌下神经，形成**颈袢** ansa cervicalis 的上根，在颈动脉鞘内或浅面下降。来自第 2~3 颈神经的部分纤维合成下根，与上根吻合成为袢套，称为颈袢（图 8-15，图 8-16）。自袢上发出分支支配肩胛舌骨肌、胸骨舌骨肌和胸骨甲状肌。

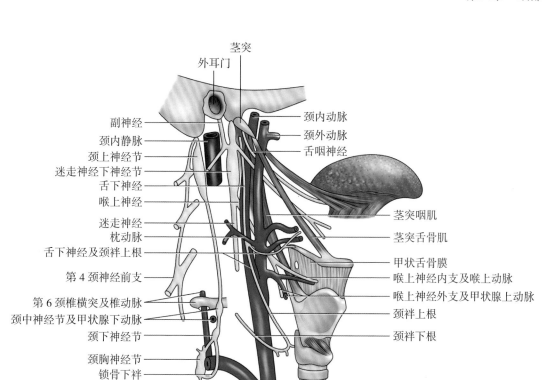

**图 8-15　迷走神经和颈部交感干的分支模式图**

Labels in figure 8-15:
- 茎突
- 外耳门
- 副神经
- 颈内静脉
- 颈上神经节
- 迷走神经下神经节
- 舌下神经
- 喉上神经
- 迷走神经
- 枕动脉
- 舌下神经及颈袢上根
- 第4颈神经前支
- 第6颈椎横突及椎动脉
- 颈中神经节及甲状腺下动脉
- 颈下神经节
- 颈胸神经节
- 锁骨下袢
- 颈内动脉
- 颈外动脉
- 舌咽神经
- 茎突咽肌
- 茎突舌骨肌
- 甲状舌骨膜
- 喉上神经内支及喉上动脉
- 喉上神经外支及甲状腺上动脉
- 颈袢上根
- 颈袢下根

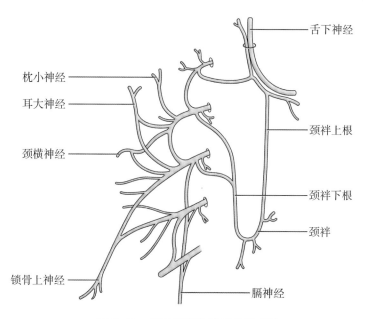

**图 8-16　颈丛和颈袢的组成模式图**

Labels in figure 8-16:
- 枕小神经
- 耳大神经
- 颈横神经
- 锁骨上神经
- 舌下神经
- 颈袢上根
- 颈袢下根
- 颈袢
- 膈神经

## （五）颈部交感干

颈部交感干是胸部交感干的延续，在颈总和颈内动脉的后方延伸至颅底，位于颈动脉鞘和颈深筋膜椎前层之间（图 8-15）。颈部交感干上一般有 3 个神经节。

**颈上神经节** superior cervical ganglion 最大，呈梭形，平对第 2~3 颈椎横突的前方。颈中神经节 middle cervical ganglion 有无不定，常是很小，在甲状腺下动脉附近。**颈下神经节** inferior cervical ganglion 位于锁骨下动脉的后上方，但在大多数人，颈下神经节与胸 1 交感节融合成**颈胸神经节** cervicothoracic ganglion，亦称**星状神经节**，位于第 7 颈椎横突和第 1 肋颈之间。

颈部交感节发出的分支有：

1. 灰交通支，连接颈神经。颈上神经节连接 1~4 颈神经；颈中神经节连接 5~6 颈神经；颈下神经节连接 7~8 颈神经。

2. 袢附颈内、颈外和锁骨下动脉，形成神经丛，随血管分支分布。颈内动脉丛伴随动脉入颅后，除伴随动脉分布外，还发出若干小支与一些脑神经或其分支相吻合。其中有的至眼睑的平滑肌，也有的分布于眼球虹膜的瞳孔开大肌。

3. 颈交感干每个节都发出心支，与迷走神经心支组成心丛。

临床上进行颈胸神经节封闭时，将麻醉药物注入此神经节处，患者出现注射侧瞳孔缩小和眼睑下垂，同侧头面上肢皮肤湿热和汗闭等现象。这称为 Honer 征。

（六）颈丛

颈丛 cervical plexus 位于颈深筋膜椎前层的深方，中斜角肌和肩胛提肌起始处的前方，由颈神经 1~4 的前支编织而成（图 8-16，图 8-17）。颈丛的浅支是皮神经，在颈部浅层中已解剖完毕。颈丛的深支，多系肌支，如膈神经。膈神经以第 4 颈神经前支纤维成分为主。在环状软骨水平，组成膈神经的神经根在前斜角肌外缘会合，沿此肌的前面下行，越过锁骨下动、静脉之间到达胸腔。

**膈神经** phrenic nerve 位于前斜角肌前面，椎前筋膜深面，由第 3~5 颈神经（$C_{3-5}$）前支组成，向内下方斜降下行；其前方有胸锁乳突肌、肩胛舌骨肌中间腱、颈内静脉、颈横动脉和肩胛上动脉；左侧前方还邻接胸导管弓；内侧有颈升动脉上行。该神经在颈根部经胸膜顶的前内侧，迷走神经的外侧，穿锁骨下动、静脉之间进入胸腔（图 8-17）。

膈神经的起始部常发生变异形成**副膈神经**，其出现率为 48%，多起自 $C_5$（占 48.7%）或

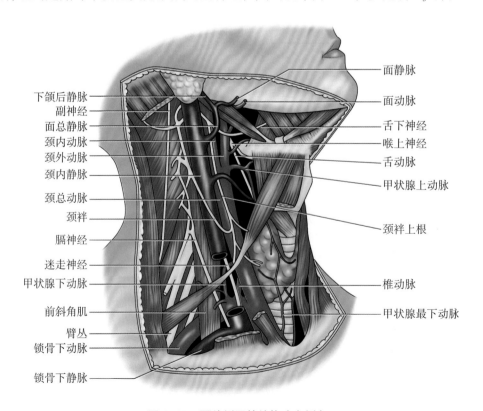

图 8-17　颈外侧区的结构（左侧）

$C_{5\sim6}$（占 27.6%），在膈神经的外侧下行（占 85.2%），经锁骨下静脉的后方进入胸腔。副膈神经在锁骨下静脉的下方与膈神经结合者占多数（57.1%）。

# 【实地解剖】

1. 复认颈外静脉以及自胸锁乳突肌后缘中点浅出的颈丛的皮神经。颈深筋膜的浅层包裹着胸锁乳突肌，在此肌的后缘，浅层筋膜覆盖着颈外侧区，到达斜方肌前缘处，又复包裹该肌。清除此层筋膜，寻找副神经（Ⅺ）。它在颈外侧区的体表投影约是自胸锁乳突肌后缘中、上 1/3 交界处，至斜方肌前缘中、下 1/3 交界处的连线。自枕小神经浅出点的下方开始，按此投影的位置解剖出副神经。沿副神经如有淋巴结尽量予以保留。

2. 修洁胸锁乳突肌表面及其前、后缘，保留颈外静脉和从该肌后缘穿出的副神经和其他神经。观察胸锁乳突肌起自胸骨和锁骨内端，止于乳突。在中部横断此肌（勿割断副神经），翻向上、下两侧，看清该肌上部的前缘，在其深面找出副神经进入此肌，它支配此肌后，再自肌后缘中点上方穿出，进入颈外侧区。

3. 将切断的胸锁乳突肌尽量翻向两端，查看此肌深面的颈动脉鞘。它自颅底延至颈根部，包裹颈部血管主干和迷走神经。辨认聚集于鞘外面的颈外侧深淋巴结。

4. 轻轻剥离颈动脉鞘（淋巴结原位保留），剥离时注意勿伤颈袢。颈袢是颈神经发出支配舌骨下肌群的神经，在颈动脉鞘的浅部或在鞘内呈高低不定的神经袢套。见到颈袢后可追寻它至肩胛舌骨肌、胸骨舌骨肌和胸骨甲状肌的分支。

5. 纵行切开颈动脉鞘，观察鞘内容物。颈总动脉位于内侧，它在甲状软骨上缘水平分为颈内、外动脉。颈内静脉位于外侧，两者间的后方有迷走神经主干。按教材颈内、外动脉的内容观察它们的位置关系，并观察颈外动脉分支中的甲状腺上动脉、舌动脉和面动脉。查看颈内静脉的主要属支：①面静脉与下颌后静脉前支汇合后注入颈内静脉。②甲状腺上静脉和甲状腺中静脉。

6. 在颈总动脉分为颈内、外动脉处，查看：①颈动脉窦，它是颈总动脉末端或颈内动脉壁起始处的局部膨大部分；②颈动脉小球，位于颈总动脉分叉处的后方，为棕红色小体，外有纤维被囊。注意自上二结构处有无神经上行，它为舌咽神经的颈动脉窦支，如见到应予保留。

7. 清理辨认颈外动脉及其与各分支伴行的神经。①在动脉起始处找出甲状腺上动脉及与其伴行的喉上神经的分支；②在平舌骨大角处找出颈外动脉的第 2 个分支——舌动脉，追踪它至口底为止；③寻找颈外动脉向前上方发出的面动脉，追踪它至下颌下三角；④向上追踪颈袢的上根至舌下神经。

8. 将已剪断的胸锁乳突肌上端尽量向上后方提拉，将二腹肌后腹暴露清楚。顺迷走神经干向上追寻，待发现迷走神经干出现膨大，即迷走神经的下神经节。将喉上神经向上追至发出处，并再看它与甲状腺上动脉的位置关系。在二腹肌后腹稍下方，寻找舌下神经，它跨过颈内、外动脉向前进入下颌下三角；在进入下颌下三角前发出颈袢的上根，沿颈内和颈总动脉下行组成颈袢。再复认喉返神经的发出点，以及它们与甲状腺下动脉的位置关系。

9. 剔除颈动脉鞘的后壁，在颈动脉的后方寻找颈部的交感干，平对第 2~3 颈椎横突处的有颈上神经节。自此沿交感干向下追寻颈中和颈下神经节。颈中神经节有无不定，如有，常是位于甲状腺下动脉附近的小神经节。颈下神经节位于锁骨下动脉后上方。观察它是否与胸 1 交感节合成颈胸神经节（星状神经节）。

10. 将颈深筋膜的椎前层稍加剔除，显露颈丛的出处。查看沿前斜角肌前面下行的膈神经，它与位于其内侧的迷走神经一起经锁骨下动、静脉之间进入胸腔。再查看来自 $C_{2~3}$ 的颈袢下根，追踪至颈袢。

## 【临床解剖】

### 一、颈部恶性肿瘤枕三角内淋巴结清扫的临床解剖

枕三角又称肩胛舌骨肌斜方肌三角，位于胸锁乳突肌后缘与肩胛舌骨肌下腹上缘之间。枕三角内有副神经及副神经淋巴结、颈丛皮支和臂丛的分支等。手术需摘除的相关淋巴结为副神经淋巴结。该淋巴结位于副神经周围，手术时应先显露副神经，然后再摘除淋巴结，以免损伤副神经。如果在枕三角内清除副神经淋巴结时损伤了副神经，会造成斜方肌瘫痪，患者出现同侧肩胛上提困难以及头部向对侧旋转障碍。

### 二、肩胛舌骨肌上颈淋巴结清扫术

肩胛舌骨肌上颈淋巴清扫术，适用于口腔颌面部原发癌恶性程度低且为早期的病例，是颌面部肿瘤手术中常见的术式之一。

手术切口自颏部正中下方起，止于下颌角下方，达胸锁乳突肌前缘，长 6~8 cm。切口距下颌骨下缘 1.5~2 cm，主要是为保护面神经下颌缘支。面神经下颌缘支走行于下颌骨下缘上 12 mm 至下颌下缘下 7 mm 的范围内。切开皮肤、皮下组织以及颈阔肌，进一步切开颈深筋膜浅层，在其深面钝性向上分离，直至下颌骨下缘。面神经下颌缘支位于颈深筋膜浅层与颈阔肌之间，在颈深筋膜浅层深面翻瓣可避免下颌缘支受损伤。在咬肌附着前缘、下颌骨下缘处寻找并分离面动脉和面静脉，牢靠结扎并剪断。面静脉浅面有面神经下颌缘支横过，注意保护。

翻瓣显露患侧二腹肌后腹、健侧二腹肌前腹、舌骨体部及术野底部的下颌舌骨肌和舌骨舌肌，至此整个舌骨上区（含下颌下区和颏下区）边界已全部暴露。可采取由上而下、由前往后的方式，先清扫双侧二腹肌前腹形成的颏下区脂肪、淋巴组织，再沿二腹肌及下颌舌骨肌浅面向后解剖分离，至下颌舌骨肌后缘。将下颌骨内侧解剖出下颌下腺及下颌下淋巴结组织并向后下牵拉，显露下颌下腺导管及舌神经。注意鉴别两者，保护舌神经，在尽可能靠近导管口端结扎切断下颌下腺导管。暴露面动脉的近心端，双重结扎后切断。切断茎突下颌韧带，从下颌下腺后端分离腮腺下极，在平下颌角高度横行切断后，缝扎在二腹肌后腹上。继续向下解剖直至舌骨处，整块切除舌骨上区的下颌下腺、脂肪、淋巴结组织及蜂窝组织。

冲洗伤口，彻底止血。分层缝合颈阔肌、皮下组织和皮肤。在术中解剖处理术野底界时，应避免损伤舌下神经。

# 第三节 颈 根 部

## 【局部解剖】

颈根部是指颈、胸的交界区，直接位于胸廓上口的上方。但在此部所要观察的内容并不仅限于此范围以内。实际上是包括了颈外侧区下部深方锁骨上三角的结构。在颈根部，**前斜角肌**是一重要的标志：其后方是臂丛和锁骨下动脉；前方为锁骨下静脉；内后方有胸膜顶、肺尖和

胸导管（左侧）。

## 一、颈深肌群

颈根部的肌为颈深肌群，可分为内、外侧 2 群，外侧群称斜角肌群。

### （一）斜角肌群

每侧各有 3 块肌，形成颈外侧区的底，位于颈深筋膜椎前层的深方（图 8-18）。这组肌肉均起自颈椎横突。**前斜角肌** scalenus anterior 止于第 1 肋的斜角肌结节，**中斜角肌** scalenus medius 于锁骨下动脉的后方止于第 1 肋。**后斜角肌** scalenus posterior 在中斜角肌后方，止于第 2 肋。斜角肌可上提第 1~2 肋，助深吸气。如肋固定，两侧同时收缩可前屈颈椎。一侧收缩可使颈椎侧屈。斜角肌由下位颈神经前支发出的分支支配。

在前、中斜角肌与第 1 肋之间形成 1 个间隙，称斜角肌间隙，有臂丛和锁骨下动脉通过。前斜角肌痉挛或肥大，可压迫锁骨下动脉和臂丛，产生上肢疼痛、麻木或肌萎缩以及上肢缺血的循环障碍，这些症状极似颈肋的压迫症状。

### （二）内侧群

在斜角肌群的内侧有椎前肌，位于颈椎体的前面。椎前肌主要有颈长肌和头长肌，可使颈椎前屈（图 8-18）。

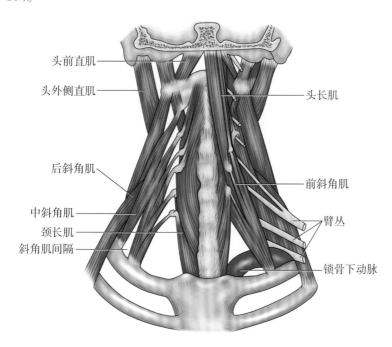

图 8-18　颈深肌

## 二、臂丛的位置和毗邻

**臂丛** brachial plexus （图 8-18）出椎间孔后在斜角肌间隙中组成上、中、下 3 个干。每个干在锁骨上部再分为前、后股。上干和中干的前股合成外侧束，下干的前股自成内侧束，3 个干的后股合成后束。这 3 个束分别位于腋动脉的内、外和后方，伴随腋动脉进入腋窝。颈深筋膜的椎前层向外侧延展，包裹臂丛和腋动脉，形成腋鞘。臂丛在锁骨中点上方比较集中，位置也较浅，临床上常在此处进行阻滞麻醉以进行上肢手术。麻醉时应注意臂丛内侧的胸膜顶，避免损伤造成气胸。

### 三、锁骨下动脉

左侧**锁骨下动脉** subclavian artery 起自主动脉弓（图 8-19），右侧在右胸锁关节后面起自头臂干。锁骨下动脉发出后弓形向外，在前斜角肌后方和胸膜顶的前方越过颈根部，至第 1 肋的外缘续于腋动脉。

按锁骨下动脉与前斜角肌的关系可分为 3 段：第 1 段是在前斜角肌内侧的部分，第 2 段在斜角肌间隙内，第 3 段是出斜角肌间隙以后的部分。各段主要的分支有：

#### （一）椎动脉与椎动脉三角

**椎动脉** vertebral artery 起自锁骨下动脉第 1 段的上方，在前斜角肌的内侧垂直上行，穿第 6~1 颈椎横突孔，再向后绕过寰椎侧块上关节面的后方，经枕骨大孔入颅（图 8-19）。椎动脉在颅腔内主要分支营养脑和脊髓，在颅外沿途发出肌支至项部深肌，还有分支经椎间孔入椎管。椎动脉的颅内分支分布于端脑的后 1/3、脑干、小脑和脊髓等处。

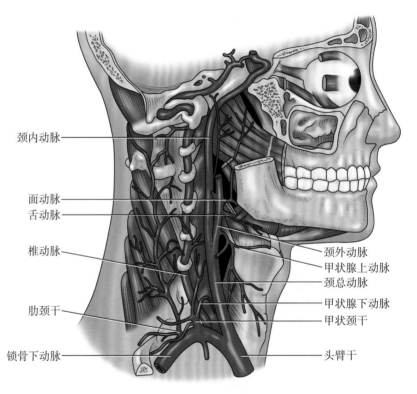

颈内动脉

面动脉
舌动脉

椎动脉

肋颈干

锁骨下动脉

颈外动脉
甲状腺上动脉
颈总动脉
甲状腺下动脉
甲状颈干

头臂干

**图 8-19　颈深部的动脉**

**椎动脉三角** triangle of vertebral artery 内侧界为颈长肌，外侧界为前斜角肌，下界为锁骨下动脉第 1 段，尖为第 6 颈椎横突前结节。三角的后方有第 7 颈椎横突、第 8 颈神经前支及第 1 肋颈；前方有迷走神经、颈动脉鞘、膈神经及胸导管弓（左侧）等。三角内的主要结构有胸膜顶、椎动脉、椎静脉、甲状颈干、甲状腺下动脉、颈交感干及颈胸（星状）神经节等（图 8-20）。

#### （二）胸廓内动脉

**胸廓内动脉** internal thoracic artery 与椎动脉起点相对，起于锁骨下动脉的下壁，向前下越过锁骨内端的后面进入胸腔。

#### （三）甲状颈干

**甲状颈干** thyrocervical trunk 短而粗，在前斜角肌内缘处起自锁骨下动脉的第 1 段，它发出

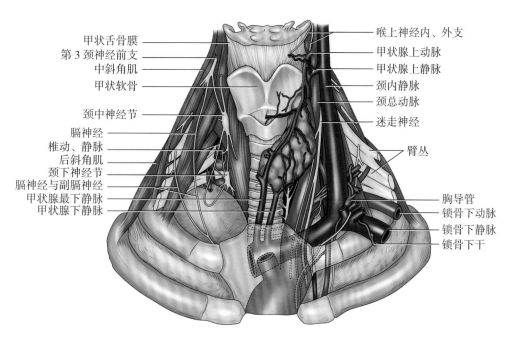

图 8-20　椎动脉三角及其内容

下列主要分支：

1. **甲状腺下动脉**　至甲状腺。

2. **肩胛上动脉** suprascapular artery　在锁骨后方行向后外，经肩胛上横韧带（跨越肩胛切迹的韧带）上方进入冈上窝，再经肩胛颈后方入冈下窝。

3. **颈浅动脉** superficial cervical artery　穿臂丛向后，伴副神经行于斜方肌深面，营养此肌。

4. **肩胛背动脉** dorsal scapular artery　有时起自甲状颈干。它穿臂丛向后，伴肩胛背神经，在肩胛提肌和菱形肌深方，沿肩胛骨内侧缘下行至肩胛提肌和菱形肌。

5. **肋颈干** costocervical trunk　起自锁骨下动脉第 2 段的后壁，向后越过胸膜顶至第 1 肋颈，分布于上 2 肋间隙和项部肌。

### 四、锁骨下静脉

**锁骨下静脉** subclavian vein 是腋静脉的延续，始于第 1 肋外缘。行于前斜角肌下端的前面，胸膜顶前方，锁骨的后方，向内至前斜角肌内缘处与颈内静脉汇合形成头臂静脉（图 8-17）。其汇合处称为静脉角。锁骨下静脉收集锁骨下动脉分布区的静脉血。

### 五、胸导管和右淋巴导管

（一）胸导管

**胸导管** thoracic duct 起始于乳糜池，至颈根部在食管和左锁骨下动脉起始部之间上行，至第 7 颈椎水平转向外侧，经椎动脉、膈神经和前斜角肌前方，颈总动脉和迷走神经的后方，转向前下，紧贴胸膜顶向下汇入左静脉角，也可汇入左锁骨下静脉或左颈内静脉（图 8-21）。胸导管末段收受左颈干、左锁骨下干和左支气管纵隔干的淋巴。

（二）右淋巴导管

**右淋巴导管** right lymphatic duct 很短，位于右颈根部，接受右颈干、右锁骨下干和右支气管纵隔干，汇入右静脉角。

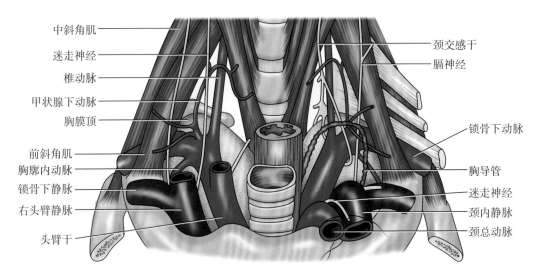

图 8-21　颈根部

### 六、胸膜顶

**胸膜顶** cupula of pleura 后面达第 1 肋颈水平（相当第 7 颈椎棘突水平），但从前面看，约在锁骨内 1/3 上方 2~3 cm 处的平面（图 8-21）。胸膜顶上方被增厚的筋膜覆盖；前邻锁骨下动脉及其分支、前斜角肌、锁骨下静脉、膈神经和迷走神经；后邻交感干及第 1 胸神经；外侧与中斜角肌毗邻；内侧，在右侧为头臂干和右头臂静脉，左侧为锁骨下动脉和左头臂静脉。

### 七、颈外侧区和颈根部淋巴结

颈外侧区的淋巴结即**颈外侧淋巴结** lateral cervical lymph nodes，以颈筋膜浅层为界，分为浅、深两组。

（一）颈外侧浅淋巴结

**颈外侧浅淋巴结** superficial lateral cervical lymph nodes 沿颈外静脉排列（图 8-12），收纳腮腺、枕部及耳后部的淋巴，其输出管主要注入颈外侧深淋巴结上群。

（二）颈外侧深淋巴结

**颈外侧深淋巴结** deep lateral cervical lymph nodes 主要沿颈内静脉排列（图 8-12），上至颅底，下至颈根部，通常以肩胛舌骨肌和颈内静脉交叉点为界，分为颈外侧上深淋巴结和颈外侧下深淋巴结。

1. **颈外侧上深淋巴结** superior deep lateral cervical lymph nodes　位于胸锁乳突肌深面，排列在颈内静脉周围，收纳颈外侧浅淋巴结、腮腺淋巴结、下颌下及颏下淋巴结的输出管，并收纳喉、气管、食管、腭扁桃体及舌的淋巴，其输出管注入颈外侧下深淋巴结。该组淋巴结中位于二腹肌后腹与颈内静脉交角处者，称为**颈内静脉二腹肌淋巴结** jugulodigastric lymph nodes，又称**角淋巴结**，收纳鼻咽部、腭扁桃体及舌根部的淋巴，是鼻咽部、腭扁桃体及舌根部的癌转移较早累及的淋巴结群。在枕三角内沿副神经周围分布者，称为**副神经淋巴结**，收纳耳后的淋巴，其输出管注入颈外侧下深淋巴结，或直接注入颈干。

2. **颈外侧下深淋巴结** inferior deep lateral cervical lymph nodes　位于肩胛舌骨肌中间腱下方，排列于颈内静脉和颈横血管周围。其中位于颈内静脉与肩胛舌骨肌中间腱交角处的淋巴结称为**颈内静脉肩胛舌骨肌淋巴结** juguloomohyoid lymph nodes，收纳舌尖部的淋巴，舌尖部的癌首先转移至该淋巴结。

### （三）锁骨上淋巴结

**锁骨上淋巴结** supraclavicular lymph nodes 沿颈横血管排列（图 8-12），主要收纳颈外侧上深淋巴结的输出管及气管的淋巴，成为头、颈淋巴结的总集合处。其输出管集合成颈干，左侧注入胸导管，右侧注入右淋巴导管或直接注入静脉角。

在左颈根部，斜角肌前方的淋巴结称为 Virchow 淋巴结，食管下部癌或胃癌转移时，常累及该淋巴结，可在胸锁乳突肌后缘和锁骨上缘的交角处触到此肿大的淋巴结。

## 【 实地解剖 】

1. 观察膈神经时已将颈深筋膜的椎前层部分剔除。现在继续清除筋膜，将前、中、后斜角肌暴露清楚，查看前、中斜角肌止于第 1 肋，3 者共同形成斜角肌间隙，此间隙中有臂丛和锁骨下动脉通过；后斜角肌则止于第 2 肋。各肌起点不必查看。

2. 在前斜角肌前方暴露锁骨下静脉。查看它续于腋静脉，并行至前斜角肌内缘处与颈内静脉合成头臂静脉。复认颈外静脉注入锁骨下静脉。查看胸导管在食管左侧自胸部上行到颈根部，水平转向外侧，经椎动脉、膈神经和前斜角肌前方，颈总动脉和迷走神经后方转向前下，最终注入左静脉角。注意它在颈根部的位置和毗邻。

3. 分开前、中斜角肌，暴露斜角肌间隙。剔除筋膜，查看臂丛和锁骨下动脉通过此间隙。臂丛位于动脉的上方。臂丛的分支已在腋窝解剖，在此复认并追寻到发出地点。

4. 寻认锁骨下动脉的分支：①椎动脉，在前斜角肌内缘向上，穿第 6~1 颈椎横突孔上行。②胸廓内动脉，起自锁骨下动脉的下壁，与椎动脉起始处上、下相对，它的分支已在胸部解剖。③甲状颈干，紧靠前斜角肌内缘，复认自干上发出的甲状腺下动脉、肩胛上动脉和颈浅动脉。锁骨下动脉的其他分支可不必查看。

5. 颈根部结构均已解剖暴露。同时用两手示指分别在胸腔和颈根部触摸胸膜顶，理解胸膜顶的位置，并查看它在颈根部的毗邻。

## 【 临床解剖 】

### 一、锁骨下静脉穿刺法

1. **经锁骨上穿刺术** 采用头低肩高位或平卧位，头转向对侧，显露胸锁乳突肌的外形，标记该肌锁骨头外侧缘与锁骨上缘所形成之夹角，该角平分线之顶端或其后 0.5 cm 左右处为穿刺点。注射器针尖指向胸锁关节，进针角度 30°~40°，边进针边抽回血，试穿锁骨下静脉，以探测进针方向、角度与深度。一般进针 2.5~4.0 cm 即达锁骨下静脉。

2. **经锁骨下穿刺术** 采用头低肩高位或平卧位，头转向对侧，取锁骨中点内侧 1~2 cm 处（或锁骨中点与内 1/3 之间）锁骨下缘为穿刺点，一般多选用右侧。在穿刺点处进针，针尖指向头部方向，与胸骨纵轴约呈 45°，与皮肤呈 10°~30°角。进针时针尖先抵向锁骨，然后回撤，再抬高针尾，紧贴锁骨下缘负压进针，深度一般为 4~5 cm。按上述锁骨上穿刺法插入深静脉留置导管。

### 二、颈部淋巴结的临床分区

在临床中，为了区分淋巴结转移的情况，颈部淋巴结可以通过超声多普勒查出。颈部的淋巴结主要分为 7 个区，收纳各自区域的淋巴。

Ⅰ区：包含颏下和下颌下淋巴结，上界是下颌骨，下界是二腹肌前腹。以二腹肌为界分两部分，内下方为Ⅰa区，外上方为Ⅰb区。分布着1~14个淋巴结，收纳颏、唇、颊、口底部、舌前、腭、舌下腺和颌下腺的淋巴液。

Ⅱ区：包含颈内静脉淋巴结上组，即二腹肌下淋巴结。Ⅱ区相当于颅底至舌骨水平，上界是二腹肌后腹，下界是舌骨，前界为胸骨舌骨肌侧缘，后界为胸锁乳突肌后缘。该区淋巴结常是喉癌转移首发部位，在临床中具有重要的参考价值。Ⅱ区以副神经为界分为两部分，其前下方为Ⅱa区，后上方为Ⅱb区。

Ⅲ区：包含颈内静脉淋巴结中组，从舌骨水平至肩胛舌骨肌与颈内静脉交叉处，上界是舌骨，下界是环甲膜水平。前后界与Ⅱ区相同。

Ⅳ区：包含颈内静脉淋巴结下组，从肩胛舌骨肌到锁骨上，位于肩胛舌骨肌、锁骨和胸锁乳突肌内侧缘所围成的区域。上界是环甲膜水平，下界是锁骨，前后界与Ⅱ区同。

Ⅱ、Ⅲ、Ⅳ区共同构成颈内静脉淋巴结链，收纳腮腺、颌下、颏下、咽后壁及颈前淋巴结的淋巴液，因此是颈廓清术中的重点区域。

Ⅴ区：包含枕三角的淋巴结，包括副神经淋巴结以及颈后部的淋巴结，也包含锁骨上淋巴结，后界是斜方肌的前缘，前界是胸锁乳突肌后缘，下界是锁骨。Ⅴ区以肩胛舌骨肌下腹为界，上方为Ⅴa区，下方为Ⅴb区。锁骨上淋巴结属于Ⅴb区。

Ⅵ区：包含**内脏周围淋巴结** juxta visceral nodes 或颈前区淋巴结，包括喉前（环甲膜）淋巴结、气管旁（喉返神经）淋巴结、气管前淋巴结和甲状腺周围淋巴结，有6~16个，有人把咽后淋巴结也归属此区。上界是舌骨，下界是胸骨上窝，后是颈静脉内侧。其中喉前淋巴结位于环甲膜部，收纳声门下区淋巴液，在临床中具有重要意义。

Ⅶ区：包含胸骨上切迹下方的上纵隔淋巴结，位于上纵隔内，两侧界为颈总动脉，上界为胸骨上窝，下界为主动脉弓水平。美国癌症联合委员会（American Joint Committee on Cancer，AJCC）在公布TNM分期时对乳腺癌区域淋巴结进行了分区归类。

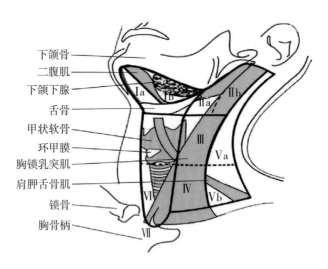

图8-22　颈部淋巴结的临床分区

（张　艳　张卫光）

头部和颈部的分界线为下颌骨下缘、下颌角、乳突尖端、上项线和枕外隆突的连线。头部可分为面和颅两部分，以眶上缘、颧弓上缘、外耳门上缘至乳突的连线为界，前下方为面部，后上方为颅部。

面部可划分为眶区、鼻区、口区和面侧区，后者又分为颊区、腮腺区和面侧深区。本章将面部各区加以整合，以面部浅层结构和腮腺区、翼腭窝和颞下窝、眶区和口底区3个部分进行描述。

颅部由颅顶、颅底和颅腔3部分组成。颅底又有内、外面之分，内面分为颅前窝、颅中窝和颅后窝3部分，颅底有许多重要的孔道，是血管、神经出入颅的部位。本章将详述颅顶部，其又分为额顶枕区和颞区。

## 第一节  面部浅层和腮腺区

## 【局部解剖】

### 一、面部浅层

面部皮肤较薄。浅筋膜含脂肪、面肌、血管和神经。腮腺区（下颌后窝）的前界为下颌支，后界为颞骨乳突和胸锁乳突肌的前缘，上界是外耳道，下界至下颌角。此区的主要结构是腮腺和穿行腮腺的神经、血管。

（一）皮肤与浅筋膜

面部皮肤薄而柔嫩，富有弹性，其活动性与深部组织连结的紧密程度有关。睑部皮肤最薄，皮下组织疏松，一般不含脂肪，易出现水肿。鼻尖和口部周围皮肤与深部结构连接紧密，含较多的汗腺、皮脂腺和毛囊，是皮脂腺囊肿和疖痈的易发部位。面部皮肤血液供应丰富，外伤时出血较多，但再生修复和抗感染力强，有利于创口愈合。

浅筋膜由疏松结缔组织和一定量的脂肪构成，其中颊部脂肪聚成的团块，称颊脂体。浅筋膜与皮肤间有皮下支持带和肌束相连。皮下支持带状似丝绒，内有强韧的细丝，一端附于皮肤的真皮乳头，一端连于浅筋膜。浅筋膜内有表情肌、血管、神经和淋巴管。

（二）面肌

面肌又称表情肌，较薄弱纤细，位于浅筋膜中（图9-1）。起自面颅诸骨或筋膜，止于皮肤。收缩时牵引皮肤，使皮肤出现皱褶，改变睑裂和口裂形状，表达感情，并参与语言和咀嚼等活动。面肌主要围绕睑裂、口裂、鼻和耳排列，按位置可分为眼轮匝肌、口周围肌、鼻肌和耳周围肌。人类由于语言的发展，口周围肌高度发达，耳周围肌则显著退化。

**1. 眼轮匝肌** orbicularis oculi  呈环形，位于睑裂周围的皮下，收缩时闭合睑裂。它分为眶部、睑部和泪部。眶部最宽，在眼眶的周围；睑部覆盖上、下眼睑；泪部细小，位于泪囊的后

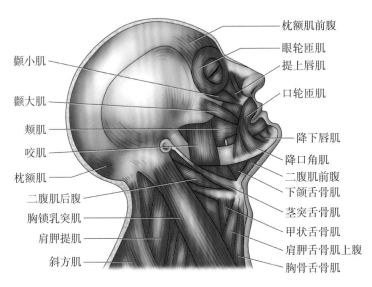

图 9-1　面肌和颈部肌

面。睑部的作用为轻度闭眼，如睡眠或眨眼时，它与眶部共同作用，使眼紧闭。泪部可扩大泪囊，促使泪液流向鼻腔。

2. **口周围肌**　包括环形肌和辐射状肌。环形肌为**口轮匝肌** orbicularis oris，环绕口裂，收缩时闭口。辐射状肌位于环形肌的四周，位于上唇上方的辐射状肌收缩时，上提上唇、加深鼻唇沟和引口角向外上方；位于下唇下方的辐射状肌收缩时，拉口角和下唇向外下方。在口角的两侧，面颊深部有**颊肌** buccinator，它使唇、颊紧贴牙齿，参加咀嚼和吸吮活动。

位于上唇上方的辐射状肌主要有**提上唇肌**、**颧小肌**、**颧大肌**和**提口角肌**等，它们上提上唇和口角。位于下唇下方的主要有降口角肌和降下唇肌等，它们下拉下唇和口角。颈阔肌的后部纤维移行于降下唇肌表面，它可向外下牵引口角。此外，在鼻翼外下方有鼻肌；耳周围有数块耳肌，都不发达。

（三）面部的神经

分布到此区的主要是面神经的终支和三叉神经浅支。

1. **面神经的终支**　面神经 facial nerve 自茎乳孔出颅后进入腮腺，在腮腺内分支吻合成丛，然后发出以下 5 组终支，呈辐射状由腮腺的前缘和下端穿出，支配面肌（图 9-2 至图 9-5）。①**颞支** temporal branches，支配额肌和眼轮匝肌；②**颧支** zygomatic branches，主要至眼轮匝肌；③**颊支** buccal branches，至颊肌、口轮匝肌以及其他口周围肌；④**下颌缘支** marginal mandibular branch，沿下颌骨下缘至下唇诸肌；⑤**颈支** cervical branch，在颈阔肌深面向前下，支配该肌。

此外，面神经在颅外还发出 3 个小支：①**耳后神经**，在靠近茎乳孔处发出，向后支配枕额肌的枕腹和耳周围肌；②**二腹肌支**和③**茎突舌骨肌支**。分别支配二腹肌后腹和茎突舌骨肌。

面神经损伤时，可因损伤的部位不同而出现不同的症状。如在茎乳孔以外损伤主干时，表现为患侧面肌瘫痪，患侧额纹消失，不能皱眉，不能闭眼，鼻唇沟平浅，不能鼓腮，咀嚼食物常集聚在患侧口颊内以及口角向健侧歪斜等现象。如在面神经管内，主干在发出镫骨肌神经以上受损伤，除以上症状外，还有听觉过敏，舌前 2/3 味觉消失，并可伴有唾液腺分泌的障碍。

2. **三叉神经浅支**　属一般躯体感觉纤维（图 9-6）。①**眶上神经** supraorbital nerve 为眼神经的分支，由眶上孔（或眶上切迹）浅出，至上睑、额和颅顶的皮肤。②**眶下神经** infraorbital nerve 为上颌神经的分支，由眶下孔浅出，散成数支，分布于下睑、鼻的外侧部、上唇和颊部

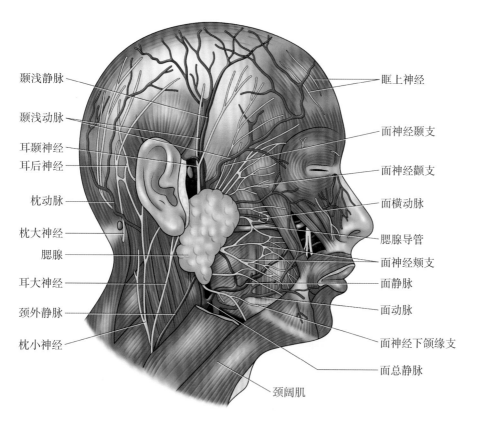

颞浅静脉

颞浅动脉

耳颞神经

耳后神经

枕动脉

枕大神经

腮腺

耳大神经

颈外静脉

枕小神经

眶上神经

面神经颞支

面神经颧支

面横动脉

腮腺导管

面神经颊支

面静脉

面动脉

面神经下颌缘支

面总静脉

颈阔肌

图 9-2　面部浅层结构

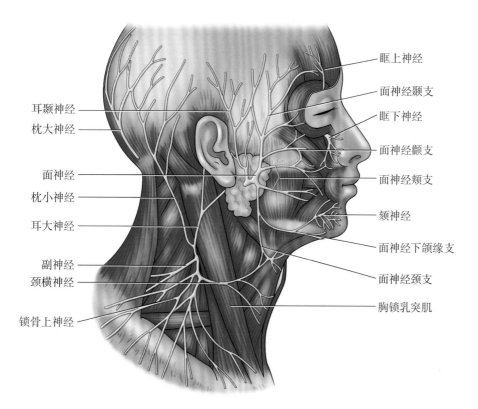

耳颞神经

枕大神经

面神经

枕小神经

耳大神经

副神经

颈横神经

锁骨上神经

眶上神经

面神经颞支

眶下神经

面神经颧支

面神经颊支

颏神经

面神经下颌缘支

面神经颈支

胸锁乳突肌

图 9-3　面神经和颈部的神经

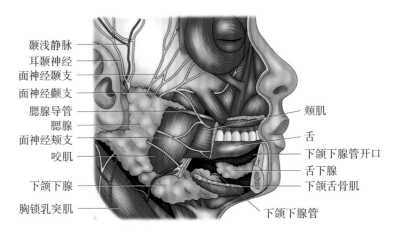

图 9-4　**面神经和大唾液腺**

颞浅静脉
耳颞神经
面神经颞支
面神经颧支
腮腺导管
腮腺
面神经颊支
咬肌
下颌下腺
胸锁乳突肌

颊肌
舌
下颌下腺管开口
舌下腺
下颌舌骨肌
下颌下腺管

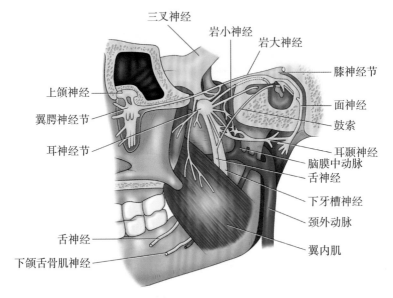

图 9-5　**鼓索、翼腭神经节和耳神经节**

三叉神经
岩小神经
岩大神经
上颌神经
翼腭神经节
耳神经节
舌神经
下颌舌骨肌神经

膝神经节
面神经
鼓索
耳颞神经
脑膜中动脉
舌神经
下牙槽神经
颈外动脉
翼内肌

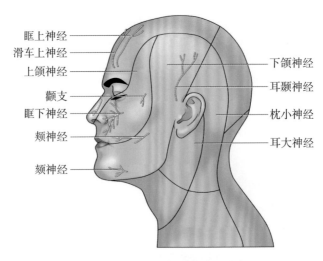

图 9-6　**头颈部皮肤神经分布**

眶上神经
滑车上神经
上颌神经
颧支
眶下神经
颊神经
颏神经

下颌神经
耳颞神经
枕小神经
耳大神经

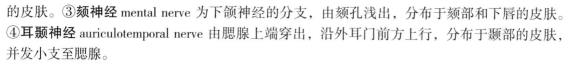

的皮肤。③**颏神经** mental nerve 为下颌神经的分支，由颏孔浅出，分布于颏部和下唇的皮肤。④**耳颞神经** auriculotemporal nerve 由腮腺上端穿出，沿外耳门前方上行，分布于颞部的皮肤，并发小支至腮腺。

### （四）面部的血管

分布到此区的动脉主要是面动脉和颞浅动脉，静脉主要归入面静脉和下颌后静脉。

**1. 面动脉** facial artery　于颈动脉三角内起自颈外动脉，经下颌下腺的深方，在咬肌的前缘处越下颌骨体的下缘转至面部，斜趋口角，循鼻外侧迂曲上行至内眦，改称**内眦动脉** angular artery（图 9-2，图 9-4）。面动脉沿途分支营养腭扁桃体、下颌下腺以及唇、鼻等部。面动脉左、右两侧的分支，在中线上有丰富的吻合。在咬肌前缘与下颌骨体下缘交界处，可以摸到面动脉的搏动，也可在此压迫此动脉进行止血。

**2. 颞浅动脉** superficial temporal artery　是颈外动脉的终支之一，为颈外动脉的直接延续。它从下颌颈的后方开始，向上经颧骨颧突根部的表面，穿出腮腺至颞部，直至皮下，很容易触及其搏动。在行程中，与耳颞神经和颞浅静脉伴行，神经位于动脉的后方（图 9-2，图 9-4）。它至颧弓以上约 2 cm 处分顶、额二终支。它的分支营养腮腺、眼轮匝肌、枕额肌的额腹和颅顶、颞部的皮肤。当这些分布区域受损伤而出血时，在外耳门前方，颧弓根部，压迫此动脉可以止血。

临床上颞浅动脉的分支，常被选用与颅内大脑中动脉的皮质支做血管吻合，以建立人工侧支循环，治疗栓塞性脑血管疾病。

**3. 面静脉** facial vein　伴行于面动脉后方，在内眦处起自内眦静脉，经鼻翼和口角的外侧，向后下方至咬肌前缘下部，越过下颌骨下缘，穿颈深筋膜浅层入颈部，最后在下颌角稍下方与下颌后静脉的前支会合，汇入颈内静脉（图 9-2）。内眦静脉与眼静脉相交通。

面静脉收集相当于面动脉分布区域的静脉血。它部分走行于面肌中，在咬肌前缘经面深静脉与翼静脉丛相交通。面静脉无静脉瓣，肌收缩时血液可逆流。当面部疖、痈等细菌感染时，若处理不当（如挤压等），有可能由面静脉通过内眦静脉或翼静脉丛蔓延到颅内海绵窦，导致海绵窦血栓或化脓性脑膜炎。故临床常将鼻根和两侧口角之间的三角形区域称"危险三角"，应予以足够重视。

**4. 下颌后静脉** retromandibular vein　颞浅静脉自腮腺上端穿入腮腺深面，在腮腺内与**上颌静脉**汇合成**下颌后静脉**。下颌后静脉继续穿过腮腺下行，分为前、后 2 支。前支与面静脉汇合，一般归入颈内静脉。后支与耳后静脉汇合成颈外静脉，一般注入锁骨下静脉。

### （五）面部的淋巴管和淋巴结

面部淋巴管非常丰富，连接成网。面前部和前额的淋巴注入下颌下淋巴结。面外侧部和耳廓前面的淋巴注入**腮腺浅淋巴结** superficial parotid lymph nodes，它们位于腮腺鞘浅方，其输出管至腮腺深淋巴结和颈外侧深淋巴结。腮腺深淋巴结位于腮腺实质内，收纳外耳道、鼓室、咽鼓管，鼻腔后部和颊深部的淋巴；它的输出管注入颈外侧深淋巴结。

## 二、腮腺区

此区主要结构为腮腺、咬肌以及有关的血管、神经等。

### （一）腮腺

**腮腺** parotid gland 是最大的一对唾液腺，在耳的前下方（图 9-2，图 9-4，图 9-7），可分为浅、深两部，通常以下颌骨后缘或以穿过腮腺的面神经丛作为两者的分界。腮腺的浅部多呈三角形，也有的呈不规则卵圆形。它的上缘约平颧弓，后下部覆盖在胸锁乳突肌的前缘上，前尖沿水平的**腮腺管** parotid duct 延伸，覆盖在咬肌表面。腮腺的深部为浅部所掩盖（图 9-8），自下颌支的后方向内伸至咽壁。在活体上，正常腮腺不易摸认，炎症或肿瘤使其增大时才能触知。腮腺炎时腮腺肿大，低头或张口都可使下颌窝变小，压迫腺体引起疼痛。

（二）腮腺管

**腮腺管** parotid duct 自腺体前缘的上部发出，约在颧弓下一横指处向前越过咬肌，至咬肌前缘呈直角向内穿过颊肌，开口于平对上颌第 2 磨牙的颊黏膜上（图 9-2，图 9-7）。开口处黏膜隆起，称**腮腺乳头**，可经此乳头插管，行腮腺管造影。在咬牙时，可在咬肌前缘触及腮腺管。腮腺管的体表投影相当于自鼻翼与口角间的中点至耳屏间切迹连线的中 1/3 段。

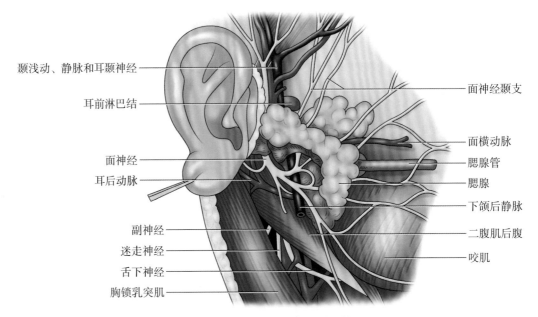

图 9-7　腮腺及穿经腮腺的结构

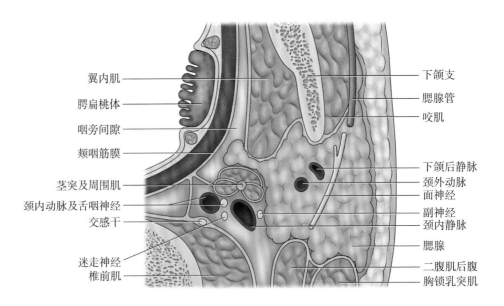

图 9-8　腮腺和面侧区的水平断面（左侧，下面观）

包被腮腺的深筋膜称为腮腺鞘，是由颈深筋膜浅层延伸而来。鞘的浅层比较致密，它的特点是伸入腺体内部，将腮腺分割成许多小叶。因此腮腺发炎化脓时，可仅侵犯腺体的某几个小叶。由于腺体表面覆盖有坚韧的筋膜，腮腺脓肿不易显出波动体征，故应早期切开引流。腮腺脓肿可用细小血管钳钝性插入腺体进行引流，这样可不致损伤穿行于腺体内的面神经分支和腮腺管。腮腺鞘的深层较为薄弱，有时甚至缺如。

（三）面神经与腮腺的关系

面神经在颅外的行程中，因穿经腮腺而分为 3 段（图 9-7）。

**第 1 段**：是面神经干从茎乳孔穿出至进入腮腺前的一段，位于乳突与外耳道之间的切迹内。此段长 1.0~1.5 cm，向前经过茎突根部的浅面，此段虽被腮腺所遮盖，但尚未进入腮腺实质内，故显露面神经主干可在此处进行。

**第 2 段**：为腮腺内段。面神经主干于腮腺后内侧面进入腮腺，在腮腺内通常分为上、下两干，再发出分支，彼此交织成丛，最后形成颞、颧、颊、下颌缘、颈 5 组分支。正常情况下，面神经外膜与腮腺组织容易分离，但病变时二者常粘连，术中较难分离。腮腺肿瘤可能压迫面神经，引起面瘫。

**第 3 段**：为面神经穿出腮腺以后的部分。面神经的 5 组分支，分别由腮腺浅部的上缘、前缘和下端穿出，呈扇形分布，至各面肌支配其运动。

（四）穿经腮腺的血管和神经

纵行的有颈外动脉，颞浅动、静脉，下颌后静脉及耳颞神经；横行的有上颌动、静脉，面横动、静脉和面神经及其分支（图 9-9，图 9-10）。上述血管神经的位置关系，由浅入深，依次为面神经及其分支、下颌后静脉、颈外动脉及耳颞神经。

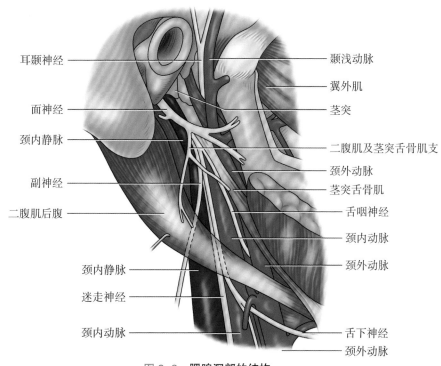

图 9-9 腮腺深部的结构

（五）咬肌

**咬肌** masseter 起自颧弓下缘及其深面，止于下颌支外侧面和咬肌粗隆。该肌的后上部为腮腺所覆盖，表面覆以咬肌筋膜，浅面有面横动脉、腮腺管、面神经的颊支和下颌缘支横过。咬肌与颞肌、翼内肌、翼外肌共同组成咀嚼肌，它们都作用于颞下颌关节，受三叉神经第三支的运动纤维支配。

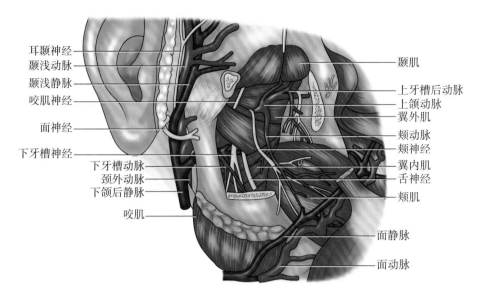

图 9-10　面侧深部的血管和神经

## 【实地解剖】

1. 自额（发际）至颏沿中线切开皮肤，但绕过鼻和口裂。自鼻根向外绕过睑裂切至耳廓的上方，自口角至乳突作一横切口，再自耳郭的上方向上作一短的垂直切口。各切口不要过深，仔细将额、颞部皮肤向上剥离，面部皮肤向后剥至耳前。剥皮时不要损伤面肌和神经、血管。

2. 在睑裂和口裂周围摘除皮下脂肪，辨认眼轮匝肌和口轮匝肌。在上、下唇都有与口轮匝肌相交织的辐射状小肌，颈阔肌也向上止于口角，观察它们的大致即可。修洁肌肉时，注意不要损伤神经和血管。

3. 修洁腮腺表面，观察腮腺鞘，它包被腮腺，位于腺表面的鞘的浅层较致密。清除鞘的浅层，但注意腮腺表面（鞘的浅方或深方）有无腮腺浅淋巴结。在颧弓下方约一横指处的腮腺前缘找出腮腺管，并向前追踪至咬肌前缘，见其呈直角向内穿入颊部。观察腮腺及其导管。

4. 分离由腮腺前缘和上、下端穿出的神经、血管。在腮腺管下方找出面神经颊支，它横行向前，小心摘除咬肌前缘深面的颊脂体，追踪颊支至颊肌。注意在颊肌表面有自咬肌前缘深面走出的颊神经（三叉神经的分支），注意保留。在下颌角附近找出面神经下颌缘支，它沿下颌骨下缘前行，跨面动脉至颏部。在腮腺下端处找出进入颈阔肌深方的面神经颈支以及下颌后静脉的前支和后支。在腮腺管上方，自前向后寻出沿颧弓前行的面神经颧支以及跨越颧弓向前上方行走的颞支。在腮腺上端找出颞浅动、静脉，并在血管的后方找出三叉神经的耳颞神经。尽量追踪面神经各支至它们所支配的面肌处。面神经各支之间以及它们与三叉神经分支之间有许多吻合，追踪时较难，要耐心追寻。

5. 面动脉初段在颈部已找出，将其追踪至下颌底的咬肌前缘处。它自此进入面部，向内上方迂曲而行，至内眦改称内眦动脉。按此行程解剖出此动脉主干；同时注意它发出分支的分布情况。面静脉伴行于动脉后方，一并解剖出来。

6. 翻开眼轮匝肌的下内部分，试在眶下缘中点下方 0.5~1.0 cm 处寻找穿出眶下孔的眶下神经的终支（三叉神经的分支）。在距中线 2~3 cm 的下颌体上、下缘中点处，试剥离该处的肌肉，寻找自颏孔浅出的颏神经。在眶上缘内、中 1/3 交界处剥开眼轮匝肌，寻找自眶上孔浅出上行的眶上神经。

7. 在颊部的咬肌前缘和口角间，观察颊肌的位置。

## 【临床解剖】

### 一、腮腺手术与面神经损伤的应用解剖

1. 腮腺手术中要注意穿行于腮腺内的血管和神经，以及深面的颈内动、静脉，舌咽神经，迷走神经，副神经和舌下神经共同形成的"腮腺床"。其中最重要的是注意保护面神经。

2. 保留面神经的方法　面神经分支在腮腺内形成丛，当腮腺切除时，一般采用两种方法保留面神经，以免损伤之。①先寻找面神经主干。由于面神经第一段从茎乳孔穿出位于腮腺深面，尚未进入腮腺，故从外耳道下方剥离腮腺鞘达颞骨乳突前方，可显露面神经主干。再由此向远端分离其分支，较为安全。②沿终末支向近端分离，寻其主干。先在咬肌前缘与下颌体下缘相交处找到面动、静脉，在面静脉的浅面，沿下颌体下缘寻找面神经下颌缘支，然后沿此支向后上，解剖分离腮腺，追踪面神经主干，再从主干分离保护其他分支，切除腮腺浅叶。

3. 面神经损伤后的临床表现为面肌瘫痪。若主干损伤，则①患侧额纹消失，不能闭眼，鼻唇沟变平坦；②发笑时，口角偏向健侧，不能鼓腮，说话时，唾液常从患侧口角漏出；③因患侧眼轮匝肌瘫痪导致不能闭眼，故角膜反射消失。若面神经某一支损伤，则表现为所支配表情肌瘫痪。

### 二、三叉神经的临床应用解剖

面部的感觉由三叉神经分布，三叉神经阻滞麻醉适用于耳鼻喉科、眼科及口腔科手术的麻醉。三叉神经痛是面部疼痛的原因之一。

1. 面部麻醉的进针点　眶上神经、滑车神经阻滞麻醉时，先在眶上缘中点偏内侧触及眶上切迹或孔，此处多数有压痛，距中线约 2.5 cm，然后垂直进针实施麻醉。眶下神经阻滞麻醉时，先在眶下缘中点下方 0.5 cm 处触及眶下孔，多有压痛。进针点位于鼻翼旁 0.5 cm，穿刺时用左手示指触扪眶下孔以指引针尖方向，注射针与皮肤呈 45°，向后、上、外进针约 1.5~2.0 cm 可直接刺入眶下孔，若针尖抵触骨面，无法进入眶下孔，则可注射少量麻药，使局部无痛，然后移动针尖探寻刺入眶下孔，注入麻药。

2. 三叉神经痛的扳机点　三叉神经痛的患者，疼痛发生在三叉神经某分支区域内，并按神经分支的分布范围，向一定的部位放射。扳机点是该病的特有表现，常见的扳机点分布如下：第 1 支常出现在上眼睑、眉毛、额及头顶部某处的皮肤或毛发；第 2 支常出现在上唇、鼻翼旁的皮肤、下眼睑下方、内眦、上颌牙和牙龈等处；第 3 支常出现在下唇、口角、耳屏前的皮肤、舌缘、下颌牙和牙龈等处。

## 第二节　翼腭窝和颞下窝

## 【局部解剖】

颞骨乳突前方有一孔为**外耳门** external acoustic pore。在外耳门的前上方，有从颞骨向前伸出的突起，与颧骨向后伸出的突起连接共同形成**颧弓** zygomatic arch，此弓在体表可触知。以颧

弓平面为界将颅侧面分为上、下两个窝，分别称为颞窝和颞下窝。

**颞窝** temporal fossa 位于颞线与颧弓之间，其底（内侧壁）由额骨、顶骨、颞骨鳞部和蝶骨大翼组成，在四骨的会合处常形成"H"形的缝，称为**翼点** pterion，此处位于颧弓中点上方两横指（约 4 cm）处，其内面紧邻脑膜中动脉前支。由于翼点处为 4 骨会合的缝区，骨质又薄弱，一旦颅侧部受到外力冲击，极易发生骨折，又恰逢脑膜中动脉在此处通过，故常常造成脑膜中动脉破裂，从而导致硬膜外血肿，有重要的临床意义。颞窝向下与颞下窝相通，颞窝内容纳颞肌和血管、神经等。

**颞下窝** infratemporal fossa 位于上颌骨的后方，为颧弓下方向深部开放而不规则的腔隙。窝的前壁为上颌骨，内侧壁为蝶骨的翼突，两者间形成一裂隙称**翼上颌裂** pterygomaxillary fissure。颞下窝向上通颞窝，向内（深方）通翼腭窝，颞下窝内容纳咀嚼肌、血管和神经等。

**翼腭窝** pterygopalatine fossa 是自翼上颌裂向内侧伸入的狭窄腔隙，位于上颌骨体、蝶骨翼突和腭骨之间。翼腭窝向下 3 骨逐渐靠拢，移行为翼腭管。翼腭窝位于口腔、鼻腔、眶腔以及颅腔的交通要道上，其位置在口腔颌面外科、神经外科有非常重要的临床意义。此窝向前经眶下裂通眶，向后经圆孔通颅中窝，经翼管通颅底外面，向外侧经翼上颌裂通颞下窝，向内侧经腭骨垂直部与蝶骨翼突围成的蝶腭孔通鼻腔，向下借翼腭管、腭大孔通口腔。翼腭窝内有血管、神经通过。

## 一、翼腭窝

### （一）上颌动脉

上颌动脉 maxillary a. 为颈外动脉的终支之一，经下颌颈深面向前至颞下窝，穿过翼外肌到达翼腭窝。按位置其可分为 3 段（图 9-11）：第 1 段在下颌颈的内侧；第 2 段斜向上前，越过翼外肌的浅面（有时经过其深面）；第 3 段经翼上颌裂进入翼腭窝，经眶下裂入眶，进入眶下沟及眶下管，出眶下孔形成眶下动脉。

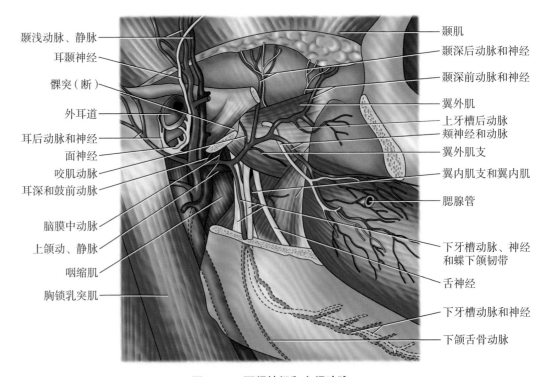

图 9-11　下颌神经和上颌动脉

第一段自下颌颈的内侧向前，分支有：①**耳深动脉** deep auricular artery 和**鼓前动脉** anterior tympanic artery 均细小且常共干，在下颌关节后方耳深动脉穿外耳道前壁，分布外耳道和鼓膜外面；鼓前动脉穿岩鼓裂，分布于鼓室。②**下牙槽动脉** inferior alveolar artery 入下颌孔，入孔前分出下颌舌骨动脉，伴同名神经至该肌和二腹肌前腹。主干经下颌管出颏孔称颏动脉。此动脉营养下牙槽、下颌牙齿、牙龈以及下唇和颏部的肌肉。③**脑膜中动脉** middle meningeal artery 自上颌动脉发出后，在翼外肌深面上行，穿耳颞神经两根之间，经棘孔入颅中窝。在颅内它行于颅中窝的动脉沟内，分为前、后两支，营养硬脑膜。

第二段分支为肌支，有咬肌动脉、颞深（前、后）动脉、翼肌支和颊动脉（伴同名神经向前下行，分布颊肌、口腔黏膜和上颌牙龈等）。

第三段分支在翼腭窝分出，其分支有：①**上牙槽后动脉** posterior superior alveolar artery 在上颌动脉将入翼腭窝时发出，从牙槽孔进入上颌骨体，营养上颌后部的牙齿。②**眶下动脉** infraorbital artery 经眶下裂入眶腔后进入眶下沟及眶下管，出眶下孔。途中发出**上牙槽前动脉** anterior superior alveolar artery 营养上颌中、前部的牙齿。③**腭降动脉** descending palatine artery 沿腭大管下降，营养腭部及扁桃体。④**蝶腭动脉** sphenopalatine artery 经蝶腭孔到鼻腔，营养鼻腔侧壁及鼻中隔。

（二）翼腭神经节

**翼腭神经节** pterygopalatine ganglion 为副交感神经节，位于翼腭窝内，上颌神经下方，接受三个根（图 9-13，图 9-14）：①副交感根，来自面神经的岩大神经。它在破裂孔处，与来自颈内动脉交感丛的岩深神经合成翼管神经，经翼管至翼腭窝进入节内，交替后的节后纤维经颧神经至泪腺；经腭大、小神经和鼻后支，至鼻、腭的黏膜腺。②交感根，即岩深神经。③感觉根，来自上颌神经的神经节支，穿过神经节，经腭神经和鼻后支分布至腭和鼻甲的黏膜。

## 二、颞下窝

（一）咀嚼肌

咀嚼肌包括咬肌、颞肌、翼内肌和翼外肌，它们通过颞下颌关节而运动下颌骨，参与咀嚼运动（图 9-12）。

1. **咬肌** masseter 位于下颌支的表面，浅部纤维起自颧弓前 2/3，深部纤维起自颧弓后 1/3 及其内面，纤维向后下方，止于下颌支外面和咬肌粗隆。该肌收缩可使下颌骨上提（闭口）并微向前。

2. **颞肌** temporalis muscle 呈扇形，起于颞窝，前部纤维垂直向下，后部纤维几乎水平向前，通过颧弓深方，止于下颌骨冠突和下颌支前缘。颞肌收缩时可上提下颌骨，其后部纤维可拉下颌骨向后。

3. **翼外肌** lateral pterygoid 位于颞下窝内，起于蝶骨大翼下面（上头）和翼突外侧板外侧面（下头）。纤维行向后外，止于下颌颈，并通过关节囊连于关节盘。两侧翼外肌同时收缩，使下颌骨向前（张口），一侧收缩使下颌骨移向对侧。

4. **翼内肌** medial pterygoid 位于下颌支的深方，起于翼突窝（深头）和上颌结节（浅头），向下外方，止于下颌角内面的翼肌粗隆。此肌收缩，上提下颌骨。咀嚼肌为三叉神经下颌神经的肌支所支配。

（二）翼（静脉）丛和上颌静脉

**翼静脉丛** pterygoid venous plexus 围绕翼外肌，收受上颌动脉各分支的伴行静脉。它向后形成一短干（有时为二干），称**上颌静脉** maxillary vein（图 9-12）。上颌静脉在下颌颈的后方与颞浅静脉汇合成下颌后静脉。翼静脉丛的交通比较重要，后上方经卵圆孔和破裂孔导血管入颅，与海绵窦交通；前上方经眶下裂与眼下静脉交通；前下方借面深静脉与面静脉交通。因此，面部感染可能通过这些交通扩散到颅内。

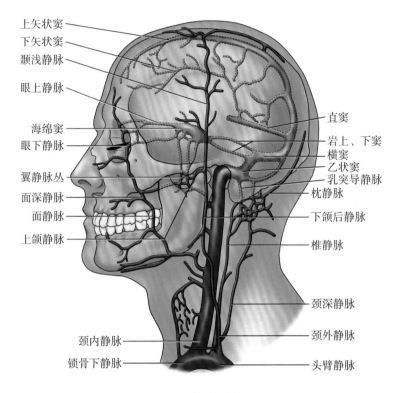

图 9-12　翼静脉丛的交通

（三）三叉神经

**三叉神经** trigeminal nerve 为混合性神经，包含以下神经成分：①一般躯体感觉纤维；②特殊内脏运动纤维。它们分别组成感觉根（大部）和运动根（小部）。在颞骨岩部尖端的三叉神经压迹处，感觉根扩展成扁平的**三叉神经节** trigeminal ganglion 或称**半月神经节**或 Gasserian **神经节**，节内含感觉神经元的胞体。自此节分出三个大神经干，称眼神经、上颌神经和下颌神经。紧贴三叉神经节的下面，有细小的运动根，进入下颌神经，支配咀嚼肌等。三根神经的感觉纤维在面部的分布，约以眼裂和口裂为界。

1. **眼神经** ophthalmic nerve　是三支神经中最小的一支，属于感觉性神经，经眶上裂入眶（详见眶区）。

2. **上颌神经** maxillary nerve　是三叉神经的第二支，为纯感觉神经。它经圆孔出颅至翼腭窝，经眶下裂入眶，延为眶下神经（图 9-13）。上颌神经的分支如下。

（1）**眶下神经** infraorbital nerve：是上颌神经的终支，经眶下裂入眶，再经眶下沟、眶下管出眶下孔散成数支，分布于下睑、鼻外侧部、上唇和颊部的皮肤。临床上做上颌部手术时，常在眶下孔处进行麻醉。

（2）**上牙槽神经** superior alveolar nerve：分为上牙槽后、中、前三支。**上牙槽后支** posterior superior alveolar branches 在翼腭窝内发自上颌神经本干，在上颌骨体后面的上颌结节处穿入骨质，分布上颌后部的牙齿和牙龈。拔除上颌磨牙时，多在上颌第 2 磨牙外上方的黏膜处进针，贴骨面向后内上方，将麻醉剂注至上颌结节处，即可麻醉此神经。**上牙槽中支** middle superior alveolar branches 和**上牙槽前支** anterior superior alveolar branches 分别在眶下沟和眶下管内发自眶下神经。它们的分支与上牙槽后支的分支互相吻合成上牙丛，再分布于上颌的牙齿和牙龈。

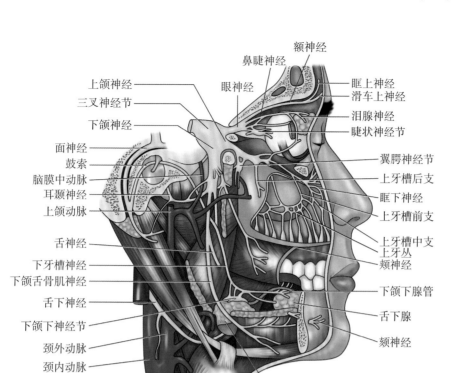

图 9-13 三叉神经

（3）**神经节支** ganglionic branches：又称**翼腭神经** pterygopalatine nerve：常为两条短小的神经，在翼腭窝内分出，向下穿经翼腭神经节（此节为面神经的副交感神经节），与此节发出的节后纤维共同组成**腭大、小神经** greater and lesser palatine nerve：它行经腭大管下行，出腭大、小孔至腭黏膜和腭扁桃体，并发出鼻后下支至下鼻甲。

**鼻后支** posterior nasal branches：有数支，经蝶腭孔至鼻腔，一组分支分布于上、中鼻甲和筛窦；另一组分支分布于鼻中隔，其中最大的一支称**鼻腭神经** nasopalatine nerve 沿鼻中隔向前下行，经切牙管至硬腭前部的黏膜（图 9-14）。

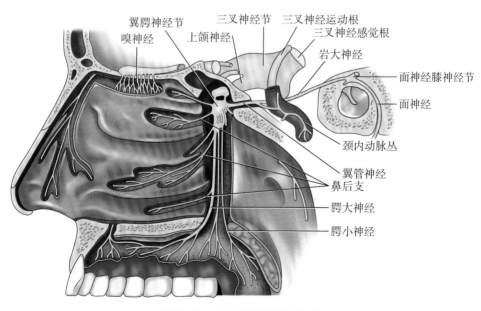

图 9-14 **翼腭神经节及其分支**

（4）**额神经** zygomatic nerve：细小，在翼腭窝处分出，与眶下神经一同经眶下裂入眶。它发出一小支加入泪腺神经，其他分支穿经眶的外侧壁，分布于额部皮肤。

3. **下颌神经** mandibular nerve　为三叉神经第三支，是混合性神经，经卵圆孔出颅至颞下窝，在翼外肌的深方分为数支（图 9-13），在主干的内侧面有耳神经节贴附。耳神经节是舌咽神经的副交感神经节，由它发出的节后纤维伴耳颞神经至腮腺，控制其分泌。

由下颌神经分出的运动支主要至咀嚼肌，有咬肌神经、颞深神经、翼外肌神经和翼内肌神经。此外，还分出鼓膜张肌神经、腭帆张肌神经，支配同名肌肉。另外，下颌舌骨肌神经分布至下颌舌骨肌和二腹肌前腹。

由下颌神经分出的感觉支有：①**耳颞神经** auriculotemporal nerve：它有 2 根，中间夹持着脑膜中动脉，向后合成一干，绕下颌颈的内后方，在腮腺实质内上行，与颞浅动脉伴行，分布于颞部的皮肤，并发小支至腮腺（内含来自舌咽神经的副交感纤维，控制腮腺分泌）。②**下牙槽神经** inferior alveolar nerve：是最大的分支，沿翼外肌的内侧面下行，经下颌孔入下颌管。在管内发出数小支，至下颌的牙齿和牙龈。终支出颏孔，称**颏神经** mental nerve，分布于颏部和下唇的皮肤。拔下颌牙齿时，多在腭舌弓前方约 0.5 cm，上、下颌中间的黏膜上进针，直达骨面，麻醉此神经。下牙槽神经分出下颌舌骨肌神经，支配下颌舌骨肌和二腹肌前腹。③**舌神经** lingual nerve：在下牙槽神经的前方，始部位于翼外肌的深方，当其下行于翼内肌与下颌支之间时，恰位于下颌第 3 磨牙舌侧的黏膜深方，其位置非常浅表，继行向前内进入舌，分布于口腔底及舌前 2/3 的黏膜，司一般感觉。舌神经在行至翼外肌下缘时，接受面神经发来的小支——鼓索。④**颊神经** buccal nerve：穿出翼外肌后，向前下行，沿咬肌前缘深面行至颊肌表面，并贯穿此肌，分布于颊黏膜和口角部的皮肤。

一侧三叉神经完全损伤时，伤侧面部皮肤、角膜、结膜、鼻和口腔黏膜以及舌前 2/3 的一般感觉消失。角膜反射（以棉絮轻触角膜引起闭眼反应）也消失。患侧咬合无力；张口时下颌偏向患侧，向健侧运动困难。

（四）耳神经节

**耳神经节** otic ganglion 为副交感神经节，是一扁圆的小神经节，在卵圆孔下方，贴于下颌神经的内侧面（图 9-16）。它接受三个根：①副交感根，来自面神经的岩小神经，在节内交替后，节后纤维路经耳颞神经至腮腺。②交感根，来自脑膜中动脉交感丛。③运动根，来自下颌神经，穿节至鼓膜张肌和腭帆张肌。

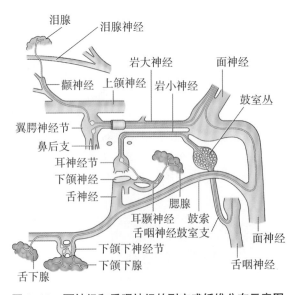

图 9-15　**面神经和舌咽神经的副交感纤维分布示意图**

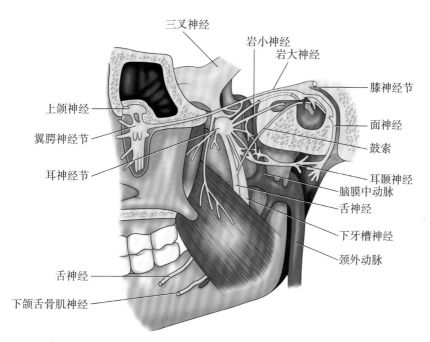

图 9-16　耳神经节及其分支

## 三、面部的间隙

面部的间隙位于上、下颌骨与周围肌之间或肌与肌之间，其内充填着疏松结缔组织。

### （一）咬肌间隙

**咬肌间隙** masseteric space：位于下颌支外面与咬肌之间，前、后界分别为下颌支前、后缘，下方以咬肌在下颌支的附着处为界（图 9-17）。间隙内有经下颌切迹而来的咬肌神经、血管及少量疏松结缔组织。牙源性感染导致下颌支骨髓炎时，可穿破至此间隙。咬肌间隙向上经下颌切迹连通翼颌间隙，经颧弓深面至颞窝；另外，还可借脂肪组织与颊部和颞下间隙相通。

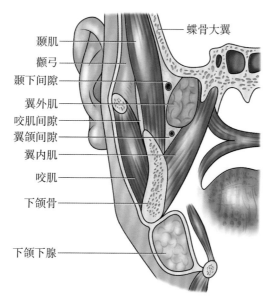

图 9-17　面部的间隙模式图（冠状断面）

（二）翼颌间隙

**翼颌间隙** pterygomandibular space 亦称翼下颌间隙，位于下颌支内侧面与翼内肌之间。前界为颞肌，后界为腮腺，上界为翼外肌，下界为翼内肌在下颌支的附着处。间隙内有下牙槽神经、舌神经、下牙槽动脉和静脉以及疏松结缔组织。间隙内的疏松结缔组织与颞下间隙、咽旁间隙内的疏松结缔组织相连。当牙源性感染时可扩散至此间隙，并进一步扩散至与其相通的其他间隙，还可沿神经、血管蔓延至颅内。

（三）颞下间隙

**颞下间隙** infratemporal space 位于翼颌间隙的上方。上界为蝶骨大翼的下面，下界为翼外肌下缘，前界为上颌骨体后面，后界为关节结节，内侧界为翼突外侧板，外侧界为下颌支上部。颞下间隙中有翼静脉丛、上颌动脉和其分支及下颌神经的分支通过。间隙中疏松结缔组织伴随上述血管、神经伸入邻近诸间隙，使颞下间隙与它们相通，如翼颌间隙、咽旁间隙等。

（四）颊脂体

颊脂体亦称吸吮垫，小儿发达，是位于下颌支、咬肌和颊肌之间的大块脂肪团（即位于翼颌间隙前部）。

# 【实地解剖】

1. 在整颅上复习颞下窝和翼腭窝的位置和交通。

2. 清除咬肌表面，将残存的腮腺深部及面神经向外翻起（如腮腺较大不易翻起时，可将之切除，但保留面神经）。暴露出咬肌，观察它起于颧弓下缘而止于下颌支和下颌角外面。

3. 在颧弓两端锯断颧弓，连同咬肌翻向下方。在下翻过程中，注意观察由下颌切迹上方穿出至咬肌的神经和血管，看清后切断，以便将咬肌全部翻下。

4. 复查颞肌，呈扇形，前部纤维垂直向下，后部纤维几近水平，经颧弓深方止于下颌骨冠突和下颌支前缘。在颞肌下部的深面找出行向前下方的颊神经（有时穿过颞肌）将它自颞肌分离，加以保护。

5. 用刀柄自下颌颈和下颌支后缘插入其深面，使下颌颈和下颌支与深面的软组织分离，刀柄向下移动受阻此即下牙槽神经和血管穿入下颌孔处，紧靠下颌孔上方水平锯断下颌支（锯到半断时，用骨剪再行剪断，避免损伤深方血管、神经），再用骨剪剪断下颌颈。将此部下颌支和颞肌一同向上翻起，注意在颞骨和颞肌之间上行的颞深前、后神经和血管。小心清除脂肪组织（颊脂体），暴露出深面的肌肉、血管和神经。

6. 在下颌孔处清理下牙槽神经和血管，向上追踪至翼外肌的下缘。在下牙槽神经的前方，翼内肌表面找到舌神经。将已解剖出的颊神经追踪至穿出翼外肌处。

7. 清理位于翼外肌表面的上颌动脉主干，并将其追踪至翼上颌裂处，但不要损伤其分支（有时上颌动脉位于翼外肌深方）。在清理时遇到的一些小静脉交织成网，即翼（静脉）丛。翼（静脉）丛向后形成一短干，即上颌静脉，与颞浅静脉合成下颌后静脉。试寻自丛行向前下方的面深静脉，连至面静脉。观察完翼（静脉）丛后可去掉。

8. 观察翼内、外肌。翼外肌位于颞下窝上部，肌纤维近水平位。翼内肌在下部，位置较深，肌纤维自内上斜向后下。去除翼外肌，注意保留神经和血管。

9. 清理颞下颌关节外侧壁，观察颞下颌韧带后切开该韧带和关节囊，暴露出关节腔及其中呈横位"S"形的关节盘。关节盘将关节腔分为上、下二部，盘的前缘有翼外肌附着。在上关节腔切断关节囊（勿伤耳颞神经），将下颌头、关节盘和翼外肌止端一并取下。

10. 在卵圆孔下方寻认下颌神经，再观察它的分支。耳颞神经自主干向后发出二根，中夹脑膜中动脉，再向后合成一干，然后上行。向下的两个终支中，位于后方者为下牙槽神经，前方者为舌神经。提起舌神经，找出自后上斜向前下而加入舌神经的鼓索。向前下的分支为颊神经，此外还有肌支分布至咀嚼肌。

11. 轻轻向外拉起下颌神经，在其根部的内侧面寻认耳神经节及其三个根（副交感、交感和运动）和与耳颞神经相连的分支。

12. 辨认上颌动脉的分支，它们多与神经伴行。主要辨认脑膜中动脉，它自上颌动脉的初段发出，上行夹持在耳颞神经的两根间，再向上经棘孔入颅；下牙槽动脉与下牙槽神经伴行入下颌孔；颊动脉在翼外肌表面伴颊神经行向前下方。

13. 轻轻凿去翼腭窝的前壁（上颌骨体的后上部）和后壁（翼突根部的前部），使翼腭窝暴露。向窝内清理上颌动脉第三段，它发出分支伴行于上颌神经和蝶腭神经节的分支。

14. 观察上颌神经出圆孔经翼腭窝顶部向前入眶，续为眶下神经，经眶下沟、眶下管，出眶下孔。同时观察与其伴行的眶下动脉。寻找上颌神经发出的上牙槽后支及伴行的上牙槽后动脉，追踪至上颌骨体后面。

15. 在翼腭窝内寻找自上颌神经向上发出的颧神经，较为细小且几乎与上颌神经平行向前入眶；向下发出两条短小的神经节支，连于翼腭神经节。

16. 观察翼腭神经节，找出其分支并观察与各分支伴行的动脉。①在鼻腔侧壁，上鼻甲后端的黏膜内寻找由蝶腭孔进入鼻腔的鼻支和蝶腭动脉。观察它们的其中一支至上、中鼻甲；另一支至鼻中隔，再沿着鼻中隔向前下行至切牙管。②打开腭大管的内侧壁，观察腭大、小神经和腭降动脉。并在硬腭前部和后端外侧，剥除黏膜观察鼻腭神经经切牙管及腭大、小神经经腭大、小孔在腭的分布。

17. 自翼腭神经节向后寻认穿行翼管至神经节的翼管神经。

# 【临床解剖】

## 翼腭窝与颞下窝肿物临床表现的解剖学因素（病例分析）

男，55 岁。因左眶下区麻木、进行性张口困难来院求治。体检：张口极度受限，张口高度仅 4 mm。左眼球突出，复视。左眶下、颧部膨隆。左鼻阻塞，左眶下区痛觉减退。CT 检查：显示左上颌窦充满肿物，上颌窦各骨壁均受破坏，肿物侵及左翼腭窝及颞下窝。病理组织检查：提示为上颌窦鳞癌。

上颌窦鳞癌出现以上临床表现的解剖学原因为：上颌骨体部中空，内有呈锥体形的上颌窦，窦顶为眶底；内邻鼻腔；后壁即为上颌骨体后面（翼腭窝及颞下窝的前壁）。癌组织破坏眶顶，或侵犯翼腭窝及颞下窝的肿物经眶下裂入眶，眼球后肿物将眼球推向前，导致眼球突出及复视。上颌窦后壁破坏，肿瘤破坏翼突、侵及翼腭窝，进而侵犯翼内、翼外肌，并波及颞下窝内的颞肌，这些咀嚼肌和升颌肌的痉挛，造成升颌与降颌肌群功能不平衡，从而导致张口受限。上颌窦肿瘤侵及上颌神经的眶下神经，造成眶下区的麻木。上颌窦内壁破坏或侵及翼腭窝的肿瘤经蝶腭孔侵入鼻腔，造成鼻塞。至于左眶下、颧部膨隆则是上颌窦的前外壁及上外壁受到肿瘤破坏，肿物膨出的结果。

## 第三节　眶区和口底区

# 【局部解剖】

### 一、眶区

#### （一）眶内的血管

**眼动脉** ophthalmic artery 为颈内动脉穿海绵窦以后的分支（图 9-18，图 9-19）。它向前与视神经一起经视神经管入眶。在眶内，动脉先位于视神经的外侧，后斜跨视神经上方到眶的内侧壁。

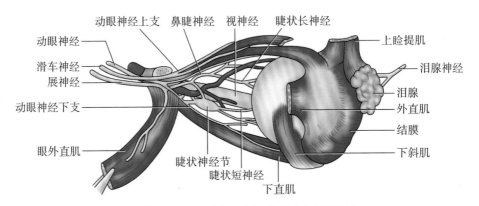

图 9-18　眶内的血管、神经（外侧面观）

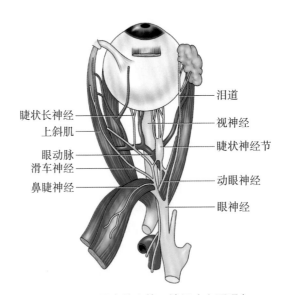

图 9-19　眶内的血管、神经（上面观）

**1. 眼动脉发出以下分支**　①**视网膜中央动脉** central artery of retina：在眼球后方（0.5~1.0 cm）自视神经下面穿入视神经，前行于视神经中央，至视神经盘处分为视网膜颞侧上、下小动脉和视网膜鼻侧上、下小动脉，营养视网膜，但黄斑的中央凹无血管分布。在活体用眼底镜观察时，可以看到它们分支分布的情况。②**眶上动脉** supraorbital artery：经眶上切迹（或眶上孔）分布到前额的皮肤。③**睫后短动脉**：是许多小支，沿视神经周围穿过巩膜，分布于脉络膜。④**睫后长动脉**：在视神经内、外侧各一，穿过巩膜后，沿巩膜与脉络膜间前行，在虹膜边缘处形成虹膜动脉大环，环上再发出细支，在瞳孔周缘形成虹膜动脉小环。⑤**泪腺动脉**：沿外直肌上缘达泪腺，并发分支到睑外侧及结膜。⑥**肌支**：常分为上、下 2 支，营养眼外肌。

2. **眼静脉** 有两条（图 9-20），分别为**眼上静脉** superior ophthalmic vein 和**眼下静脉** inferior ophthalmic vein，收受眼球和眶内的静脉。它们向前与面部静脉吻合，向后经眶上裂注入海绵窦。故面部的感染可经此路径传入颅内。

眼静脉的属支：①**眼上静脉**，起自眶的前内侧，向前与面前静脉吻合。本干与眼动脉伴行，收纳与眼动脉分支的并行静脉，向后经眶上裂注入海绵窦。②**眼下静脉**，比眼上静脉小，起自眶下壁和内侧壁的静脉网。它收受附近眼肌的静脉，向后分为 2 支：1 支经眶上裂注入眼上静脉。另 1 支经眶下裂注入翼（静脉）丛。③**眼球内的静脉**，视网膜中央静脉，其径路、分支与同名动脉相同，出视神经后注入眼上静脉。巩膜和脉络膜的静脉主要合成 4 条涡静脉（图 19-20），穿出巩膜注入眼静脉。

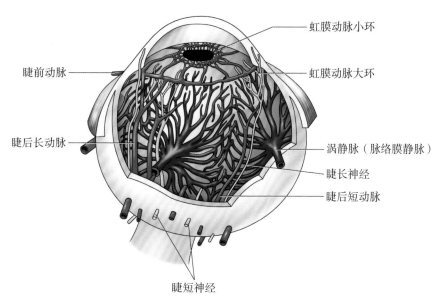

图 9-20 **虹膜的动脉和涡静脉**

（二）眶内的神经

1. **视神经** optic nerve 视网膜节细胞的轴突，聚向视神经盘，穿出眼球后成为视神经（图 9-18，图 9-19），视神经向后，经视神经管至颅中窝，移行于视交叉。

视神经外包 3 层膜，分别延自相应的 3 层脑膜，蛛网膜下隙也随之延续至视神经周围，故颅内压增高时，常出现视神经盘水肿。

2. **眼神经** ophthalmic nerve 为三叉神经的第 1 个分支，属感觉性神经（图 9-13）。它经眶上裂入眶。在入眶之前即分成 3 终支，为额神经、泪腺神经及鼻睫神经。眼神经分布到眼球的感觉神经，有一部分穿经**睫状神经节**。临床上作眼内手术时，可将麻醉药注入睫状神经节附近，称**球后麻醉**。

此外，眶内还有第 Ⅲ、Ⅳ、Ⅵ 对脑神经分布。

## 二、口底区

口底区包括封闭口底的肌肉、黏膜、舌、下颌下腺、舌下腺以及血管神经等。

（一）舌

舌位于口腔底，是肌性器官，表面被覆黏膜。舌有帮助咀嚼、吸吮和吞咽食物的功能，并能接受味觉和一般感觉，也是语言的重要器官。

1. **舌的形态**　舌分上、下两面。上面拱起，称舌背，它的后部可见人字形的**界沟** terminal sulcus，将舌分为舌体和舌根两部。人字形界沟的尖端有一小凹，称**舌盲孔** foramen cecum of tongue，是胚胎时甲状腺下陷处的痕迹。舌体的前端窄小，称舌尖。舌下面的黏膜在中线上折成**舌系带** frenulun of tongue，向前下方连至口底的前部（图 9-21）。舌系带的两侧又有两条斜行的黏膜皱襞，称**伞襞** fimbriated fold，向前内方走向舌尖。伞襞的内侧可见位于黏膜深面的舌静脉。在口腔底，舌系带两旁有两个小突起，称**舌下阜** sublingual caruncle，有下颌下腺管和舌下腺大管的开口。舌下阜两侧的横行黏膜皱襞称**舌下襞** sublingual fold，覆盖舌下腺，有许多舌下腺小管的开口。舌的上、下两面被覆黏膜，呈淡红色。黏膜深方有许多小的舌腺，位于舌尖的一对称为舌尖腺。

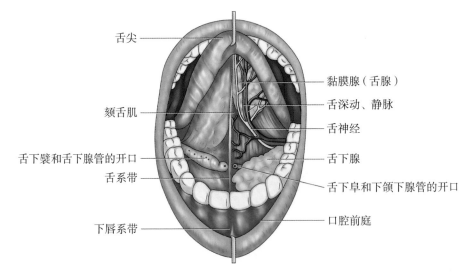

图 9-21　口腔底和舌下面

在舌体上面，可见多数小突起，称舌乳头。舌乳头有四种：①**丝状乳头** filiform papillae，呈白色，数目最多，但体积较小。它遍布于舌体的上面，使舌表面呈绒状，司一般感觉。正常时，乳头上皮细胞经常有轻度角化和脱落，再混以食物残渣和唾液，使舌背黏膜表面被有薄白的舌苔。在某些疾病时，舌苔的厚薄和颜色有很大变化，医师往往用此帮助诊断病情。②**菌状乳头** fungiform papillae，是红色钝圆的小突起，稍大于丝状乳头。它的数目较少，散在丝状乳头间，在舌侧缘和舌尖较多。乳头内含有味蕾和神经末梢，司味觉。③**轮廓乳头** vallate papillae，最大，有 7~11 个，排列在界沟的前方。乳头的中央是圆形的突起，周围下陷成沟，在沟内有味蕾，司味觉。④**叶状乳头** foliate papillae，位于舌侧缘的后部，呈皱襞状，每侧 4~8 条，小儿较清楚，含有许多味蕾。舌根部黏膜内有小结节状的淋巴组织，称舌扁桃体 lingual tonsil。

2. **舌肌**　为横纹肌，分舌内肌和舌外肌两部（图 9-22），二者肌纤维彼此交织，共同活动，使舌可以灵活运动。

（1）**舌内肌**：起止都在舌内，肌纤维按纵、横、垂直三个方向排列，收缩时可改变舌的长短、宽窄和厚度。根据位置和肌纤维的走向，舌内肌分为上纵肌、下纵肌、舌横肌和舌垂直肌（图 9-22）。

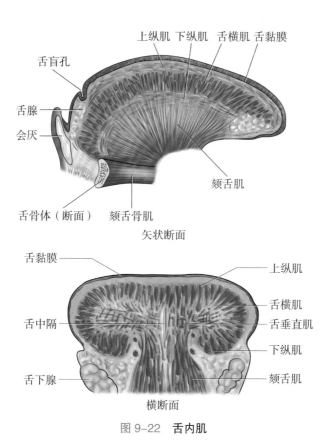

矢状断面

横断面

图 9-22 舌内肌

（2）**舌外肌**：起自舌外骨性结构，止于舌，收缩时改变舌的位置（图 9-22，图 9-23），包括：①**颏舌肌** genioglossus，起自下颌骨体内面的颏棘，纤维呈扇形向上方分散，止于舌下面中线的两侧。此肌引舌向前下方（吐舌）。如果一侧颏舌肌瘫痪，伸舌时，仅健侧肌收缩，使舌偏向患侧。②**舌骨舌肌** hyoglossus，在下颌舌骨肌的深方，起于舌骨大角，在颏舌肌的外侧止于舌的侧部。作用引舌向后下方。③**茎突舌肌** styloglossus，起自茎突，行向前下，止于舌的侧部。吞咽时拉舌向后上方（图 9-23）。

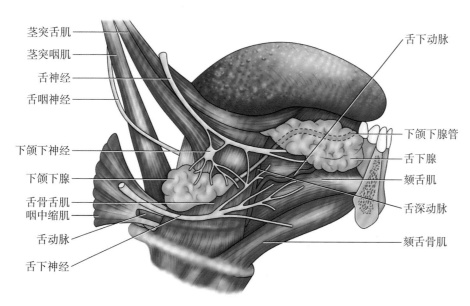

图 9-23 舌外肌（已去掉右侧下颌骨）

**3. 舌的血管、淋巴和神经**  动脉主要为舌动脉，静脉血经舌静脉回流至颈内静脉。淋巴回流至颏下淋巴结、下颌下淋巴结和颈上深淋巴结。

舌的感觉神经，分布至舌前 2/3 的为舌神经（司一般感觉）和面神经的鼓索（司味觉）；分布至舌后 1/3 的为舌咽神经（司一般感觉和味觉）。舌的运动神经为舌下神经（支配舌内肌和舌外肌，图 9-23）。

### （二）下颌下腺 submandibular gland

下颌下腺位于下颌骨体的内面，分浅、深两部分。浅部是该腺的主体（见下颌下三角）；深部较小，伸入下颌舌骨肌的后缘和内面，位于下颌舌骨肌和舌骨舌肌之间。下颌下腺管由腺体的深面发出，向前进入口底，经舌下腺内侧面前行，开口于舌下阜（图 9-23）。

### （三）舌下腺 sublingual gland

舌下腺为三对大唾液腺中最小者，位于口底黏膜深方，呈扁平状，分内、外面和前、后两端（图 9-23）。腺的前端与对侧者相邻，后端与下颌下腺深部相接触。内侧面与颏舌肌、舌神经和下颌下腺管相邻。外侧面邻下颌骨体。其上缘将口底黏膜顶起，形成舌下襞。舌下腺有许多小管开口于舌下襞，另外经常有一大管与下颌下腺管共同开口于舌下阜。

### （四）口底的神经

**1. 舌神经 lingual nerve**  为三叉神经下颌神经的分支，在下牙槽神经的前方下行，经下颌骨内面与舌骨舌肌之间入舌（图 9-13，图 9-24）。当舌神经行至下颌下腺上方时，发分支至下颌下神经节（该节属面神经的副交感神经节，位于下颌下腺上方，图 9-24）。随后，它继续行向前下，一般在下颌第 2 磨牙附近绕下颌下腺管进入舌尖。做下颌下腺管手术时，要注意保护舌神经。

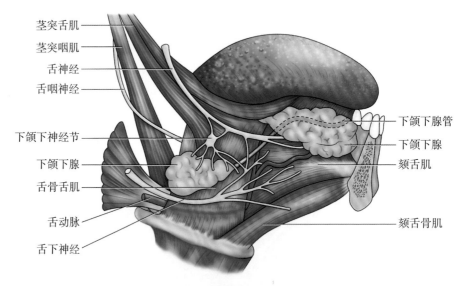

图 9-24  舌神经和下颌下神经节

**2. 舌下神经 hypoglossal nerve**  由二腹肌后腹深面进入下颌下三角以后，在舌骨的稍上方，贴于舌骨舌肌浅面前行入舌，在舌神经和下颌下腺管下方穿颏舌肌入舌，支配舌内肌和舌外肌（图 9-24）。如一侧舌下神经完全损伤时，伤侧舌肌瘫痪、萎缩，伸舌时，舌尖歪向伤侧。

**3. 下颌下神经节 submandibular ganglion**  属于面神经的副交感神经节，位于舌神经下方，舌骨舌肌浅面（图 9-23）。它接受三个根：①副交感根，来自鼓索，纤维在节内交替；②交

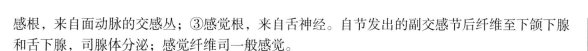

感根，来自面动脉的交感丛；③感觉根，来自舌神经。自节发出的副交感节后纤维至下颌下腺和舌下腺，司腺体分泌；感觉纤维司一般感觉。

（五）口底区的血管和淋巴

**1. 舌动脉 lingual artery**　平对舌骨大角起于颈外动脉（图 8-19，图 9-24）。最初在舌骨大角尖端的上方前行，经舌骨舌肌后缘的深方进入舌内，其分支营养舌肌、口底黏膜、牙龈以及舌下腺等。

**2. 舌静脉**　很不规则，起于舌尖的静脉，在舌下面近中线处后行，活体透过黏膜可见。然后它与舌下神经伴行越过舌骨舌肌的浅面，在此肌后缘与其他静脉吻合，形成舌静脉，向后注入颈内静脉。

**3. 淋巴**　口底区的淋巴主要是颏下淋巴结和下颌下淋巴结。

（六）咽的血管和神经

分布至咽的动脉主要是直接和间接发自颈外动脉的小支。咽的静脉在咽后壁的外膜下互相吻合成咽静脉丛，此丛向上与翼静脉丛相吻合，向下可汇入甲状腺上静脉、舌静脉，或直接注入颈内静脉。

咽部的神经来自咽丛，由舌咽、迷走和交感神经的分支组成。

（七）舌下间隙 sublingual space

舌下间隙呈马蹄铁形，上界为口底黏膜，下界为下颌舌骨肌和舌骨舌肌，前外侧界为下颌舌骨肌线以上的下颌骨体内侧面，后界为舌根。舌下方的重要结构均位于此间隙内，有舌下腺、下颌下腺深部及其导管、舌神经、舌下神经以及舌下动、静脉。它向后下通下颌下间隙，向后上通翼颌间隙，向后内通咽旁间隙。下颌前部牙齿的牙源性感染，若破坏下颌骨的后侧骨板，则易进入舌下间隙。

# 【实地解剖】

1. 骨性眶腔已在颅骨中观察。

2. 按教材的描述在眶内动脉标本上观察眼动脉。在眶内神经标本上观察眼神经、动眼神经、睫状神经节及其 3 个根和睫状短神经、滑车神经以及展神经等。

3. 用木枕垫高尸体肩部，使头尽量后仰。清理并游离下颌下腺浅部，观察腺的后部绕过下颌舌骨肌后缘延为深部。将腺浅部拉向下方，辨认在其深方的面动脉。

4. 清理下颌舌骨肌，如在此肌浅面见到支配此肌和二腹肌前腹的神经时，注意保留。沿下颌舌骨肌的起点切断该肌，并将其翻向下方，注意勿损伤其深方的结构。尽量暴露舌骨舌肌及其浅方的结构。

5. 观察舌骨舌肌的起止。再观察位于它浅面的结构，由上而下是舌神经、下颌下神经节、下颌下腺深部、下颌下腺管以及舌静脉和舌下神经。沿舌神经尽量向前追踪，利用标本观察舌神经与下颌下腺管的交叉关系。利用标本观察舌内肌。

6. 在舌骨大角上方，舌骨舌肌后缘处寻找舌动脉，其终支在舌骨舌肌前缘向上、向前至舌尖。如在舌骨舌肌浅面见到与舌下神经伴行的静脉，可向后追踪至舌骨舌肌后缘与其他静脉合成舌静脉。

7. 在舌骨舌肌的后方寻找起自茎突的茎突咽肌，辨认绕过此肌外侧缘转向前方的舌咽神经。

8. 结合教材内容观察咽部的神经、血管和淋巴。

9. 理解位于口底黏膜与下颌舌骨肌间的舌下间隙及间隙内的结构。

# 【临床解剖】

### 一、球后注射麻醉的解剖基础

注射器针头在眶下缘的外 1/3 与内 2/3 交界处刺入皮肤（如从结膜囊进针，则先拉开下睑，从同一位置的下结膜囊刺入）并嘱患者眼球转向内上方，靠眶下壁垂直进针 1~2 cm，越过眼球赤道部，再斜向鼻上方，进针约 3 cm，回抽无血即可慢慢推注药液。

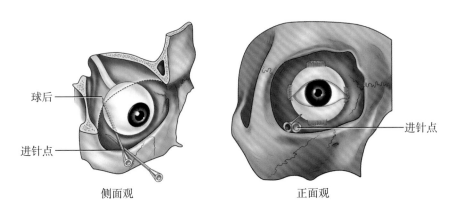

侧面观　　　　　　　　　　　正面观

图 9-25　**球后注射麻醉的进针**

### 二、舌下腺摘除术后出现舌麻木的解剖因素

在舌下区内，舌神经在下颌第二磨牙舌侧的下方，自外上方勾绕下颌下腺导管至其内侧，向前进入舌体。舌神经、下颌下腺导管与舌下腺的位置关系密切，在舌下腺摘除时，需小心辨清舌神经与下颌下腺导管，否则容易损伤舌神经，导致出现同侧舌体麻木。

### 三、下颌下腺结石病的解剖因素

进食时下颌下腺受刺激分泌唾液，如导管内出现结石时，会使唾液排出受阻，腺体内压增大，产生腺体肿胀不适，久之导致腺体慢性炎症及纤维化。故临床检查时会出现腺体变大、变硬。挤压腺体，有脓性分泌物自导管排出。

下颌下腺易发生结石病的原因主要有两个方面。从解剖学角度看，下颌下腺导管长且自后下向前上走行，全程较曲折，唾液排出缓慢，易淤滞，形成涎石；同时，下颌下腺导管开口粗大，异物容易进入导管而诱发结石。从组织学角度看，下颌下腺为混合性腺体，唾液中钙含量远较腮腺分泌液高，也是结石形成的原因之一。

### 四、咽成形术时，制备咽后黏膜肌瓣的解剖基础

在咽后壁正中有一微微隆起的结构，称为**派氏嵴** Passavant's ridge，为鼻咽部和口咽部的分界线。该结构是咽上缩肌水平肌纤维经咽侧壁到达咽后壁会聚而形成。吞咽时，派氏嵴压向软腭，咽壁上提，有助于腭咽闭合，分隔鼻腔与口腔，故有"腭咽括约肌"之称。咽后壁手术时，无论涉及咽后壁黏膜肌瓣，还是腭咽黏膜肌瓣，尽量不要破坏派氏嵴水平方向的肌纤维。

口咽部咽后壁由内（咽腔）向外的层次分别为黏膜、咽纤维膜、肌层和咽外膜层。咽后壁向外是咽后间隙、椎前筋膜、椎前间隙、前纵韧带和颈椎。咽后壁或咽侧壁组织瓣切口深及黏

膜、咽纤维膜、咽缩肌和咽外膜层。黏膜肌瓣不包括更深面的椎前筋膜，也不包含位于颈椎前方两侧、椎前筋膜之后的颈长肌和头长肌的细薄肌束。

# 第四节　颅　顶　部

## 【局部解剖】

### 一、额顶枕区

**头皮** scalp 由皮肤、浅筋膜、颅顶肌（帽状腱膜和枕额肌）、腱膜下疏松组织以及颅骨膜5层组成（图9-26）。其中，浅部3层紧密连接，有如一层。在浅筋膜内分布有血管和神经。

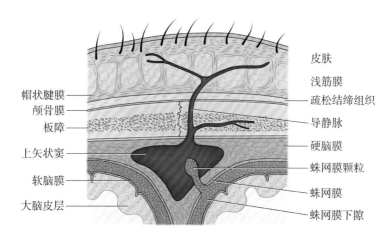

图9-26　颅顶部的头皮层次及蛛网膜粒

（一）皮肤

头部皮肤较身体其他部位厚而致密。血管、淋巴管极为丰富，内含大量的皮脂腺、汗腺和头发，由于皮脂腺丰富，为皮脂腺囊肿、疖的好发部位。

（二）浅筋膜

由坚韧致密的结缔组织组成，有许多垂直的纤维束把皮肤和帽状腱膜连在一起，束间含有脂肪、血管和神经等。因此，浅筋膜内有感染时，渗出物不易扩散，红肿多限于局部，神经末梢受压，在炎症早期即感剧痛。此层的血管与纤维组织连接紧密。此层创伤断裂后，其内断裂的血管不易缩回，因而出血剧烈，此种情况不宜用血管钳直接钳夹，须施行压迫止血。

（三）颅顶肌

颅顶肌 epicranius 主要为**枕额肌** occipitofrontalis。其前部为一对**额腹** frontal belly（frontalis），位于额部皮下，附于鼻根和眉弓附近的皮肤；后部为枕额肌的一对**枕腹** occipital belly（occipitalis），位于枕部皮下，起自上项线的紧上方。额腹和枕腹间借厚而坚韧的**帽状腱膜** galea aponeurotica 相连。当枕腹固定帽状腱膜而额腹收缩时，可以扬眉，并使前额横起皱纹。头皮裂伤，如未伤及帽状腱膜，伤口并不裂开。若伤口裂开，说明已伤达帽状腱膜。

（四）腱膜下疏松组织

又称腱膜下间隙，为一薄层疏松组织，它连接帽状腱膜和骨膜，中有导血管通过。头皮的静脉即借导血管与颅内硬膜窦相交通。如头皮感染发生血栓，即有将其带入颅内的可能。在此层内发生的积血、积脓或积液都会很快蔓延至全部颅顶。

（五）颅骨膜

颅骨膜覆盖在颅骨外面，它与颅骨间借疏松组织连结，只有骨缝处连结紧密，故骨膜下血肿常局限于一块骨的骨膜下。此点与发生于腱膜下疏松组织层者不同。

（六）头皮的神经、血管和淋巴管

1. 头皮的神经　位于浅筋膜内，除支配枕额肌额腹、枕腹的属运动神经外，都属感觉神经。在耳前方的都是三叉神经的分支，主要有眶上神经和耳颞神经。在耳后方的都是颈神经的分支，由前向后是耳大神经、枕小神经和枕大神经（图9-27）。**枕大神经** greater occipital nerve 是第2颈神经后支的皮支，穿斜方肌腱至皮下，分布于枕部的皮肤。

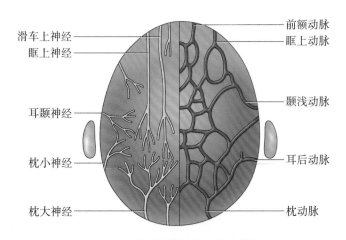

图9-27　颅顶部头皮的血管和神经

2. 头皮的血管　位于浅筋膜内，在耳前方主要有颞浅动脉，与颞浅动脉伴行的为颞浅静脉，向下与下颌静脉汇合成下颌后静脉，它们可通过上颌静脉经翼（静脉）丛而与颅内海绵窦相交通。在耳后方的有耳后动脉和枕动脉。

**耳后动脉** posterior auricular artery 和**枕动脉** occipital artery，都是颈外动脉的分支。耳后动脉分布到耳郭后部的肌肉和皮肤。枕动脉较大，沿乳突根部内侧行向后上，在斜方肌和胸锁乳突肌止点之间浅出，分布到枕部和颅顶部的皮肤。它们的伴行静脉都流回到颈外静脉。总之，头皮静脉彼此间有广泛吻合，并通过无瓣膜的导血管与颅内硬膜窦相通。

3. 头皮的淋巴管　是从颅顶流向四周。额部的淋巴可与面部的淋巴一起注入**下颌下淋巴结**；颞部的淋巴注入**腮腺浅淋巴结**；顶部的淋巴注入**乳突淋巴结**又称**耳后淋巴结**，retroauricular lymph nodes，它们位于乳突外面；枕部的淋巴注入**枕淋巴结** occipital lymph nodes，此淋巴结位于枕部皮下，斜方肌起始处。

二、颞区

此区的软组织，由浅入深亦有5层，依次为：皮肤、浅筋膜、颞筋膜、颞肌和颅骨外膜。

（一）皮肤和浅筋膜

颞区的皮肤移动性较大，手术时无论选择纵行还是横行切口，均易缝合，愈合后的瘢痕亦不明显。浅筋膜所含脂肪组织较少，内有血管和神经等。

（二）颞筋膜

**颞筋膜** temporal fascia 上方附着于上颞线，向下分为浅、深两层，浅层附着于颧弓的外面，深层附着于颧弓的内面。两层之间夹有脂肪组织，颞中动脉（发自上颌动脉）及颞中静脉由此经过。

（三）颞肌

**颞肌** temporal muscle 见"咬肌"部分详述。

（四）颅骨外膜

颞骨的骨膜较薄，紧贴于颞骨表面，因而此区很少发生骨膜下血肿。骨膜与颞肌之间含有大量脂肪组织，称颞筋膜下疏松结缔组织，并经颧弓深面与颞下间隙相通，再向前则与面的颊脂体相连续。因此，颞筋膜下疏松结缔组织中有出血或炎症时，可向下蔓延至面部，形成面深部的血肿或脓肿。而面部炎症，如牙源性感染，也可蔓延到颞筋膜下疏松结缔组织中。

# 【实地解剖】

## 一、额顶枕区

1. 按教材关于头皮各层的描述在标本上观察皮肤、浅筋膜、帽状腱膜，并在额部观察与帽状腱膜相连的枕额肌的额腹。再观察腱膜下疏松组织和颅骨骨膜。

2. 用木枕垫高尸体头部。在颅顶中央作十字皮肤切口，冠状位切口向两侧连至耳上方的纵行切口；矢状位切口向前连至额部中线上的切口，向后连至项部的切口；切开皮肤、浅筋膜和帽状腱膜，插入刀柄检查其深方的疏松结缔组织；将头皮浅部 3 层作为一层翻开。

3. 观察腱膜下疏松结缔组织内有一些小静脉，此层内还有导静脉穿过，此静脉与颅内静脉窦（硬脑膜窦）相交通（图 9-26）。

4. 切开骨膜，观察它与骨缝粘连的情况。

5. 自眼轮匝肌的上部向上寻认枕额肌的一对额腹，并追踪其与帽状腱膜相连。

## 二、颞区

1. 在整颅骨上复习颞窝、颞下窝、翼腭窝的位置。

2. 在咀嚼肌标本上观察咬肌，它起于颧弓下缘，止于下颌支和下颌角外面。

3. 清除颞区的浅筋膜，观察覆盖颞肌表面的颞筋膜，沿颧弓上缘切开颞筋膜，切开时注意观察它分浅、深 2 层，分别止于颧弓的外面和内面。切开此筋膜浅层，可见其深方的脂肪组织，清除浅层，在颧弓上方横行切开深层，尽量向上翻起，暴露出颞肌，注意不要损伤血管、神经。

4. 观察颞肌，呈扇形，前部纤维垂直向下，后部纤维几近水平，经颧弓深方止于下颌骨冠突和下颌支前缘。在颞肌下部的深面找出行向前下方的颊神经（有时穿过颞肌）将它自颞肌分离，加以保护。

5. 按照教材中所描述的翼外肌和翼内肌的内容，在标本上观察翼外肌和翼内肌的起止和位置。复查颊肌的位置。在标本上观察上颌动脉及其分支、分布。在标本上观察位于颞肌及翼内、外肌之间的翼静脉丛，理解翼静脉丛的交通。在标本上复习颞下窝内三叉神经的下颌神经的分支、分布。在标本上观察翼腭窝内的主要结构。

# 【临床解剖】

## 一、颅顶部软组织的临床应用解剖

### 1. 软组织感染或外伤后临床表现及处理

感染和外伤涉及不同层次，临床表现不同，处理方式也不一样。颅顶部皮肤和皮下组织结构致密，感染时渗出物不易扩散，早期即可压迫神经末梢引起剧痛。此外，组织内的血管多受周围结缔组织牵拉，创伤时血管断端不易自行收缩闭合，故出血较多，常需压迫或缝合止血。腱膜下组织结构疏松，因此腱膜下的感染很易扩散，出血易广泛蔓延，形成较大的血肿，瘀斑可出现于鼻根及上眼睑皮下。骨膜与颅缝紧密附着，骨膜下血肿，常局限于一块颅骨的范围内。当头皮裂伤伴有帽状腱膜横向断裂时，因枕额肌的收缩，创口裂开较大。缝合头皮时，应将腱膜仔细缝合，以减少皮肤张力，有利于创口愈合。

### 2. 头皮血管神经走行特点

供应头皮的动脉主要来自颈外动脉的分支，都是由下而上呈放射状走行至颅顶，一方面，当颅顶软组织创伤出血时，单一部位的压迫止血往往效果不理想，需要包扎止血；另一方面，颅顶手术时，切口应与血管、神经平行。如需制备皮瓣，蒂部应位于下方。颅顶皮肤的神经分布、来源不同，且互有重叠，因此应同时进行相邻的神经干阻滞麻醉，才有良好效果。由于神经末梢在皮下组织层分布丰富，浸润麻醉应注入皮下组织层内。

## 二、颞浅动脉的临床应用解剖

1. 由于颞浅动脉的位置恒定而浅表，是临床常用的摸脉点和压迫止血部位。颌面部恶性肿瘤患者，还可经该动脉逆行插管化疗。熟悉颞浅动脉、上颌动脉和颈外动脉三者之间的位置关系，有助于顺利进行逆行插管术。颞浅动脉与颈外动脉一般呈一直线，但少数可一定角度（120°~170°），尤其在老年人因颞浅动脉多迂曲，常与颈外动脉之间呈一定角度。也有的颞浅动脉起自上颌动脉。颞骨颧突根部上缘与颈总动脉分叉点（在体表约平甲状软骨上缘）之间的距离，平均为 8.7 cm，是决定插管长度的重要标志。

2. 颞浅动脉顶支的管径和长度，适合在颅内、外血管旁路移植术中使用。

## 三、颅内、外静脉的交通及其临床意义

1. **面静脉途径**　面静脉经眼静脉直接与海绵窦交通，也可借面深静脉经翼丛，进而与海绵窦相交通。口角平面以上的一段面静脉通常无瓣膜，面肌的收缩可促使血液逆流。因此，在两侧口角至鼻根连线所形成的三角区内，若发生化脓性感染，易循上述途径逆行至海绵窦，造成颅内感染，故此区有面部"危险三角"之称。

2. **导静脉和板障静脉途径**　在头皮内直穿颅骨行走的导静脉将头皮静脉与颅骨板障静脉及颅内硬脑膜静脉窦相通连，使颅内外静脉直接交通。导静脉无瓣膜，正常时可以平衡颅内、外静脉的压力。若发生感染，可经上述途径继发颅骨骨髓炎或向颅内扩散，因此腱膜下间隙被认为是颅顶部的"危险区"。

# 第五节　硬脑膜和颅底

# 【局部解剖】

## 一、硬脑膜

**硬脑膜** cerebral dura mater 是脑被膜中的最外层，厚而坚韧。它覆盖在脑的外面，在一些部位伸入脑的裂隙中，形成大脑镰、小脑幕、鞍膈和小脑镰。硬脑膜在某些地方分为两层，内面贴附内皮细胞，含静脉血，即硬脑膜窦，脑的浅、深静脉终汇于此。各硬脑膜窦还接受脑膜的静

脉，颅骨内、外板间的板障静脉，并借导血管连通颅外的静脉。各窦直接或间接归入颈内静脉。

（一）硬脑膜隔

1. **大脑镰**　呈矢状位，自颅顶内面中线向下伸入大脑两半球间（图9-28）。它呈镰刀状，前端较窄，附着于筛骨鸡冠，向后变宽，附着于小脑幕上面的正中线。

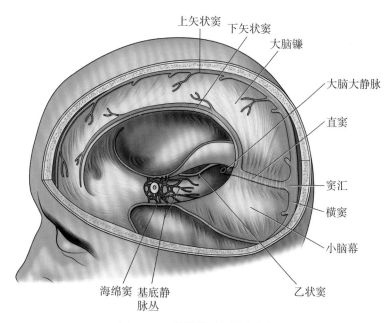

图 9-28　**硬脑膜隔和硬脑膜窦**

2. **小脑幕**　呈半月形，位于大脑与小脑之间，后缘和两侧附着于枕骨和颞骨（图9-28）；前缘游离，并凹成幕切迹，与蝶骨鞍背围成的孔有中脑通过。

3. **鞍膈**　覆盖在垂体窝的上方，正中有孔，通过漏斗。垂体即位于鞍膈下方。

4. **小脑镰**　从小脑幕下面正中，向下伸入小脑两半球之间。

（二）硬脑膜窦（图9-28）

1. **上矢状窦**　在上矢状窦沟内，起于鸡冠附近，沿大脑镰的凸缘弯向后方，再下行进入窦汇。窦汇，是上矢状窦后端的膨大，常位于枕内隆凸的右侧，由此发起同侧的横窦。对侧横窦起始部也与窦汇相连。

2. **下矢状窦**　位于大脑镰下缘后部2/3，向后汇合大脑大静脉，成为直窦。

3. **直窦**　沿大脑镰和小脑幕的连结线斜向下后，流入窦汇。

4. **枕窦**　细小，位于小脑镰的附着处，起于枕骨大孔部，连于窦汇。

5. **横窦**　位于横沟处（小脑幕后外侧缘的附着处），连于窦汇与乙状窦之间。

6. **乙状窦**　位于乙状窦沟处，是横窦的延续，在颈静脉孔处续为颈内静脉（图9-35）。乙状窦与乳突小房间仅隔一层薄骨板，乳突手术时，应注意勿伤及乙状窦。

7. **海绵窦**（图9-12，图9-28）　位于蝶鞍两侧，为硬脑膜两层间的不规则腔隙。详见颅底。

8. **蝶顶窦**　沿行于蝶骨小翼后缘的下面，注入同边的海绵窦。

9. **岩上窦和岩下窦**（图9-28）　分别行于颞骨岩部的上缘和后缘，都起自海绵窦，分别注入横窦和颈内静脉。

10. **基底丛**　位于枕骨斜坡的硬膜中，向上连接海绵窦和岩上、下窦，并与椎内静脉丛相交通。

（三）脑膜中动脉

**脑膜中动脉** middle meningeal a. 是供应硬脑膜的主要动脉。它发自上颌动脉，穿棘孔至颅内，向前行于颅中窝的动脉沟内，分为前、后两支，营养硬脑膜。详见颅底。

（四）颈内动脉颅内段

颈内动脉颅内段由颈总动脉分出后，经颈动脉管入颅，进入海绵窦，行于垂体窝两旁的颈动脉沟内，向前到达蝶骨小翼根部，急转向上，穿出海绵窦，至前床突（即蝶骨小翼内端的游离部）的内侧，视神经管的下方，然后转向后方，在海绵窦上方行一短距离后，弯向上到达脑底面，分为大脑前、中动脉。眼动脉自颈内动脉穿出海绵窦时发出，行于视神经的下方，并与视神经伴行经视神经管入眶。

（五）脑神经的颅内段（图9-29）

1. **嗅神经**　约20多条嗅丝穿筛孔入颅，进入嗅球。

2. **视神经**（见眶区）　它由视神经管入颅。

3. **动眼神经**　出脑后向前行，在小脑幕游离缘和后床突之间穿过硬脑膜，入海绵窦的外侧壁内，经眶上裂入眶。

4. **滑车神经**　出脑后，行至动眼神经的后外方、小脑幕游离缘下方穿小脑幕，在海绵窦的外侧壁内向前，位于动眼神经的下方，经眶上裂入眶。

5. **三叉神经**　在颞骨岩部上缘小脑幕附着处的下方，自颅后窝进入颅中窝。三叉神经为混合性神经，感觉根在颞骨岩部尖端前面，扩成三叉神经节，它们被硬脑膜包裹。自节发出眼神经、上颌神经和下颌神经。细小的运动根出脑后，紧贴三叉神经节的下面入下颌神经。眼神经在滑车神经的下方，贴海绵窦的外侧壁前行，经眶上裂入眶。上颌神经沿海绵窦外侧壁的下部，穿颅中窝底的硬脑膜，向前经圆孔离开颅腔。下颌神经与运动根一起穿颅中窝底的硬脑膜，经卵圆孔出颅。

6. **展神经**　出脑后向前上行，穿硬脑膜，跨过颞骨岩部尖端上缘，急剧弯曲向前，进入海绵窦。在窦内贴靠颈内动脉的外侧，经眶上裂入眶。

7. **面神经**　出脑后，行向前外侧，与前庭蜗神经伴行，进入内耳门，穿内耳道底，进入面神经管，再经茎乳孔出颅。

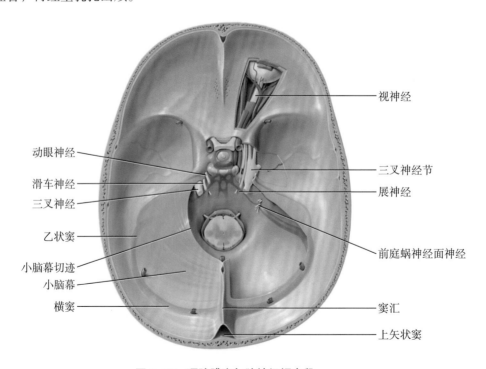

图9-29　硬脑膜窦与脑神经颅内段

8. **前庭蜗神经**　与面神经紧密伴行，一同进入内耳门，穿内耳道底至内耳。

9. **舌咽神经、迷走神经和副神经**　出脑后，三者一同穿颈静脉孔出颅。

10. **舌下神经**　出脑后，经舌下神经管出颅。

## 二、颅底

颅底有许多重要的孔道，是神经、血管出入颅的部位。颅底内侧面分为颅前窝、颅中窝和颅后窝 3 部分。因为颅底结构上的特点，造成颅底损伤时除本身的症状外，还可出现邻近器官的损伤症状。

颅底的各部骨质厚薄不一，由前向后逐渐增厚，颅前窝最薄，颅后窝最厚，骨质较薄的部位在外伤时易骨折。颅底的孔、裂、管是神经血管进出的通道，而某些骨内部又形成空腔性结构，如鼻旁窦、鼓室等，这些部位都是颅底本身的薄弱点，不但外伤时容易骨折，而且常伴有脑神经和血管损伤。

颅底与颅外的一些结构不但关系密切，而且紧密连接，如翼腭窝、咽旁间隙、眼眶等，这些部位的病变，如炎症、肿瘤等可蔓延入脑；相反，颅内病变也可引起其中某些部位的症状。

颅底骨与脑膜紧密愈着，尽管外伤后不会形成硬膜外血肿，但大多导致脑膜同时损伤，引起脑脊液外漏。

中颅底硬膜由两层组成，相互间结构疏松，除形成 Meckel 腔及海绵窦外，还在中颅底形成一个潜在的硬膜间腔，内有三叉神经的分支走行，硬膜内层与三叉神经各分支之间联系疏松，容易分离，但在海绵窦外侧壁，由于海绵窦固有层多不完整，在翻开海绵窦外壁硬膜时要注意保护内侧的静脉丛，以减少出血。

（一）颅前窝

**颅前窝** anterior cranial fossa 容纳大脑半球额叶，正中部凹陷，由筛骨筛板构成鼻腔顶，前外侧部形成额窦和眶的顶部。

颅前窝骨折涉及筛板时，常伴有脑膜和鼻腔顶部黏膜撕裂，脑脊液或血液直接漏至鼻腔，若伤及嗅神经会导致嗅觉丧失；骨折线经过额骨眶板时，可见结膜下出血的典型症状。此外，额窦亦常受累，脑脊液和血液也可经额窦流入鼻腔。

（二）颅中窝

**颅中窝** middle cranial fossa 呈蝶形，可区分为较小的中央部（蝶鞍区）和两个较大而凹陷的外侧部。

1. **蝶鞍区**：位于蝶骨体上面，为蝶鞍及其周围区域。该区主要的结构有垂体、垂体窝和两侧的海绵窦等。

（1）**蝶鞍** sella turcica：包括前床突、交叉前沟、鞍结节、垂体窝、鞍背和后床突。中国人蝶鞍的前后径为 1.1~1.2 cm，深度 0.6~0.9 cm，鞍底横径为 1.4~1.5 cm。依前、后床突间距的不同，可分为 3 型，开放型：间距大于 0.5 cm（39%）；闭锁型：间距小于 0.2 cm（21%）；半开放型：间距介于 0.2~0.5 cm 之间（40%）。蝶鞍的形态与颅形及蝶窦的发育程度有关。

蝶鞍的形态可出现如下变异：①前、后床突间出现骨性桥连结，称为鞍桥，出现率 6%，多为双侧性，有时不完整；②前、后床突之间有时有韧带连结，形成孔，孔内有颈内动脉经过，出现率为 10%；如此孔过小，可影响颈内动脉供血区的血液循环，需手术切断韧带；③前床突侧移或缺如。

（2）**垂体** hypophysis：位于蝶鞍中央的垂体窝内（图 9-30），借漏斗和垂体柄穿过鞍膈与第三脑室底的灰结节相连。垂体肿瘤可突入第三脑室，发生脑脊液循环障碍，引起颅内压增高。

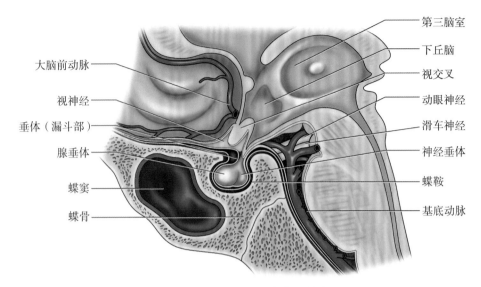

图 9-30 **垂体与垂体窝**

垂体在冠状断面和矢状断面上均呈横置的肾形，在横断面上，整个垂体呈椭圆形，垂体前叶呈肾形。据统计，垂体的前后径约 0.8 cm，垂直径约 0.6 cm。垂体肿瘤患者的 X 线片，常可见蝶鞍扩大与变形，这对诊断垂体病变有重要的参考价值。

垂体的血液供应来自颈内动脉和大脑前动脉等发出的细小分支。垂体门脉系统将下丘脑产生的垂体释放和抑制激素输送到垂体前叶，以控制垂体激素的分泌。垂体的静脉注入海绵窦。

（3）**垂体窝** hypophysial fossa：垂体窝的顶为硬脑膜形成的鞍膈，鞍膈的前上方有视交叉和经视神经管入颅的视神经。垂体前叶的肿瘤可将鞍膈的前部推向上方，压迫视交叉，出现视野缺损。垂体窝的底，仅隔一薄层骨壁与蝶窦相邻。垂体病变时，可使垂体窝的深度增加，甚至侵及蝶窦。垂体窝的前方为**鞍结节** tuberculum sellae，后方为**鞍背** dorsum sellae，垂体肿瘤时，两处的骨质可因受压而变薄，甚至出现骨质破坏现象。

垂体窝的两侧为海绵窦，垂体肿瘤向两侧扩展时，可压迫海绵窦，发生海绵窦瘀血及脑神经受损的症状。在垂体肿瘤切除术中，要注意避免损伤视神经及视交叉、海绵窦和颈内动脉等。

（4）**海绵窦** cavernous sinus：海绵窦（图 9-28）位于蝶鞍的两侧，前达眶上裂内侧部，后至颞骨岩部的尖端，为一对重要的硬脑膜静脉窦，由硬脑膜两层间的腔隙构成。窦内有颈内动脉和展神经通行。颅底骨折时，除可伤及海绵窦外，亦可伤及颈内动脉和展神经。窦内间隙有许多结缔组织小梁，将窦腔分隔成许多小的腔隙，窦中血流缓慢，感染时易形成栓塞。两侧海绵窦经鞍膈前、后的海绵间窦相交通，故一侧海绵窦的感染可蔓延到对侧。

在窦的外侧壁内，自上而下排列有动眼神经、滑车神经、眼神经与上颌神经（图 9-31）。海绵窦一旦发生病变，可出现海绵窦综合征，表现为上述神经麻痹与神经痛，结膜充血以及水肿等症状。

窦的前端与眼静脉、翼丛、面静脉和鼻腔的静脉相交通（图 9-32），面部的化脓性感染可借上述通道扩散至海绵窦，引起海绵窦炎与血栓形成。

窦的内侧壁上部与垂体相邻，垂体肿瘤可压迫窦内的动眼神经和展神经等，以致引起眼球运动障碍、眼睑下垂、瞳孔开大及眼球突出等。窦的内侧壁下部借薄的骨壁与蝶窦相邻，故蝶窦炎亦可引起海绵窦血栓形成。

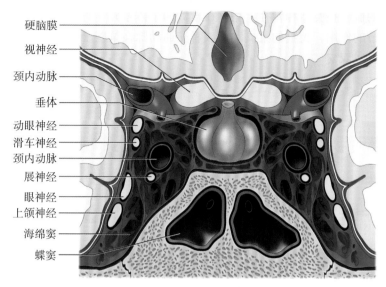

硬脑膜
视神经
颈内动脉
垂体
动眼神经
滑车神经
颈内动脉
展神经
眼神经
上颌神经
海绵窦
蝶窦

图 9-31 海绵窦（冠状断面）

窦的后端在颞骨岩部尖处，分别与岩上、下窦相连（图 9-32）。岩上窦汇入横窦或乙状窦，岩下窦经颈静脉孔汇入颈内静脉。窦的后端与位于岩部尖处的三叉神经节靠近。海绵窦向后还与枕骨斜坡上的基底静脉丛相连，后者向下续于椎内静脉丛。椎内静脉丛又与体壁的静脉相通，故腹膜后隙的感染可经此途径蔓延至颅内。

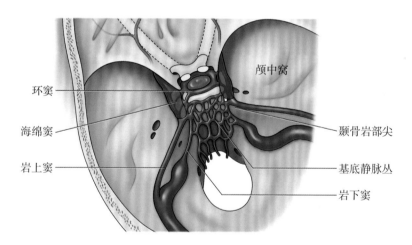

颅中窝
环窦
海绵窦
岩上窦
颞骨岩部尖
基底静脉丛
岩下窦

图 9-32 海绵窦的交通

显示海绵窦的最佳断面是冠状断面。海绵窦位于蝶鞍两旁，两侧形状和大小对称，外缘平或稍外凸。如出现下列 CT 征象，应考虑为异常海绵窦：大小不对称；形状不对称，尤其外侧壁；窦内局限性异常密度区。

（5）**大脑动脉环**：又称**基底动脉环**和 **Willis 环**，是颅底最大的动脉吻合环，沟通了颈内动脉和椎 – 基底动脉系统，位于蝶鞍上方脚间池深部的蛛网膜下隙内，环绕视交叉、漏斗以及脚间窝的其他结构（图 9-33）。从颈内动脉发出的大脑前动脉在前方通过前交通动脉与对侧大脑前动脉吻合，在后方两支大脑后动脉从基底动脉分出，通过两侧的后交通动脉与颈内动脉相连。基底动脉环是调节两侧颈内动脉系和椎 – 基底动脉系血流的重要结构，如果某支血管阻塞，可改变血流方向通过此动脉环供应相应脑区。

形成动脉环的血管在类型和管径上均存在较大的个体差异，有时某条血管的明显狭窄会降低其作为血流调节的作用，大脑的某支动脉或者交通动脉在某些个体可以完全缺如，有各种各样的发育不全或者成双支。

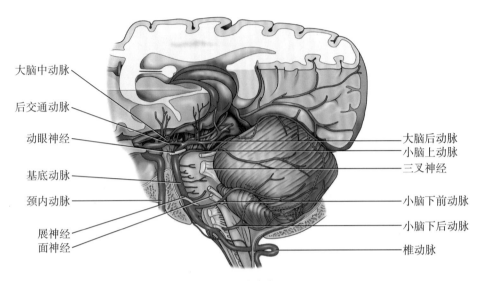

图 9-33　**大脑动脉环**

2. **颅中窝外侧部**：容纳大脑半球的颞叶。眶上裂内有动眼神经、滑车神经、展神经、眼神经及眼上静脉穿行。在颈动脉沟外侧，由前内向后外有圆孔、卵圆孔和棘孔，分别有上颌神经、下颌神经及脑膜中动脉通过。

**脑膜中动脉**：多数发自上颌动脉（94%），本干平均长 1.7 cm，外径 0.16 cm，经棘孔入颅，向前行 2.0~4.5 cm，分为前支和后支。通常前支在经过翼点附近行于骨管内（60%），骨管平均长度 1.0 cm，此处骨质较薄，受到外力打击时容易受损而出血；在分离硬膜时，也可能撕破而发生颅内出血。该动脉常与硬脑膜粘连，不易分离，但在硬膜外入路中，必须切断脑膜中动脉，才能充分翻开岩骨表面的硬膜，这是磨除岩骨，暴露岩斜区的前提。我国人群中有 86.6% 的人存在副脑膜中动脉，其中一支者 80.9%，两支者 5.7%，副脑膜中动脉多数（75.7%）起自脑膜中动脉，23.6% 起自上颌动脉，经卵圆孔（73.1%）或蝶导血管孔（10.0%）入颅。在弓状隆起的外侧有鼓室盖，由薄层骨板构成，分隔鼓室与颞叶及脑膜。在颞骨岩部尖端处有三叉神经压迹，三叉神经节在此处位于硬脑膜形成的间隙内（图 9-34）。

颅中窝由于有多个孔、裂和腔的存在，为颅底骨折的好发部位，多发生于蝶骨中部和颞骨岩部。蝶骨中部骨折时，常同时伤及脑膜和蝶窦黏膜而使蝶窦与蛛网膜下腔相通，血性脑脊液经鼻腔流出；如伤及颈内静脉和海绵窦，可形成动静脉瘘，而引起眼静脉瘀血，并伴有搏动性突眼症状；如累及穿过窦内和窦壁的神经，则出现眼球运动障碍和三叉神经刺激症状。岩部骨折侵及鼓室盖且伴有鼓膜撕裂时，血性脑脊液乃经外耳道溢出，穿经岩部内的面神经和前庭蜗神经亦可能受累。

（三）颅后窝

**颅后窝** posterior cranial fossa 由颞骨岩部后面和枕骨内面组成。在 3 个颅窝中，此窝最深，面积最大，容纳小脑、脑桥和延髓（图 9-33）。窝底的中央有枕骨大孔，为颅腔与椎管相接处，孔的长径约 3.6 cm，宽约 3 cm，延髓经此孔与脊髓相连，并有左、右椎动脉和副神经的脊髓根通过。颅内的 3 层脑膜在枕骨大孔处与脊髓的 3 层被膜相互移行，但硬脊膜在枕骨大孔边缘与枕骨紧密愈着，故硬脊膜外腔与硬脑膜外腔互不相通。枕骨大孔的前方为斜坡。在枕骨大

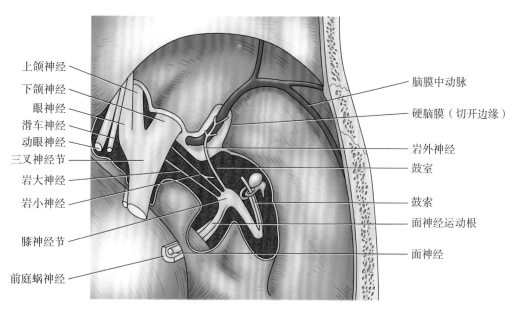

图 9-34 **颞骨岩嵴附近的结构（凿去部分骨质，显露面神经）**

孔的前外侧缘有舌下神经管，为舌下神经出颅的部位。枕骨外侧部与颞骨岩部间有颈静脉孔，舌咽、迷走、副神经和颈内静脉在此通过。

**1. 内耳门和内耳道** 颞骨岩部后面的中份有内耳门。内耳道位于颞骨岩部内，从内耳门开始行向前外，至内耳道底。后壁微凹，长度有很大差异。上壁、下壁及前壁光滑。

自内耳门各缘至内耳道底横中嵴点的平均长度：前壁 1.2 cm，后壁 0.7 cm，顶壁 0.8 cm，底壁 1.0 cm。其内有面神经、前庭蜗神经和迷路动、静脉通过（图 9-35）。

在内耳道入口处，面神经运动根贴在前庭蜗神经前上方的凹槽内，中间神经夹于蜗神经和面神经运动根之间；在内耳道中部，中间神经和面神经运动根合成一干，越过前庭蜗神经的前面。

至内耳道外侧部，前庭蜗神经分为前庭神经和蜗神经，面神经干位于它们的上方。在内耳道底，面神经、蜗神经和前庭神经的分支分别通过相应的孔区进入内耳。在硬膜外经岩骨入路中，保护内耳道的硬膜完整，是防止面、前庭蜗神经损伤的关键。

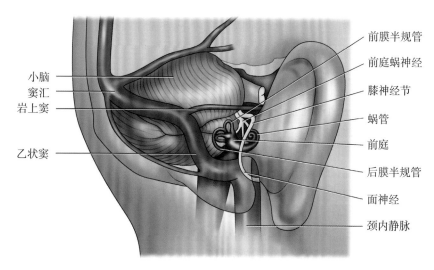

图 9-35 **穿行颅后窝的面神经和前庭蜗神经**

**2. 枕内隆凸** 为窦汇所在处，横窦起自窦汇的两侧，在同名沟内，走向颞骨岩部上缘的后端，续于乙状窦。乙状窦沿颅腔侧壁下行，继而转向内侧，达颈静脉孔，续于颈内静脉。乙状窦与乳突小房仅以薄层骨板相隔，术中凿开乳突时，注意勿损伤乙状窦。

颅后窝骨折时，由于出血和渗漏的脑脊液无排出通道，易被忽视，而更具危险性。当小脑或脑干受累时，可出现相应的症状，骨折后数日，乳突部皮下可出现瘀斑。

**3. 小脑幕** **小脑幕** tentorium cerebella 是一个由硬脑膜形成的宽阔的半月襞，介于大脑半球枕叶与小脑之间，并构成了颅后窝的顶。小脑幕圆凸的后外侧缘附着于横窦沟及颞骨岩部的上缘，达后床突而告终；其凹陷的前内侧缘游离，向前延伸附着于前床突，形成**小脑幕切迹**（图9-29）。小脑幕切迹与鞍背共同形成一卵圆形的孔，环绕着中脑。

小脑幕切迹上方与大脑半球颞叶的海马旁回钩紧邻。当幕上的颅内压显著增高时（如颅内血肿），海马旁回钩被推移至小脑幕切迹的下方，形成小脑幕切迹疝，使脑干受压，并导致动眼神经的牵张或挤压，出现同侧瞳孔散大，对光反射消失，对侧肢体轻瘫等体征。

枕骨大孔的后上方邻近小脑半球下面内侧部的小脑扁桃体，颅内压增高时，小脑扁桃体因受挤压而嵌入枕骨大孔时，则形成枕骨大孔疝，压迫延髓的呼吸中枢和心血管运动中枢，将危及患者的生命。

### （四）脑的静脉

脑的静脉通过复杂的深部和浅表静脉系统回流，其特点是脑的静脉没有静脉瓣，血液流向复杂，同时脑静脉的管壁缺少肌组织，因而很薄，它们穿过蛛网膜和硬脑膜内侧面，进入硬脑膜静脉窦。

颅内外静脉形成广泛而丰富的交通联系。颅内的静脉血，除经乙状窦汇入颈内静脉外，还可以通过面部静脉与翼丛、导静脉、板障静脉的交通与颅外的静脉交通。

# 【实地解剖】

## 一、开颅取脑

1. 按通过颅顶中央的十字切口，分4片剥下颅顶软组织，前达眉弓，后达枕外隆凸，两侧达耳根。

2. 在眉弓上0.5 cm和枕外隆凸阶段（绕颅最宽处），横锯颅骨（两侧颞部骨质较薄不宜过深）。厚重处用凿打开，揭起颅顶可见硬脑膜。在硬膜与枕骨大孔后缘间，将刀伸入椎管，约在颈2和颈3间横断颈髓。

3. 在中线两侧各约1 cm处纵切硬脑膜。自此切口的中点，向左、右各作上下切口，揭起4片硬脑膜。在大脑镰前、中1/3交界处，垂直剪断大脑镰和上矢状窦，向前后拉起。将头转向一侧，掀起一侧枕叶。沿小脑幕的附着缘尽量向前切开小脑幕，再自此切口向内剪开小脑幕至其游离缘。用同样方法剪开另一侧小脑幕。

4. 自颅前窝搬起额叶。此时使头向后仰，脑的重量趋于使其脱离颅底。自筛骨的筛板挑起嗅球。依次剪断视神经、颈内动脉、连垂体的漏斗、动眼神经和滑车神经。用手托脑，再依次剪断三叉、展、面、前庭蜗、舌咽、迷走、副和舌下神经等，以及椎动脉和上2颈神经。脑于是脱落，将它浸入固定液中。

5. 观察伸入脑裂隙中的硬脑膜隔和硬脑膜窦及脑膜中动脉的走行。

6. 观察12对脑神经的颅内部，并理解它们的出颅部位。在筛板上方轻轻挑起嗅球，可见连于嗅球的嗅丝。在视神经管处观察视神经及其连于视交叉的情况。视神经的后方为颈内动脉。在小脑幕附着缘与游离缘相交的小三角区内，寻认动眼神经，并经海绵窦追至眶上裂。在小脑幕下面，动眼神经外侧寻认细小的滑车神经，并追至眶上裂。在颞骨岩部前面近尖端处剥开硬脑膜，可见三叉神经节，向前寻找它的三个大支，并分别追踪至眶上裂、圆孔和卵圆孔；向后追踪感觉根及位于其内下方的运动根。在鞍背外侧下方约 2 cm 处，寻认展神经，并追至眶上裂。在内耳门处寻认面神经和前庭蜗神经。在内耳门的外下方颈内静脉孔处，寻认由前向后排列的舌咽神经、迷走神经和副神经。注意副神经脊髓根出颈段脊髓侧面合成一束后，向上经枕骨大孔入颅，斜向外上与脑根合并。在枕骨大孔稍下，寻认行向前外进入舌下神经管的舌下神经。

7. 在鞍膈中部找出垂体柄后，除去鞍膈（必要时钳去一部分鞍背），取出脑垂体。

8. 观察硬脑膜　移开脑后，仔细观察硬脑膜形成的大脑镰、小脑幕、静脉窦等结构。

## 二、观察颅底

1. **解剖颅前窝**　仔细去除筛板表面的硬脑膜，找寻极为细小的筛前神经及其伴行的筛前动脉。筛前动脉起自眼动脉，筛前神经为鼻睫神经的终末支，由筛板外缘中份入颅，前行，经鸡冠两旁的小孔出颅到鼻腔。

2. **解剖颅中窝**　移出脑垂体：切开鞍膈前后缘，可见围绕脑垂体前后的海绵间窦，它们与海绵窦相通形成一环，切忌用镊子夹漏斗，以免损伤。切除鞍膈，由前向后将垂体由垂体窝用刀柄挑出，细心去除蛛网膜，分清前、后叶，后叶较小，被前叶包绕。自棘孔处划开硬脑膜，暴露脑膜中动脉及其分支。

3. **解剖海绵窦**　①自蝶骨小翼后缘划开硬脑膜，找寻一短而窄的蝶顶窦，它通入位于垂体窝两侧的海绵窦。自颞骨岩部上缘切开小脑幕的附着缘，不要损伤三叉神经，观察岩上窦，该窦前通海绵窦，后通横窦。②自颞骨岩部尖的前面切除硬脑膜，暴露三叉神经节，及眼神经、上颌神经和下颌神经。追踪下颌神经到卵圆孔，并观察穿卵圆孔的导静脉。追踪上颌神经到圆孔，追踪眼神经及其 3 个分支（泪腺神经、额神经、鼻睫神经）到眶上裂，鼻睫神经分出较早。去除海绵窦外侧壁时，可见窦内有纤细小梁网，网眼内有血块。③保留动眼神经和滑车神经穿过硬脑膜的孔，追踪该二神经至眶上裂，动眼神经尚未到达时已分为两支，勿用镊子夹神经，以免损伤。④除去剩余的海绵窦外侧壁，颈内动脉位于窦内，交感神经丛围绕动脉壁。找出颈内动脉外侧的展神经，并追踪至眶上裂。

4. **解剖岩大、小神经**（图 9-34）　细心翻起尚存在于岩部前面的硬脑膜。找寻岩大、小神经，它们均很细，注意不要当结缔组织去掉。岩大神经由面神经管裂孔穿出，向前内行，经三叉神经节的后方到破裂孔，与岩深神经会合形成翼管神经。岩小神经位于岩大神经的外侧，行向下内，由卵圆孔旁的一小孔出颅入耳节。将三叉神经节自颅底翻转向下，可见三叉神经运动根。

5. **解剖颅后窝**　①在一侧切开大脑镰下缘，观察下矢状窦。切开大脑镰附着小脑幕处，观察直窦，直窦前端接受大脑大静脉，后端一般通入左横窦，上矢状窦、直窦和左、右横窦可能汇合并扩大形成窦汇，位于枕内隆凸附近，并可在颅骨上见一浅窝。②自枕内隆凸向外划开横窦，然后向下和向前内划开乙状窦到颈内静脉孔。观察乳突导静脉开口于乙状窦后壁的中份。③去除遮盖颈内静脉孔的硬脑膜，但不要损伤舌咽、迷走、副神经。找出终于颈静脉孔前份的岩下窦。岩下窦位于颞骨岩部与枕骨基底部之间。④基底窦位于颅后窝的斜坡上。切开硬脑膜，检查基底窦时，勿伤展神经。⑤观察辨认可见的脑神经根。

# 【临床解剖】

## 一、脑脊液鼻漏的解剖基础

脑的被膜自外向内依次为硬脑膜、脑蛛网膜、软脑膜。硬脑膜坚韧而有光泽，由两层合成。外层兼有颅骨内膜的作用，内层较外层坚厚，两层之间有丰富的血管和神经。

在颅盖处硬脑膜与颅骨结合较为疏松，易于分离，当硬脑膜血管损伤破裂时，可在颅骨与硬脑膜间形成硬膜外血肿。

在颅底处硬脑膜则与颅骨结合紧密，当颅底骨折时，易将硬脑膜和蛛网膜同时撕裂，使脑脊液外漏，如颅前窝骨折时，脑脊液可流入鼻腔，形成脑脊液鼻漏。

如果明显地观察到患者有液体从鼻腔滴出，说明颅前窝筛骨筛板骨折，撕裂了紧密结合的硬脑膜和蛛网膜而导致脑脊液从鼻腔漏出（脑脊液鼻漏）。

## 二、急性海绵窦栓塞性静脉炎的解剖基础

急性海绵窦栓塞性静脉炎是一种严重的海绵窦化脓性炎症，主要感染途径为邻近部位化脓性感染的脓毒栓子经血流引流致海绵窦，即面部眼睑疖肿、睑腺炎、痈、丹毒、蜂窝织炎、鼻窦炎、扁桃体炎等，主要经面前静脉、眼上静脉、眼下静脉进入海绵窦。

面静脉位置表浅，起自内眦静脉，在面动脉的后方伴其斜行向外下。在下颌角下方接受下颌后静脉的前支，在舌骨大角附近注入颈内静脉。面静脉收纳面前部软组织的血液。

面静脉在口角平面以上缺少静脉瓣，并借内眦静脉、眼静脉与颅内海绵窦相交通，亦可经面深静脉、翼静脉丛、眼下静脉与颅内海绵窦交通。因此，当面部，尤其是鼻根至两侧口角间的三角区发生感染处理不当时，病菌可经上述途径感染颅内。临床上称此三角间的区域为"危险三角区"。

面部危险三角区内的化脓性感染，由于挤压可使病菌从面静脉通过内眦静脉、眼上静脉和眼下静脉，蔓延到颅内的海绵窦。亦可通过面深静脉、翼静脉丛、眼下静脉和颅内海绵窦交通。进而可能引起脑膜炎和脑水肿、颅内压升高。更严重的是，颅内压升高可能会引起枕骨大孔疝（亦称为小脑扁桃体疝）压迫脑干的呼吸中枢和心血管运动中枢，导致呼吸和心搏骤停而死亡。

## 三、脑桥小脑角的临床解剖

**脑桥小脑角** cerebellopontine angle（CPA）是位于小脑、脑桥和颞骨岩部之间的不规则间隙，其前界为颞骨岩部内侧部、岩上窦（SPS），外侧界为颞骨和横窦、乙状窦，后界为小脑中脚和小脑半球，内侧界为脑桥基底部下部、延髓上外侧部和小脑半球的外侧面，上、下界由围绕脑桥的岩骨小脑面和小脑的中脚形成的桥小脑裂的上、下两肢构成，上方是小脑幕，下方是舌咽、迷走、副神经和 PICA 分支。脑桥小脑角是三叉神经（Ⅴ）、展神经（Ⅵ）、面神经（Ⅶ）、前庭蜗神经（Ⅷ）、舌咽神经（Ⅸ）、迷走神经（Ⅹ）、副神经（Ⅺ）和舌下神经（Ⅻ）在硬脑膜下走行的区域，也是小脑上动脉（SCA）、小脑下前动脉（AICA）以及小脑下后动脉（PICA）、岩上静脉和岩静脉及其分支走行的部位。在 CPA，大部分血管神经结构浸泡在桥小脑角池的脑脊液中，CPA 的绝大多数手术是在脑池中进行。

根据神经分布特点，由前向后可将 CPA 分成 3 个间隙：头侧间隙、中间间隙和尾侧间隙。在头侧间隙里有三叉神经、小脑上动脉、小脑前下动脉和展神经；在中间间隙里有展神经、

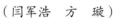

面神经、中间神经和前庭蜗神经；尾侧间隙里有 PICA 和舌咽神经、迷走神经和副神经通过。Rhoton 把脑桥小脑角区的神经和血管划分为上、中和下神经血管复合体。脑桥小脑角区的肿瘤由于病变部位深，周围神经血管结构复杂，故在术中辨清和保护这一区域的神经和血管结构非常重要。

（闫军浩　方　璇）

更多增值内容
请扫二维码

# 主要参考文献

［1］于恩华，高秀来.解剖学与解剖方法.北京：北京大学医学出版社，2004.

［2］马维义.解剖学和解剖方法.北京：北京医科大学中国协和医科大学联合出版社，1998.

［3］张卫光，张雅芳，武艳.系统解剖学.4版.北京：北京大学医学出版社，2018.

［4］崔慧先，李瑞锡.局部解剖学.9版.北京：人民卫生出版社，2018.

［5］钟世镇.临床解剖学丛书.2版.北京：人民卫生出版社，2014.

［6］张朝佑.人体解剖学.3版.北京：人民卫生出版社，2009.

［7］张培林.神经解剖学.北京：人民卫生出版社，1987.

［8］FRANK H.著.张卫光译.奈特人体解剖学彩色图谱.7版.北京：人民卫生出版社，2019.

［9］赵士杰，皮昕.口腔颌面部解剖学.北京：北京大学医学出版社，2005.

［10］MOORE KL，DALLEY AF，AGUR AMR. Clinically Oriented Anatomy. 8th ed. Philadelphia：Lippincott Williams & Wilkins，2018.

［11］SNELL RS. Clinical Anatomy by Regions. 9th ed. Philadelphia：Lippincott Williams & Wilkins，2012.

［12］STANDRING S. Gray's Anatomy. 40th ed. Edinburgh：Churchill Livingstone，2008.

［13］DRAKE RL，WAYNE Vogl A，MITCHELL AWM. Gray's Anatomy for Students. 2nd ed. 北京：北京大学医学出版社，2010.

［14］AGUR AMR，DALLEY AF. Grant's Atlas of Anatomy. 13th ed. Philadelphia：Lippincott Williams & Wilkins，2013.

［15］CLEMENTE CD. Anatomy：A Regional Atlas of the Human Body. 6th ed. Philadelphia：Lippincott Williams & Wilkins，2011.

# 中英文专业名词对照索引

H